CB043901

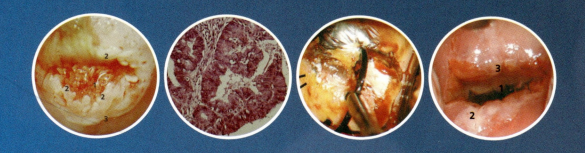

SINGER & MONAGHAN'S
PREVENÇÃO DO CÂNCER DE COLO DO ÚTERO E TRATO GENITAL INFERIOR

SINGER & MONAGHAN'S PREVENÇÃO DO CÂNCER DE COLO DO ÚTERO E TRATO GENITAL INFERIOR
DIAGNÓSTICO E TRATAMENTO

TERCEIRA EDIÇÃO

Albert Singer PhD (Sydney), DPhil (Oxon), FRCOG
Professor (Emeritus) of Gynaecological Research, University of London, UK
Consultant Gynaecologist (Hon.), Whittington Hospital Trust, London, UK
Visiting Clinical Fellow, National Institute for Medical Research (MRC Unit), Mill Hill, London, UK

Ashfaq M. Khan MRCOG (UK)
Consultant Gynaecologist and Lead Clinician, Colposcopy and Vulva Disease Service,
Whittington Hospital NHS Trust, London, UK Senior Clinical Lecturer
(Hon.), University College London Medical School, London, UK

COAUTORES
Rupali S. Arora MBBS, MD, FRCPath
Consultant Histopathologist and Lead Gynaecological Pathologist, University College Hospital, London, UK

Jacob Bornstein MD, MPA
Chairman, Department of Obstetrics & Gynecology, Western Galilee Hospital, Nahariya, Israel Associate Dean, Bar-Ilan University Faculty of Medicine, Nahariya, Israel

COLABORADOR
Swee Chong Quek MBBCh, BAO, MRCOG, FAMS
Consultant Gynaecologist, Parkway Gynaecology Screening & Treatment Centre, Gleneagles Hospital, Singapore

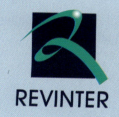

REVINTER

Singer & Monaghan's: Prevenção do Câncer de Colo de Útero e Trato Genital Inferior – Diagnóstico e Tratamento, Terceira Edição
Copyright © 2017 by Livraria e Editora Revinter Ltda.

ISBN 978-85-372-0689-8

Todos os direitos reservados.
É expressamente proibida a reprodução
deste livro, no seu todo ou em parte,
por quaisquer meios, sem o consentimento,
por escrito, da Editora.

Tradução:
NELSON GOMES DE OLIVEIRA
Médico, Tradutor, RJ

Revisão Técnica:
DÉA SUZANA MIRANDA GAIO
Médica-Ginecologista e Obstetra
Mestrado em Medicina pela Universidade Federal do Rio Grande do Sul

---

CIP-BRASIL. CATALOGAÇÃO NA PUBLICAÇÃO
SINDICATO NACIONAL DOS EDITORES DE LIVROS, RJ
S624s
3. ed.

    Singer, Albert
    Singer & Monaghan's: prevenção do câncer de colo do útero e trato genital inferior/Albert Singer, Ashfaq Khan; tradução Nelson Gomes de Oliveira. – 3. ed. – Rio de Janeiro: Revinter, 2017
    il.
    Tradução de: Singer & Monaghan's cervical and lower genital tract precancer: diagnosis and treatment
    Apêndice
    Inclui bibliografia e índice
    ISBN 978-85-372-0689-8

    1. Câncer – Prevenção. 2. Câncer – Diagnóstico. I. Khan, Ashfaq. II. Título.

16-33611   CDD: 616.994
                              CDU: 616-006

Nota: A medicina é uma ciência em constante evolução. À medida que novas pesquisas e experiências ampliam os nossos conhecimentos, são necessárias mudanças no tratamento clínico e medicamentoso. Os autores e o editor fizeram verificações junto a fontes que se acredita sejam confiáveis, em seus esforços para proporcionar informações acuradas e, em geral, de acordo com os padrões aceitos no momento da publicação. No entanto, em vista da possibilidade de erro humano ou mudanças nas ciências médicas, nem os autores e o editor nem qualquer outra parte envolvida na preparação ou publicação deste livro garantem que as instruções aqui contidas são, em todos os aspectos, precisas ou completas, e rejeitam toda a responsabilidade por qualquer erro ou omissão ou pelos resultados obtidos com o uso das prescrições aqui expressas. Incentivamos os leitores a confirmar as nossas indicações com outras fontes. Por exemplo e em particular, recomendamos que verifiquem as bulas em cada medicamento que planejam administrar para terem a certeza de que as informações contidas nesta obra são precisas e de que não tenham sido feitas mudanças na dose recomendada ou nas contraindicações à administração. Esta recomendação é de particular importância em conjunto com medicações novas ou usadas com pouca frequência.

Título original:
Singer & Monaghan's Cervical and Lower Genital Tract Precancer: Diagnosis and Treatment, Third Edition
Copyright © 2014 by John Wiley & Sons, Ltd
ISBN-13: 978-0-470-67441-3

All Rights Reserved. Authorised translation from the English language edition published by John Wiley & Sons Limited. Responsibility for the accuracy of the translation rests solely with Livraria e Editora Revinter Ltda. and is not the responsibility of John Wiley & Sons Limited. No part of this book may be reproduced in any form without the written permission of the original copyright holder, John Wiley & Sons Limited.

Livraria e Editora REVINTER Ltda.
Rua do Matoso, 170 – Tijuca
20270-135 – Rio de Janeiro – RJ
Tel.: (21) 2563-9700 – Fax: (21) 2563-9701
livraria@revinter.com.br – www.revinter.com.br

Sumário

Prefácio à terceira edição, ix
Prefácio à primeira edição, x
Agradecimentos, xi

1 Histopatologia das neoplasias do trato
  genital inferior 1
  1.1 Introdução 1
  1.2 Terminologia 1
  1.3 Características histopatológicas da neoplasia
      intraepitelial cervical ou lesão intraepitelial
      escamosa 3
  1.4 Neoplasia intraepitelial glandular do colo do
      útero e adenocarcinoma *in situ* 6
  1.5 Carcinoma invasivo inicial 7
  1.6 Neoplasia intraepitelial vaginal 11
  1.7 Prevenção do câncer de vulva 11
  1.8 Tópicos relacionados 12
  1.9 Leitura complementar 13

2 Papilomavírus humano na patogênese da
  neoplasia do trato genital inferior 14
  2.1 Introdução 14
  2.2 Características do papilomavírus humano .. 14
  2.3 Manifestações das infecções causadas pelo
      papilomavírus humano genital 15
  2.4 Prevalência de infecções por papilomavírus
      humano genital 18
  2.5 Transmissão de infecções por papilomavírus
      humano genital 19
  2.6 Fatores de risco para infecções por
      papilomavírus humano genital 19
  2.7 Histórico natural de infecções por
      papilomavírus humano genital 19
  2.8 Vias moleculares da oncogênese do
      papilomavírus humano 19
  2.9 Efeito da interação do papilomavírus humano/
      célula hospedeira: um pré-requisito para
      neoplasia 21
  2.10 Papel da detecção do papilomavírus humano
       oncogênico na prevenção das lesões
       precursoras do câncer do trato genital
       inferior 22
  2.11 Leitura complementar 23

3 Exame preventivo de câncer do colo do
  útero – Uso da colposcopia 24
  3.1 Introdução 24
  3.2 Base tecidual da colposcopia 24
  3.3 Exame colposcópico 25
  3.4 Videocolposcopia 31
  3.5 Gestão de dados eletrônicos e de imagem .. 31
  3.6 Leitura complementar 32

4 Colposcopia do colo do útero normal –
  Método diagnóstico de lesões pré-malignas
  do câncer do colo do útero 33
  4.1 Introdução 33
  4.2 Epitélio do colo do útero: história natural .. 33
  4.3 Epitélio do colo do útero: topografia 34
  4.4 Epitélio do colo do útero: imagens
      colposcópicas 35
  4.5 Epitélio escamoso metaplásico 38
  4.6 Aspectos colposcópicos na adolescência .. 44
  4.7 Epitélio do colo do útero durante a gravidez
      e o puerpério 46
  4.8 Efeito do parto vaginal sobre o epitélio do
      colo do útero 48
  4.9 O epitélio do colo do útero durante a
      menopausa 50
  4.10 O efeito dos contraceptivos orais sobre o
       colo do útero 52
  4.11 A zona de transformação congênita 53
  4.12 Leitura complementar 58

5 Citologia e rastreamento de lesões
  pré-malignas de câncer do colo do útero .. 59
  5.1 Introdução 59
  5.2 Classificações citológicas 59
  5.3 Laudo citológico 60
  5.4 Encaminhamento clínico 63
  5.5 Citodiagnóstico de neoplasia intraepitelial
      glandular do colo do útero/adenocarcinoma
      in situ 66
  5.6 Características citológicas do
      adenocarcinoma 68
  5.7 Rastreamento do câncer do colo do útero .. 68

5.8 Implementar o rastreamento de câncer do colo do útero 70
5.9 Interpretação citológica 72
5.10 A importância do teste para papilomavírus humano no Programa de Rastreamento do Câncer de Colo do Útero do NHS do Reino Unido 73
5.11 Rastreamento primário com teste de papilomavírus humano 74
5.12 Teste do papilomavírus humano para acompanhamento após tratamento de neoplasia intraepitelial cervical 74
5.13 Importância do teste de papilomavírus humano na triagem de lesões citológicas menores 74
5.14 Importância dos exames específicos para papilomavírus humano 75
5.15 Leitura complementar 75

6 Diagnóstico das lesões pré-malignas de câncer de colo do útero – Colposcopia 76
6.1 Introdução 76
6.2 Quais anormalidades citológicas necessitam de investigação adicional? 76
6.3 Colposcopia: o exame clínico inicial 76
6.4 Base racional para o uso de colposcopia no diagnóstico de lesões pré-malignas de câncer do colo do útero 77
6.5 Aspectos colposcópicos do epitélio anormal (atípico) do colo do útero 78
6.6 Classificação do epitélio anormal (atípico) do colo do útero 87
6.7 Exame colposcópico das lesões pré-cancerosas/cancerosas do colo do útero. 88
6.8 Condiloma benigno do colo do útero 104
6.9 Correlação entre os métodos diagnósticos para a detecção de lesões pré-malignas do epitélio escamoso do colo do útero 111
6.10 Ausência de correlação entre os métodos diagnósticos 116
6.11 Diagnóstico de invasão inicial 117
6.12 Carcinoma pré-clínico invasivo (colposcopicamente evidente/suspeito): colposcopia e histologia 122
6.13 Lesões glandulares pré-cancerosas do colo do útero 125
6.14 Diagnóstico colposcópico de adenocarcinoma inicial do colo do útero 128
6.15 Leitura complementar 135

7 Manejo das Lesões pré-malignas de câncer cervical 136
7.1 Introdução 136
7.2 Base racional da abordagem terapêutica .. 136
7.3 Características colposcópicas e histológicas da neoplasia intraepitelial cervical: importância para definir o tratamento 136
7.4 Biópsia dirigida pela colposcopia 139
7.5 Qual o manejo da citologia anormal? 140
7.6 Quais as lesões de CIN devem ser tratadas . 143
7.7 Pré-requisitos para tratamento 144
7.8 Métodos de tratamento 145
7.9 Técnicas excisionais para tratamento de neoplasia intraepitelial cervical 153
7.10 Manejo da extensão da zona de transformação anormal (atípica) 163
7.11 Histerectomia no tratamento de neoplasia intraepitelial cervical 166
7.12 Complicações imediatas do tratamento da neoplasia intraepitelial cervical 166
7.13 Complicações a longo prazo do tratamento da neoplasia intraepitelial cervical 168
7.14 Acompanhamento após o tratamento de neoplasia intraepitelial cervical 171
7.15 Tratamento da recorrência suspeita 174
7.16 Pré-câncer na gravidez 174
7.17 Rastreamento de lesões pré-malignas na paciente HIV-positiva 178
7.18 Manejo do carcinoma escamoso invasivo precoce do colo uterino (FIGO estágio I) .. 180
7.19 Leitura complementar 184

8 Neoplasia intraepitelial vaginal 185
8.1 Introdução 185
8.2 História natural da neoplasia intraepitelial vaginal 185
8.3 Etiologia 186
8.4 Apresentação clínica 186
8.5 Neoplasia intraepitelial vaginal pós-histerectomia 189
8.6 Biópsia da lesão de neoplasia intraepitelial vaginal 191
8.7 Patologia da neoplasia intraepitelial vaginal: é uma lesão pré-cancerosa? 193
8.8 Síndrome neoplásica do trato genital inferior: as lesões pré-malignas e câncer de vagina 194
8.9 Tratamento da neoplasia intraepitelial vaginal 199
8.10 Leitura complementar 204

9 Neoplasia intraepitelial vulvar 205
9.1 Introdução 205
9.2 Epidemiologia e patogênese 205
9.3 História natural da neoplasia intraepitelial vulvar: base racional para o tratamento? .. 207
9.4 Histologia 209
9.5 Exame clínico em geral 211

9.6 Exame clínico (específico)............. 215
9.7 Neoplasia intraepitelial vulvar afetando a unidade pilossebácea................. 222
9.8 Carcinoma superficialmente invasivo da vulva 223
9.9 Líquen escleroso 228
9.10 Doença de Paget (neoplasia intraepitelial não escamosa)...................... 230
9.11 Lesões vulvares que podem simular lesões de pré-câncer ou câncer............... 231
9.12 Apêndices cutâneos relevantes no manejo da neoplasia intraepitelial vulvar 237
9.13 Tratamento da neoplasia intraepitelial vulvar............................... 239
9.14 Tratamento de câncer superficialmente invasivo da vulva 254
9.15 Leitura complementar 255

10 Neoplasia intraepitelial perianal e anal ... 256
10.1 Epidemiologia 256
10.2 Etiologia 256
10.3 Associação a outras neoplasias intraepiteliais genitais 257
10.4 Avaliação 257
10.5 Quadro clínico 258
10.6 Lesões que podem ser confundidas com neoplasia intraepitelial................ 260
10.7 Envolvimento do canal anal 261
10.8 Manejo e tratamento 262
10.9 Leitura complementar 267

11 Adenose do trato genital 268
11.1 Introdução......................... 268
11.2 Desenvolvimento dos genitais femininos .. 268
11.3 Anomalias do desenvolvimento causadas pelo dietilestilbestrol................. 269
11.4 Situação atual 272
11.5 Leitura complementar 272

12 Doenças infecciosas e não infecciosas que podem causar confusão no diagnóstico das lesões pré-malignas do câncer do trato genital inferior 273
12.1 Introdução......................... 273
12.2 *Trichomonas vaginalis* 273
12.3 Vaginose bacteriana 273
12.4 Candidíase 274
12.5 Infecção por herpes genital 275
12.6 Infecção pelo papilomavírus humano..... 279
12.7 Deciduose cervical na gravidez 280
12.8 Lesões polipoides do colo uterino 282
12.9 Leitura complementar 285

Índice Remissivo 287

Prefácio à terceira edição

Já se passaram 20 anos desde que a primeira edição deste texto foi produzida e 14 anos desde o lançamento da segunda edição. Muitas coisas aconteceram durante esse tempo e, certamente, esta edição é oportuna. Meu colega John Monaghan, coautor das duas primeiras edições, aposentou-se da medicina clínica durante este período e agora está envolvido em uma nova carreira distante da área médica. No entanto, mantivemos o seu nome no título em reconhecimento à sua importante contribuição no campo da oncologia e da colposcopia ginecológica. Em seu lugar entrou Ashfaq Khan, altamente experiente no manejo da prevenção do câncer de colo do útero e do trato genital inferior, com grande interesse em patologia molecular e biomarcadores.

Dois especialistas auxiliaram na revisão, o Professor Jacob Bornstein, de Nahariya, Israel, que revisou o capítulo sobre neoplasia intraepitelial vulvar (Capítulo 9). Ele é adequado para esta tarefa, sendo o presidente da International Society for the Study of Vulvovaginal Disease com uma vasta experiência neste campo. A Dra. Rupali Aurora, do University College Hospital, em Londres, é uma experiente patologista ginecológica; ela reescreveu o capítulo sobre histopatologia (Capítulo 1) e o capítulo de rastreamento do câncer (Capítulo 5). O Dr. Quek Swee Chong foi autor-assistente da segunda edição e, agora, trabalha em Cingapura; ele contribuiu com valiosos comentários para os capítulos sobre tratamento nesta edição.

Desde a última edição, muitos avanços ocorreram. O papilomavírus humano está confirmado, há 14 anos, como o principal agente etiológico do câncer de colo do útero e de muitas lesões do trato genital inferior – sua detecção é realizada com facilidade atualmente. Muitos estudos analisaram o valor de sua detecção no rastreamento e isto levou à sua incorporação em muitos programas nacionais de exames para detectar lesões pré-malignas do câncer de colo do útero. Isto resultou em uma diminuição no uso da citologia, embora esta técnica ainda seja amplamente utilizada em todo o mundo. Neste livro, substituímos o capítulo bastante detalhado sobre citologia, que apareceu na segunda edição, por um capítulo geral sobre rastreamento, que, embora aborde a citologia, considera, com detalhes, o papel crescente do papilomavírus humano na prática clínica. O papel dos biomarcadores também é salientado nesta nova edição.

O tratamento da prevenção do câncer de colo do útero sofreu alterações nos últimos anos, particularmente uma tendência para cuidados mais conservadores. Isto foi incitado pela publicação, realizada cerca de seis anos atrás, mostrando o aumento de nascimentos prematuros e ruptura prematura de membranas, associado aos procedimentos excisionais utilizados no tratamento de lesões pré-malignas do câncer de colo do útero. A introdução destes novos conceitos mais conservadores é criteriosamente analisada. Novas técnicas cirúrgicas, como o eletrocautério tipo agulha para excisão, também são discutidas.

Desde a última edição, a eficácia da colposcopia tem sido questionada e isto parece estar relacionado principalmente com o fraco desempenho na realização da colposcopia por muitos médicos, em razão da falta de treinamento adequado e experiência clínica limitada. Vários estudos – em especial o de Tombola no Reino Unido – e resultados da unidade do Professor Petry, em Warsburg, na Alemanha, têm demonstrado a eficácia da colposcopia quando realizada por pessoas treinadas. A colposcopia ainda é o elemento mais importante no manejo dos resultados alterados de esfregaço do colo do útero e dos resultados positivos para papilomavírus humano. Apesar desta crítica à colposcopia, existe uma necessidade crescente de treinamento de alta qualidade em colposcopia e no controle das lesões pré-malignas do câncer de colo do útero. Novas técnicas – especialmente aquelas que envolvem ensino a distância via internet – tornar-se-ão mais comuns no futuro e espera-se que estas técnicas eletrônicas possam melhorar a qualidade da colposcopia. Na verdade, um de nós (A.S.) acaba de publicar um curso *online* em colposcopia, cobrindo muitos assuntos discutidos neste texto (www.colposcopycourses.com).

A prevenção do câncer do trato genital inferior apresenta problemas específicos ao ginecologista. A presença de papilomavírus humano e o papel do tabagismo são os principais fatores de causalidade e a identificação das lesões pré-malignas na vagina, vulva e área perianal é descrita em detalhes, assim como são explicitados os mais recentes protocolos de tratamento.

Quando escrevemos o prefácio da primeira edição, John Monaghan e eu dissemos claramente que "para o médico que busca novos horizontes, este livro não é um simples atlas de colposcopia, mas uma afirmação global da vasta gama de habilidades necessárias para diagnosticar e tratar qualquer uma ou todas as condições pré-malignas do trato genital inferior". A filosofia que destacou as duas primeiras edições é claramente exposta nesta afirmação e esperamos sinceramente ter dado continuidade a esta tradição. Recomendamos esta nova edição para o médico moderno, não apenas aqueles em treinamento, mas também para aqueles com prática estabelecida, onde a atualização regular é essencial.

Albert Singer
Ashfaq Khan
Londres, 2014

Prefácio à primeira edição

O termo "pré-câncer" tem sido utilizado ao longo deste livro. A palavra foi escolhida intencionalmente, pois possui uma conotação ampla e genérica de que alterações estão presentes no tecido, indicando que a lesão, se não for removida, com alto grau de probabilidade evoluirá para um carcinoma invasivo. Há pouca dúvida de que a neoplasia intraepitelial do trato anogenital inferior masculino e feminino deva, quando é de alto grau, ser considerada pré-cancerosa. Os estudos prospectivos de acompanhamento de tais lesões têm estabelecido, sem a menor dúvida, que essa categorização é adequada. O uso do termo "pré-câncer" para lesões de baixo grau, no entanto, é problemático porque, agora, é evidente – em especial para o colo uterino – que algumas das alterações epiteliais, que incluem características morfológicas de neoplasia, podem, de fato, ser infecções agudas do epitélio causadas pelo papilomavírus humano (HPV) e que a maioria dessas lesões não vai avançar para neoplasia intraepitelial de alto grau, nem câncer invasivo. Está claro que as lesões que são infectadas pelos tipos de HPV sem potencial maligno nunca progredirão para uma neoplasia verdadeira e que mesmo lesões de baixo grau, causadas pelos tipos de HPV intermediário ou de alto risco oncogênico, podem regredir espontaneamente ou persistir por longos períodos de tempo sem evoluir para uma neoplasia verdadeira. Em lesões de baixo grau é difícil, sem teste e tipagem de HPV, predizer o comportamento biológico da alteração epitelial, mas o termo "pré-câncer" ainda deve ser usado, em razão do potencial dessas lesões para avançar para uma doença intraepitelial de alto grau e, posteriormente, para câncer invasivo.

A estreita relação entre lesões pré-cancerosas do colo do útero, vagina, vulva e ânus foi reconhecida há muito tempo. Embora a origem embrionária comum do epitélio da vulva, vagina inferior e ânus seja diferente do colo do útero e da vagina superior, essas diferenças são ainda mais marcantes quando estudamos as similaridades entre as condições pré-cancerosas de todo o trato genital inferior. Os autores têm ilustrado claramente a importância do conhecimento sobre o desenvolvimento do epitélio do trato genital inferior com capítulos sobre o desenvolvimento da zona de transformação e seu processo de metaplasia e exemplos das consequências da interrupção desse processo natural, como quando o feto feminino é exposto aos efeitos da dietilestilbestrol (DES).

Para o médico especializado na avaliação do colo do útero, após a identificação de um esfregaço anormal, este texto será inestimável para aperfeiçoar esta técnica. Para o médico que busca novos horizontes, este livro não é somente um atlas de colposcopia, mas apresenta um conteúdo que inclui informações necessárias para o diagnóstico e tratamento de todas as condições pré-cancerosas do trato genital inferior.

Este livro é destinado aos médicos modernos que não pretendem ser unicamente colposcopistas com uma visão limitada e restrita ao colo do útero. Este livro enfatiza a relação integrada entre a biologia molecular, a virologia, a citologia, a histologia e as técnicas colposcópicas necessárias para o desenvolvimento de métodos de tratamento racionais e seguros. Nosso melhor entendimento da história natural das condições incluídas no termo pré-câncer do trato genital inferior e o conhecimento da capacidade de resolução espontânea, exibida por lesões de baixo grau, têm como resultado a introdução de uma grande variedade de terapias conservadoras. Esta abordagem racional e geralmente mais conservadora exclui, em grande escala, o manejo agressivo, que era uma característica dos métodos prévios de tratamento. Não temos dúvida, porém, de que este livro não será a palavra final. Este assunto tem sofrido reformulações radicais durante as duas últimas décadas. Prevemos que muitas mudanças ainda estão por vir.

Este livro ilustrado é um guia abrangente para a nossa compreensão atual sobre diagnóstico, avaliação e tratamento de todas as lesões pré-malignas de câncer do trato genital e de condições similares. Nós o recomendamos ao médico moderno, não só para aqueles em treinamento, mas também para aqueles na prática estabelecida, onde atualização regular é essencial.

Albert Singer
John Monaghan

Agradecimentos

Os autores não teriam completado as extensas revisões nesta terceira edição sem a generosa contribuição de muitos colegas com fotografias, diagramas e conselhos e incentivo.

O falecido Professor Ray Kaufman, do Baylor College of Medicine, em Houston, Texas, contribuiu com o material listado a seguir, com aconselhamentos e sugestões, comentando sobre vários aspectos do livro. Ele era um expoente não só na colposcopia, mas também na patologia e manejo dos distúrbios do trato genital inferior, fossem eles de origem benigna ou neoplásica. Seus textos, por si sós, ainda são considerados clássicos.

O falecido Dr. Rene Cartier, de Paris, França, autorizou generosamente a reprodução de muitas fotografias e detalhes clínicos que apareceram em seu texto clássico e excelente *Colposcopia Prática* ([3a ed.], Laboratoire Cartier, Paris).

O Sr. Joseph Jordan, com seus colegas de cirurgia, o Sr. Mahmood Shafi e o Professor David Luesley, da Birmingham Maternity e City Hospital, em Birmingham, Reino Unido, permitiram que os autores usassem fotografias de seus procedimentos cirúrgicos em exibição nos Capítulos 9 e 10.

O professor V. Cecil Wright, da Divisão de Obstetrícia e Ginecologia, da University of Western Ontario, Londres, Ontário, Canadá, doou as Figuras 6.122 (e-i) (de Wright VC, Lickrish GM, Shier RM. *Colposcopia Básica e Avançada – Um Manual Prático para Diagnóstico* (2a ed.), Biomedical Communications, Houston, Texas, 1995).

Listados a seguir estão os nomes dos colegas que emprestaram material fotográfico para os autores. Seu material foi reproduzido com sincero reconhecimento e agradecimento.

O Dr. Simon Barton, do Departamento de Medicina Geniturinária, Hospitais Chelsea e Westminster, em Londres, Reino Unido: Figuras 9.49, 9.50, 12.3, 12.6(b), 12.8, 12.9(b), 12.11.

O falecido Dr. Rene Cartier, Laboratoire Cartier, rue de Cordelières, Paris, França: Figuras 6.7(c), 6.20, 6.43, 6.44, 6.112(c), 6.118, 6.132-6.133, 6.135-6.141, 7.57, 12.20, 12.21.

O Professor (Emérito) Malcolm Coppleson, antigo funcionário do King George V Memorial Hospital, Sidnei, Austrália: Figura 6.127.

O Sr. Ian Duncan, antigo funcionário do Ninewells Hospital, Dundee, Reino Unido: Figuras 7.17-19, 7.94-7.95.

O Professor Alex Ferenczy, o Sir Mortimer B. Davies-Jewish General Hospital, Montreal, Canadá: Figuras 9.5(a,b), 9.22(b), 9.25, 9.29, 9.37.

O Dr. Ron Jones, National Women's Hospital, Auckland, Nova Zelândia: Figuras 9.3(a-d), 9.41(a).

O Sr. Joseph Jordan, Birmingham Maternity e City Hospital, Birmingham, Reino Unido: Figuras 9.62(a,b), 9.63(a-d). Figuras 10.25, 10.26, 10.27.

O Professor Jacques Hamou, Pierre e Marie Curie, Universidade de Paris, Paris, França: Figura 7.37.

O falecido Professor Raymond Kaufman, Baylor College of Medicine, Houston, Texas: Figuras 9.5(c,d), 9.24(b,d), 9.26(a,b), 9.27(a,b), 9.39(a-c), 9.44-9.47. Figuras 12.9, 12.10.

O falecido Professor Per Kolstad, Norwegian Radium Hospital, Oslo, Noruega: Figuras 3.8, 3.9, 4.89, 6.8-6.14(c).

O Professor Bert Krumholtz, Long Island Jewish Hospital, Nova Iorque, Nova Iorque: Figura 11.6.

O Professor Allan Maclean, Royal Free Hospital, Londres, Reino Unido: Figura 3.7(c,d).

A falecida Dra. Elizabeth Mansell, Whittington Hospital, Londres, Reino Unido: Figuras 9.54(b-d).

O Professor John Northover, Unidade de St. Mark, Northwick Park Hospital, Londres, Reino Unido: Figuras 10.15, 10.17.

O Dr. Ed Sawada, Towson, MD: Figura 12.16.

O Professor Duane Townsend, Salt Lake City, Utah: 4.10(b), 6.112(b), 8.5-8.7, 8.24, 8.28, 9.6-9.8, 9.48(b).

O Professor Minoru Ueki, Osaka Medical College, Osaka, Japão: Figuras 6.15, 6.35(b-d), 6.45(a-b), 6.122-6.127, 6.129-6.131, 6.134.

Alguns *slides* citológicos do Capítulo 5 são parte do conjunto de ensino do Whittington Hospital, originalmente doados pelo Dr. Alastair R.S. Deery, Hospital St. Georges, Londres, Reino Unido: Figuras 5.2(a,b), 5.3(a), 5.4(a), 5.7(a,c), 5.8(b), 5.9(a), 5.10, 5.12, 5.13, 5.15(b).

Os desenhos da primeira edição, reproduzidos na terceira, são trabalho do Sr. Patrick Elliott, do Departamento de Fotografia Médica, do Royal Hallamshire Hospital, Sheffield, Reino Unido. Seu conhecimento especializado de anatomia e fisiologia pode ser visto em suas excelentes ilustrações. Algumas delas são baseadas em diagramas que apareceram em outros lugares e foram modificados com a permissão dos autores. As Figuras 7.23, 7.28 e 7.65 são baseadas em diagramas originalmente publicados pelo Professor V.C. Wright, da University of Western Ontario, Londres, Ontário, Canadá; a Figura 4.2(a,b) é uma modificação de alguns diagramas originalmente produzidos pelo falecido Dr. Ellis Pixley, de Perth, Austrália Ocidental; as Figuras 6.1, 6.3(a,b) e 7.1(a) são modificações daquelas que apareceram em *Colposcopia Prática* (Laboratoire Cartier, Paris, 1993) de Cartier R.; as Figuras 4.9 e 6.4 são modificações daquelas originalmente publicadas em Kolstad

P, Stalf A (eds). *Atlas de Colposcopia* ([3ª ed.], Cambridge University Press, Cambridge, Reino Unido, 1982); as Figuras 6.80 e 6.81 são dos artigos de Jarmulowicz *et al*. *Periódico Britânico de Obstetrícia e Ginecologia* 1989;96:1061; a Figura 9.59 é uma ilustração de Baggish *et al*. *Obstetrícia e Ginecologia* 1989;74:169; as Figuras 2.15-2.19 são de Pirog E, Richart RM. *Obstetrícia e Ginecologia Contemporâneas*, 1998;43:117; enquanto a Figura 7.107a é de Shepherd *et al*. *Periódico Britânico de Obstetrícia e Ginecologia* 1998;105:912. Tudo foi reproduzido com a autorização dos respectivos autores, periódicos e editoras.

O agradecimento final deve ser dado a Lindsey Williams, de Perth, Reino Unido, que se comprometeu com a enorme tarefa de edição preliminar do texto adicional e revisto para esta terceira edição. Rebecca Huxley, da Wiley Blackwell, completou a edição final de uma forma altamente profissional. Os autores agradecem sua ajuda e encorajamento.

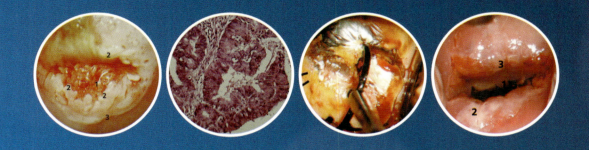

SINGER & MONAGHAN'S
PREVENÇÃO DO CÂNCER DE COLO DO ÚTERO E TRATO GENITAL INFERIOR

CAPÍTULO 1

Histopatologia das neoplasias do trato genital inferior

1.1 Introdução

Aproximadamente 1 em cada 10 casos de cânceres femininos diagnosticados no mundo é de câncer do colo do útero. A incidência não se tem alterado, exceto nos países com programas eficazes de rastreamento. A identificação de alterações citológicas na fase pré-maligna, confirmadas pela histopatologia, tem alterado, com sucesso, a apresentação dos tumores escamosos do colo do útero da fase clínica para a fase pré-clínica. Isto está associado à queda dramática na prevalência da doença, quando os exames de rastreamento são realizados de formas efetiva e adequada.

1.2 Terminologia

É importante que as terminologias utilizadas para diagnósticos citológico e histológico sejam comparáveis, de modo que possam ser correlacionadas com os achados colposcópicos. Nos últimos 15 anos, nossa compreensão dos eventos moleculares associados à neoplasia do trato anogenital inferior tem-se desenvolvido rapidamente. Em resposta a este conhecimento, a terminologia vem sendo alterada, e cada novo sistema de classificação apresenta um grau maior de sofisticação. Gradualmente, a terminologia tem sido uniformizada, permitindo que as inferências histológicas e clínicas sejam mais confiáveis. É imperativo que a nomenclatura seja uniforme em todo o mundo para favorecer as análises estatísticas. No entanto, atualmente, a terminologia usada nos EUA e no resto do mundo ainda apresenta muita variabilidade.

Conceito de lesões precursoras do câncer do colo do útero

O conceito de lesões precursoras do câncer do colo do útero remonta a 1886, quando Williams observou, junto ao câncer invasivo, áreas de epitélio que ele reconheceu como não invasivas. O termo "carcinoma in situ" (CIS) foi introduzido por Broders, em 1932, e este termo tem sido usado desde sua introdução até os dias de hoje. Em 1934, Smith e Pemberton relataram uma relação entre CIS e câncer invasivo, quando descobriram, em uma revisão retrospectiva, que as alterações, descritas por Broders como CIS, estavam presentes em biópsias de pacientes que, posteriormente, desenvolveram câncer invasivo. Esta combinação de observações histológicas e análise clínica retrospectiva levou ao conceito de que carcinoma invasivo de células escamosas se desenvolve a partir de lesões precursoras que podem ser identificadas pelo patologista (Figura 1.1).

Carcinoma *in situ*

Com o advento da citologia esfoliativa ficou confirmado que nem todas as alterações do colo do útero apresentam atipias na espessura total do epitélio, conforme descrito para CIS. As lesões, que eram morfologicamente menos complexas que CIS, mas que apresentavam muitas características citológicas e histológicas da entidade, foram reconhecidas, formando um amplo espectro histológico, variando desde lesões com alterações mínimas, que muito se assemelhavam ao epitélio normal, até lesões com atipias cada vez mais graves e com desorganização similar ao CIS clássico. Em 1956, Reagan *et al.* introduziram o termo "displasia" para designar as anormalidades com características histológicas e citológicas intermediárias entre o epitélio normal e o CIS. Depois disso, em 1956, Walters e Reagan subclassificaram a displasia em três grupos – leve, moderada e grave – dependendo do grau e da espessura total do epitélio, era substituída por células atípicas. Quanto maior o grau histológico, maior a probabilidade de evolução para câncer invasivo e maior o risco de desenvolvimento de câncer.

> **Precursores de câncer de colo do útero**
> - Câncer de colo do útero apresenta lesões precursoras que podem ser detectadas pela citologia.
> - Essas lesões precursoras podem ser classificadas como leve (neoplasia intraepitelial do colo do útero grau 1/lesão intraepitelial escamosa de baixo grau), moderada (neoplasia intraepitelial do colo do útero grau 2/lesão intraepitelial escamosa de alto grau) ou grave (neoplasia intraepitelial do colo do útero grau 3/lesão intraepitelial escamosa de alto grau).

Terminologia e tratamento (Figura 1.2a)

Quando a terminologia foi originalmente proposta e aceita de forma generalizada, o manejo clínico prevalente das pacientes com displasia e CIS era a realização da histerectomia nas pacientes com CIS para evitar o desenvolvimento de câncer. As mulheres que apresentavam um diagnóstico histológico de displasia, cujo curso clínico ainda não era bem entendido e que poderia variar desde a remissão até persistência e progressão para CIS, eram tratadas de acordo com a compreensão e aceitação do médico a respeito dos dados conhecidos da história natural da doença e podiam ser ignoradas, acompanhadas ou tratadas por uma variedade de meios. Além disso, a distinção entre displasia e CIS estava frequentemente fundamentada em características histológicas maldefinidas e arbi-

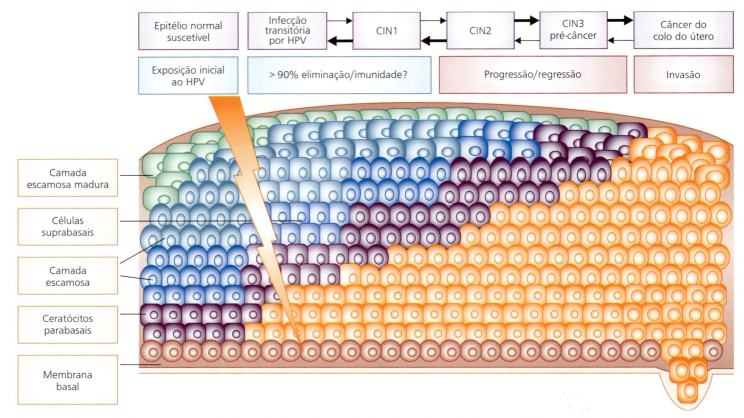

Figura 1.1 Conceito de lesões precursoras do câncer do colo do útero e infecção pelo papilomavírus humano. CIN, neoplasia intraepitelial do colo do útero; HPV, papilomavírus humano.

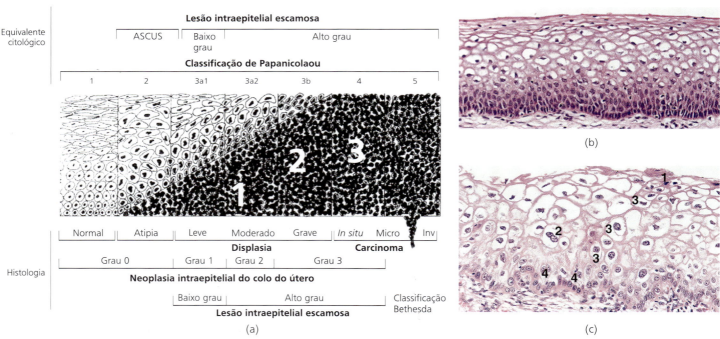

Figura 1.2 (a) Representação esquemática dos equivalentes citológicos da doença intraepitelial do colo do útero. (b) Epitélio normal do colo do útero. O epitélio é uniforme no padrão e na citologia. As células amadurecem progressivamente conforme se movem em direção à superfície, os núcleos se tornam picnóticos, e ocorre glicogenação. (c) Infecção pelo papilomavírus humano isolada (lesão intraepitelial escamosa de baixo grau). Existe um aumento leve do volume celular em toda a espessura, com hipercromasia com cariopicnose (1), binucleação (2) e os núcleos se apresentam como uva passa com um halo circundante (3). Nas três camadas celulares inferiores, observam-se variabilidade no tamanho das células e dos núcleos, agregação da cromatina com variáveis e irregulares áreas de condensação, degeneração nuclear, aumento dos nucléolos, e alguns coilócitos iniciais são visíveis (4). Essas características em (4) são típicas de camadas epiteliais regenerativas ou hiperplásicas com algumas características degenerativas ou mal conservadas (p. ex., degeneração nuclear). Essas alterações não são características de neoplasia. ASCUS, células glandulares atípicas de significado indeterminado.

trárias. Gradativamente, foi ficando mais claro que as enormes diferenças no manejo eram decorrentes da insegurança nos diagnósticos em razão da alta variabilidade interobservador.

Biologia e história natural
Quando as pacientes com displasia foram prospectivamente acompanhadas, observou-se a regressão, em alguns casos, a persistência, em outros, e a evolução de alguns para CIS. Observaram-se uma correlação inversa de regressão e uma correlação direta de progressão com o grau histológico. Com base nestes estudos, um novo termo – "neoplasia intraepitelial cervical (CIN) ou lesão intraepitelial escamosa (SIL) – foi proposto. Estas lesões foram divididas em graus 1, 2 e 3, em que CIN1/SIL de baixo grau (LSIL) corresponde à displasia leve, CIN2/SIL de alto grau (HSIL) corresponde à displasia moderada, e CIN3/SIL de alto grau (HSIL) corresponde à displasia grave e CIS. O conceito de um processo contínuo de mudança do epitélio normal através de lesões precursoras epiteliais até câncer invasivo foi posteriormente introduzido, embora já esteja sendo contestado por muitos, em relação à CIN1/LSIL, como não mais do que uma expressão da presença viral (papilomavírus humano [HPV]) com potencial neoplásico mínimo.

Função do papilomavírus humano
Ao longo das últimas duas décadas, as evidências clínicas e de estudos experimentais e moleculares mostraram que o HPV é o agente etiológico na maioria das lesões do colo do útero e do trato genital inferior. De forma gradativa foi sendo observado que, embora as infecções sejam onipresentes na população jovem sexualmente ativa, elas são transitórias, frequentemente aparecendo e desaparecendo sem anormalidades citológicas. A infecção persistente pelo subtipo de HPV de alto risco está fortemente associada à progressão para lesões de alto grau e invasão.

Nomenclatura das lesões por papilomavírus humano
Subsequentemente ao reconhecimento do HPV e sua associação com displasia do colo do útero, uma infinidade de termos, como condiloma acuminado, condiloma plano, atipia condilomatosa, atipia coilocitótica e atipia verrucosa, entrou em uso. Muitos afirmavam que essa nova observação da evidência cito-/histológica de infecção pelo HPV não precisava e não deveria influenciar a classificação microscópica de CIN. Acreditava-se que todos os tipos de HPV de baixo e alto riscos estavam associados a uma histologia de baixo grau. Por outro lado, não é possível determinar o subtipo de HPV simplesmente através das observações histológica e citológica. O diagnóstico exagerado de CIN1/LSIL na presença de HPV com lesões de condiloma plano também foi muito analisado. Por convenção, foi decidido descrever os achados das biópsias com atipias relacionadas com a infecção pelo HPV, referindo a ausência ou a presença de CIN/SIL. Na realidade, há pouca controvérsia sobre o fato de que a maioria das displasias leves, HPV e CIN1 ou apenas HPV e a maioria das displasias moderadas, ou HPV e CIN2, regridem espontaneamente ou permanecem sem alteração após um período de acompanhamento longo, independentemente da classificação histopatológica.

> **Papilomavírus humano e câncer do colo do útero**
> - O Papilomavírus humano (HPV) é um dos principais agentes etiológicos para câncer do colo do útero.
> - A infecção pelas cepas de HPV de baixo e alto riscos pode dar origem à lesão intraepitelial escamosa de baixo grau/neoplasia intraepitelial cervical grau 1.
> - Somente a infecção pelo HPV de alto risco é responsável pela progressão da doença.

Base teórica para a terminologia histológica

Lesão intraepitelial escamosa de alto e baixo graus
O reconhecimento da baixa reprodutibilidade das análises citológicas e histológicas resultou em uma nova nomenclatura: O Sistema Bethesda (TBS) (Grupo de Estudo do Instituto Nacional do Câncer, 1992). Esta terminologia, que inicialmente estava com base na citologia, foi desenvolvida paralelamente à terminologia histopatológica e incluía dois graus da doença, descritos por Richart, em 1990. A classificação do TBS combina as alterações condilomatosas planas (HPV) e CIN de baixo grau (CIN1) em LSIL, enquanto HSIL corresponde à CIN2 e CIN3. O termo "lesão" foi usado no lugar de "neoplasia", uma vez que a classificação morfológica não identifique necessariamente um processo neoplásico. Convencionalmente, CIN2 e 3 são agrupadas, pois ambas apresentam um potencial de progressão para doença invasiva.

Nomenclatura atual
Nos Estados Unidos, o TBS é aplicado para histologia e citologia. Atualmente, na maioria dos outros países, a CIN (1, 2 e 3) continua sendo a terminologia mais frequentemente usada nos laudos de histologia. Na citologia, a terminologia do TBS é utilizada em muitos centros, mas em outros permanece o emprego de terminologia antiga, como discariose leve, moderada e grave. Isto será descrito em detalhes no Capítulo 5.

1.3 Características histopatológicas da neoplasia intraepitelial cervical ou lesão intraepitelial escamosa

Doença de baixo grau (displasia leve, neoplasia intraepitelial cervical grau 1, papilomavírus humano/neoplasia intraepitelial cervical grau 1, lesão intraepitelial escamosa de baixo grau)
(Figuras 1.2, 1.3 e 1.4)
As características principais da CIN incluem as alterações na organização dentro do epitélio e na citomorfologia das células. Essas alterações parecem ser desencadeadas pela infecção por HPV e representam os efeitos citopáticos do vírus em seu ciclo replicativo. As mudanças morfológicas ocorrem em razão da interrupção do ciclo celular, indução de poliploidia e inibição da diferenciação citoplasmática funcional, causada pela ação viral. Isto produz a característica alteração "coilocitótica" que é o aumento das células

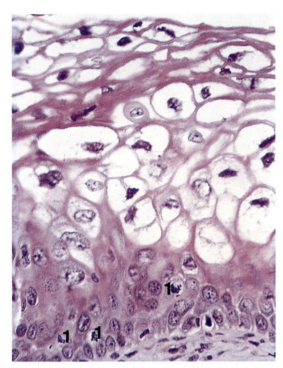

Figura 1.3 Infecção pelo papilomavírus humano e neoplasia intraepitelial do colo do útero grau 1 (lesão intraepitelial escamosa de baixo grau). As mesmas características estão presentes nos três quartos superiores do epitélio, como se vê na Figura 1.2b. Agora, no entanto, as quatro camadas inferiores mostram celularidade aumentada e ruptura da cromatina. A característica adicional são as figuras de mitoses visíveis (1).

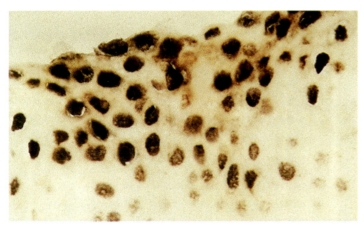

Figura 1.4 Neoplasia intraepitelial do colo do útero com hibridização *in situ* para DNA de papilomavírus humano de alto risco (HPV). Observe que os núcleos estão cobertos pela reação e são vistos a meio caminho no epitélio. Os núcleos que são "positivos" contêm um mínimo de 50 cópias de HPV por célula (o nível mínimo de sensibilidade para este teste).

bi ou multinucleadas, apresentando um halo perinuclear, observadas de forma desorganizada em todas as camadas do epitélio escamoso. Essas células são hiperdiploides com aumento do material nuclear e são hipercromáticas. Ocorrendo a morte celular, um grande número de células adjacentes é recrutado para substituí-las. Essas células exibem aumento nuclear, exagerando as irregularidades previamente observadas. As alterações teciduais mais importantes são um atraso da maturação progressiva nas camadas verticais do epitélio normal (Figura 1.2b) e a expansão da proliferação da camada parabasal, ou suprabasal, associada à presença de coilócitos (a alteração patognomônica citopática das células infectadas por HPV). Nas lesões de baixo grau, proliferação atípica das células da camada suprabasal ocupa o terço inferior da espessura epitelial, embora as alterações citopáticas da infecção por HPV ocorram na espessura total. A presença ou a ausência de CIN está com base na observação de características celulares neoplásicas na população de células da camada suprabasal (Figura 1.2c). A presença de poliploidia nessas lesões, como a bi, tri ou multinucleação, é outra característica importante do epitélio infectado pelo vírus.

Em uma biópsia, o observador deve procurar pelas características de infecção por HPV e, em seguida, pela presença ou ausência de alterações nas camadas suprabasais, para fazer a distinção entre lesões somente de infecção pelo HPV ou de HPV e CIN1 (Figuras 1.3 e 1.4). No TBS, todas essas lesões são classificadas como LSIL sem diferenciação adicional.

> **Principais características histológicas da neoplasia intraepitelial cervical grau 1/lesão intraepitelial escamosa de baixo grau**
> - A infecção viral verrucosa se apresenta com alteração coilocitótica, em que o núcleo tem a aparência de uva passa e um halo perinuclear.
> - Na neoplasia intraepitelial cervical grau 1, o terço inferior do epitélio escamoso ectocervical mostra desorganização celular com aumento das mitoses e maturação diminuída.

Doença de alto grau (displasia moderada ou grave, carcinoma *in situ*, neoplasia intraepitelial cervical grau 2 ou 3, lesão intraepitelial escamosa de alto grau)

(Figuras 1.5, 1.6, 1.7, 1.8 e 1.9)

Uma abordagem pragmática em relação ao tratamento varia de acordo com a classificação da lesão precursora em "baixo grau" ou "alto grau" após a biópsia. Em países onde a terminologia CIN é utilizada, existe uma grande variação na classificação da CIN2 em uma ou outra dessas categorias. Se a CIN2 for considerada de alto grau, então, o tratamento é obrigatório. Em alguns países (p. ex., EUA), o agrupamento das lesões CIN2 com CIN3 em HSIL tem menos implicações práticas, uma vez que HPV/CIN1 (LSIL) e CIN2 ou 3 (HSIL) sejam tratadas, considerando-se predominantemente a extensão e os achados colposcópicos.

A definição de CIN2 ou 3 depende da histologia com avaliação da extensão do envolvimento do epitélio atingindo até dois terços ou a espessura total. A observação de alterações citopáticas relacionadas com HPV, nas camadas escamosas superiores, diminui proporcionalmente. Nas lesões de CIN de alto grau (HSIL/CIN2 ou 3), existe mais hipercromasia; as mitoses ocorrem em toda a espessura epitelial; a polaridade das células parabasais está substancial-

Histopatologia das neoplasias do trato genital inferior 5

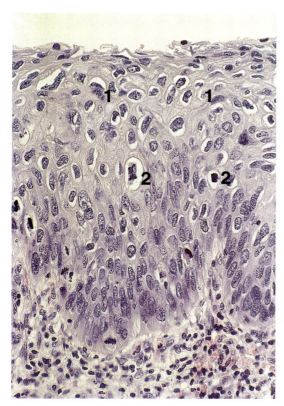

Figura 1.5 Neoplasia intraepitelial do colo do útero de grau intermediário (CIN2; CIN de alto grau; lesão intraepitelial escamosa de alto grau) e infecção pelo papilomavírus humano. As mudanças são muito mais floridas do que aquelas vistas na Figura 1.3 com proliferação de células da camada basal. Células coilocitóticas limitam-se à metade superior (1), mas células neoplásicas "verdadeiras", com cromatina nuclear com aparência de pimenta grossa sem nucléolos visíveis, estão presentes, juntamente com figuras de mitoses, atingindo a metade da espessura epitelial a partir da base (2).

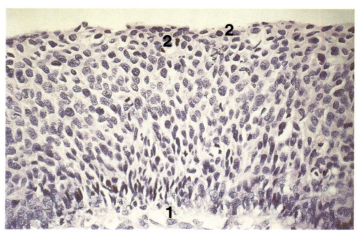

Figura 1.7 Neoplasia intraepitelial do colo do útero grau 3 (CIN3; lesão intraepitelial escamosa de alto grau [HSIL]). Apresenta-se com toda a espessura do epitélio preenchida pelas células basais pequenas, exibindo cromatina neoplásica característica com aparência de pimenta grossa sem macronucleação distinta. Esta é uma variante basaloide de CIN3 (HSIL). Não existe quase nenhuma diferenciação celular detectável, e não se observam alterações coilocitóticas. As figuras de mitoses estão presentes próximas à superfície (2).

mente alterada; e um elevado grau de desorganização da maturação e de atipias citológicas é evidente. Acredita-se que essas mudanças ocorram em decorrência da integração do genoma viral, aumento dos núcleos celulares e desenvolvimento de aneuploidias, resultando em quantidades anormais de cromossomo e de DNA. Juntamente com as alterações mais graves da cromatina nuclear, ocorrem as mitoses multipolares anormais e bizarras. Ainda não foi determinado se essas alterações são clonais ou não (ou seja, decorrentes de uma única linha de célula-filha). A clonalidade pode ser essencial, no entanto, para designar qualquer lesão "neoplásica", pois demonstra uma vantagem de sobrevivência do clone em proliferação e a extinção de populações geneticamente menos favorecidas. Entre as lesões histopatológicas de alto grau aparentemente semelhantes, apenas certa proporção, porém desconhecida, pode ser predominantemente monoclonal ou neoplásica.

A doença também pode-se estender nas criptas cervicais que podem ser potencialmente encontradas em qualquer lesão pré-maligna dentro da zona de transformação (Figuras 1.8a, b, 1.9). A avaliação da profundidade do envolvimento da cripta nessas lesões é essencial para a sua completa remoção.

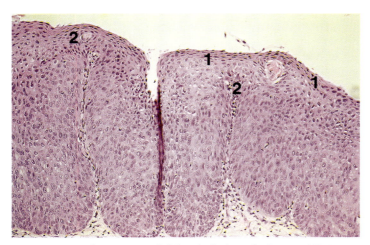

Figura 1.6 Neoplasia intraepitelial de colo do útero de alto grau (CIN3; lesão intraepitelial escamosa de alto grau). As atipias são vistas na espessura total do epitélio, com proliferação de células suprabasais, atingindo três quartos da espessura epitelial, com maturação superficial e achatamento e coilocitose mínima (1). Existe uma configuração papilar do epitélio com vasos altos (2).

Principais características histológicas da neoplasia intraepitelial cervical graus 2 e 3/lesão intraepitelial escamosa de baixo grau

- As células são imaturas e exibem hipercromasia.
- Existe um aumento no número de mitoses, e a razão núcleo-citoplasma está aumentada.
- As células displásicas ocupam mais de dois terços da espessura do epitélio superficial.

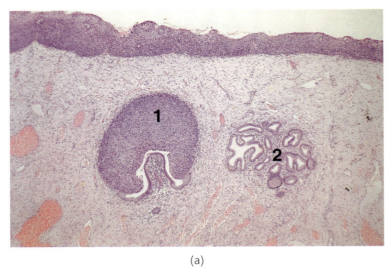
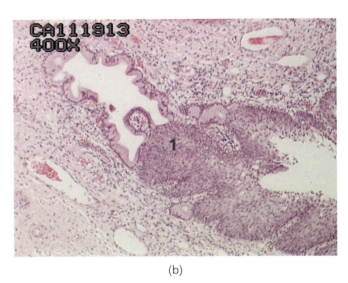

Figura 1.8 (a) Envolvimento da cripta por neoplasia intraepitelial do colo do útero grau 3 (CIN3; lesão intraepitelial escamosa de alto grau [HSIL]). Em (2), é observada uma cripta sem alteração. (b) Uma lesão de CIN3 (HSIL) (1) que se estende para a cripta do colo do útero. Áreas de epitélio glandular são vistas ao redor do ápice da cripta.

1.4 Neoplasia intraepitelial glandular do colo do útero e adenocarcinoma *in situ*

Neoplasia intraepitelial glandular do colo do útero

Em 1953, Friedell e McKay usaram pela primeira vez o termo adenocarcinoma *in situ* (AIS) para descrever lesões precursoras não invasivas de adenocarcinoma do colo do útero. As lesões displásicas do epitélio glandular de menor grau foram histologicamente descritas de forma consistente com os dados sobre a patogênese do câncer das células escamosas do colo do útero, através de uma série de lesões epiteliais displásicas cada vez mais graves. Para incorporar este conceito, uma variedade de nomes foi proposta para essas lesões precursoras, incluindo neoplasia intraepitelial glandular do colo do útero (CGIN), neoplasia glandular intraepitelial do colo do útero (CIGN) ou apenas neoplasia intraepitelial glandular (GIN). Anderson, em 1995, e Griffin e Wells, em 1995, sugeriram classificar a CGIN em duas categorias. A CGIN de alto grau que corresponde às lesões previamente descritas como AIS, e todas as outras lesões que apresentam menor grau de atipia sendo incluídas na categoria de CGIN de baixo grau. Nos EUA, atipia glandular que não preenche todos os critérios de AIS é, muitas vezes, denominada de displasia glandular. No entanto, esses dois termos – CGIN de baixo grau e displasia glandular – têm muito pouca reprodutibilidade inter e intraobservador. Ainda existem controvérsias em relação às lesões precursoras da AIS. Para garantir a uniformidade, alguns autores, principalmente nos EUA, têm defendido a utilização de AIS para todas as lesões glandulares precursoras, enquanto que CGIN é o termo preferido no resto do mundo para CGIN de baixo e alto graus.

Critérios histológicos para neoplasia intraepitelial glandular do colo do útero/adenocarcinoma *in situ*

(Figuras 1.10, 1.11)

A CGIN/AIS quase sempre envolve a zona de transformação ou a junção escamocolunar, surgindo, mais provavelmente, a partir de células colunares infectadas por HPV. Em uma elevada proporção de casos, a CGIN/AIS é multifocal e mostra uma transição abrupta do epitélio glandular normal para o atípico. A CGIN/AIS é caracterizada por um empilhamento epitelial, aumento dos núcleos, aumento no número de mitoses e de corpos apoptóticos, e algumas vezes apresenta alterações estruturais com mudanças papilares ou cribriformes.

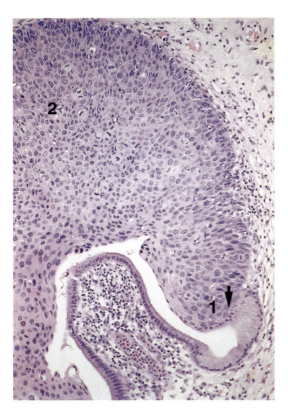

Figura 1.9 Visualização com maior aumento da cripta envolvida. Observe que a borda da neoplasia intraepitelial do colo do útero de grau 3 (lesão intraepitelial escamosa de alto grau) atinge as células endocervicais na membrana basal (1) produzindo alterações degenerativas e atenuação da sua margem (seta). Há várias figuras de mitose, incluindo metáfase tripolar (2).

Histopatologia das neoplasias do trato genital inferior

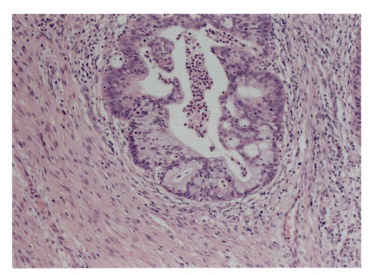

Figura 1.10 Neoplasia intraepitelial glandular do colo do útero de baixo grau (CGIN). O epitélio na parte inferior da cripta é normal (marcado por pequenas setas) e na extremidade superior da cripta o epitélio é volumoso, ligeiramente cribriforme, pseudoestratificado e hipercromático (marcado pelas setas maiores). Há uma transição abrupta característica do epitélio endocervical normal para a CGIN.

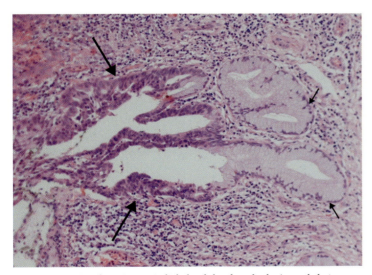

Figura 1.11 Neoplasia intraepitelial glandular do colo do útero de baixo grau (CGIN). O epitélio no lado direito da cripta é normal (marcado por pequenas setas), e na extremidade esquerda da cripta, o epitélio está volumoso, ligeiramente cribriforme, pseudoestratificado e hipercromático (marcado pelas setas maiores). Há uma transição abrupta característica do epitélio endocervical normal para a CGIN. As atipias nucleares são mais específicas do que as observadas no CGIN de baixo grau.

Os subtipos de CGIN/AIS incluem os tipos endocervical, endometrioide, intestinal e tubal. Há uma longa lista de imitação histológica que deve ser considerada no diagnóstico diferencial de CGIN, incluindo a metaplasia tuboendometrial, endometriose e mudanças endocervicais reativas.

> **Principais características histológicas da neoplasia intraepitelial glandular do colo do útero/adenocarcinoma *in situ***
> - Existe uma nítida transição do epitélio glandular endocervical normal para o epitélio estratificado, com aumento no número de mitoses e hipercromasia.
> - Frequentemente, a neoplasia intraepitelial glandular do colo do útero/adenocarcinoma *in situ* é multifocal.

1.5 Carcinoma invasivo inicial (Figuras 1.12, 1.13, 1.14, 1.15, 1.16, 1.17 e 1.18)

Na maioria dos países desenvolvidos, ocorreu uma redução drástica na incidência de câncer avançado do colo do útero, em razão de implementação de programas eficazes de rastreamento. Pelo menos 50% dos casos são identificados no estádio 1 e, desses, aproximadamente 10-15% têm menos de 5 mm de profundidade e são classificados como estádio 1A. A sobrevida para o estádio 1A1 (menos de 3 mm de invasão) está perto de 100%, mas a sobrevida cai para 96-98% no estádio 1A2 (entre 3 e 5 mm) (Figura 1.12a-c). A probabilidade de recorrência e morte por carcinoma de colo do útero, associada à presença de metástases em linfonodos, parece estar diretamente relacionada com a profundidade da invasão.

O carcinoma em estádio 1A (carcinoma invasivo inicial) é um carcinoma pré-clínico, e este é um conceito histológico que designa um tumor invasivo com pouco risco de metástases. Esta classificação é importante, pois permite um manejo menos radical em uma proporção de mulheres que apresentam doença invasiva.

Alguns especialistas se mantêm conservadores no tratamento, especialmente na presença de doença em estágio Ia1 com acometimento do espaço linfovascular. Esta conduta se baseia no risco de recorrência linfonodal posterior. Assim, seria um acréscimo lógico para fins de auditoria. Em um estudo do carcinoma escamoso invasivo inicial, a invasão estromal de menos de 1 mm foi associada a metástases para os linfonodos pélvicos em 0,2% das pacientes, a invasão de 1,0-3,0 mm foi associada a metástases para os linfonodos em 1,9% das pacientes, e a invasão de 3,1-5,0 mm foi associada a metástases em 7,6% das pacientes. A profundidade da invasão precisa ser medida na base epitelial mais próxima à superfície, ou cripta, a partir da qual a invasão parece surgir. A largura tem de ser medida em um único corte e corresponde à maior parte do tumor na seção. A dimensão horizontal máxima do tumor deve ser calculada pela adição da espessura de todos os blocos em que o tumor é visto. Para isto é necessário classificar de forma padronizada o bloco de cone da cérvice na peça de histerectomia. Cortes sagitais, para incluir os dois lábios do colo do útero em vez de cortes radiais, são preferidos pela maioria dos patologistas para manter a uniformidade de espessura.

Pode não ser possível ou pertinente classificar, muito cedo, carcinomas minimamente invasivos do tipo escamoso ou glandu-

8 Capítulo 1

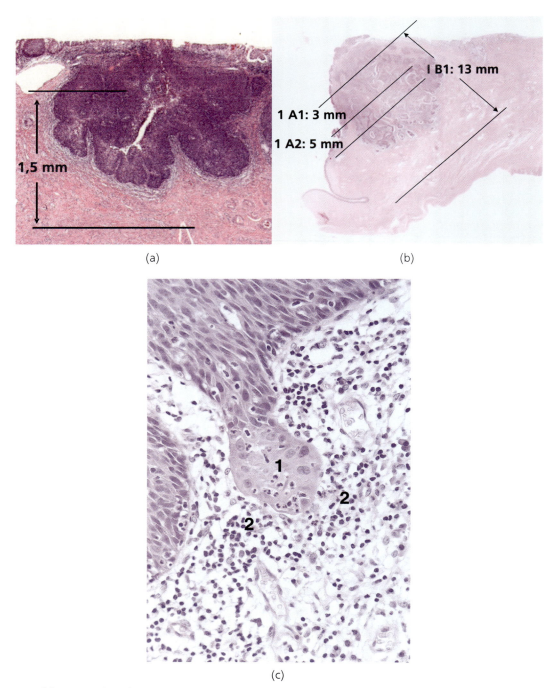

Figura 1.12 Invasão inicial do estroma (pré-clínica ou microinvasão) em seus estádios (Ia1). Os cortes mostram uma lingueta de células escamosas malignas diferenciadas, sendo empurrada da (1) margem epitelial para o estroma fibroso (2) e associada a um infiltrado inflamatório crônico.

lar e, em tais situações, é recomendável que os tumores sejam classificados como GX (grau não pode ser avaliado).

O termo "carcinoma microinvasivo" não aparece no sistema de estadiamento para câncer do colo do útero da International Federation of Gynecology and Obstetrics (FIGO). Além disso, o uso do termo "carcinoma microinvasivo" tem conotações diferentes na Europa e na América do Norte. Inicialmente, o carcinoma microinvasivo era considerado sinônimo de doença em estádio IA1 e IA2 da FIGO na maioria, mas não em todas as instituições, algumas usavam o termo carcinoma microinvasivo para indicar apenas os tumores IA1 da FIGO (Figura 1.14a). Nos Estados Unidos, o termo é sinônimo de doença em estádio IA1. A American Society of Gynecologic Oncology (SGO) tem sua própria definição de estádio 1. Segundo a SGO, os cânceres que invadem mais do que 3 mm ou aqueles com menos de 3 mm de invasão e com envolvimento linfovascular são classificados como estádio IB da FIGO (Figura 1.14c). Isto foi descrito em detalhes por Darragh, em 2012, em nome da College of American Society Pathologists and the American for Colposcopy and Cervical Pathology. A fim de evitar confusão, o grupo de trabalho da British Association of Gynaecological Pathologists sugeriu que o termo "carcinoma microinvasivo" fosse evitado e em seu lugar fosse usado o estadiamento da FIGO para fazer a descrição mais específica dos achados.

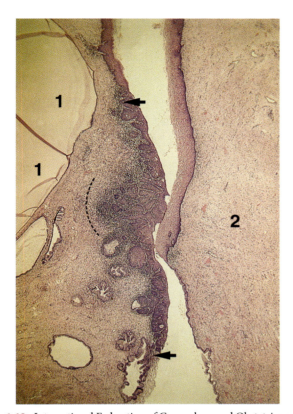

Figura 1.13 International Federation of Gynecology and Obstetrics estádio Ia1. Carcinoma escamoso medindo 6 mm horizontalmente (entre setas) × 3 mm de profundidade (linha pontilhada). A lesão invasiva e mais profunda intraepitelial é observada junto aos cistos de Naboth (1) sobre o lábio do lado esquerdo do cone. O lábio direito é normal (2).

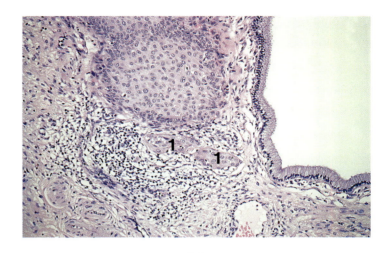

(a)

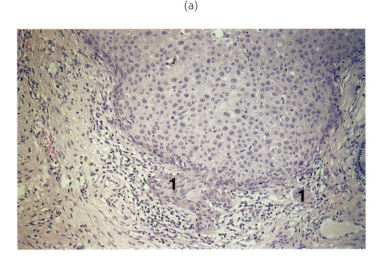

(b)

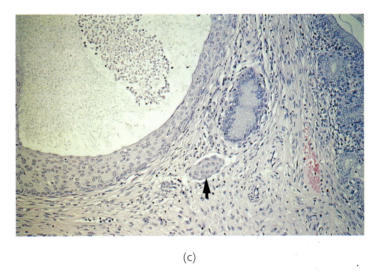

(c)

Figura 1.14 (a e b) Invasões inicial e multifocal do estroma. Dois focos de invasão inicial do estroma (1), separados por 9 mm de distância. Esta é uma microinvasão multifocal maior do que os 7 mm descritos para o estádio IA da International Federation of Gynecology and Obstetrics e, por isso, é classificada como Ib. (c) O envolvimento do espaço linfovascular (LVS) é visto em menos de 10% dos tumores com menos de 1 mm de invasão. Observa-se aqui essa invasão (seta), que, quando está presente, necessita de um tratamento mais radical. Deve-se procurar identificar o envolvimento do LVS nos estádios Ia1 e Ia2.

O conceito de que a dimensão horizontal deve ser medida em cada foco individual e somada é discutível. Na classificação FIGO, de 1995, a extensão horizontal de até 7 mm foi considerada uma característica de fase 1A (Tabela 1.1). Não há evidências na literatura para apoiar essa prática, e a maioria dos patologistas mede e grava cada foco de invasão contígua (ou desconectada) nos cortes estudados (Figura 1.14b). Em tais circunstâncias, é importante diferenciar a doença multifocal estádio IA1 ou IA2 da FIGO, da doença estádio IB clinicamente oculta, embora haja evidências na literatura de que o prognóstico de tumores estádio IB, da FIGO, pequenos e com invasão superficial não diferem significativamente dos tumores estádio IA2. Como não há uma base de evidências para orientar a forma de mensurar a invasão nessas situações, a recomendação é de que cada foco individual seja medido separadamente, e que o estadiamento desses tumores multifocais seja com base nas dimensões do maior foco identificado. Na prática, se houver tumor multifocal, os cortes são examinados em vários níveis para estabelecer a continuidade entre os diferentes focos, que, quase sempre, existe. Se for identificada CIN de alto grau entre os diferentes focos, toda a lesão é medida como uma só.

Nos casos em que se identifica um adenocarcinoma invasivo precoce (Figuras 1.17, 1.18, 1.19), histologicamente separado de

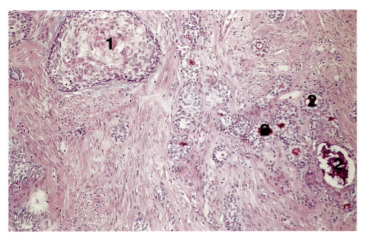

Figura 1.15 Um carcinoma adenoescamoso invasivo do colo do útero (estádio Ib). A maior parte do tumor apresentava diferenciação escamosa como visto em (1). Áreas de invasão com pequenas células basaloides com formações tubulares glandulares que deram coloração positiva para mucina neutra com azul de alciano diástase ácido periódicos Schiff em (2).

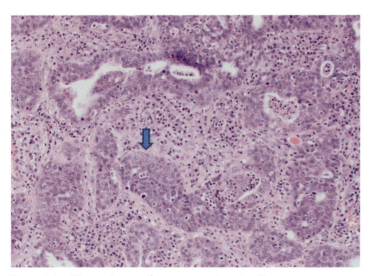

Figura 1.16 Um carcinoma adenoescamoso invasivo. Este tumor compreende, principalmente, um componente de adenocarcinoma, mas, com um componente escamoso misto (assinalado por uma seta).

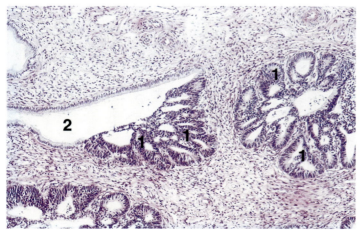

Figura 1.17 Provável adenocarcinoma microinvasivo da endocérvice (estádio Ia1). Existem arranjos "em botão", "de costas" de epitélio glandular neoplásico microtubular (1), surgindo em uma cripta endocervical sem outras alterações (2).

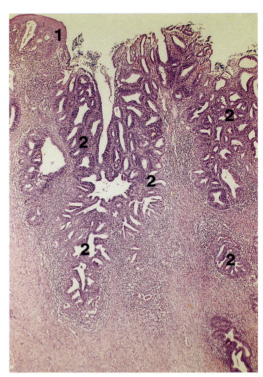

Figura 1.18 Adenocarcinoma invasivo inicial. Corte da zona de transformação (junção escamocolunar em [1]), revelando um adenocarcinoma invasivo inicial oculto (International Federation of Gynecology and Obstetrics estádio Ib [2]).

Tabela 1.1 A classificação da International Federation of Gynecology and Obstetrics de câncer invasivo precoce do colo do útero*

Estádio 0
Tumor primário não pode ser avaliado
Sem evidência de tumor primário
Carcinoma *in situ*

Estádio I
Carcinoma do colo do útero está estritamente limitado ao útero (extensão do corpo deve ser desconsiderada)

Estádio Ia
Câncer invasivo identificado apenas microscopicamente. Todas as lesões macroscópicas, mesmo com invasão superficial, são cânceres de estádio IB. A invasão é limitada à invasão estromal medida com profundidade máxima de 5 mm e não maior que 7 mm[†]

Estádio Ia1
Invasão medida do estroma não é superior a 3 mm de profundidade e não tem mais do que 7 mm de largura

Estádio Ia2
Invasão medida do estroma é superior a 3 mm e não tem mais que 5 mm de profundidade e não mais do que 7 mm de largura

Estádio Ib
Lesões clínicas confinadas ao colo do útero ou lesões pré-clínicas maiores do que Ia

Estádio Ib1
Lesões clínicas não superiores a 4 cm de tamanho

Estádio Ib2
Lesões clínicas superiores a 4 cm de tamanho

---

*A classificação e o estadiamento dos tumores são considerados não só pelo Comitê de Oncologia Ginecológica da International Federation of Gynecology and Obstetrics (FIGO), mas também pela International Union Against Cancer (UICC), especialmente o Comitê para Tumor, Nodos e Metástase (TNM).
Os estágios são definidos pela classificação TNM ou FIGO, com o estadiamento FIGO sendo usado convencionalmente.
[†]A profundidade da invasão não deve ser maior do que 5 mm, medida a partir da base do epitélio, superficial ou glandular, a partir do qual se origina. O envolvimento do espaço vascular, venoso ou linfático, não deve alterar o estadiamento.

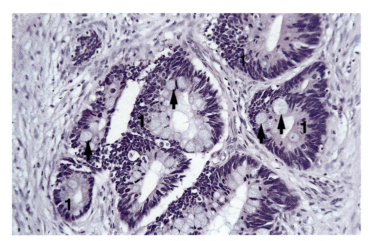

Figura 1.19 Neoplasia intraepitelial glandular do colo do útero de alto grau (CGIN)/adenose vaginal. Adenose vaginal esporádica com extensa metaplasia do tipo intestinal, CGIN de alto grau é visto aqui em (1) e do tipo intestinal ou metaplasia de célula caliciforme é indicado por seta.

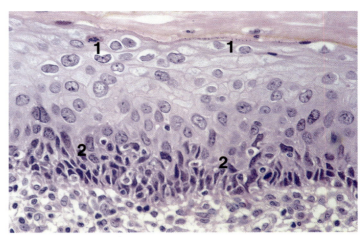

Figura 1.20 Neoplasia vaginal intraepitelial 1 associada a alterações da infecção pelo papilomavírus humano. Observam-se os coilócitos na metade superior (1). Há hiperplasia/displasia da camada basal no terço inferior da espessura epitelial (2).

CGIN com segurança, a medida permanece questionável. Os autores acham que isto é improvável, pois um elevado número de casos é enviado para segunda opinião para ajudar na diferenciação de CGIN florida e adenocarcinoma inicial.

> **Adenocarcinoma invasivo inicial**
> - O termo "carcinoma microinvasivo" deve ser evitado, pois existem diferentes significados em diferentes instituições.
> - Por uma questão de uniformidade, o estadiamento da Federação Internacional de Ginecologia e Obstetrícia deve ser usado como um sistema de descrição.
> - Muitas vezes, é difícil diferenciar a neoplasia intraepitelial glandular florida do colo do útero de um adenocarcinoma invasivo precoce.
> - Não existe uma guia de orientação para realizar uma medição uniformizada do carcinoma invasivo inicial multifocal.

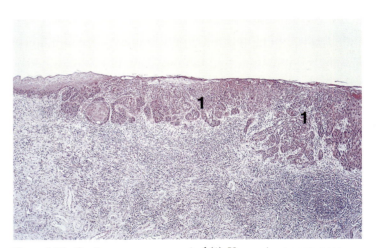

Figura 1.21 Carcinoma escamoso vaginal (1). Um carcinoma escamoso invasivo, da vagina de uma mulher na nona década de vida. Não havia histórico prévio de neoplasia do trato genital.

1.6 Neoplasia intraepitelial vaginal
(Figuras 1.20, 1.21)

As lesões intraepiteliais vaginais são proliferações escamosas intraepiteliais relacionadas com o HPV. Os termos lesão intraepitelial vaginal (VAIL) e neoplasia intraepitelial vaginal (VAIN) são sinônimos. Os fatores de risco para VAIN são semelhantes aos do colo do útero.

Histopatologia da neoplasia intraepitelial vaginal

A maioria dos casos ocorre no terço superior da vagina e, geralmente, ocorre de forma concomitante ou subsequente às lesões semelhantes no colo do útero. As VAINs são idênticas aos seus homólogos no colo do útero. Os mesmos princípios histológicos de classificação vertical de gravidade (VAIN1, 2 e 3) são empregados como para CIN; a diferença principalmente teórica é que o epitélio escamoso alvo é nativo não metaplásico (Figura 1.20). O tratamento de lesões de alto grau geralmente implica em excisão local. Ocorrem carcinomas escamosos vaginais primários, não associados à neoplasia anterior ou pré-neoplasia do colo do útero, mas são raros e geralmente são vistos somente em pacientes idosas (Figura 1.21).

1.7 Prevenção do câncer de vulva (Figuras 1.22, 1.23)

Neoplasia intraepitelial vulvar

As áreas brancas (leucoplasia) ou avermelhadas, clinicamente visíveis, de pele vulvar espessadas e com escoriações devem ser biopsiadas, e os achados são variáveis, incluindo uma série de dermatoses inflamatórias, líquen escleroso, ceratose e/ou neoplasia intraepite-

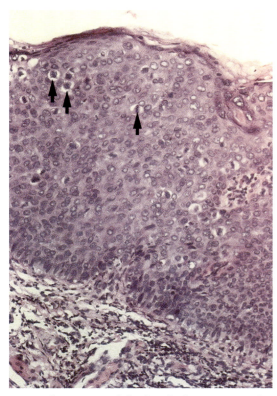

Figura 1.22 Neoplasia intraepitelial vulvar de alto grau, atingindo a espessura total grau 3 (grandes células diferenciadas ou Bowenoide ou tipo verrucoso). Há evidências de alterações coilocitótica em células esporádicas na metade superior da lesão (seta).

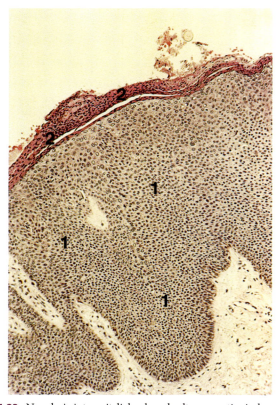

Figura 1.23 Neoplasia intraepitelial vulvar de alto grau, atingindo a espessura total, grau 3 (célula basaloide ou do tipo não diferenciado) (1). Há cariopicnose muito superficial das pequenas células escamosas basaloides atípicas no estrato córneo (2).

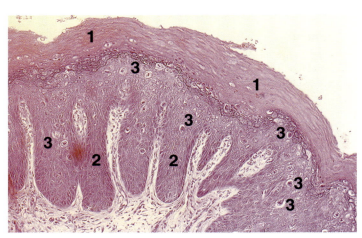

Figura 1.24 Doença de Paget. Há um número escasso de células dispersas macronucleoladas, neoplásicas e claras do tipo glandular presente em corte da vulva. Existe ortoqueratose evidente (1), hiperplasia vulvar subjacente (2) com inclusão ocasional de grandes células atípicas (3). Não há nenhuma evidência de neoplasia intraepitelial vulvar.

lial vulvar (VIN). O carcinoma de células escamosas da vulva tem duas rotas patogênicas. Uma, vista no grupo etário mais jovem, é impulsionada pelo HPV, enquanto que a do grupo etário mais velho está associada à dermatose inflamatória, incluindo líquen escleroso. Para refletir sobre isso, a VIN é dividida em VIN *habitual*, que é relacionada com HPV, e VIN *diferenciada* (simples), que não está relacionada com o HPV, mas está associada à dermatose inflamatória. A VIN comum é morfologicamente análoga à CIN e classificada de forma semelhante, e citada como VIN3. A nova classificação proposta, em 2012, pela Sociedade Internacional para o Estudo de Doenças Vaginais e da Vulva é considerada no Capítulo 9.

Doença de Paget
Apresenta-se como uma lesão glandular neoplásica caracterizada pela infiltração da mucosa escamosa ou adnexa por células neoplásicas produtoras de mucina. A doença provavelmente se origina nos apêndices, e a evidência suporta tanto uma origem apócrina quanto écrina. Em contraste com a mama, a doença de Paget vulvar é raramente associada a adenocarcinoma invasivo.

Embora nenhuma associação ao HPV tenha sido demonstrada, a doença raramente tem sido relatada em coexistência com VIN (Figura 1.24). Suas características clínicas são descritas no Capítulo 9.

1.8 Tópicos relacionados
A base citológica para o prognóstico do grau histológico da doença intraepitelial escamosa é discutida no Capítulo 5. A epidemiologia do HPV e as possibilidades de exploração da tipagem do HPV, em conjunto com a citologia, são exploradas no Capítulo 2. As dificuldades e armadilhas da detecção de lesões glandulares endocervicais e correlações cito-histopatológicas de CGIN/AIS e lesões semelhantes estão incluídas no Capítulo 5.

> **Resumo**
>
> - As anormalidades citomorfológicas, detectadas histologicamente nas biópsias, correlacionam-se bem com os achados colposcópicos.
> - A nomenclatura Bethesda revisada, de 2001, é amplamente utilizada nos EUA, enquanto que a neoplasia intraepitelial do colo do útero (CIN) é o termo preferido na Europa.
> - A diferenciação das displasias em baixo grau (lesão intraepitelial escamosa CIN1/baixo grau) e em alto grau (lesão intraepitelial escamosa CIN2 e 3/alto grau) é importante para decidir o plano de tratamento.
> - Ambas as lesões escamosas de baixo e alto graus e as lesões glandulares estão associadas à infecção pelo papilomavírus humano.
> - As displasias vaginal e vulvar são classificadas de forma semelhante às displasias do colo do útero.

1.9 Leitura complementar

Anderson MC. Glandular lesions of the cervix: diagnostic and therapeutic dilemmas. *Bailliere Clin Obstet Gyn* 1995;9:105.

Darragh TM, Colgan TJ, Cox JT, et al.; Members of LAST Project Work Groups. The Lower Anogenital Squamous Terminology Standardization Project for HPV-Associated Lesions: background and consensus recommendations from the College of American Pathologists and the American Society for Colposcopy and Cervical Pathology. *J Low Gen it Tract Dis* 2012;16:205–42.

Griffin NR, Wells M. Premalignant and malignant glandular lesions of the cervix. In: Fox H, Wells M (eds) *Haines and Taylor Obstetrical and Gynaecological Pathology*, 4th edn. New York, NY: Churchill Livingstone, 1995, p. 323.

McCluggage WG. Endocervical glandular lesions: controversial aspects and ancillary techniques. *J Clin Pathol* 2003;56:164–73.

National Cancer Institute Workshop. The revised Bethesda system for reporting cervical/vaginal cytologic diagnoses: report of the 1991 Bethesda Workshop. *Anal Quant Cytol Histol* 1992;14:161.

Östör AG. Natural history of cervical intraepithelial neoplasia—a critical review. *IntJ Gynecol Pathol* 1993;12:186.

Pecorelli S, Zigliani L, Odicino F. Revised FIGO staging for carcinoma of the cervix. *Int J Gynaecol Obstet* 2009;105:107–8.

Royal College of Pathologists. *Minimum Datasetfor the Histopathological Reporting of Cervical Neoplasia*, 3rd edn. London, UK: The Royal College of Pathologists, 2011.

Sobin LH, Gospodarowicz MK, Wittekind C (eds). *TNM Classification of Malignant Tumours*, 7th edn. Oxford, UK: Wiley-Blackwell, 2009.

Wells M, Östör AG, Crum CP, et al. Tumours of the uterine cervix: epithelial tumours. In: Tavassoli FA, Devilee P (eds) *World Health Organization Classification of Tumours. Pathology and Genetics: Tumours of the Breast and Female Genital Organs*. Lyons, France: IARC Press, 2003.

Working Party of the Royal College of Pathologists and the NHS Cervical Screening Programme. *Histopathology Reporting in Cervical Screening*. NHSCSP publication no. 10. Sheffield, UK: NHS Cervical Screening Programme, 1999. (www.cancerscreening.nhs.uk/cervical/publications/nhscsp 10.p df).

World Health Organization. *World Health Organization Classification of Tumours. Pathology and Genetics: Tumours of the Breast and Female Genital Organs*. Lyons, France: IARC Press, 2003.

CAPÍTULO 2

Papilomavírus humano na patogênese da neoplasia do trato genital inferior

2.1 Introdução

Desde 1978, tem sido reconhecido que as infecções pelo papilomavírus humano (HPV) estão frequentemente associadas a lesões genitais pré-cancerosas e cancerosas, isto é, com neoplasia intraepitelial do colo do útero (CIN), neoplasia intraepitelial vulvar (VIN), neoplasia intraepitelial vaginal (VAIN), neoplasia intraepitelial peniana (PIN), neoplasia intraepitelial anal (AIN) e carcinoma invasivo de células escamosas.

2.2 Características do papilomavírus humano

Os vírus são parasitas intracelulares obrigatórios e não sobrevivem longos períodos fora das células-alvo. No entanto, eles precisam permanecer estáveis no ambiente até encontrar um hospedeiro suscetível. O primeiro passo na patogênese viral é entrar no hospedeiro suscetível, através de qualquer porta de entrada, incluindo pele, mucosa dos olhos, cavidade oral, trato gastrointestinal superior, trato respiratório, mucosa urogenital ou canal anal.

O HPV é um DNA vírus com genoma circular em cadeia dupla, firmemente enrolado, que contém cerca de 8.000 Da. Quando o capsídeo está completamente montado, forma uma estrutura icosaédrica. Um vírion completo mede cerca de 55 nm de diâmetro (Figura 2.1). O HPV tem sido classificado em mais de 100 tipos com DNA homólogo. A estrutura genética dos tipos é semelhante, e o genoma pode ser subdividido em três regiões:

1. A região reguladora superior, contendo os locais de ligação para fatores que regulam a expressão do gene e a replicação de DNA.
2. A região precoce, que codifica proteínas que regulam a transcrição viral (E2); a replicação do DNA viral (E1, E2); a proliferação celular (E5, E6, E7) e a liberação do vírus (E4).
3. A região tardia, que codifica duas proteínas que formam o capsídeo viral (L1 e L2) (Figura 2.2).

Presume-se que a infecção inicial por HPV no epitélio escamoso requer que o vírus esteja na forma de um vírion completo, isto é, um núcleo central de DNA cercado por seu revestimento de proteína. Após entrar no hospedeiro, por exemplo, através da mucosa genital, as etapas da patogênese viral dentro das células-alvo incluem as seguintes etapas: adsorção, penetração, remoção do revestimento, transcrição, tradução, replicação, montagem e liberação.

A replicação do HPV está intimamente orientada para a diferenciação do epitélio do colo do útero. A infecção inicial ocorre na camada basal das células-tronco não diferenciadas. Nesta fase, apenas as proteínas precoces do HPV são sintetizadas. Essas incluem:

1. As proteínas E5, E6 e E7 para a indução da síntese de DNA do hospedeiro temporário, proporcionando o ambiente e as macromoléculas essenciais para a replicação do DNA viral.
2. As proteínas E1 e E2 para a replicação do DNA viral.

A síntese das proteínas precoces é suspensa, quando as células se deslocam para cima, através do epitélio, e começam a diferenciação. As proteínas estruturais virais, L1 e L2, são sintetizadas no epitélio superficial, antes da esfoliação, e são montadas em capsídeos envolvendo o DNA viral. Os vírions da patogenia são liberados das células infectadas, e isto é acompanhado pelo colapso do citoesqueleto induzido por outro produto do gene viral, E4.

As células infectadas podem não ser capazes de se diferenciar completamente como resultado de (i) interferência funcional de proteínas reguladoras do ciclo celular, provocada pela expressão do gene viral, por exemplo, a interação entre HPV16 E6 com a proteína celular p53, a interação entre HPV16 E7 com proteína supressora de tumor celular retinoblastoma (pRb), ou (ii) superprodução de E6 e E7.

Quando esses eventos ocorrem, a síntese desordenada de DNA do hospedeiro leva à rápida divisão das células indiferenciadas com características morfológicas da lesão epitelial de alto grau. Acredita-se que o acúmulo de rupturas cromossômicas, rearranjos, deleções e outras mutações genômicas nessas células resultem em células com capacidade invasiva e na lesão maligna do colo do útero.

Em 1979, foi realizado um acordo para nomear os diversos tipos de HPVs por número e em sua ordem de descoberta.

Com base na razão de chance de risco específica para cada tipo e prevalência de tipos por caso ou situação controle, 15 tipos de HPV foram considerados oncogênicos ou de alto risco (16, 18,

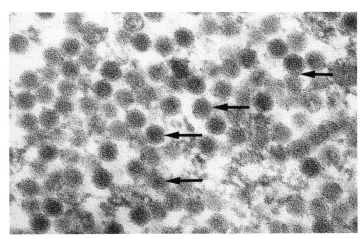

Figure 2.1 Imagem de microscopia eletrônica de partículas de papilomavírus (setas). (Ampliação original × 100 mil.)

> **Genótipos do papilomavírus humano (HPV)**
> - A prevalência de HPV diminui de 7% em mulheres com idades entre 20-25 anos para menos de 2% no grupo com mais de 30 anos de idade.
> - HPVs 16, 18, 31, 33, 35, 39, 45, 51, 52, 56, 58, 59 e 66 são carcinogênicos classe I para os seres humanos.
> - HPVs 16 é o tipo mais comum de HPV, contribuindo para 50-55% dos casos de câncer invasivo do colo do útero.
> - Coletivamente, os tipos 16 e 18 estão associados a, aproximadamente, 70% dos cânceres do colo do útero.
> - Os outros tipos virais importantes parecem variar regionalmente.
> - A persistência de infecção por HPV de alto risco (especialmente os tipos 16 e 18) está fortemente ligada à progressão para lesões de alto grau e câncer do colo do útero.

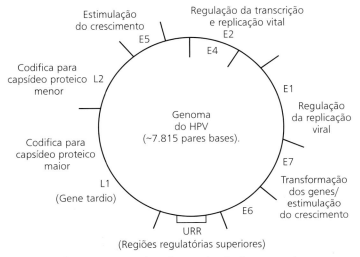

Figure 2.2 Ilustração esquemática da organização do genoma do papilomavírus humano.

2.3 Manifestações das infecções causadas pelo papilomavírus humano genital

A transmissão bem-sucedida da infecção genital por HPV parece depender do acesso viral às células epiteliais com capacidade de divisão. As únicas células com essa capacidade no epitélio escamoso são aquelas da camada basal. Portanto, a infecção por HPV ocorre após a exposição das células basais a partículas virais infectantes, associada a pequenos traumas no epitélio, por exemplo, como resultado de relações sexuais. Depois que a infecção viral se estabelece, pode haver dois resultados:

1. O genoma do HPV permanece na forma latente nas células basal e parabasal sem mudanças perceptíveis no epitélio-alvo.
2. Ocorre a infecção ativa das células parabasais.

No último caso, o HPV estimula a proliferação das células basais (e a síntese de proteínas precoces de HPV, conforme discutido anteriormente), levando à formação de uma lesão epitelial visível, como a verruga genital. Em uma infecção replicativa ativa, o número de partículas virais aumenta consideravelmente durante o ciclo de vida da célula epitelial até que a célula que contém um grande número de vírions completos sofra descamação na superfície epitelial. Como acontece com muitos vírus, esta infecção produtiva por HPV está associada a efeitos virais citopáticos (CPE), e são estes CPEs que provocam as alterações histológicas e citológicas típicas, reconhecidas como manifestações morfológicas de uma infecção por HPV vistas na microscopia.

31, 33, 35, 39, 45, 51, 52, 56, 58, 59, 68, 73 e 82), três tipos são considerados como prováveis tipos de alto risco (26, 53 e 66), e 12 tipos são classificados como de baixo risco (6, 11, 40, 42, 43, 44, 53, 54, 61, 70, 72, 81). A Organização Mundial da Saúde (OMS) declarou que os tipos de HPVs16, 18, 31, 33, 35, 39, 45, 51, 52, 56, 58, 59 e 66 como carcinogênicos classe I para os seres humanos.

Infecções clínicas (incluindo condiloma benigno)

Os HPVs não diferem significativamente da maioria dos vírus, sendo capazes de induzir infecções clínicas, subclínicas e latentes. Infelizmente, há certa confusão na literatura sobre a definição dessas três manifestações. Em particular, o termo infecção subclínica por HPV se tornou obsoleto. No passado, costumava significar diferentes coisas, para diferentes autores, e criou muita confusão.

A infecção clínica por HPV causa lesões precursoras do câncer de baixo ou alto grau (CINs ou lesões intraepiteliais escamosas), nesses casos a lesão se torna imediatamente aparente em

> **Genoma do papilomavírus humano (HPV)**
> - O HPV é um vírus pequeno com 8 mil pares de bases.
> - O genoma viral tem uma região reguladora superior que regula a expressão de oito diferentes tipos de proteínas.
> - As proteínas "tardias" (L) são codificadas pelos genomas L1 e L2, que regulam a formação das proteínas estruturais (capsídeos proteicos).
> - As proteínas "precoces" (E) são codificadas por seis genes iniciais (E1, E2, E4, E5, E6 e E7) (não existe um E3).
> - E6 e E7 inibem proteínas supressoras tumorais (p53 e retinoblastoma [Rb]), que podem resultar na replicação celular descontrolada.

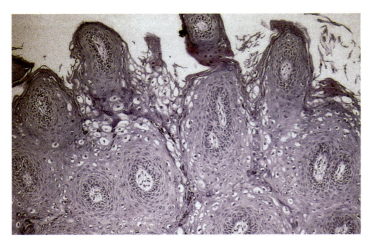

Figura 2.3 Um condiloma acuminado exofítico benigno típico. A lesão é caracterizada por papilomatose e coilocitose extensas e por uma camada fina de células disceratóticas (paraceratóticas) superficiais. Nenhum sinal de displasia está presente.

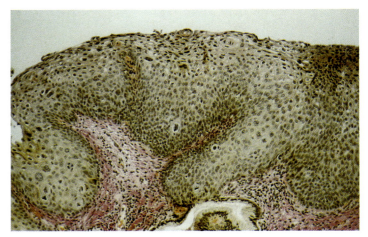

Figura 2.5 Um condiloma endofítico típico associado à neoplasia intraepitelial do colo do útero de grau 2 (papilomavírus humano CIN2). O epitélio acantótico mostra uma mudança displásica, estendendo-se da metade a dois terços da espessura epitelial, com algumas figuras mitóticas altamente anormais (multipolares). O terço mais superior do epitélio é ocupado por coilócitos característicos. Este epitélio anormal mostra um padrão de crescimento endofítico, estendendo-se para baixo, até o tecido conectivo subjacente e as glândulas endocervicais, dando à lesão um aspecto invertido.

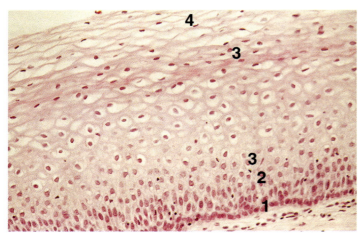

Figura 2.4 Epitélio escamoso normal da ectocérvice. Todas as camadas celulares distintas (basal [1], suprabasal [2], intermediária [3] e superficial [4]) são claramente diferenciadas neste epitélio bem glicogenado.

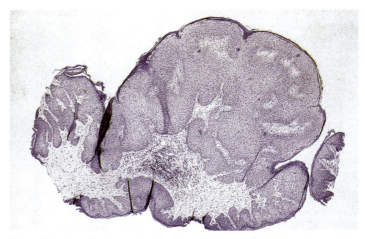

Figura 2.6 Uma lesão papulosa benigna da genitália feminina externa. Este foco acantótico de epitélio tem um contorno papular arredondado, claramente distinto do condiloma acuminado clássico. O epitélio marcadamente acantótico está coberto por uma fina camada de células paraceratóticas superficiais, dando a aparência de uma lesão acetobranca na colposcopia. Nenhum sinal de displasia está presente, mas pequenos focos de coilócitos superficiais são detectáveis.

todos os métodos de diagnóstico clínico geralmente utilizados, ou seja, colposcopia. Os HPVs de baixo risco, em especial os tipos 6 e 11, estão associados, principalmente, a verrugas genitais exofíticas (Figura 2.3), e as caraterísticas celulares são bastante distintas quando comparadas a um epitélio escamoso normal (Figura 2.4). Lesões endofíticas ou planas são causadas, principalmente, por HPVs de alto risco e podem estar associadas à CIN (Figuras 2.5-2.12). Embora as infecções por HPV de baixo risco causem alterações sutis no citoplasma e no núcleo (Figuras 2.13 e 2.14), não é possível distingui-las, com segurança, de HPVs de alto risco pela aparência histológica.

Infecções latentes por papilomavírus humano

As infecções virais latentes representam os casos em que o genoma viral (DNA ou RNA) está presente em um tecido-alvo normal. As infecções clínicas, subclínicas e latentes por HPV são as doenças virais sexualmente transmissíveis mais comuns atualmente. A infecção assintomática pelo HPV pode ser detectada em 5-20% das mulheres sexualmente ativas em idade reprodutiva. A avaliação sobre a normalidade deve ser sempre com base nos exames histopatológico e molecular cuidadosos. Essa avaliação em geral é feita por uma biópsia. Há pouca dúvida de que o genoma do HPV pode persistir nas células epiteliais sem provocar alterações citopatogênicas. O DNA do HPV tem sido identificado em esfregaços do colo do útero em mulheres com colposcopia e citologia normais. As infecções latentes, presumidas como não infecciosas, representam, provavelmente, o maior reservatório de infecções genitoanais por HPV. Especula-se que a ativação periódica e a expressão fenotípica dos pequenos focos infecciosos de infecção latente possam

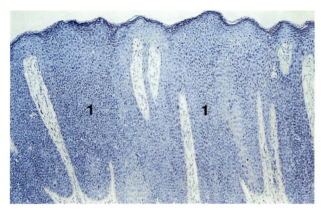

Figura 2.7 Uma lesão papulosa de Bowenoid clássica da vulva. Este foco acantótico do epitélio está achatado, com aspecto macroscópico de uma mácula. A espessura total do epitélio é composta de células altamente anormais do tipo basaloides (1), e extensa atividade mitótica está presente. Nenhum efeito citopático do papilomavírus humano (HPV) é detectável, mas, usando a hibridização *in situ*, essa lesão contém DNA HPV16, localizado em células espalhadas das camadas mais superficiais. (Azul de toluidina.)

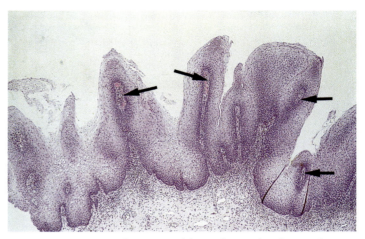

Figura 2.10 Outra manifestação morfológica distinta de infecção pelo papilomavírus humano, conhecida como condiloma acuminado, na vagina. Esta lesão, estendendo-se lateralmente sobre a parede vaginal, tem uma aparência de pontilhado na colposcopia (ver Capítulo 12) em razão da presença de numerosas estruturas papilares cobertas pelo epitélio escamoso coilocitótico e apoiadas no tecido conectivo com vasos sanguíneos abundantes (seta). Observe um padrão de crescimento completamente diferente da lesão mostrada na Figura 2.7.

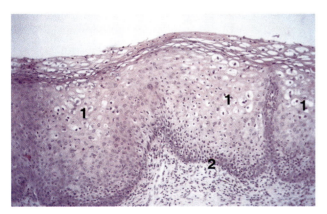

Figura 2.8 Uma lesão plana de papilomavírus humano com contorno de superfície lisa. Observe a extensa alteração coilocitótica nas camadas intermediárias do epitélio (1). É importante reconhecer que não há sinais de neoplasia intraepitelial do colo do útero nessa lesão, conforme evidenciado pela camada regular das células basais (2).

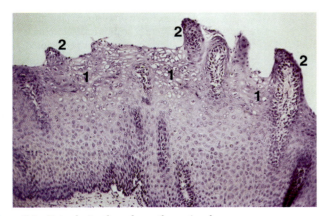

Figura 2.9 Outra lesão plana de papilomavírus humano com pequenas pontas (ou asperezas) em sua superfície. A alteração coilocitótica (1) está claramente visível, e sem sinais da neoplasia intraepitelial do colo do útero. Observe os pequenos vasos sanguíneos (2) no centro do tecido conectivo, que se estendem até a superfície, dando a esta lesão uma aparência pontilhada na colposcopia.

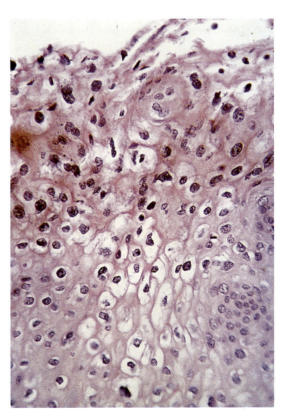

Figura 2.11 Um detalhe em aumento médio da camada superficial de um condiloma plano altamente proliferativo para ilustrar a aparência típica das células coilocitóticas. Modificações nucleares são evidentes, caracterizadas pelo aumento do tamanho, forma variável, hipercromasia, binucleação e cariopicnose (na maioria das células superficiais). Estes núcleos anormais estão cercados por extensa eliminação citoplasmática (coilocitose), proporcionando à visualização morfologia microscópica clara típica.

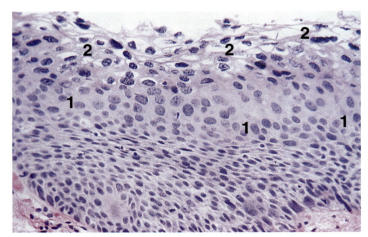

Figura 2.12 Outra lesão plana por papilomavírus humano associada à neoplasia intraepitelial do colo do útero grau 2 (HPV CIN2). Metade a dois terços da espessura epitelial é ocupada por um tipo de células basaloides transformadas (1), com poucas figuras mitóticas. Existe uma borda nítida entre esta camada displásica e o terço superior do epitélio, que apresenta coilocitose extensa (2). Este é um achado frequente em lesões planas de CIN por HPV.

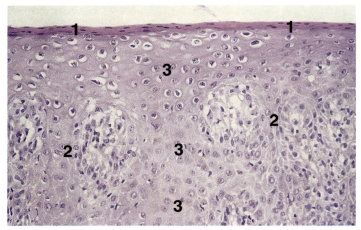

Figura 2.13 Esta e a próxima fotomicrografia (Figura 2.14) demonstram uma infecção pelo papilomavírus humano (HPV). Nesta biópsia de uma lesão acetobranca do introito, uma fina camada de células paraceratóticas superficiais (1) é vista, responsável pela reação acetobranca. O epitélio está acantótico, estendendo-se como listras estreitas (2) para baixo. A camada intermediária é composta de células escamosas (3) com diferentes graus de vacuolização citoplasmática. Em contraste com coilócitos verdadeiros, no entanto, essas células vacuolizadas carecem das anormalidades nucleares mostradas na Figura 2.11. O tamanho nuclear não está alterado em comparação ao citoplasma não vacuolizado, e os núcleos mantiveram as propriedades de coloração normal (ou seja, não estão hipercromáticos). Esta lesão foi causada por HPV tipo 11.

representar uma fonte de HPV para a maioria das doenças sexualmente transmissíveis associadas ao HPV. Ainda não está claro se essas infecções latentes também podem representar lesões residuais de infecções que regrediram espontaneamente. Também tem sido sugerido que a reativação de uma infecção latente em associação à possível senescência imunológica pode explicar o aumento da prevalência de HPV em mulheres sexualmente ativas na quinta e sexta décadas de vida.

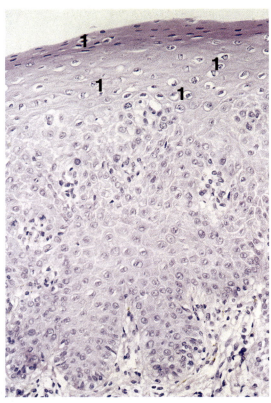

Figura 2.14 Outra biópsia da vagina, mostrando sutis mudanças epiteliais (1) compatíveis com uma infecção subclínica por papilomavírus humano (HPV). Mudanças observáveis são muito semelhantes às da Figura 2.13. Mais uma vez, são vistas células com citoplasma vacuolizado, mas elas não apresentam anormalidades nucleares de coilócitos verdadeiros. Esta lesão foi causada pelo HPV tipo 42.

2.4 Prevalência de infecções por papilomavírus humano genital

A prevalência do HPV em mulheres com citologia normal é de, aproximadamente, 10%. O HPV16 é consistentemente o tipo mais comum no mundo todo, contribuindo para 50-55% dos casos de câncer invasivo do colo do útero. Uma contribuição adicional de 15-20% provém do HPV18 e HPV45.

Bosch *et al.* relataram que o padrão de prevalência de DNA de HPV por grupos etários é semelhante aos padrões de incidência de HPV. A frequência de exposição em mulheres jovens é alta e, muitas vezes, inclui a exposição a vários tipos. Há uma diminuição espontânea e rápida na frequência de detecção do DNA do HPV em grupos de meia-idade, seguida de um segundo pico nos anos após-menopausa.

Em mulheres com esfregaços normais, a prevalência de todos os tipos de HPV está relacionada com a idade, diminuindo de 20%, em mulheres com idades entre 20 e 25 anos, para 4,5%, em mulheres com idade superior a 30 anos. Os tipos de HPV de alto risco diminuem de 7%, em mulheres com idades entre 20 e 25 anos, para menos de 2% em mulheres com idade superior a 30 anos. Para as mulheres com idade superior a 30 anos, com citologia normal, a frequência de eliminação e aquisição de HPV foram estimadas em 30-40% e 0,5% ao ano, respectivamente.

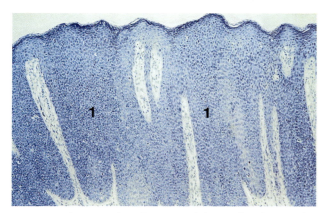

Figura 2.7 Uma lesão papulosa de Bowenoid clássica da vulva. Este foco acantótico do epitélio está achatado, com aspecto macroscópico de uma mácula. A espessura total do epitélio é composta de células altamente anormais do tipo basaloides (1), e extensa atividade mitótica está presente. Nenhum efeito citopático do papilomavírus humano (HPV) é detectável, mas, usando a hibridização *in situ*, essa lesão contém DNA HPV16, localizado em células espalhadas das camadas mais superficiais. (Azul de toluidina.)

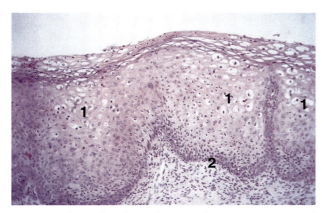

Figura 2.8 Uma lesão plana de papilomavírus humano com contorno de superfície lisa. Observe a extensa alteração coilocitótica nas camadas intermediárias do epitélio (1). É importante reconhecer que não há sinais de neoplasia intraepitelial do colo do útero nessa lesão, conforme evidenciado pela camada regular das células basais (2).

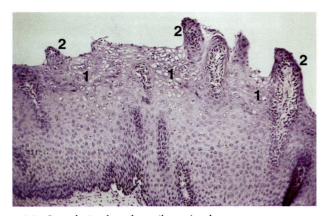

Figura 2.9 Outra lesão plana de papilomavírus humano com pequenas pontas (ou asperezas) em sua superfície. A alteração coilocitótica (1) está claramente visível, e sem sinais da neoplasia intraepitelial do colo do útero. Observe os pequenos vasos sanguíneos (2) no centro do tecido conectivo, que se estendem até a superfície, dando a esta lesão uma aparência pontilhada na colposcopia.

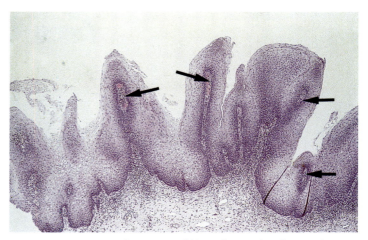

Figura 2.10 Outra manifestação morfológica distinta de infecção pelo papilomavírus humano, conhecida como condiloma acuminado, na vagina. Esta lesão, estendendo-se lateralmente sobre a parede vaginal, tem uma aparência de pontilhado na colposcopia (ver Capítulo 12) em razão da presença de numerosas estruturas papilares cobertas pelo epitélio escamoso coilocitótico e apoiadas no tecido conectivo com vasos sanguíneos abundantes (seta). Observe um padrão de crescimento completamente diferente da lesão mostrada na Figura 2.7.

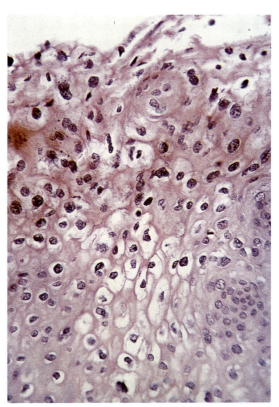

Figura 2.11 Um detalhe em aumento médio da camada superficial de um condiloma plano altamente proliferativo para ilustrar a aparência típica das células coilocitóticas. Modificações nucleares são evidentes, caracterizadas pelo aumento do tamanho, forma variável, hipercromasia, binucleação e cariopicnose (na maioria das células superficiais). Estes núcleos anormais estão cercados por extensa eliminação citoplasmática (coilocitose), proporcionando à visualização morfologia microscópica clara típica.

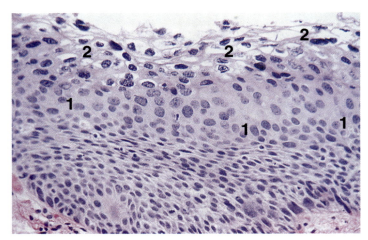

Figura 2.12 Outra lesão plana por papilomavírus humano associada à neoplasia intraepitelial do colo do útero grau 2 (HPV CIN2). Metade a dois terços da espessura epitelial é ocupada por um tipo de células basaloides transformadas (1), com poucas figuras mitóticas. Existe uma borda nítida entre esta camada displásica e o terço superior do epitélio, que apresenta coilocitose extensa (2). Este é um achado frequente em lesões planas de CIN por HPV.

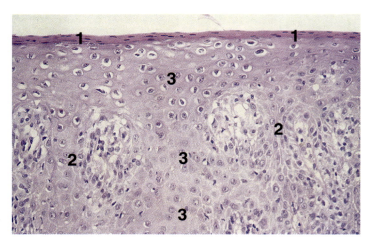

Figura 2.13 Esta e a próxima fotomicrografia (Figura 2.14) demonstram uma infecção pelo papilomavírus humano (HPV). Nesta biópsia de uma lesão acetobranca do introito, uma fina camada de células paraceratóticas superficiais (1) é vista, responsável pela reação acetobranca. O epitélio está acantótico, estendendo-se como listras estreitas (2) para baixo. A camada intermediária é composta de células escamosas (3) com diferentes graus de vacuolização citoplasmática. Em contraste com coilócitos verdadeiros, no entanto, essas células vacuolizadas carecem das anormalidades nucleares mostradas na Figura 2.11. O tamanho nuclear não está alterado em comparação ao citoplasma não vacuolizado, e os núcleos mantiveram as propriedades de coloração normal (ou seja, não estão hipercromáticos). Esta lesão foi causada por HPV tipo 11.

representar uma fonte de HPV para a maioria das doenças sexualmente transmissíveis associadas ao HPV. Ainda não está claro se essas infecções latentes também podem representar lesões residuais de infecções que regrediram espontaneamente. Também tem sido sugerido que a reativação de uma infecção latente em associação à possível senescência imunológica pode explicar o aumento da prevalência de HPV em mulheres sexualmente ativas na quinta e sexta décadas de vida.

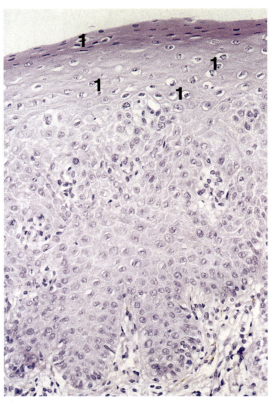

Figura 2.14 Outra biópsia da vagina, mostrando sutis mudanças epiteliais (1) compatíveis com uma infecção subclínica por papilomavírus humano (HPV). Mudanças observáveis são muito semelhantes às da Figura 2.13. Mais uma vez, são vistas células com citoplasma vacuolizado, mas elas não apresentam anormalidades nucleares de coilócitos verdadeiros. Esta lesão foi causada pelo HPV tipo 42.

2.4 Prevalência de infecções por papilomavírus humano genital

A prevalência do HPV em mulheres com citologia normal é de, aproximadamente, 10%. O HPV 16 é consistentemente o tipo mais comum no mundo todo, contribuindo para 50-55% dos casos de câncer invasivo do colo do útero. Uma contribuição adicional de 15-20% provém do HPV 18 e HPV 45.

Bosch *et al.* relataram que o padrão de prevalência de DNA de HPV por grupos etários é semelhante aos padrões de incidência de HPV. A frequência de exposição em mulheres jovens é alta e, muitas vezes, inclui a exposição a vários tipos. Há uma diminuição espontânea e rápida na frequência de detecção do DNA do HPV em grupos de meia-idade, seguida de um segundo pico nos anos após-menopausa.

Em mulheres com esfregaços normais, a prevalência de todos os tipos de HPV está relacionada com a idade, diminuindo de 20%, em mulheres com idades entre 20 e 25 anos, para 4,5%, em mulheres com idade superior a 30 anos. Os tipos de HPV de alto risco diminuem de 7%, em mulheres com idades entre 20 e 25 anos, para menos de 2% em mulheres com idade superior a 30 anos. Para as mulheres com idade superior a 30 anos, com citologia normal, a frequência de eliminação e aquisição de HPV foram estimadas em 30-40% e 0,5% ao ano, respectivamente.

2.5 Transmissão de infecções por papilomavírus humano genital

Transmissão sexual

O HPV está praticamente ausente em mulheres sem experiência sexual prévia, ou seja, em virgens. Com o aumento da experiência sexual, o risco de contrair infecções por HPV parece aumentar. O número de parceiros sexuais é um dos fatores de risco mais importantes para infecções genitais por HPV. Esse risco aumenta em paralelo ao número de parceiros sexuais.

Para interferir na transmissão sexual do HPV, é de primordial importância avaliar os reservatórios deste vírus em ambos os sexos. O epitélio do trato genital masculino (ou seja, pênis, uretra e próstata) atua como um reservatório, pois o DNA do HPV existe em locais de mucosa aparentemente normal do pênis, uretra e próstata. A existência deste reservatório é o pré-requisito para a transmissão sexual do HPV e para a subsequente detecção de lesões pré-cancerosas associadas ao HPV e aos tipos idênticos de HPV em ambos os parceiros sexuais.

2.6 Fatores de risco para infecções por papilomavírus humano genital

O reconhecimento dos fatores de risco para o agente etiológico (HPV) é obrigatório para identificar as populações de risco para as lesões precursoras de câncer. Os estudos epidemiológicos mostram que a infecção pelo HPV, com os tipos virais oncogênicos, é muito mais comum do que a neoplasia do colo do útero e sugerem a necessidade de cofatores na carcinogênese do colo do útero. O intervalo de tempo entre a infecção inicial e a eventual transformação maligna sugere que eventos aleatórios podem ser necessários para tal conversão, e a regressão espontânea de muitas lesões primárias sugere que a maioria das pacientes não está exposta a esses acontecimentos aleatórios.

O principal fator de risco para infecções genitais por HPV é o comportamento sexual, particularmente a exposição a múltiplos parceiros sexuais. Cofatores, como o tabagismo, o uso de contraceptivos orais e a gravidez, estão bem documentados. De modo geral, independentemente da população-alvo, os fatores de risco que predispõem as mulheres a esta infecção permanecem os mesmos, com algumas pequenas modificações.

Fatores de risco para infecções por HPV
- Comportamento sexual.
- Tabagismo.
- Histórico reprodutivo.
- Fatores nutricionais.
- Imunossupressão.

2.7 Histórico natural de infecções por papilomavírus humano genital

Até o final da década de 1970, o número de relatos de casos e de séries de casos de lesões de CIN forneceu novas evidências, impli-

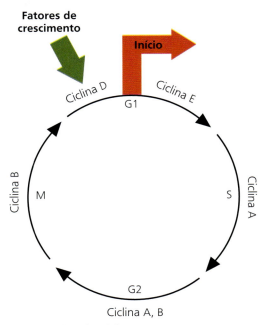

Figura 2.15 Ciclinas do ciclo celular.

cando o envolvimento do HPV no desenvolvimento de lesões neoplásicas do trato genital. Logo se tornou evidente que o HPV do colo do útero pode passar por qualquer uma das quatro opções possíveis:

1. Regressão.
2. Persistência.
3. Progressão.
4. Recorrência.

Essas encontram-se resumidas na Figura 2.15.

2.8 Vias moleculares da oncogênese do papilomavírus humano

O ciclo celular normal

A divisão celular requer que todos os componentes celulares, incluindo a informação genética, sejam duplicados antes de serem partilhados entre as duas células progenitoras. Esses eventos, chamados de "ciclo celular", são compostos de quatro fases:

Fase 1. A replicação do DNA cromossômico durante a fase S (síntese de DNA).

Fase 2. A segregação desse DNA cromossômico replicado durante a fase de mitose M.

Fase 3. Fase de intervalo G1.

Fase 4. Fase de intervalo G2.

As fases M e S são separadas por G1 e G2.

Durante a fase G1, existe uma oportunidade para a saída do ciclo celular de células que não se dividem, que se encontram no estado de repouso ou G0. Essas etapas são vistas na Figura 2.16.

O crescimento de tecido e a proliferação celular são coordenados e regulados por um conjunto de fatores de crescimento celular específico. Esses fatores de crescimento e nutrientes agem durante as fases iniciais de G1, em que a célula está extremamente sensível.

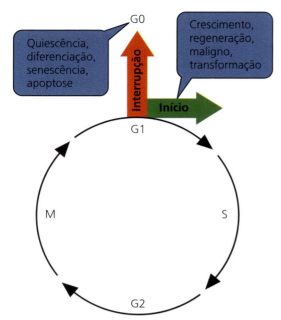

Figura 2.16 O ciclo celular.

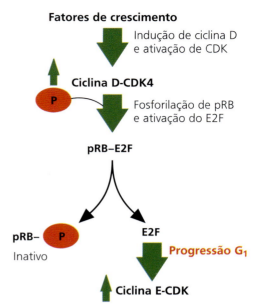

Figura 2.17 Proteína retinoblastoma (pRB) e o ciclo celular. CDK, quinases dependentes de ciclinas; E2F, fator de transcrição.

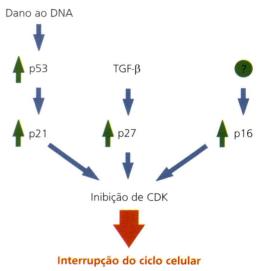

Figura 2.18 Inibidores de quinases dependentes de ciclinas (CDK): p21, p27, p16. TGF-β, fator de crescimento transformador β.

A coordenação de todos os processos envolvidos com a progressão do ciclo celular é controlada por um grupo de proteínas reguladoras, chamadas quinases dependentes de ciclina (CDKs). Essas são enzimas que fazem a fosforilização de uma ampla gama de proteínas através de inibição ou ativação. Essas CDKs estão ativas durante todo o ciclo celular, mas sua atividade varia em fases específicas e depende muito de uma associação não covalente à ativação de proteínas, chamadas ciclinas. Essas são proteínas instáveis que aparecem por um breve período durante certas fases do ciclo. Uma ciclina específica (que é indicada pelas letras A-E na Figura 2.15) é produzida e associada a uma CDK durante fases específicas do ciclo, e verificou-se que as ciclinas não só ativam as CDKs, mas também afetam sua localização em um nível subcelular no interior da célula, auxiliando os movimentos dessas formas, do citoplasma para o núcleo. As ciclinas individuais podem ser rapidamente degradadas após a conclusão da etapa do ciclo. Esses processos podem ser vistos na Figura 2.15.

Os fatores de crescimento estão envolvidos com a síntese de ciclinas do tipo D, da qual existem três – ou seja, D1, D2 e D3 – com as D-ciclinas ligando CDK4 e CDK6 e envolvidas com o início da progressão do ciclo G1 (Figura 2.15). Uma das ciclinas (ciclina D-CDK4) e CDK6 tem como alvo a pRB. Normalmente, essa proteína está presente nos complexos com os fatores de transcrição, chamados E2F, mostrados na Figura 2.17; esses fatores de transcrição são proteínas que regulam a transcrição genética necessária para a entrada na fase S do ciclo. Nessa forma, os E2Fs em combinação com pRB estão inativos, mas a fosforilação de pRB por ciclinas D-CDKs resulta na liberação de E2F e permite que o ciclo mitótico progrida. O complexo de ciclina E-CDK impulsiona ainda mais a célula para a fase S, através da fosforilação das proteínas envolvidas na iniciação de síntese de DNA.

Uma vez que a célula entre na fase S, esta última ciclina é rapidamente degradada para ser substituída pelo aumento da concentração de ciclina A, cuja função é a regulação da replicação de DNA e a progressão do ciclo celular através de G2 para a fase M. Os níveis de ciclina B aumentam durante essa fase (Figura 2.15) e atingem o pico durante a fase de mitose. Um complexo ciclina B-CDK também desempenha um papel importante na maior parte das mitoses, incluindo a condensação cromossômica, a divisão da membrana nuclear e a citocinese.

Deve haver uma regulação interna, de modo que a progressão do ciclo celular fique igualmente equilibrada entre a ação positiva impulsora das CDKs e a ação supressora negativa dos inibidores de quinase dependentes de ciclina (CKIs). O mais conhecido desses CKIs é mais bem visto na Figura 2.18 e são p16, p27 e p21 ("p" representa a "proteína", e os pesos moleculares são representados por um número). A p16 se liga especificamente a CDK4 ou CDK6 e, por essa ação, impede a progressão da fase G1. A produção de p27 é dependente da transformação do fator de crescimento B ou do contato célula a célula. Por essa ação ocorre a inibição por contato ou a interrupção da proliferação de células após o contato. Isto inibe também outros complexos ciclina-CDK, e a sua expressão é induzida pela proteína supressora de tumor p53, que se desenvolve em resposta a danos ao DNA (Figura 2.18). Existem altos níveis de p21 nas células senescentes em estágio (G0). A p53 desempenha um papel central na proteção da informação genética da célula contra influências externas prejudiciais. Como resultado do DNA danificado, há um acúmulo de p53, o que provoca uma suspensão transitória do ciclo celular, permitindo, assim, que a célula repare seu DNA. Isto, por sua vez, aumenta a expressão de p21, que, conforme explicado anteriormente, inibe a extensão da CDK e, portanto, pode parar o ciclo celular em qualquer fase. Se ocorre um dano irreparável do DNA a p53 induz a expressão de outras proteínas (Bax) que impulsionam a célula para a apoptose (Figura 2.16). Quaisquer alterações no p53 levarão a uma replicação inadequada de DNA danificado ou à segregação cromossômica anormal durante a mitose, o que, eventualmente, pode levar à transformação maligna.

2.9 Efeito da interação do papilomavírus humano/célula hospedeira: um pré-requisito para neoplasia

As alterações malignas que ocorrem nas células, em geral, são decorrentes de várias mutações distintas em genes controladores de ciclo celular e ocorrem em vários níveis de controle dentro do ciclo celular. Essas mutações nos genomas de regulamentação se dividem em duas categorias: primeiro, principalmente as alterações nos mecanismos positivos de proliferação; ou, segundo, a inativação da mutação dos genes que controlam os sinais negativos ou de cessação envolvidos no ciclo celular. Os genes envolvidos no movimento progressivo positivo do ciclo são chamados de proto-oncogenes e, após a mutação, sua expressão é melhorada ou ativada durante uma fase inadequada do ciclo. Nesse caso, são chamados de oncogenes e tornam-se a força motriz incontrolável para a proliferação celular. A mutação ativadora mais comum envolvendo proto-oncogenes é a amplificação. Um exemplo disso pode ser visto quando há uma sobre-expressão da proteína ciclina D1, que, em vez de ser discriminada durante a fase G1, permanece e continua a produzir ativação nesta fase, desestabilizando, assim, o ciclo celular normal (Figura 2.16).

A segunda forma de controle genômico regulatório envolve a mutação de inativação de genes supressores de tumor, que produzem um efeito "negativo" sobre o ciclo celular. Qualquer interrupção da sua função pode conduzir à proliferação descontrolada das células e pode ser mais bem observada, quando ocorrem mutações no gene p53.

Com esta explicação, podemos facilmente compreender como o HPV pode afetar uma célula para produzir neoplasia pela inativação da proteína p53. Este e o consequente evento celular induzido pelo HPV são vistos na Figura 2.19. Os "danos" do p53 são induzi-

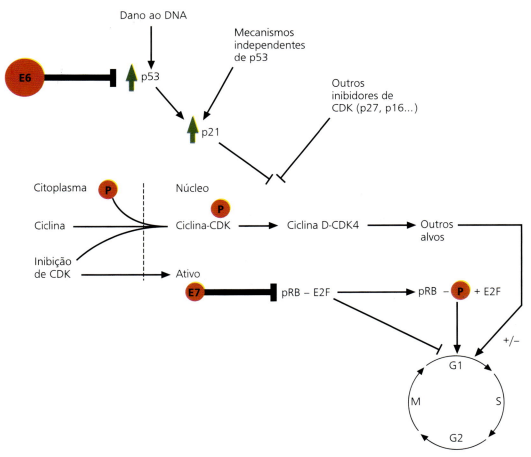

Figura 2.19 Envolvimento de E6 e E7 na regulação do ciclo celular. CDK, quinases dependentes de ciclinas; E2F, fator de transcrição; P, fosforilação; pRB, proteína retinoblastoma.

dos por uma oncoproteína E6 do HPV16, que aumenta o nível de p53 através da inibição de sua destruição. Esta proteína E6 do tipo carcinogênica, ao se ligar e inativar a proteína supressora de tumor p53 do hospedeiro, vai impedir o progresso da via genética de reparação normal do hospedeiro e morte celular programada (apoptose). Além disso, a oncoproteína HPV16 E7 liga-se ao tumor e inativa a proteína supressora de tumor pRB e seus membros relacionados, liberando, assim, os fatores de transcrição E2S, que desempenham um papel-chave na promoção da síntese de DNA de células hospedeiras (e, por conseguinte, também virais). A E7 também liga e ativa complexos ciclina como p33cdk2 que controla a progressão através do ciclo celular. Assim, E7 normalmente empurra as células quiescentes através do ciclo celular, enquanto que E6 impede o mecanismo celular contra falhas de apoptose que, normalmente, é ativado em casos de dano extenso do DNA ou de progressão não programada do ciclo celular.

2.10 Papel da detecção do papilomavírus humano oncogênico na prevenção das lesões precursoras do câncer do trato genital inferior

A detecção do HPV oncogênico desempenha um importante papel em citologia e colposcopia. Pode ser usada como complemento da citologia e da colposcopia nos exames de rastreamento iniciais ou na triagem citológica de alterações menores; estas são discutidas brevemente a seguir e, em mais detalhes, nos Capítulos 5 e 7.

Como adjunto à citologia no rastreamento primário

A detecção do DNA de HPV oncogênico, no exame primário, tem sido avaliada em vários estudos de larga escala. Em relação ao exame citológico, a detecção de DNA HPVs16, 18, 31 e 33, por reação específica em cadeia da polimerase, aumenta a sensibilidade e a especificidade para a predição de lesões de alto grau. Também descobriu-se que o DNA oncogênico do HPV persistente em uma população normal é um bom indicador da presença de patologia do colo do útero.

Para a finalidade de rastreamento primário, a detecção de DNA de HPV oncogênico pode ser útil para:

1. Identificação de lesões de alto grau em mulheres que apresentam citologia normal ou discretamente alterada.
2. Identificação de mulheres com citologia normal com alto risco para desenvolver lesões de alto grau associadas ao DNA de HPV oncogênico.

Como adjunto da colposcopia no tratamento de mulheres apresentando discariose leve ou limítrofe (células escamosas atípicas de significado indeterminado/células glandulares atípicas de significado indeterminado)

A principal indicação de encaminhamentos para colposcopia é o achado de esfregaços anormais, classificados como discariose leve/lesões intraepiteliais escamosas de baixo grau. As mulheres devem apresentar dois laudos anormais de citologia com intervalo de seis meses antes de serem referenciadas para avaliação por colposcopia. Somente 20-35% desse subgrupo de mulheres apresentará CIN3.

Nesse grupo de mulheres que apresenta esfregaços com alterações menores, inevitavelmente, ocorre um excesso de tratamento, anormalidade citológica menor persistente, associada a uma lesão colposcópica maior, não pode ser prevista com segurança. Além disso, repetidas avaliações colposcópicas são necessárias nas mulheres que se considera que não necessitam de tratamento, mas cuja citologia continua sendo discretamente anormal.

A comparação entre sensibilidade e especificidade para detecção de lesões de alto grau por citologias anormais e/ou por DNA do HPV tem sido positivamente relatada em uma série de estudos. Em relação à citologia, a detecção de DNA do HPV oncogênico nesse grupo de mulheres aumenta a sensibilidade e a especificidade na identificação dessas lesões de alto grau, muitas das quais são pequenas. No entanto, é o valor preditivo negativo do teste de DNA do HPV, entre 98-99%, que apresenta um valor importante na determinação da triagem clínica de mulheres com esses esfregaços.

Como um teste de cura após tratamento de lesões pré-malignas do colo do útero

A ausência de DNA do HPV em citologia de base líquida, após o tratamento de lesões intraepiteliais escamosas de alto grau, pode indicar a erradicação completa da infecção por HPV. Este teste é agora usado como teste de cura no Reino Unido, América do Norte e Austrália. Por exemplo, no Reino Unido, testes de HPV serão realizados em amostras de mulheres que tenham um exame normal, limítrofe ou com alteração menor após o tratamento para CIN. Se o HPV não for encontrado, a mulher não será chamada novamente para triagem nos próximos três anos. Se for encontrado, ou se o rastreamento mostrar uma anormalidade, ela será encaminhada novamente para colposcopia.

Resumo

- O papilomavírus humano (HPV) é um vírus de DNA. O mecanismo carcinogênico após a infecção por HPV envolve a expressão de dois oncogenes virais principais, E6 e E7, que produzem proteínas que interferem com os genes supressores de tumor, controlando o ciclo celular.
- Existem cerca de 100 diferentes subtipos de HPV. Somente a variedade de alto risco é responsável pela carcinogênese do colo do útero (HPVs16, 18, 26, 31, 33, 35, 39, 45, 51, 52, 53, 56, 58, 59, 66, 68, 73 e 82).
- O HPV16 e o HPV18 são os dois subtipos mais comuns associados a câncer do colo do útero. Os tipos próximos em importância, após o HPV16 e o HPV18, parecem variar regionalmente.
- A infecção assintomática pelo HPV pode ser detectada em 5-20% das mulheres sexualmente ativas em idade reprodutiva.
- Cerca de 90% das infecções pelo HPV pode regredir espontaneamente em 24-36 meses.
- Atualmente, a identificação de HPV é amplamente utilizada como um teste de avaliação de cura após o tratamento de câncer do colo do útero e para rastreamento em citologias com células escamosas atípicas de significado indeterminado e lesão intraepitelial escamosa de baixo grau.

2.11 Leitura complementar

Arbyn M, Ronco G, Meijer CJ, Naucler P. Trials comparing cytology with human papillomavirus screening. *Lancet Oncol* 2009;10:935-6.

Bosch FX, Burchell AN, Schiffman M, *et al*. Epidemiology and natural history of human papillomavirus infections and type-specific implications in cervical neoplasia. *Vaccine* 2008;26(Suppl. 10):K1-16.

Bosch FX, Broker TR, Forman D M, *et al*. ICO Monograph. Comprehensive control of HPV infections and related diseases. *Vaccine* 2013;31(Suppl. 8): I 1-I31.

Doorbar J. Molecular biology of human papillomavirus infection and cervical cancer. *Clin Sci (Lond)* 2006;110(5):525-41.

Doorbar J, Quint W, Banks L, *et al*. The biology and life-cycle of human papillomaviruses. *Vaccine* 2012;30(Suppl. 5):F55-70.

Gravitt PE. The known unknowns of HPV natural history. *J Clin Invest* 2011;121:4593-9.

McLaughlin-Drubin ME, Münger K. The human papillomavirus E7 oncoprotein. *Virology* 2009;384(2):335-44.

Ronco G, Dillner J, Efsrom KM, *et al*. Efficacy of HPV-based screening for the prevention of invasive cervical cancer: follow up of four European randomized controlled trials. *Lancet* 2014;383:524-32.

Stanley M. Pathology and epidemiology of HPV infection in females. *Gynecol Oncol* 2010;117(2 Suppl.):S5-10.

CAPÍTULO 3

Exame preventivo de câncer do colo do útero
Uso da colposcopia

3.1 Introdução

A citologia esfoliativa, os testes moleculares para detectar a presença do papilomavírus humano (HPV) e a colposcopia são exames essenciais para realizar o diagnóstico da neoplasia intraepitelial do colo do útero (CIN). As alterações do padrão de normalidade, encontradas durante a citologia esfoliativa ou um achado positivo para HPV, alertarão o médico para a possibilidade de uma anormalidade do epitélio do colo do útero. A colposcopia proporciona uma imagem amplificada e iluminada, que permite a visualização e localização dessas alterações.

Neste capítulo, serão discutidas as bases teciduais da colposcopia e do exame colposcópico.

3.2 Base tecidual da colposcopia

Para interpretar corretamente o aspecto colposcópico do tecido normal e do pré-canceroso é necessário um conhecimento sobre as alterações histopatológicas que ocorrem dentro do epitélio cervical e seu estroma. É essencial que os examinadores sejam capazes de visualizar as imagens nos tecidos vivos e correlacionar essa imagem com o que se encontra na amostra de tecido fixo ou corado sob o microscópio.

Os aspectos colposcópicos são um somatório de vários fatores. Estes incluem os seguintes:

1. A arquitetura do *epitélio* e as possíveis variações na sua espessura e formação.
2. A composição do *estroma* subjacente.
3. A *configuração ou padrão de superfície* dos tecidos.

A imagem que é vista pelo colposcópio representa a relação recíproca entre essas três características morfológicas. O epitélio atua como um filtro através do qual a reflexão e a incidência da luz produzem uma imagem colposcópica final. O epitélio não tem coloração, e o estroma tem a cor dos vasos sanguíneos que contém. A coloração avermelhada do estroma é refletida com modificações, dependendo das características do epitélio através do qual a luz tem que passar.

Como pode ser visto na Figura 3.1, quando a luz passa através do *epitélio* normal sofre alterações, dependendo das características do epitélio. A espessura, a arquitetura e a densidade do epitélio produzirão as alterações. A luz refletida a partir do estroma subjacente confere uma aparência rosada ao epitélio normal. Na Figura 3.2, o epitélio é *anormal* (*atípico*) (1) e tem uma espessura aumentada e uma arquitetura alterada, e a luz refletida confere uma aparência opaca, especialmente após a aplicação de ácido acético.

Aspectos normais do colo do útero

- O epitélio escamoso, espesso, com várias camadas e contendo glicogênio apresenta-se com uma aparência rosada e avermelhada.
- O epitélio colunar é fino e altamente translúcido, resultando em um aspecto colposcópico de coloração vermelho-intensa.
- Os capilares podem aparecer como pontos vermelhos em um fundo branco ou opaco, dando origem à imagem de pontilhado ou podem formar ramificações dentro das cristas papilares do estroma, formando campos distintos, e esta imagem é denominada mosaico.

Características do epitélio

As características gerais da aparência colposcópica descritas anteriormente podem ser diferentes, dependendo dos vários tipos epiteliais. No colo do útero normal, o epitélio escamoso, contendo glicogênio, que está presente durante a vida reprodutiva, é espesso, tem várias camadas e age como um filtro eficaz, dando uma aparência rosada e avermelhada na visualização colposcópica. O epitélio colunar é fino, contém muco e é altamente translúcido, resultando em um aspecto colposcópico de cor vermelho-intensa. Dentro dos limites da zona de transformação, definida como a área no epitélio colunar, onde se forma um novo epitélio escamoso (metaplásico), será encontrado o epitélio metaplásico em vários estágios de desenvolvimento. Ele pode ser mais fino do que o epitélio escamoso normal, desprovido de glicogênio, e parecer avermelhado. O epitélio de regeneração muito rápida, como pode ser visto no tecido metaplásico escamoso imaturo, pode apresentar uma aparência

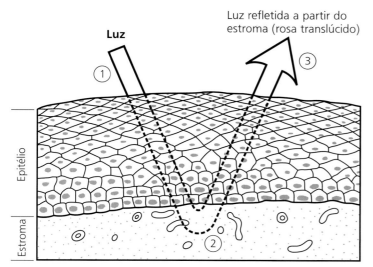

Figura 3.1 Epitélio normal.

opaca. O epitélio anormal apresenta os estágios da CIN, alguns dos quais serão pré-cancerosos. Ele difere do epitélio normal por ser mais celular, com um teor nuclear mais elevado. O resultado é uma aparência opaca, que, por vezes, tem sido descrita como de cor vermelha profunda com uma descoloração acinzentada e tonalidade esbranquiçada suja.

O epitélio escamoso atrófico ou da pós-menopausa, ou o pré-púbere, é mais fino do que o epitélio escamoso normal e desprovido de glicogênio. O aporte sanguíneo do estromal está reduzido e se caracteriza por uma aparência colposcópica vermelha pálida.

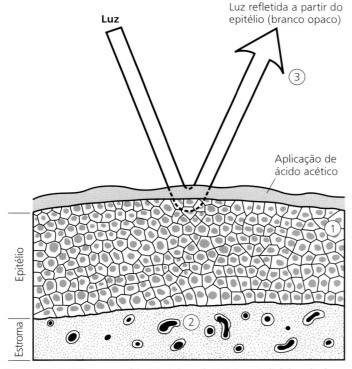

Figura 3.2 Epitélio anormal (atípico) (neoplasia intraepitelial do colo do útero).

Características do estroma

Quando ocorre uma infiltração inflamatória dentro do estroma, a aparência colposcópica do epitélio pode ser alterada. O resultado pode ser uma aparência branco-acinzentada ou amarelada, dependendo exclusivamente do grau de infiltração inflamatória do estroma.

Características da superfície

O padrão da superfície é determinado pelo tipo de epitélio e por sua espessura. O tipo de superfície pode ser liso ou papilar. O epitélio colunar, por exemplo, está representado colposcopicamente por vilosidades em formato de uva, que, quando estão aumentadas, formam um conglomerado, chamado de ectopia colunar.

O padrão vascular também é evidente através da superfície, como será discutido mais tarde (Capítulo 6). Os capilares podem brilhar através do epitélio, parecendo pontos vermelhos em um fundo branco ou opaco, dando origem à imagem de pontilhado ou podem formar uma área com ramificações dentro das cristas papilares do estroma, que subdividem a superfície do epitélio, formando campos distintos, chamados de mosaico.

Uma imagem adicional pode ser vista na colposcopia, quando aparecem áreas brancas na superfície do epitélio visíveis a olho nu. Esta imagem é chamada de leucoplasia e ocorre em razão da formação de uma cobertura espessa de queratina que pode-se sobrepor ao epitélio histológico normal e anormal.

A combinação de vários graus de maturidade epitelial, alterações no contorno da superfície e em padrões de vasos sanguíneos, como descrito anteriormente, resulta na alteração da aparência dos epitélios normal e anormal. Não há uma única imagem que possa ser chamada de patognomônica, especialmente para o epitélio anormal; essas alterações colposcópicas permitem somente que se adote um sistema de classificação das alterações. Isto auxilia na diferenciação das lesões que são significativas ou sem significância em relação ao manejo. Primeiro as lesões com potencial neoplásico mínimo, onde a invasão pode ocorrer somente após muitos anos (se é que vai ocorrer), e por fim as lesões com um alto potencial de malignidade. Esse sistema de classificação será descrito mais adiante no Capítulo 6, em conjunto com o índice de colposcopia de Reid (ver Tabela 6.2) e a recentemente descrita pontuação sueca (ver Tabela 6.4).

3.3 Exame colposcópico

Colposcópio

O colposcópio é um microscópio que proporciona ampliação iluminada que permite a visualização do colo do útero com amplificação de 6 a 40 vezes. Originalmente desenvolvido pela Hinselmann, na década de 1920, ele ganhou popularidade nas últimas cinco décadas na Europa ocidental e Américas do Norte e do Sul.

A lente do colposcópio tem uma distância focal que varia entre 200 e 300 mm; isto estabelece uma distância de trabalho confortável para o observador. Ocasionalmente, a objetiva pode ser menor do que 125 mm e é usada, predominantemente, quando o método de solução salina de colposcopia é usado para demonstrar o padrão vascular na superfície do epitélio.

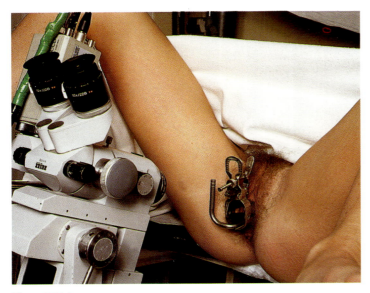

Figura 3.3(a)

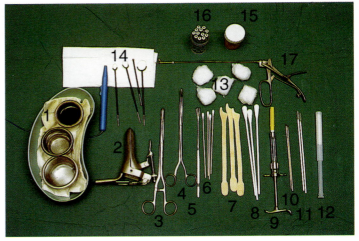

Figura 3.4 Uma bandeja típica utilizada em colposcopia. 1, recipientes com solução (ácido acético, solução salina e de iodo de Lugol); 2, espéculo vaginal; 3, pinça de cheron; 4, pinça de colo Desjardins; 5, pinça de três dentes para retração; 6, cotonetes longos com ponta de algodão; 7, espátula de citologia de Aylesbury; 8, cotonetes maiores com ponta de algodão; 9, seringa de anestésico local; 10, cotonetes de nitrato de prata para hemostasia; 11, escovas endocervicais; 12, antibiótico tópico; 13, torundas de algodão; 14, alça diatérmica para biópsia ou tratamento; 15, solução Monsels (subsulfato férrico); 16, ampolas de anestésico local; 17, pinças de Eppendorfer para biópsia do colo do útero.

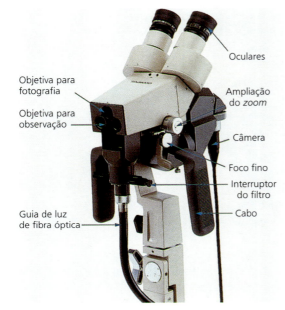

Figura 3.3(b)

> **O colposcópio**
> - Desenvolvido pela primeira vez por Hinselmann, em 1920.
> - É um microscópio que proporciona ampliação iluminada de 6 a 40 vezes.
> - A lente tem uma distância focal que varia entre 200 e 300 mm.

O colposcópio é binocular com um sistema de lentes (Figura 3.3a), que permite uma ampliação de 6 a 12 vezes. Como pode ser visto na Figura 3.3, existem acessórios próprios do colposcópio. A maioria dos colposcópios apresenta um mecanismo de inclinação, um foco distinto, visores binoculares e um braço lateral que permite que uma câmera fixa ou de vídeo seja ligada.

Um outro acessório, às vezes utilizado, é um filtro verde, que pode ser inserido entre a fonte de luz e a lente objetiva do colposcópio. O filtro verde absorve a luz vermelha para que os vasos sanguíneos se tornem mais escuros e pareçam pretos, e é usado, em particular, quando a técnica salina é empregada.

Exame

O exame de colposcopia geralmente é realizado com a paciente na posição de litotomia modificada em uma mesa de exame ginecológico. A mesa ginecológica mostrada na Figura 3.3a apresenta um apoio para os pés, em vez de apoios de joelho que algumas vezes são utilizados. Uma bandeja de instrumentos deve ser colocada ao lado da mesa com o material necessário para a colposcopia. A legenda da Figura 3.4 lista os instrumentos que são utilizados para o exame. O mais importante é o espéculo bivalve, que pode variar em largura e comprimento, para expor o colo do útero. Ocasionalmente, as paredes vaginais podem obstruir a visão, sendo possível revestir o espéculo com um preservativo de borracha ou com o dedo cortado de uma luva, para manter as paredes vaginais afastadas da área de visão. A colocação de valvas laterais com o auxílio de um assistente, também, pode ser usada para afastar as paredes vaginais.

A vulva e a vagina devem ser inspecionadas, antes da avaliação do colo do útero. Isto é importante porque existe um risco pequeno, porém, aumentado, de neoplasias vulvar e vaginal em mulheres com doença do colo do útero. A vulva pode ser examinada a olho nu, mas a vagina deve ser visualizada com ampliação de 6 vezes do colposcópio. Normalmente, não é necessário obter um esfregaço do colo do útero ou uma amostra com escova para teste de HPV antes do exame, mas, se for necessário, pode ocorrer alteração do epitélio. Abrasões e sangramento podem ser causados por uma condição inflamatória associada, como a *Chlamydia trachomatis*.

Quando o espéculo é introduzido, e o colo do útero fica posicionado entre as suas lâminas, o epitélio geralmente visualizado é o da ectocérvice. Quando se faz a bertura das lâminas do espéculo, a endocérvice também pode ficar visível. Isto é mostrado na Figura 3.5a, b. Na Figura 3.5a, o espéculo está totalmente aberto, e o colo do útero pode ser visto facilmente. A endocérvice, com epitélio colunar, fica totalmente visível. O epitélio escamoso metaplásico na ectocérvice, situada entre os pontos 1 e 4, é claramente identificado. Quando o espéculo é removido para a porção inferior da vagina, é possível visualizar uma situação *in vivo* normal, a chamada "visão real". Esta incidência (Figura 3.5b) mostra que, quando a endorcérvice está retraída, tudo o que se visualiza na ectocér-

vice é o epitélio escamoso metaplásico (entre os pontos 1 e 4). A formação desse epitélio ocorre como resultado da exposição do epitélio colunar aos efeitos de ambiente vaginal (ou seja, pH) durante certos períodos, como a gravidez, e isto será apresentado mais adiante.

É comum encontrar uma pequena quantidade de secreção vaginal misturada com muco cervical, cobrindo e obscurecendo a área a ser examinada. Um cotonete seco pode ser utilizado para remover essas secreções. Nas Figuras 3.6 e 3.7a, as secreções vaginal e do colo do útero (Figura 3.6) foram removidas, permitindo que o colo do útero fosse mais claramente visualizado (Figura 3.7a).

A visualização da endocérvice pode ser otimizada, se o exame for realizado no meio do ciclo menstrual. O fluxo profuso de muco cervical transparente possibilita uma visualização dos tecidos endocervicais, como pode ser visto na Figura 3.7b. A endo-

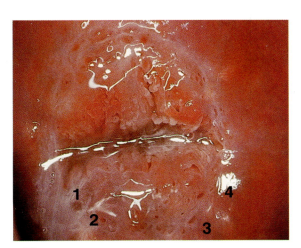

Figura 3.5(a)

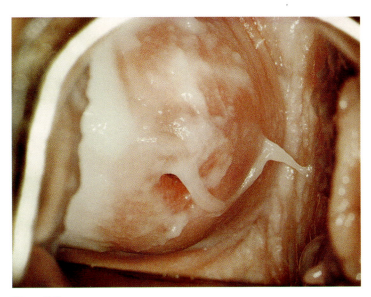

Figura 3.6

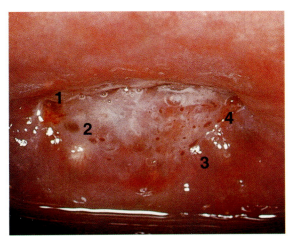

Figura 3.5(b)

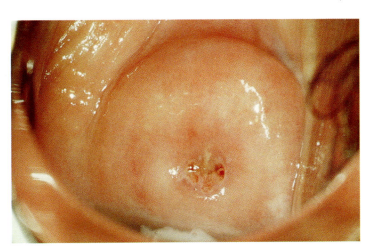

Figura 3.7(a)

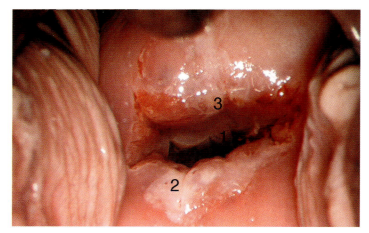

Figura 3.7(b)

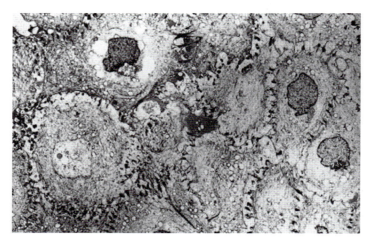

Figura 3.7(d) Microscopia eletrônica de transmissão, mostrando edema celular e separação de desmossomos.

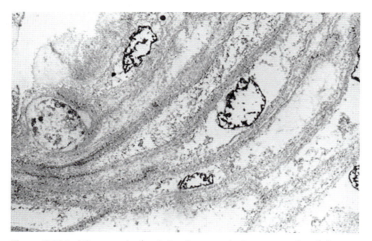

Figura 3.7(c) Microscopia eletrônica de transmissão, mostrando células nucleadas na superfície epitelial (neoplasia intraepitelial do colo do útero) com precipitado de nucleoproteína e vacuolização citoplasmática.

cérvice está marcada em (1), e uma área de epitélio atípico (anormal) é vista em (2) e (3).

Depois que a paciente é colocada na posição de litotomia modificada, o colo do útero pode ser exposto, conforme mostrado na Figura 3.3, usando um espéculo bivalve. A solução de ácido acético (3% ou 5%) ou uma solução salina normal podem ser aplicadas no colo do útero. Outras soluções, como iodo Lugol (1%), também podem ser aplicadas.

Aplicação de ácido acético

Na técnica com uso de ácido acético, são empregadas soluções fortes de ácido acético entre 3% e 5%, e a solução é aplicada com uma torunda de algodão ou com *spray*. O ácido acético provoca edema, especialmente nos epitélios anormal e colunar. O epitélio anormal (atípico) fica com uma coloração branca ou opaca, como descrito anteriormente, permitindo distingui-lo facilmente do epitélio normal, que permanece de coloração rosada. O ácido acético causa a coagulação das citoqueratinas epiteliais e estromais de forma reversível.

Também parece haver edema. Os tecidos com aumento de queratina nos filamentos de proteína, também, apresentam edema, aparecendo como uma mancha branca com a aplicação do ácido acético. Esses filamentos de proteínas com queratina, chamadas citoqueratinas, parecem maiores em razão do edema celular causado pelo ácido acético neste tipo de epitélio. Existem 20 polipeptídeos diferentes de citoqueratinas, mas a citoqueratina 10 parece ser essencial para que ocorra a alteração de acetobranqueamento epitelial. O aparecimento de áreas brancas dentro da zona de transformação atípica, após a aplicação de solução de ácido acético aquoso a 3% ou 5%, é um dos princípios básicos da colposcopia. Seu efeito no interior do núcleo das células é precipitar a nucleoproteína (Figura 3.7c). O citoplasma sofre vacuolização, a célula fica inchada, e os desmossomas são separados (Figura 3.7d). Quando o ácido acético é aplicado no epitélio escamoso normal, a penetração através da superfície com núcleos dispersos e camadas intermediárias produz pouca precipitação. As células basais e parabasais do epitélio contêm mais nucleoproteína, mas isto não é suficiente para obscurecer a coloração do estroma subjacente do colo do útero com sua rica rede de vasos subepiteliais, e o epitélio parece rosado. Quando o ácido acético é aplicado em áreas de CIN, o precipitado de nucleoproteína dentro das células neoplásicas obscurece os vasos subjacentes, a luz é refletida, e o epitélio parece branco – epitélio acetobranco. Com CIN de baixo grau, o ácido penetra na metade inferior do epitélio e o surgimento do "branco" mais lentamente. A CIN de alto grau ou de espessura completa apresenta uma resposta quase instantânea e se torna nitidamente "branca". O efeito é lentamente revertido, pois o ácido é tamponado, e a nucleoproteína não sofre precipitação. Esta imagem não é exclusiva da neoplasia e pode ser vista quando há aumento de nucleoproteína, por exemplo, durante o processo de metaplasia e de cicatrização ou com a presença de vírus ou produtos virais.

Em geral, é preciso esperar algum tempo para observar as alterações que podem aparecer dentro do epitélio (Figuras 3.8 e 3.9). A aplicação de solução a 5% apresentará uma resposta mais rápida do

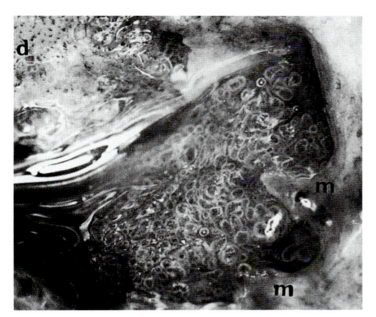

Figura 3.8 A zona de transformação antes da aplicação do ácido acético: d, displasia; m, metaplasia.

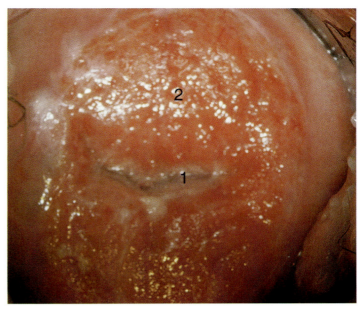

Figura 3.10 Nesta figura, existe um grande ectrópio (zona de transformação normal), com a endocérvice em (1) e a ectocérvice em (2).

que a solução a 3%. Os efeitos desaparecem em, aproximadamente, 50-60 segundos. Isto é facilmente observado nas Figuras 3.10 e 3.11. Na Figura 3.10, não foi aplicado no colo do útero ácido acético, e, na Figura 3.11, o colo é visualizado 40 segundos após a aplicação de ácido acético e apresenta uma cor esbranquiçada.

Aplicação de iodo Lugol

As células epiteliais escamosas normais contêm um estoque de glicogênio e podem ser tingidas na cor acastanhada com iodo Lugol. As células colunares normais não contêm um estoque suficiente de glicogênio e aparecem mais pálidas após a aplicação de solução de iodo. A zona de transformação contém muito pouco ou nenhum glicogênio, da mesma forma que as lesões pré-cancerosas ou cancerosas. Estas áreas ficam de cor amarelo-pálida após a aplicação de iodo Lugol.

A aplicação de iodo Lugol não é essencial, mas é uma etapa importante do exame colposcópico. É especialmente útil para delinear claramente a área anormal antes de qualquer tratamento. As lesões vaginais podem ser mais bem identificadas com um teste de iodo, e, depois, com um teste de ácido acético.

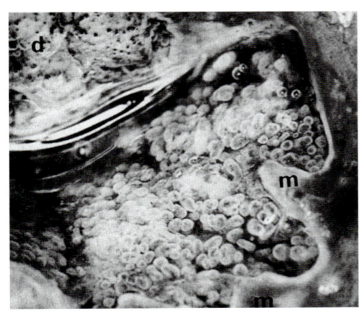

Figura 3.9 Após a aplicação de ácido acético a 3%, as vilosidades colunares edematosas são vistas na parte central da imagem; o tecido metaplásico (m) aparece opaco, e a área de displasia (d) tem uma brancura pronunciada com pontilhado de pequenos vasos.

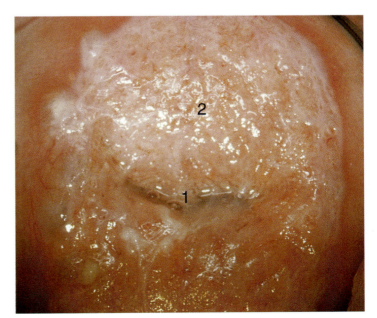

Figura 3.11 Nesta figura, após a aplicação de ácido acético a 5%, o epitélio escamoso (metaplásico) que cobre a ectocérvice em (2) aparece opaco, e a área é claramente distinta do epitélio escamoso rosado circundante.

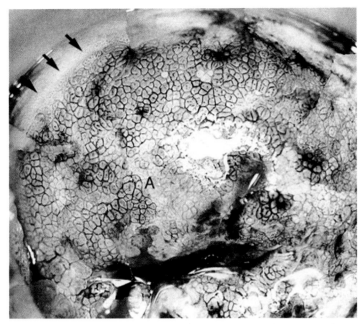

Figura 3.12 Uma zona de transformação atípica mostrando uma grande área de mosaico, caracterizado por grandes distâncias intercapilares. Isto é claramente visto em (A), e a junção escamocolunar está indicada pelas setas.

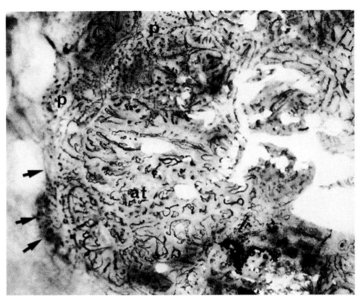

Figura 3.13 Vasos atípicos (at) são claramente visualizados dentro da zona de transformação, com duas áreas de pontilhado (p). A borda bem definida da zona de transformação está indicada pelas setas.

Aplicação de solução salina

A técnica salina, apresentada pelo falecido Professor Kolstad, de Oslo, Noruega, é feita com a aplicação de uma torunda de algodão, embebida em soro fisiológico, no colo do útero. Dessa forma a angioarquitetura subepitelial se torna evidente. Um filtro verde deve ser utilizado para identificar os vasos vermelhos que parecem escuros e destacam-se mais claramente. Isto permite que diversas características vasculares atípicas (anormais) do epitélio sejam claramente visualizadas (Figuras 3.12 e 3.13).

Descontaminação do equipamento clínico para colposcopia

O HPV e o vírus da imunodeficiência humana (HIV) estão associados à patologia grave do trato genital. Por isso é imperativo que a descontaminação dos equipamentos utilizados em colposcopia clínica seja 100% confiável. A facilidade de antissepsia do material que será utilizado deve ser considerada na escolha dos instrumentos. O risco para o paciente surge a partir da flora vaginal e da contaminação com sangue ou soro. Embora as bactérias sejam facilmente eliminadas pela lavagem cuidadosa, os vírus transportados pelo sangue (hepatites A e C e HIV) e os patógenos virais cutâneos (HPV e herpes simples) apresentam uma carga mais emotiva. Atualmente, é normal, na maioria das clínicas em países desenvolvidos, usar equipamento esterilizado descartável.

Quando o material não é descartável, as seguintes regras devem ser seguidas:

1 Todos os equipamentos que entram em contato com a paciente devem ser lavados com água quente e detergente, para remover a sujeira visível.

2 Uma vez limpo, o material deve sofrer um processo de desinfecção.
   (a) Preferencialmente, deve ser feito por um processo de calor úmido, como da autoclave.
   (b) Uma segunda abordagem é a utilização de um desinfetante com propriedades bactericidas e virucidas comprovadas, como o glutaraldeído.

As políticas locais para desinfecção devem ser observadas, e deve-se procurar orientação especializada. O uso de instrumentos descartáveis, especialmente espéculos vaginais, é de valor. No entanto, isto é dispendioso e não há nenhuma razão para a paciente ou o colposcopista se preocuparem, se os processos e princípios de descontaminação forem seguidos.

Como realizar exame colposcópico

1 A paciente deve ser colocada na posição de litotomia modificada.
2 Deve ser colocado um espéculo bivalve.
3 Deve ser realizada a inspeção da vulva e da vagina.
4 Um algodão seco pode ser usado para remover a secreção vaginal aumentada.
5 O excesso de muco deve ser removido delicadamente com o uso de cotonetes.
6 Uma solução de ácido acético a 3% ou 5% deve ser aplicada no colo do útero com uma torunda de algodão ou *spray*. Deve-se esperar 1 a 2 minutos para que apareçam as alterações no epitélio cervical. O efeito geralmente desaparece em, aproximadamente, 50-60 segundos.
7 A aplicação de iodo Lugol não é essencial, mas é importante para a avaliação colposcópica (sobretudo para identificar lesões vaginais).
8 A visualização de toda a junção escamocolunar é essencial para que a colposcopia seja considerada satisfatória.
9 Capture imagens digitais ou desenhe diagramas com anotações clínicas.

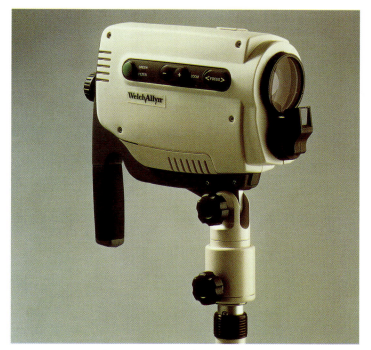

Figura 3.14 Um videocolposcópio Welch Allyn.

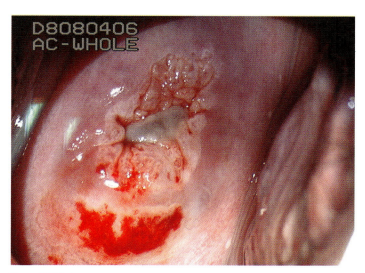

Figura 3.15(a)

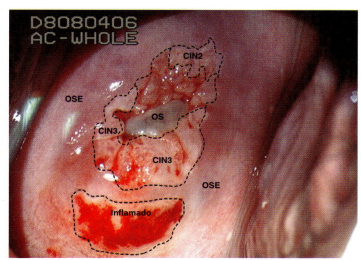

Figura 3.15(b) CIN, neoplasia intraepitelial do colo do útero; OS, tampão mucoso no orifício cervical; OSE, epitélio escamoso original.

3.4 Videocolposcopia

Videocolposcopia é um novo método para o exame do trato genital inferior que está, agora, amplamente disponível. O videocolposcópio inclui uma câmera de vídeo e um colposcópio com um filtro verde eletrônico, com ampliação de *zoom* motorizada e controles finos de foco, combinados em uma única unidade (Figura 3.14). Pela ausência de oculares a observação do colo do útero é feita em um monitor de alta resolução. Uma técnica de colposcopia modificada é utilizada para auxiliar a avaliação em profundidade, pois o sistema não permite a tradicional visão estereoscópica. As potenciais vantagens desse sistema incluem a implementação de melhores condições para o treinamento e para a melhor educação da paciente (como é o caso com colposcópios tradicionais conectados a sistemas de vídeo). Este sistema pode ser atraente para os médicos que se sentem desconfortáveis com o uso de um colposcópio binocular. O princípio é, essencialmente, o mesmo da cervicografia, exceto que, em vez de usar uma fotografia, uma imagem em movimento é examinada. É feita uma gravação de vídeo, do colo do útero e fórnice vaginal, utilizando-se uma câmera equipada com uma macrolente e foco automático, após a aplicação de ácido acético a 5%. A gravação pode ser avaliada por um colposcopista, e pode ser obtida uma imagem impressa.

3.5 Gestão de dados eletrônicos e de imagem

Vários sistemas de gestão de imagens estão disponíveis e permitem criar um banco de dados, de modo que as imagens podem ser capturadas e armazenadas digitalmente para documentação ou para o ensino. Muitos permitem anotações diretamente sobre a imagem (p. ex., os locais de biópsia) (Figura 3.15) e também permitem medir as áreas importantes, quando necessário. Além disso, os filtros eletrônicos podem ser utilizados para destacar áreas específicas e ocultar outras. Estas imagens podem ser acessadas para comparação após a progressão ou regressão das lesões ao longo do tempo, e uma imagem impressa pode ser obtida, caso seja solicitada.

Muitos dos sistemas de gerenciamento de imagem estão integrados com um banco de dados de colposcopia, de modo que as informações da paciente e os dados clínicos podem ser inseridos para facilitar o manejo e tratamento da paciente. Os dados gerados podem ser de grande ajuda nas auditorias clínicas periódicas ou para treinamento. A maioria desses sistemas de coleta de dados pode gerar, automaticamente, relatórios semanais ou mensais e podem ser integrados com os bancos de dados regionais ou nacionais.

> **Resumo**
> - O colposcópio é um microscópio que oferece ampliação iluminada de 6 e 40 vezes, com uma distância focal variando entre 200 e 300 mm. Filtros verdes podem ser utilizados para destacar o padrão vascular.
> - A imagem colposcópica representa o somatório da arquitetura do epitélio, da composição do estroma subjacente e da configuração da superfície ou tipo de tecidos.
> - Uma solução de ácido acético a 3% ou 5% deve ser aplicada no colo do útero com uma torunda de algodão ou com *spray*. O ácido acético causa uma coagulação das citoqueratinas presentes no epitélio e no estroma. O epitélio anormal adquire uma coloração branca ou opaca. Deve-se esperar algum tempo da aplicação para que as várias alterações dentro do epitélio comecem a aparecer. Os efeitos do ácido desaparecerão em aproximadamente 50-60 segundos.
> - Uma imagem e sistema de coleta de dados eficazes são necessários para auditorias clínicas, treinamento e tratamento de pacientes.

3.6 Leitura complementar

Louwers JA, Kocken M, ter Harmsel WA, Verheijen RH. Digital colposcopy: ready for use? An overview of literature. *BJOG* 2009;116:220–9.

Nazeer S, Shafi MI. Objective perspective in colposcopy. *Best Pract Res Clin Obstet Gynaecol* 2011;25:631–40.

Takacs P, Chakhtoura N, De Santis T. Video colposcopy improves adherence to follow-up compared to regular colposcopy: a randomized trial. *Arch Gynecol Obstet* 2004;270:182–4.

Tan JH, Wrede CD. New technologies and advances in colposcopic assessment. *Best Pract Res Clin Obstet Gynaecol* 2011;25:667–77.

CAPÍTULO 4

Colposcopia do colo do útero normal
Método diagnóstico de lesões pré-malignas do câncer do colo do útero

4.1 Introdução

A citologia e a colposcopia são métodos importantes utilizados para fazer o diagnóstico de lesões pré-malignas do câncer do colo do útero. O ginecologista, alertado pela citologia anormal ou por um teste positivo para papilomavírus humano (HPV) ou por uma imagem suspeita do colo do útero na presença de citologia negativa, deve realizar a colposcopia para avaliar a distribuição do epitélio pré-canceroso no colo do útero. Como será mostrado mais adiante, o colposcópio permite localizar a lesão e pode auxiliar na seleção de um local para biópsia. A colposcopia é um método que auxilia a seleção do tratamento da neoplasia intraepitelial do colo do útero, pode avaliar as infecções clínicas e subclínicas comuns por papilomavírus, permite acompanhar e tratar de forma eficaz o esfregaço anormal durante a gravidez e pode avaliar a extensão da lesão pré-cancerosa na vagina. No entanto, exige que o ginecologista tenha compreensão dos processos fisiológicos fundamentais e variados que ocorrem no colo do útero em diferentes momentos da vida da mulher. Assim, este capítulo não vai só detalhar a anatomia do desenvolvimento e a história natural dos diferentes tipos epiteliais, mas também analisá-los em momentos, como na adolescência, gravidez e menopausa.

4.2 Epitélio do colo do útero: história natural

O epitélio do colo do útero é formado durante a vida fetal a partir do epitélio mülleriano e da placa vaginal. Esta última estrutura está conectada ao seio urogenital, e acredita-se que representa um epitélio modificado do ducto de Wolff. Existem dois tipos de epitélio no colo do útero fetal: o epitélio colunar, derivado do epitélio mülleriano, e o epitélio escamoso, originário do epitélio da placa vaginal. Estes dois epitélios encontram-se no orifício do colo do útero ou logo acima dele; esse ponto de união é chamado de *junção escamocolunar original*. Presente durante a vida fetal e por isso é denominado de "original", esses dois tipos de epitélio são chamados de *colunar* e *escamoso originais*. O epitélio colunar continua no sentido do cranial até o endométrio e estende-se caudalmente até alcançar o epitélio escamoso original. O epitélio escamoso é altamente diferenciado, estratificado e estende-se para cima a partir da junção com o epitélio vulvar até encontrar o epitélio colunar. Em alguns fetos, a área entre os epitélios colunar e escamoso originais é tomada por um terceiro tipo de epitélio, chamado epitélio metaplásico original. Este epitélio metaplásico parece ser do mesmo tipo e configuração similar ao que se encontra em outros períodos na vida feminina, como durante a adolescência e a gravidez, ou seja, em momentos em que o colo uterino está sujeito a alterações hormonais que induzem alterações epiteliais.

Parece que as mudanças hormonais presentes nestes períodos provocam a exposição do epitélio colunar na superfície vaginal em um ambiente ácido. Este evento parece ser o estímulo para a transformação metaplásica. O aumento de secreção de estrogênio no final da gravidez, da mesma forma que na puberdade, parece induzir a expansão do corpo do colo do útero. O processo de eversão ocorre quando o epitélio colunar da endocérvice é exposto a um ambiente ácido ectocervical. Com o passar do tempo, o exame com um espéculo vaginal mostrará uma área avermelhada ao redor do orifício cervical externo, isto corresponde à área de tecido endocervical evertido. Vários termos têm sido usados para descrever essa área evertida: mais comumente erosão, mas termos alternativos, como eritroplaquia, ectopia e zona de transformação, também têm sido utilizados.

O termo *zona de transformação* – a área delimitada pela junção escamocolunar original – descreve a região em que ocorre a transformação entre o epitélio escamoso e o colunar. O epitélio induzido pelo processo de transformação da metaplasia é chamado de epitélio metaplásico. Ele se forma, conforme descrito anteriormente, no final da vida fetal, na adolescência e na gravidez. Às vezes, é chamado de zona de transformação típica, fisiológica ou normal. Na zona de transformação, desenvolve-se um terceiro tipo de epitélio, chamado de *epitélio anormal* ou *atípico*. Este epitélio é facilmente reconhecido pela colposcopia, e está relacionado

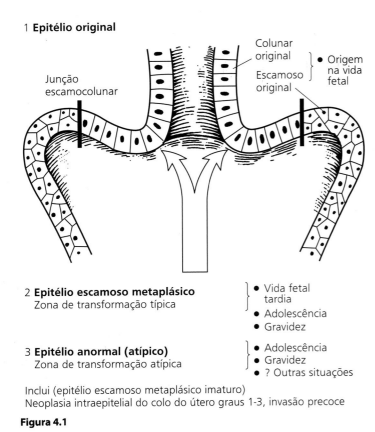

Figura 4.1

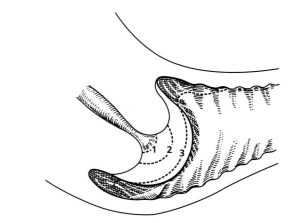

Figura 4.2(a)

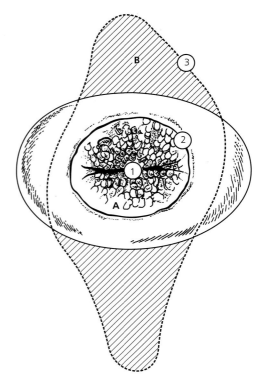

Figura 4.2(b)

com o processo neoplásico. Apresenta características colposcópicas distintas e pode ser identificado não só o epitélio fisiológico, mas também os precursores e cursores do carcinoma escamoso invasivo do colo do útero. A zona de transformação contendo esse epitélio anormal ou atípico é chamada *zona de transformação atípica*. Estes epitélios são representados na Figura 4.1.

Essas alterações na zona de transformação, que ocorrem no epitélio, alteram a imagem do colo do útero em diferentes estágios da vida feminina. No colo do útero pré-púbere, há eversão mínima em comparação à que ocorre após a puberdade. Na gravidez, a eversão e a zona de transformação alteram dramaticamente a morfologia dos diferentes tipos epiteliais. Em contraste, durante a menopausa, há retração do epitélio. Todos esses períodos serão discutidos posteriormente em mais detalhes.

4.3 Epitélio do colo do útero: topografia

A junção escamocolunar original, onde os epitélios escamoso original e colunar se encontram, contorna a borda lateral da zona de transformação. Esta região é fixa, mas se movimenta juntamente com o colo do útero, quando ocorre eversão do epitélio colunar endocervical, como acontece na adolescência e na gravidez. A Figura 4.2a apresenta a posição dessa junção. A posição (1) corresponde à imagem do colo do útero vista colposcopicamente na Figura 4.3. Nessa posição, a junção escamocolunar está situada dentro da endocérvice, e a ectocérvice está coberta pelo epitélio escamoso original. A posição (2) na Figura 4.2a corresponde à imagem na Figura 4.4.

Nessa imagem, a zona de transformação está aparente. A junção se encontra entre o limite endocervical e o fórnice da vagina. Este aspecto é característico do chamado ectrópio ou ectopia. A zona de transformação nesta situação é composta principalmente por epitélio colunar original, embora algumas pequenas áreas de epitélio escamoso metaplásico já tenham-se desenvolvido.

A posição (3) na Figura 4.2a corresponde à imagem colposcópica vista na Figura 4.5. Nesta situação, a maior parte da ectocérvice está revestida por epitélio colunar e pode-se estender até fórnice vaginal. A grande zona de transformação, com seu epitélio basicamente colunar (Figura 4.5), vai desenvolver epitélio metaplásico muito rapidamente, em razão da sua exposição às secre-

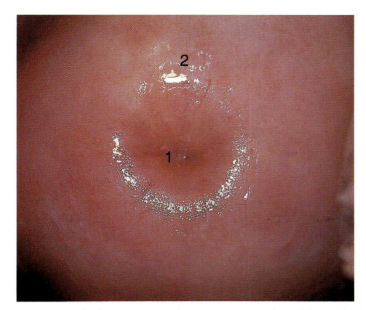 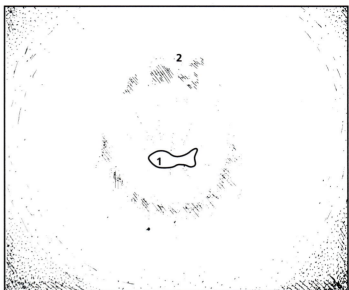

Figura 4.3 O colo do útero mostrando a junção escamocolunar (1) na endocérvice, com epitélio escamoso original (2) cobrindo a ectocérvice.

ções ácidas vaginais que lavam a ectocérvice. A Figura 4.2b mostra essa situação, onde se observa uma zona de transformação fisiológica na ectocérvice e esta é marcada como (A), a endocérvice está em (1) e a junção escamocolunar original está em (2). Em (3) está a linha da junção escamocolunar em uma situação onde o epitélio colunar estendeu-se para a cúpula vaginal. Este epitélio de ducto mülleriano estende-se dessa forma em cerca de 2% das mulheres normais e também é encontrado naquelas que foram expostas, durante a vida intrauterina, a estrogênios não esteroides. Tais mudanças também são vistas em casos de ginatresia.

4.4 Epitélio do colo do útero: imagens colposcópicas

O epitélio do colo do útero apresenta imagens colposcópicas distintas, e elas serão descritas separadamente.

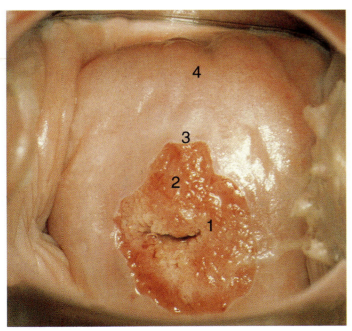 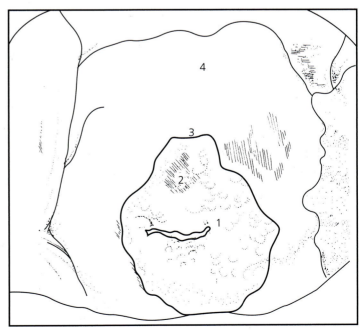

Figura 4.4 A junção escamocolunar (3) está na metade da distância entre a endocérvice e o fórnice da vagina. O epitélio colunar original está em (1), com uma pequena ilha de epitélio escamoso metaplásico em (2). Epitélio escamoso original está em (4).

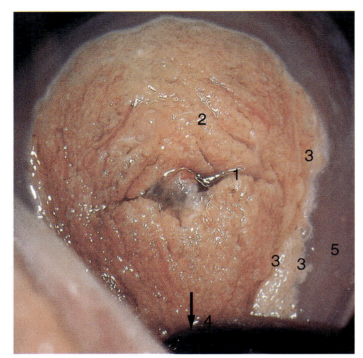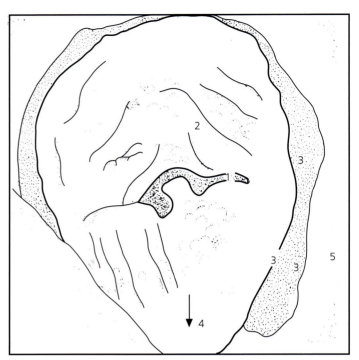

Figura 4.5 Colpofotografia mostrando uma zona de transformação ampla. O canal endocervical está em (1) com ilhas de epitélio metaplásico (2) nas áreas de epitélio colunar original. A junção escamocolunar está em (3) com uma pequena faixa longitudinal de epitélio metaplásico escamoso imaturo (pontilhado) medial a esta linha e se estende posteriormente na posição de 6 horas para o fórnice posterior da vagina (em 4). O epitélio escamoso original está em (5). Esta condição também é chamada de ectrópio ou ectopia.

Epitélio colunar original

O epitélio colunar original pode apresentar duas formas gerais de arranjo na colposcopia. Na primeira, ocorre uma subdivisão relativamente grosseira e aparece como dois ou três montículos ou almofadas, chamados de *rugas*, em lábio do colo do útero (cerca de dois na Figura 4.6a). Na endocérvice, apresenta-se na forma de sulcos longitudinais ([1] na Figura 4.6b), a partir das quais se formam as pequenas criptas com orientação oblíqua em direção ao orifício interno. Por causa de seu padrão geral, semelhante ao tronco e ramos de uma árvore, têm sido chamados de *arbor vitae* (árvore da vida). E também têm sido chamados de pregas palmares ou *plicae palmatae*. O arranjo regular dessas pregas pode ser visto claramente em um corte transversal da endocérvice.

No segundo agrupamento, muito mais fino, as papilas se organizam em pequenas áreas semelhantes a um cacho de uva ([2] nas Figuras 4.6, 4.7b). A subunidade básica do epitélio colunar é o

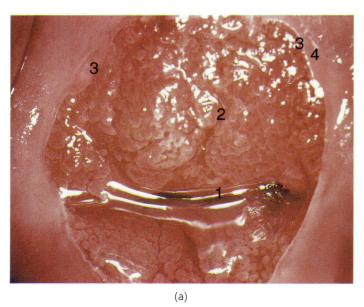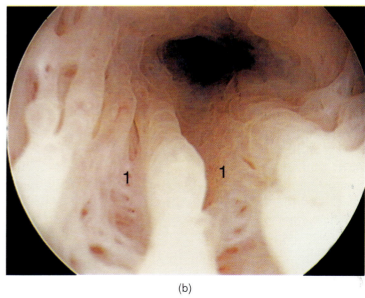

(a)   (b)

Figura 4.6 (a) Imagem da zona de transformação provocada pela abertura do espéculo. (b) Imagem da endocérvice. O aspecto claro no primeiro plano é um artefato de reflexo.

Colposcopia do colo do útero normal 37

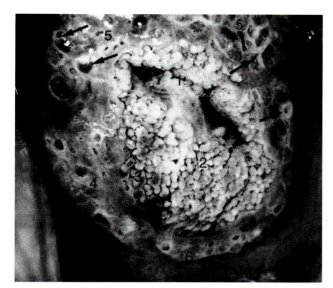

Figura 4.7(a)

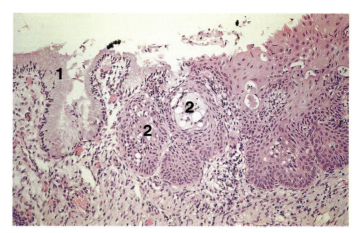

Figura 4.7(c) Uma fase posterior da metaplasia escamosa ainda incompleta com epitélio endocervical normal do lado esquerdo em (1). Dentro do epitélio escamoso em desenvolvimento, observa-se uma linha de revestimento colunar residual (2) com células endocervicais.

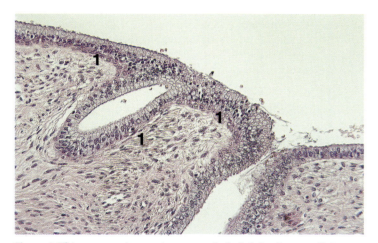

Figura 4.7(b) Imagem de uma única camada de "células de reserva" abaixo das células endocervicais mucinosas (1). A origem dessas células é incerta, mas, nesta fase, a presença de queratina as identifica como células escamosas parabasais ou suprabasais. Elas estão presentes na superfície papilar e dentro das criptas ou sulcos endocervicais. A imagem de uma única camada monotípica sugere um limite ultrapassado ou uma troca sobreposta.

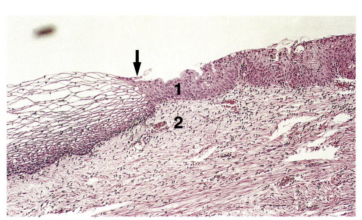

Figura 4.7(d)

vilo. O epitélio colunar pode ser visto sozinho ou, mais comumente, em combinação com epitélio escamoso metaplásico. A Figura 4.6a mostra pequenos vilos semelhantes a uvas presentes no canal endocervical, bem como na ectocérvice (nas posições [1] e [2]). A junção escamocolunar está em (3), e o epitélio escamoso original está em (4).

Epitélio escamoso original

O epitélio escamoso original ([4] na Figura 4.6a) é claramente identificado como uma superfície lisa, cobrindo a cérvice. Apresenta uma coloração rosada característica, que contrasta com o

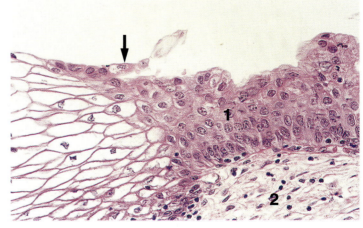

Figura 4.7(e)

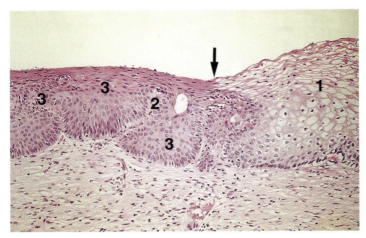

Figura 4.7(f)

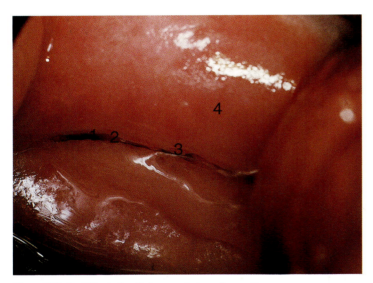

Figura 4.8 Incidência "real" da zona de transformação.

vermelho do epitélio colunar original. Junta-se ao epitélio colunar na junção escamocolunar original.

Zona de transformação

A zona em que ocorre a transformação durante a vida fetal, adolescência e gravidez são chamadas zona de transformação normal ou típica. Ela é caracterizada pela presença de epitélio metaplásico, que se pode estender não só na ectocérvice, mas também para dentro do canal endocervical.

A transformação é mais evidente na junção onde o epitélio colunar está evertido e exposto ao ambiente vaginal, conforme visto nas Figuras 4.6a e 4.8. Na Figura 4.6a, o canal endocervical está evertido, mostrando a zona de transformação na ectocérvice. No entanto, esta é uma imagem artificial, que tem sido chamada de "imagem artificial", pois quando movemos o espéculo para a porção inferior da vagina, o epitélio colunar da zona de transformação recua para dentro do canal endocervical (posições [1] e [2]

na Figura 4.8). Na situação *in vivo* (Figura 4.8), não ocorre a exposição ao ambiente vaginal e, portanto, não se desenvolve nenhuma transformação do epitélio (ou seja, epitélio metaplásico). Isto é denominado de "imagem real". A junção escamocolunar está em (3) com o epitélio escamoso original em (4). O epitélio colunar, sendo altamente especializado e sofisticado, é preservado dentro do canal endocervical, longe da influência do ambiente vaginal ([1] e [2] na Figura 4.8).

Mecanismos envolvidos na transformação metaplásica escamosa

A metaplasia escamosa é precedida pelo aparecimento de um novo tipo celular, as chamadas células subcolunares. Estas células se multiplicam e formam uma camada que, eventualmente, pode-se transformar em epitélio escamoso normalmente diferenciado. O epitélio colunar pode permanecer sobre esse novo epitélio escamoso e, às vezes, pode ficar recoberto por ele. Essas células são consideradas pluripotentes e são chamadas de células de reserva. Elas repõem continuamente o epitélio colunar endocervical que é perdido diariamente.

Essas células também podem ser originadas a partir do estroma. Poderiam surgir na área subcolunar a partir de monócitos transmitidas pelo sangue e poder-se-iam se desenvolver da mesma forma que as células de reserva.

Morfologicamente, as células de reserva são similares a células basais do epitélio escamoso original, apresentam núcleos arredondados e pouco citoplasma. Durante o desenvolvimento metaplásico, as células de reserva se multiplicam e formam uma camada espessa com várias células. Dessa forma, pode-se originar a hiperplasia das células de reserva.

As proteínas dos filamentos intermediários, que são constituintes importantes da citoqueratina, estão envolvidas com a estabilidade interna na célula e com o transporte e regulação gênica da estrutura. As células de reserva são as células progenitoras da metaplasia escamosa imatura e das células colunares endocervicais. A expressão de queratina é idêntica nas células metaplásicas escamosas maduras e naquelas encontradas no epitélio ectocervical. O espessamento e a fusão dos vilos endocervicais estão associados a esse processo, e isto pode ser observado de forma histológica e colposcópica (Figura 4.9a-e).

4.5 Epitélio escamoso metaplásico

Alterações colposcópicas durante as fases de desenvolvimento

Na fase 1, há perda de transparência na parte superior dos vilos, e as estruturas vasculares dentro dos vilos se tornam indistintas. Isto é mostrado na Figura 4.9a e corresponde ao tecido visto na posição (2) na Figura 4.7a. Um exame histológico da área demonstrará uma redução no conteúdo de muco das células epiteliais, que ficam achatadas e cuboides. Esta fase é seguida pelo aparecimento de epitélio não diferenciado com múltiplas camadas estratificado,

Colposcopia do colo do útero normal 39

Nesta colpofotografia (Figura 4.7a), são vistos os epitélios escamosos original (1) e colunar (2) com a junção escamocolunar original (6). Podem ser observados orifícios glandulares mostrados pela seta na área (5) e estão associadas às formas intermediárias do processo.

Colposcopicamente, as características desse processo podem ser facilmente vistas. Em primeiro lugar, o processo se inicia na ponta das vilosidades, sugerindo que o estímulo para essa mudança está no ambiente externo da vagina. Esta influência parece ser o pH ácido da vagina. Em segundo lugar, o processo essencial é uma transformação *in situ*, para que o novo epitélio surja por baixo, e não a partir de um crescimento para dentro, o epitélio escamoso original. Em terceiro lugar, o processo transcorre a partir das áreas de vilos já fundido, que estão presentes dentro do epitélio colunar inalterado. O resultado final é uma combinação de pedaços de epitélio, produzindo uma homogeneidade superficial, que cobre a zona de transformação.

Características histológicas das fases do desenvolvimento

Conforme a metaplasia escamosa se desenvolve, as células de reserva passam por um processo de maturação, dando origem à metaplasia escamosa imatura (Figura 4.7b). Enquanto as células colunares mantêm-se na superfície do epitélio escamoso recém-desenvolvido, a metaplasia é considerada "incompleta". Isto é visto na Figura 4.7c, em que existem glândulas residuais e células colunares, contendo mucina (1) na superfície do epitélio escamoso em desenvolvimento (2). Nesta fase, a estratificação não está aparente ou começa a ser discretamente visível. Isto é mostrado na Figura 4.7d, e (grande aumento), onde o epitélio escamoso original está à esquerda, a metaplasia escamosa incompleta está em (1) e o estroma em (2). A junção escamocolunar é marcada por uma seta sólida. Conforme o processo continua, o epitélio perde sua superfície colunar, e o epitélio escamoso maduro aparece. Isto é mostrado na Figura 4.7f. A seta sólida mostra a separação entre o epitélio escamoso original (1) estratificado em camadas de células escamosas de coloração pálida e ricas em glicogênio e o epitélio metaplásico (2). Observa-se um recorte acentuado na metade inferior do epitélio (3) em razão da presença de papilas intercaladas no estroma, que, originalmente, estavam localizadas entre as criptas endocervicais, e ainda apresentam sulcos capilares. Frequentemente, o novo epitélio é muito mais escuro com níveis reduzidos de glicogênio.

Estímulo ao desenvolvimento

O desenvolvimento da metaplasia é estimulado por mudanças no pH vaginal. Parece que, sobretudo durante a gravidez, o pH vaginal provoca a destruição do epitélio colunar exposto e estimula a geração de células de reserva subcolunares. Isto pode ser visto na Figura 4.10a, b. Nessas duas imagens do colo do útero, o processo metaplásico é mais intenso na região mais periférica dentro da zona de transformação. Na Figura 4.10a, o epitélio escamocolunar original em (1) contrasta com o epitélio escamoso imaturo em (3). Na Figura 4.10b, a intensidade do processo metaplásico é visível na superfície superior das vilosidades (3), onde o tecido está mais

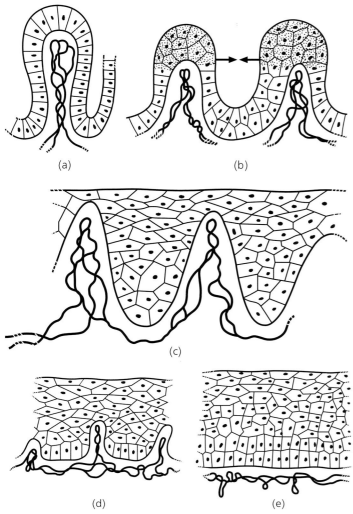

Figura 4.9 (a-e) O processo normal da metaplasia escamosa. Os vilos do epitélio colunar são substituídos por epitélio metaplásico. As estruturas capilares do estroma nos vilos são comprimidas, e sua altura está reduzida, formando uma rede ramificada sob o epitélio, que é indistinguível da rede capilar de epitélio escamoso normal. Adaptada de Kolstad P, Stafl A. *Atlas of Colposcopy*, 3rd edn. Edinburgh, UK: Churchill Livingstone, 1982, p. 58.

causado pela rápida divisão das células de reserva. Algumas vezes, este epitélio engloba os vilos e se estende entre duas vilosidades adjacentes, como é mostrado na Figura 4.9b; colposcopicamente, isto é representado pelo tecido na posição (3) na Figura 4.7a.

A fase 2 é uma extensão da fase 1. Aparecem áreas mais maduras de epitélio escamoso, onde vilos opacos individuais parecem estar fundidos. A origem da nova superfície ainda é visível neste tecido (Figura 4.9c e a área entre as posições [3] e [4] na Figura 4.7a). Orifícios glandulares também estão presentes e representam as pontas das vilosidades antigas.

Na fase 3, ocorre uma fusão da estrutura original, produzindo uma superfície lisa e um epitélio com múltiplas camadas e não diferenciado, ao qual foram incorporadas as estruturas vasculares que existiam no estroma dos vilos, agora fundidos. Isto é representado na Figura 4.9d, e, e na área (4) da Figura 4.7a.

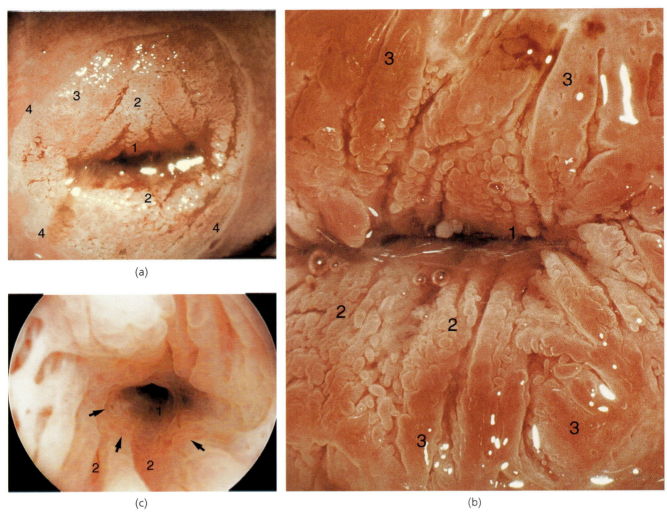

Figura 4.10 (a) O colo do útero de uma adolescente (16 anos) mostrando todas as fases de metaplasia escamosa. A endocérvice com seu epitélio escamoso original está em (1). Na posição (2), é visto o estágio 2 de desenvolvimento da metaplasia escamosa com fusão dos vilos e, em (3), isso se ampliou para fusão de todos os vilos. Epitélio escamoso imaturo está presente, adjacente e medial à junção escamocolunar em (4). Entre (2) e (3) pode-se observar que a estrutura vilosa do epitélio colunar original foi gradualmente perdida, até que a superfície se tornou plana, com o desenvolvimento de mais epitélio imaturo periférico. Isto se desenvolveu em uma área que está mais exposta aos efeitos do pH vaginal. A palidez desse epitélio imaturo (3) contrasta com a vermelhidão do epitélio colunar anterior (1). Com a evolução do processo, essa palidez será perdida, conforme o epitélio fica mais espesso. (b) Uma área da ectocérvice mostrando a tendência para o processo metaplásico desenvolver-se em áreas expostas ao pH vaginal. Epitélio colunar original é visto em (2), proveniente da endocérvice em (1) com metaplasia escamosa precoce em desenvolvimento em (3) nas áreas expostas sobre os processos vilosos.

exposto ao pH vaginal. Na Figura 4.10c, o processo metaplásico se estende até o orifício interno (1). Sua extensão superior está delimitada por setas, e o epitélio colunar pode ser visto acima deste ponto e nos espaços formados pelas criptas (2). Este processo de eversão ocorre predominantemente na adolescência e durante a gravidez e mostra a tendência de a área colunar exposta sofrer a metaplasia escamosa.

O processo de eversão e a formação de metaplasia escamosa podem ser observados com facilidade na zona de transformação, não dependem de uma exposição forçada do canal cervical, estas imagens imitam o processo normal de eversão. Esses processos são claramente exibidos nas Figuras 4.11-4.13.

Na Figura 4.11, o colo do útero é visto com uma exposição forçada do canal, e o epitélio colunar original é mostrado em (1), a junção escamocolunar original está marcada com uma linha tracejada, e o limite superior do processo metaplásico, a chamada nova *junção escamocolunar*, é mostrado em (2). A junção escamocolunar original está em (3), com o epitélio escamoso original em (4). Entre as posições (2) e (3), o epitélio escamoso é pálido e imaturo. Conforme o espéculo é retirado para a porção inferior da vagina (Figuras 4.12 e 4.13), imitando a posição *in vivo* (imagem real) dos dois epitélios, observa-se que o epitélio colunar original recua para dentro do canal, e o que fica exposto na ectocérvice é o epitélio metaplásico escamoso imaturo (posições 2 e 3).

Na Figura 4.12, podem ser observados restos de epitélio colunar original (1) exposto, e a nova junção escamocolunar (2) continua evidente. No entanto, após a retração total (Figura 4.13) essa junção fica dentro da endocérvice, deixando o epitélio escamoso imaturo recém-desenvolvido visível na ectocérvice (entre as posições 2 e 3); isto representa a área de maior contato com o pH vaginal.

Colposcopia do colo do útero normal 41

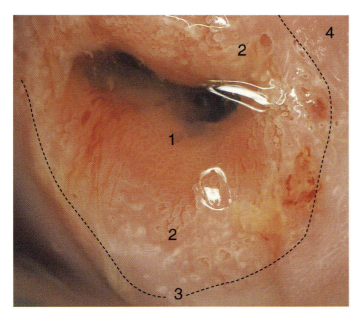
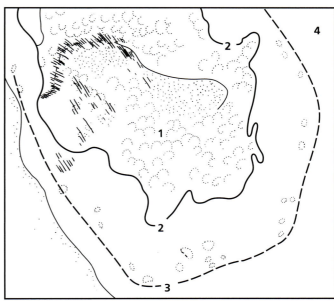

Figura 4.11

> **Desenvolvimento de metaplasia escamosa**
>
> O processo metaplásico é estimulado por mudanças no pH vaginal:
> *Fase 1*. Uma fase imatura ou precoce comumente encontrada em adolescentes. As células epiteliais tornam-se achatadas e cuboides e, em seguida, aparece o epitélio não diferenciado estratificado. Ocorre a perda da transparência dos vilos, e as estruturas vasculares dentro dos vilos se tornam indistintas.
> *Fase 2*. Ocorre a fusão das vilosidades. A origem da nova superfície ainda é evidente.
> *Fase 3*. Ocorre a formação do epitélio estratificado, não diferenciado, onde foram incorporadas as estruturas vasculares originais. Esse epitélio metaplásico maduro e plenamente desenvolvido é muito similar ao epitélio escamoso original, ficando muito difícil diferenciá-los.

Imagens colposcópicas do epitélio metaplásico escamoso

O epitélio metaplásico escamoso está quase sempre presente no colo do útero desde a vida fetal tardia até a menopausa, e o seu desenvolvimento está principalmente relacionado com a vida fetal tardia, menarca e primeira gravidez. Em todas essas situações, ocorre um processo de eversão, induzido pela estimulação por estrogênio, que expõe o epitélio colunar original à acidez vaginal.

O processo se desenvolve em velocidade variável dentro desses três períodos e pode ser associado a um rápido crescimento. Pode-se observar o desenvolvimento do epitélio imaturo, que contém entre 8 e 10 células para um epitélio maduro, que é cerca de três a cinco vezes mais espesso. Esse processo pode ser inter-

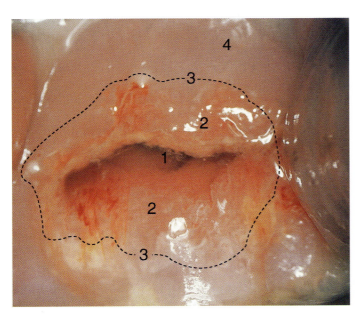
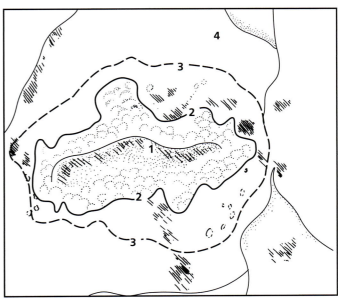

Figura 4.12

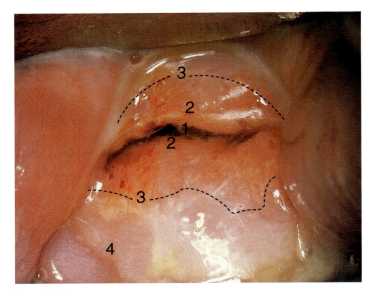 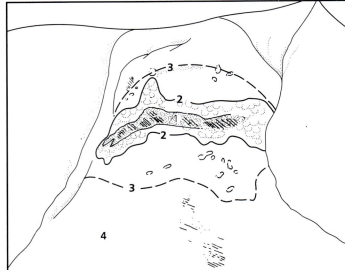

Figura 4.13

rompido a qualquer momento entre as formas imaturas e maduras, resultando em uma combinação de graus variáveis de maturidade no mesmo colo uterino. São descritas três imagens colposcópicas distintas do processo metaplásico na zona de transformação, que correspondem às fases do desenvolvimento. Elas são as seguintes.

1. Uma fase inicial ou imatura comumente encontrada em adolescentes; os vilos tornam-se opacos na superfície e sucessivamente fundem-se para produzir áreas de papilas que se fundem, conforme o processo avança (Figura 4.10a). A palidez desse epitélio imaturo contrasta com a vermelhidão do epitélio colunar prévio. As imagens dessa fase inicial podem ser vistas nas Figuras 4.14 e 4.15a.
2. Uma fase intermediária em que o epitélio está mais espesso e perdeu sua palidez com o amadurecimento. As áreas mais maduras do epitélio metaplásico podem ser encontradas mais caudalmente em relação à junção escamocolunar original, onde a acidez vaginal é mais intensa (Figuras 4.10a, 4.15-4.17).
3. O epitélio metaplásico maduro, ou plenamente desenvolvido, difere muito pouco do que epitélio escamoso original, tornando difícil a sua diferenciação. Nesta fase, os orifícios glandulares e os cistos de Naboth estão presentes. Essas duas estruturas se formam em razão das alterações que ocorrem nas glândulas endocervicais. Os orifícios glandulares estão abertos e desobstruídos, e os cistos de Naboth representam as glândulas que estão obstruídas (Figuras 4.18-4.20).

A aparência geral da zona de transformação é representada por uma imagem mista, contendo todos esses tipos metaplásicos. É importante reconhecê-los, pois algumas dessas alterações podem ser confundidas com imagens do epitélio atípico ou anormal associado a lesões pré-malignas do câncer do colo do útero.

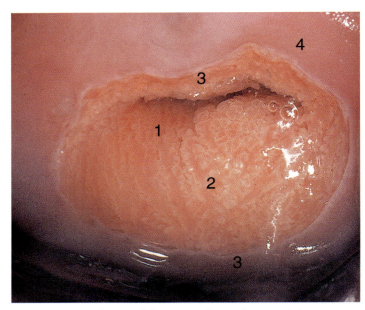

Figura 4.14 Uma fase inicial do processo de transformação é vista neste colo do útero de uma adolescente (16 anos). O padrão viloso característico do epitélio colunar original (1) foi substituído por várias áreas lisas de epitélio escamoso metaplásico imaturo em (2). O epitélio escamocolunar original está em (3), e o epitélio escamoso original está em (4).

À medida que os anos passam, a zona de transformação, que sofreu alterações durante a adolescência e a gravidez, apresenta um aspecto maduro, sendo difícil identificar a linha de separação entre o epitélio metaplásico e o epitélio escamoso original, pois ambos apresentam uma coloração similar. A única maneira de distinguir o epitélio metaplásico maduro e o epitélio escamoso original é pela presença dos orifícios glandulares. Durante o processo de substituição do epitélio colunar pelo epitélio escamoso, principalmente

Colposcopia do colo do útero normal   43

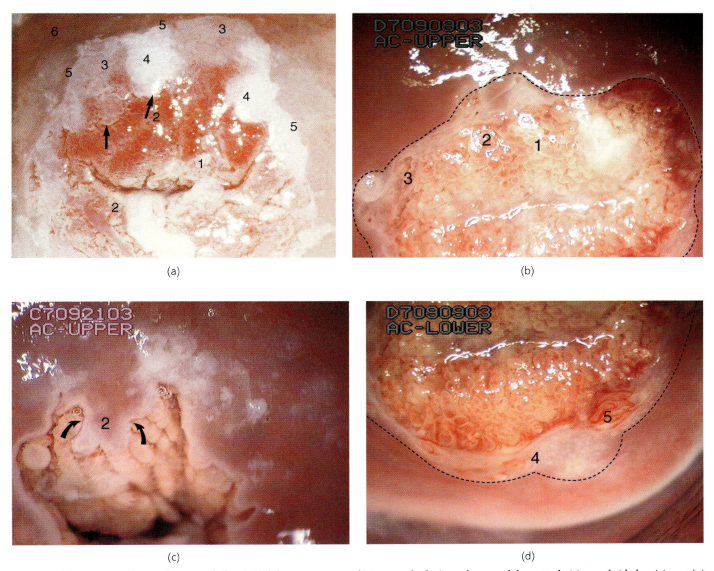

Figura 4.15 (a) Nesta zona de transformação da fase inicial do processo metaplásico no colo do útero de uma adolescente de 16 anos de idade, vários estágios de desenvolvimento podem ser vistos. O epitélio colunar original está em (2), com uma opacidade já em desenvolvimento nos vilos colunares em (1). No entanto, em (3) epitélio metaplásico imaturo já se desenvolveu com uma palidez típica. Ele pode ser facilmente diferenciado da vermelhidão do epitélio colunar original (2). Uma linha (seta) se desenvolveu entre o processo metaplásico e o epitélio colunar e isto representa a nova junção escamocolunar. Isto significa o limite superior do processo metaplásico. Em (4), existe um tênue contorno da superfície micropapilar que é indicativo do efeito do papilomavírus humano. Essa zona de transformação com seu epitélio anormal (atípico) (em [4]) deve ser rotulada como uma zona de transformação atípica. A junção escamocolunar original pode ser claramente vista em (5). (b) As primeiras fases do processo metaplásico. O epitélio colunar original foi substituído no lábio anterior por uma crescente opacidade nas pontas e sucessivas fusões do epitélio colunar original. Essas características estão em (1) e (2), respectivamente. Em (3), uma projeção semelhante a um dedo, em relação à junção escamocolunar original, indica a presença de uma fase intermediária ou bem desenvolvida do processo metaplásico, com o epitélio mais espesso e tendo perdido sua palidez com a maturidade. A junção escamocolunar original está demarcada por uma linha pontilhada. A evolução do processo metaplásico é claramente vista em (c), com o epitélio colunar modificado em diversas áreas. Os vilos estão se tornando opacos, confluentes e submetidos à fusão, indicando as fases tardias da metaplasia. O epitélio metaplásico maduro parece formar um processo semelhante a um dedo em (2), e uma borda entre ele e o epitélio escamoso metaplásico imaturo recentemente fundido é indicada pela seta. Esse epitélio mais maduro é mais espesso e perdeu sua palidez. Em (d), que é uma imagem do lábio posterior, características semelhantes às do lábio anterior podem ser vistas, mas uma área de epitélio metaplásico verdadeiro está presente em (4) com a junção escamocolunar original periférica e marcado por uma linha pontilhada. Vasos de formato regular estão presentes em (5) em pequeno cisto de retenção (folículo de Naboth).

na superfície ectocervical exposta, os orifícios glandulares e as criptas permanecem intactos e abertos. Em geral, o epitélio escamoso metaplásico prolifera até a borda dos orifícios glandulares (Figura 4.10b). Ocasionalmente, o epitélio escamoso penetra na abertura glandular, que costuma ser circular. Os orifícios glandulares representam as margens laterais da zona de transformação.

As Figuras 4.18, 4.19a e 4.20 mostram a semelhança na tonalidade rosada entre os epitélios metaplásico maduro e colunar original em três mulheres na quarta década de vida. Os orifícios glandulares podem ser visualizados.

Histologicamente, pode ser extremamente difícil definir os limites entre o epitélio metaplásico maduro e o epitélio colunar

44 Capítulo 4

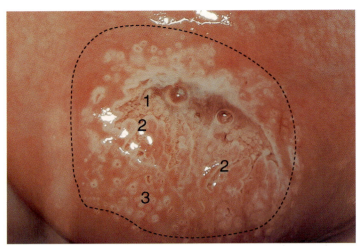

Figura 4.16 O colo do útero de uma adolescente de 16 anos mostra a rapidez com que ocorre a conversão do epitélio escamoso imaturo para maduro. Há algumas estruturas vilosas representando o epitélio colunar original em (1); uma nova junção escamocolunar, que representa o limite cefálico do processo metaplásico, está presente em (2); e na área associada a (3), já existe a superfície lisa de um epitélio metaplásico maduro que é interrompida em alguns pontos por estruturas glandulares. Esta imagem representa a progressão para um estágio intermediário, ou possivelmente para a maturidade de um estágio final, do processo. A junção escamocolunar original é representada pela linha pontilhada.

4.6 Aspectos colposcópicos na adolescência

A adolescência é o período da vida que se estende da puberdade até a maturação física completa, e apresenta um efeito importante sobre o epitélio cervical. Durante esse tempo, as menstruações regulares, o coito e a gravidez podem ocorrer e, com os dois últimos, surgem os primeiros eventos que influenciam as alterações morfológicas e, possivelmente, a indução de alterações neoplásicas. A idade da primeira relação sexual e o número de parceiros sexuais são fatores de risco independentes para neoplasia do colo do útero.

As evidências epidemiológicas sugerem que o risco de desenvolvimento de neoplasia está relacionado com a idade da primeira relação sexual e número de parceiros sexuais, sugerindo que as relações sexuais em idade precoce podem aumentar a sensibilidade aos efeitos de um agente sexualmente transmissível, mais provavelmente o HPV. O intervalo entre a menarca e a primeira relação sexual parece ser mais importante do que a idade da primeira relação sexual ou a idade do início das relações sexuais regulares, vinculando o risco de desenvolvimento de neoplasia à idade "sexual" em vez de à idade cronológica.

Durante os 2-3 anos que precedem a puberdade há uma alteração na relação entre as dimensões do corpo e colo do útero. Antes desse período, o colo do útero constitui a maior parte do órgão, mas, na puberdade, o corpo uterino aumenta de tamanho, ficando o colo e o útero com tamanho similar. É provável que o epitélio original do colo do útero sofra alterações simultâneas durante esse período peripuberdade, mas a natureza exata dessas alterações morfológicas é controversa.

A frequência do tipo epitelial

A menarca e o início do comportamento sexual influenciam o tipo de epitélio encontrado no colo do útero de uma adolescente. Esses dois acontecimentos parecem promover a formação de epitélio escamoso metaplásico.

original. Às vezes, há um limite histológico evidente, como pode ser visto na Figura 4.19b, c. Ocasionalmente, pode-se observar um cisto de Naboth no epitélio metaplásico maduro, localizado na zona de transformação e perto dessa junção (ver Figura 4.19d e posição (5) na Figura 4.15d). Ocasionalmente, epitélio acantótico é visto medial a essa junção.

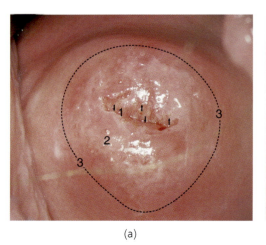

(a)

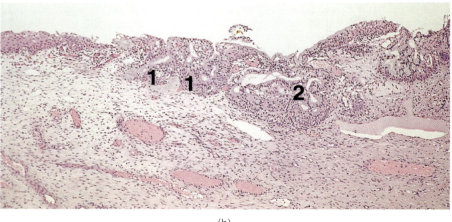

(b)

Figura 4.17 (a) O colo do útero de uma mulher de 23 anos mostra estágios intermediários e maduros do processo metaplásico com remanescentes do epitélio colunar original presentes em (1). Uma nova junção escamocolunar é visível dentro do canal endocervical (setas), mas grande parte da zona de transformação apresenta um epitélio escamoso metaplásico liso (2), que, em algumas áreas, é indistinguível do epitélio escamoso original. A junção escamocolunar original está em (3) (linha pontilhada). A fotomicrografia em (b) corresponde a biópsias realizadas entre as posições (1) e (2) em (a). O epitélio metaplásico está incompleto (1), e são vistas células endocervicais colunares subjacentes. A arquitetura glandular ainda está claramente visível (2).

Colposcopia do colo do útero normal   45

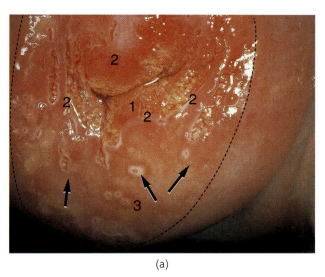
(a)

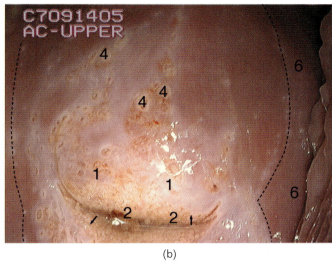
(b)

Figura 4.18 (a) Colpofotografia de uma zona de transformação madura em uma mulher com 38 anos. O epitélio colunar original está em (1), dentro da endocérvice, e a nova junção escamocolunar pode ser facilmente vista em (2). O epitélio escamoso metaplásico maduro está em (3). Dentro dessa área estão pequenos orifícios glandulares abertos (setas). A linha pontilhada marca a junção escamocolunar original, e o epitélio escamoso nativo está situado lateralmente a essa linha. (b) Uma fotografia da zona de transformação imatura mostrando a palidez característica do epitélio imaturo que contrasta com a vermelhidão do epitélio colunar anterior. Esse epitélio é visto em (1). As áreas de epitélio colunar nas fases iniciais da metaplasia são vistas no canal endocervical, (2) adjacentes à nova junção escamocolunar (seta). Vários orifícios glandulares abertos são vistos em (4), e a junção escamocolunar original com a presença da "última glândula" é indicada por uma linha pontilhada. O epitélio escamoso original está em (6).

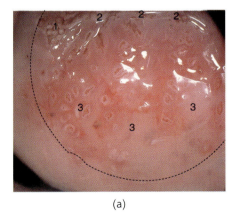
(a)

Figura 4.19 (a) Colpofotografia de uma zona de transformação madura em uma mulher com 39 anos. Há algum epitélio colunar original em (1) dentro da endocérvice, mas a nova junção escamocolunar é vista em (2), estendendo-se até a endocérvice. Em (3), há epitélio escamoso metaplásico maduro com inúmeros orifícios glandulares. Uma inspeção minuciosa revelará a presença de epitélio colunar, rodeado por epitélio escamoso metaplásico. A linha pontilhada demarca a junção escamocolunar original. É difícil diferenciar entre o epitélio escamoso original, que é lateral e está fora desta linha, e o epitélio metaplásico, dentro da linha. A maturação ocorreu com o envelhecimento, e a diferenciação entre os dois é difícil de ser feita; apenas a presença dos orifícios glandulares indica onde ocorreu o processo metaplásico escamoso. (b) Corte histológico mostrando a borda entre o epitélio escamoso original (1) e metaplasia escamosa (à direita) em (2). O epitélio metaplásico é do tipo maduro e envolve criptas glandulares superficiais com metaplasia (3) ocorrendo dentro delas. (c) A imagem com grande aumento do epitélio metaplásico maduro (1), mostrando envolvimento da cripta (2). (d) Corte histológico revelando oclusão ocasional da cripta pelo epitélio escamoso metaplásico imaturo com formação de um cisto de Naboth (1). Os conteúdos do cisto são o produto da secreção celular de muco.

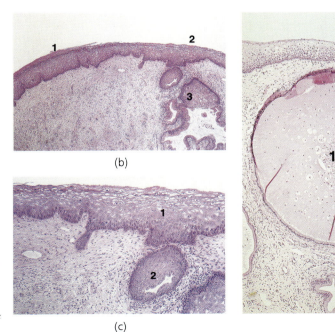
(b)

(c)

(d)

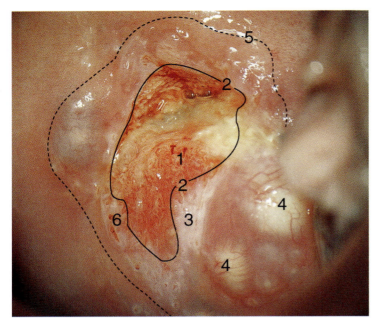 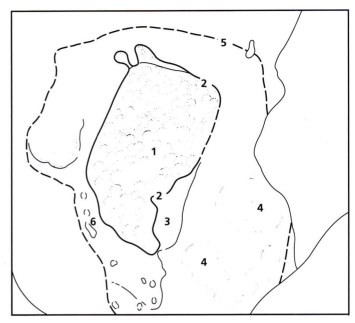

Figura 4.20 Colpofotografia mostrando uma zona de transformação madura com muitos tipos epiteliais. A junção escamocolunar original é marcada pela linha pontilhada e (5). O epitélio colunar original em (1) estende-se para dentro da endocérvice, e o epitélio escamoso metaplásico é visto como uma pequena área cinza em (3). A nova junção escamocolunar está presente com uma linha contínua na posição (2). A área entre (2) e (5) representa a zona de transformação. Várias mudanças durante a adolescência e a gravidez moldaram a composição final desta zona para dar essa aparência na vida adulta. Existem duas outras estruturas notáveis na zona de transformação. Primeiro, os folículos de Naboth em (4) se desenvolveram como resultado da obstrução dos orifícios glandulares ou dos sulcos (ver Figuras 4.18, 4.19a). Eles formaram os cistos de retenção. Dois grandes cistos podem ser vistos nas posições (4), mas cistos menores também aparecem lateralmente. Em segundo lugar, as orifícios glandulares estão presentes na posição (6). Estes orifícios são pequenos se comparados àqueles mostrados nas Figuras 4.18 e 4.19a e representam as margens laterais da zona de transformação. Nesta figura, são limítrofes à extremidade da junção escamocolunar original (linha pontilhada).

Existem quatro padrões distintos de distribuição epitelial no colo do útero de uma adolescente. No primeiro, a ectocérvice medial à junção escamocolunar está completamente coberta pelo epitélio colunar original, mas se retrai completamente para dentro da endocérvice, quando o espéculo é removido. Este é um achado bastante incomum.

No segundo padrão, também muito raro, a ectocérvice fica totalmente, ou quase totalmente, coberta por epitélio escamoso original. A junção escamocolunar está localizada inteiramente, ou quase inteiramente, dentro da endocérvice. O terceiro padrão, muito comum, é o de uma zona de transformação típica ou normal em que existe uma área que engloba o epitélio original colunar e o epitélio escamoso metaplásico (Figuras 4.21-4.23). No quarto e último padrões, os dois tipos epiteliais estão associados a epitélio colposcopicamente atípico, com uma zona de transformação atípica.

4.7 Epitélio do colo do útero durante a gravidez e o puerpério

A gravidez e o parto têm um efeito profundo sobre o epitélio cervical e sobre os tecidos subepiteliais. As alterações que ocorrem durante a gravidez preparam o colo do útero para a enorme tarefa fisiológica que ele deve realizar durante o trabalho de parto, quando o seu diâmetro aumenta 10 vezes. Há poucos órgãos no corpo que apresentam a capacidade de sofrer tais alterações dramáticas em um espaço de tempo tão curto. Além disso, os danos a longo prazo são infrequentes e demonstram a resistência fisiológica deste órgão.

O epitélio sofre as influências hormonais e as alterações metabólicas que ocorrem na região cervicovaginal, durante a evolução da gravidez. Portanto, não é surpreendente observar que as alterações dinâmicas ocorrem em sua estrutura, que podem ser monitoradas com a colposcopia. Os tecidos subepiteliais, compostos por músculo liso, componentes fibrilar e celular, substância e fibras de colágeno dentro de uma matriz gelatinosa, também sofrem intensa mudança. Estas não são menos dramáticas do que aquelas que ocorrem no epitélio, mas não podem ser monitoradas com tanta eficácia.

Mecanismos fisiológicos que ocorrem no colo do útero durante a gestação

O tecido subepitelial é composto, predominantemente, por tecido elástico e por uma pequena quantidade de músculo liso. O tecido elástico é composto por colágeno e elastina. A resistência à tração e a firmeza do colo do útero são derivadas do colágeno, que é a principal proteína da matriz extracelular.

Colposcopia do colo do útero normal   47

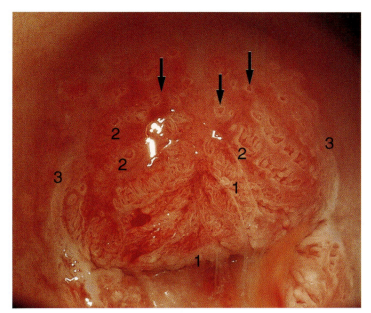

Figura 4.21 Colo do útero de uma adolescente de 14 anos, mostrando a presença de uma zona de transformação normal (típica) com áreas de epitélio colunar original e de epitélio escamoso metaplásico imaturo recém-desenvolvido. O epitélio colunar original está em (1) dentro da endocérvice, e áreas de epitélio metaplásico recém-formado podem ser vistas em (2), dentro da zona de transformação. A junção escamocolunar original está na posição (3). Vários orifícios glandulares podem ser vistos na metade externa da zona de transformação (setas).

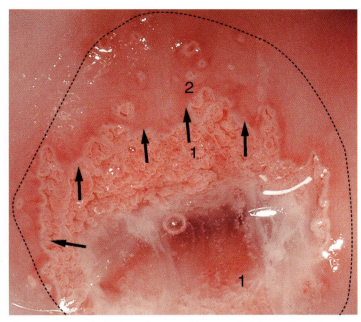

Figura 4.23 O colo do útero de uma adolescente de 16 anos. O epitélio colunar original está em (1), dentro da endocérvice, e a nova junção escamocolunar é mostrada pelas setas. Epitélio escamoso metaplásico desenvolveu-se dentro do epitélio colunar original, e isto pode ser visto em (2). Alguns orifícios glandulares também podem ser vistos neste tecido. A junção escamocolunar original é indicada pela linha pontilhada.

Dois mecanismos fisiológicos operam no colo do útero e em seu epitélio durante a gravidez. São eles:

1 O epitélio endocervical é submetido a dois tipos de processos que o colocam em contato com o ambiente vaginal e o expõem a ele. Estes processos envolvem a eversão do epitélio do canal endocervical e a abertura do orifício cervical externo. Em ambos os casos, o ambiente vaginal e o pH da secreção vaginal entram em contato com o epitélio previamente protegido (Figuras 4.24-4.30).

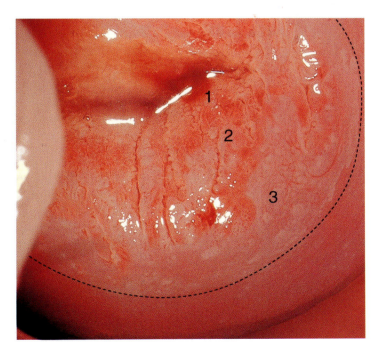

Figura 4.22 O colo do útero de uma adolescente de 15 anos com vida sexual ativa. O epitélio colunar original está em (1). Metaplasia escamosa precoce (imatura) é vista em (2), com fusão de alguns vilos colunares. Sua forma original ainda pode ser vista sob o novo epitélio escamoso metaplásico. Um estágio mais avançado de metaplasia escamosa é visto em (3); o epitélio colunar original é visível apenas como uma estrutura do tipo mosaico em (3). A junção escamocolunar original é marcada por uma linha pontilhada e há uma diferenciação nítida entre as duas formas de metaplasia do epitélio escamoso metaplásico e do epitélio escamoso original (fora da junção escamocolunar original).

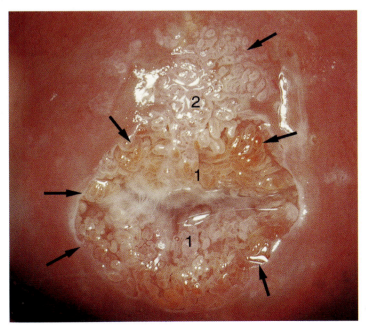

Figura 4.24

2 Como resultado desses dois processos, um estímulo induz no epitélio agora exposto, que, geralmente, é o epitélio colunar original, o desenvolvimento do epitélio escamoso por formação metaplásica. Essas etapas são ilustradas na Figura 4.30.

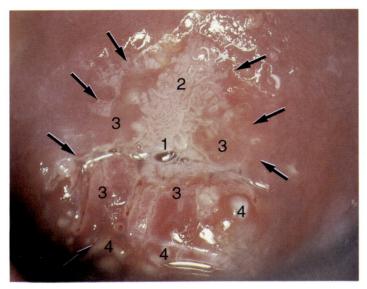

Figura 4.25

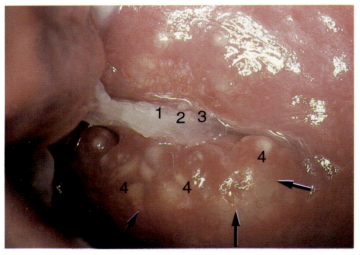

Figura 4.26

Figuras 4.24-4.26 Colpofotografias de um colo de primigesta com 12 (Figura 4.24) e 36 (Figuras 4.25, 4.26) semanas de gestação, com imagens de exposição real e artificial do colo do útero (Figuras 4.24, 4.25) e (Figura 4.26). A imagem real mostra a posição *in vivo* do epitélio do colo do útero e, a partir deste, o processo de eversão pode ser medido. Nas imagens reais, a junção escamocolunar original (mostradas nas setas na Figura 4.26) estende-se para fora, em uma posição ectocervical, conforme a gravidez avança; isto provoca a transformação escamosa metaplásica (2) e (3) do epitélio colunar exposto (1), que, no estado não grávidico, está situado dentro da endocérvice (1). Folículos de Naboth (4) desenvolveram-se dentro da área ocupada pelo novo epitélio escamoso metaplásico.

A frequência e a extensão dessas mudanças dependem principalmente da paridade. Por exemplo, a eversão é mais comum em primíparas, enquanto a abertura do orifício cervical predomina no colo do útero de multíparas. A formação do epitélio escamoso metaplásico ocorre com mais frequência durante a primeira gestação do que durante as gestações subsequentes. O tipo de parto também influencia essas mudanças. Embora, em estudos epidemiológicos, a idade da primeira gestação tenha sido sugerida como fator de risco na etiologia da neoplasia do colo do útero, parece que esse evento está relacionado com a idade da primeira relação sexual e com o número de parceiros sexuais. Contudo, eventos fisiológicos profundos, especialmente a formação de metaplasia escamosa, podem influenciar o desenvolvimento de neoplasia.

4.8 Efeito do parto vaginal sobre o epitélio do colo do útero

Tipos de lesão epitelial causada pelo parto

A passagem do feto através do colo uterino dilatado produz lesões importantes e facilmente reconhecíveis nas áreas subepitelial e epitelial. Observações sequenciais têm demonstrado a presença de quatro tipos específicos de lesão que ocorrem imediatamente após o parto (Figuras 4.31-4.33). Elas incluem: (i) ulceração – uma área reconhecida de forma colposcópica e histológica pela ausência do epitélio original superficial do colo do útero (Figura 4.31); (ii) laceração – uma área definida por uma separação ou corte linear no epitélio e que se estende até o estroma (Figura 4.32); e (iii) contusão – uma área de hemorragia subepitelial descorada, que varia desde pequenas hemorragias petequiais até uma área de extensa contusão (Figura 4.33). Nessas condições, é possível prever a modificação da história natural de qualquer epitélio neoplásico causada por essas lesões. Neste exemplo, podemos observar uma área de epitélio anormal (atípico) ([2] na Figura 4.33), que corresponde a uma lesão neoplásica de alto grau, apresentando um hematoma. A observação seis meses mais tarde mostrou a involução completa dessa lesão.

Figuras 4.27-4.29 (*oposto*) Colpofotografias de um colo de primigesta com 12 (Figura 4.27), 26 (Figura 4.28) e 36 (Figura 4.29) semanas de gestação. Com *12 semanas*, o colo do útero é composto principalmente de epitélio colunar original (1), com uma pequena ilha de epitélio escamoso metaplásico (2). Com *26 semanas*, essas ilhas se alargaram (2) pela fusão dos vilos colunares adjacentes. A metaplasia ainda está em desenvolvimento dentro do epitélio colunar original em (1) e está na segunda fase do processo metaplásico onde já existe fusão dos vilos colunares. Com *36 semanas*, o novo epitélio metaplásico (2) estendeu-se até a junção escamocolunar (3). Alguns vilos colunares não completaram a transformação metaplásica e são vistos em um estágio de repouso em (1). Uma área de epitélio escamoso metaplásico desenvolveu-se adjacente à junção escamocolunar, dando origem à teoria de que este epitélio cresce para dentro e cobre o epitélio colunar original. Este tecido (4) já está visível com 12 e 26 semanas.
A sequência mostrada aqui demonstra claramente a formação de ilhas do novo epitélio metaplásico que se estendem para fora em direção à junção escamocolunar original. Os tipos de tecidos têm as mesmas etiquetas em todas as três fotografias.

Colposcopia do colo do útero normal 53

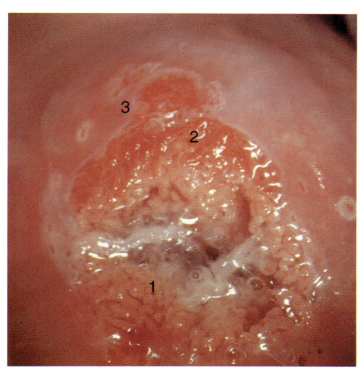

Figura 4.39 Colpofotografia do colo do útero de uma jovem mulher que está tomando contraceptivos orais hormonais. Há edema dos vilos colunares em (1) dentro da endocérvice e mais aglutinação maior em (2). Estruturas polipoides, pequenas e irregulares estão presentes. Obsevam-se epitélio metaplásico imaturo já se desenvolvendo em (3) e a presença de um orifício glandular naquela área. Este padrão de epitélio colunar também pode ser chamado de ectopia ou ectrópio.

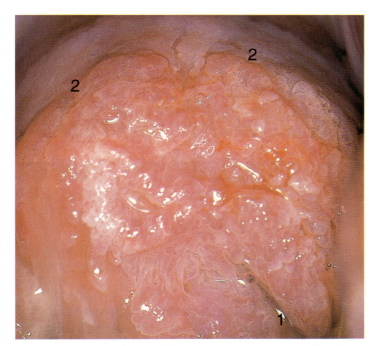

Figura 4.40 O desenvolvimento de ectopia ou ectrópio, com o epitélio colunar situado na ectocérvice, em uma mulher jovem tomando contraceptivos orais esteroides. O canal endocervical está em (1), e a junção escamocolunar original em (2). No meio, há vilos colunares que estão aglutinados e presentes como estruturas irregulares, porém polipoides, pequenas. Isto parece bastante anormal a olho nu e imita a aparência de malignidade. A colposcopia permite que a natureza benigna da lesão seja confirmada.

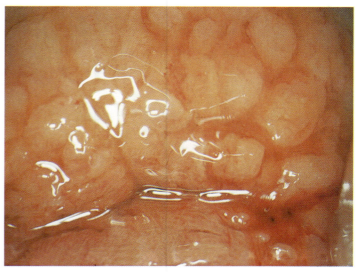

Figura 4.41 Colpofotografia do colo do útero de uma mulher que está tomando contraceptivos orais há 15 anos. Os vilos colunares individuais estão grosseiramente alargados e fundidos, dando uma aparência polipoide. Há uma eversão aparente dessas vilosidades colunares, que se projetam do canal endocervical; isto resulta em um ectrópio ou ectopia.

a superfície. No entanto, sua verdadeira posição é sempre marcada pela posição da última glândula, que pode ser identificada em um corte histológico. É evidente que essas mudanças, que conferem uma aparência exofítica ao colo do útero, podem ser confundidas com as alterações iniciais de carcinoma clínico do colo do útero. É apenas pelo uso da colposcopia que pode ser feita a distinção entre um efeito perfeitamente benigno, resultante dos esteroides do contraceptivo oral e as mudanças malignas. Histologicamente, a hiperplasia endocervical microglandular é uma condição clássica dessa situação (Figuras 4.42 e 4.43). Ocorre em razão da ação progestogênica sobre o epitélio. Esta condição também pode ser observada em mulheres grávidas ou com pólipos cervicais.

Os esfregaços do colo do útero de mulheres que fazem uso de anticoncepcional variam consideravelmente, podem apresentar um padrão quase atrófico, com células predominantemente parabasais, podem apresentar um padrão bem estrogenizado, predominantemente com células escamosas superficiais. Nas mulheres que tomam anticoncepcionais com uma dose elevada de progestógeno, o muco cervical pode ficar muito espessado e, geralmente, os esfregaços podem ser insatisfatórios, em decorrência de um grau excessivo de aglutinações e dobras celulares e pela presença de grande número de bacilos de Döderlein. Nesses casos, o uso da colposcopia se torna importante.

4.11 A zona de transformação congênita

Em muitas mulheres jovens, existem áreas de epitélio leucoacético, com cor branca intensa, com imagem de pontilhado fino ou mosaico regular, que geralmente estão situadas próximo à zona de transformação formada recentemente. O epitélio é não glicogenado e representa uma forma de metaplasia escamosa imatura. Alguns autores acreditam que ele representa a metaplasia escamosa, que ocorreu tardiamente na vida fetal e, portanto, a área dentro da qual esse epitélio é encontrado é chamada zona de transformação congênita. Esta zona de transformação apresenta muitas semelhanças com a metaplasia escamosa encontrada mais tarde na vida. A maturação do epitélio escamoso está incompleta, e pode haver distúrbios da maturação, que podem aparecer na forma de maturação excessiva da superfície, acompanhada de queratinização, ou maturação tardia e incompleta das camadas mais profundas.

Há também um padrão histológico característico (Figura 4.44b,c), em que há espessamento das papilas do estroma, formando uma rede ramificada de brotos do estroma, subdividindo o epitélio superficial em campos separados, produzindo uma imagem de mosaico ou de pavimentação desordenada. Muitas vezes, ocorre hiperceratose e paraceratose (formação de camadas de células queratinizadas que mantêm seus núcleos, embora estes se tornem picnóticos) na superfície epitelial, formando a imagem colposcópica de leucoplasia, decorrente do espessamento dessas camadas.

Estas alterações têm sido encontradas no colo do útero de mulheres virgens e colo uterino fetal. Podem apresentar padrões diversos como descrito a seguir.

1. Um formato triangular que se estende sobre os lábios anterior e posterior do colo do útero e sobre a vagina e se encontra em situação caudal à zona de transformação mais recentemente formada (Figura 4.45a, b).
2. Áreas isoladas na cúpula vaginal, anterior ou posterior, com uma conexão tênue com a junção escamocolunar. Tais áreas podem mostrar evidências de queratose irregular (Figuras 4.46-4.48).
3. Uma área irregular que se projeta transversalmente a partir do colo do útero, estendendo-se para o fórnice lateral da vagina e contida dentro dos limites da zona de transformação (Figura 4.44a).

Estas condições são benignas, mas sua natureza muito bizarra pode confundir o colposcopista inexperiente, que pode interpretá-las como um indicativo de lesão pré-maligna do câncer do colo do útero. Essas áreas também podem apresentar características colposcópicas de epitélio anormal (atípico), ou seja, áreas acetobrancas e alterações vasculares, como pontilhado e mosaico, sendo designada de zona de transformação atípica. Alguns exemplos dos vários padrões são apresentados nas Figuras 4.44-4.48a, em que é vista uma combinação de epitélios anormais (atípicos), indicativos não só da zona de transformação congênita, mas também de casos de infecção subclínica por papilomavírus (SPI) (Figuras 4.49-4.53). Não é raro encontrar os dois tipos de epitélio coexistindo em mulheres jovens. O manejo clínico dessas situações pode ser difícil, quando o resultado da citologia for anormal, especialmente se for uma alteração de baixo grau. As alterações epiteliais, anormais (atípicas) e as alterações de SPI, são notáveis, e o colposcopista inexperiente poderá confundir essas alterações com as alterações de doença de alto grau. Em tais circunstâncias, recomenda-se a realização de várias biópsias por punção, para análise histológica.

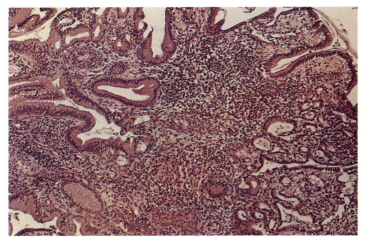

Figura 4.42

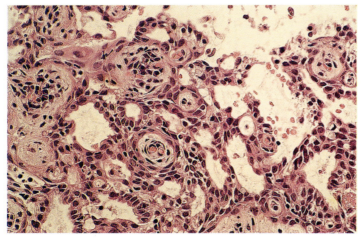

Figura 4.43

Figuras 4.42 e 4.43 A histologia de uma biópsia do colo do útero de uma mulher com um histórico de uso de contraceptivos orais a longo prazo; a hiperplasia endocervical microglandular (MEH) é evidente. A Figura 4.42 mostra uma imagem de baixa potência, e a Figura 4.43, uma imagem com maior ampliação. Criptas superficiais do colo do útero múltiplas e, aparentemente, complexas, estão presentes, e numerosos pequenos espaços glandulares estão revestidos por células cuboides regulares. Os núcleos são uniformes e vesiculares, com nucléolos ocasionais. Figuras mitóticas não estão presentes aqui, mas, às vezes, podem ser encontradas. Vacúolos também aparecem em uma posição extracelular. As células do estroma estão presentes entre os elementos glandulares e têm a aparência de células de reserva. Duas características importantes da MEH são a presença de núcleos irregulares e a ausência de figuras mitóticas. Estas características são importantes para diferenciar esta condição do carcinoma invasivo.

Colposcopia do colo do útero normal 55

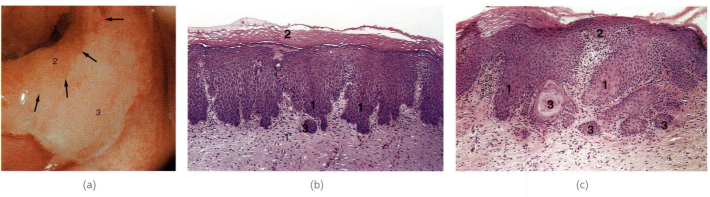

(a) (b) (c)

Figura 4.44 (a) Uma colpofotografia do colo do útero de uma menina de 14 anos e não ativa sexualmente, mostrando o epitélio colunar original endocervical (1) com metaplasia inicial já em desenvolvimento em (2). Os limites laterais (seta) da zona de transformação estão na junção escamocolunar original; caudal a ela existe uma grande área de epitélio com mosaicos fino e regular (3). Esta área representa uma forma da zona de transformação congênita. (b) Uma biópsia por punção da área de mosaico semelhante àquela vista na Figura 4.46. Observa-se a imagem de acantose típica (1) da zona de transformação congênita. O epitélio também mostra paraqueratose leve (2). As papilas do estroma estão alongadas, e os vasos se estendem entre elas e na direção da superfície, dando origem ao padrão de mosaico fino visto colposcopicamente. Botões do epitélio escamoso são visíveis em (3). (c) A biópsia feita na área de uma zona de transformação congênita mostra cristas interpapilares acantóticas (1) com paraqueratose em (2). O epitélio é benigno. Botões epiteliais com formação de pérolas estão presentes em (3).

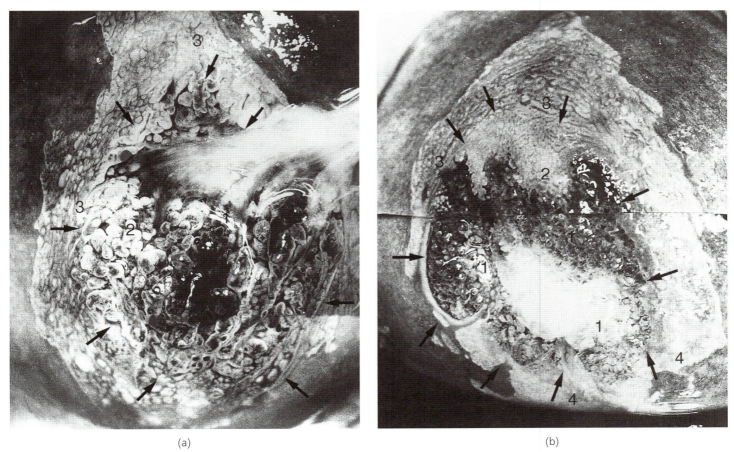

(a) (b)

Figura 4.45 O primeiro padrão da zona de transformação congênita mostra mosaico fino regular que se estende anterior e posteriormente para os fórnices da vagina. Em (a), o canal endocervical está em (1), e o epitélio metaplásico precoce está se desenvolvendo dentro do epitélio colunar original em (2). A zona de transformação original, com seu limite concêntrico, identificada como a junção escamocolunar original, está indicada pelas setas. O epitélio com padrão de mosaico fino e regular da zona de transformação congênita (3) está caudal a esta linha e se estende anterior, lateral e posteriormente para os fórnices da vagina. Em (b), existe epitélio colunar original em (1), e a junção escamocolunar original, marcando os limites laterais da zona de transformação, é indicada pelas setas. Em (2), há uma área de epitélio liso acetobranco, indicativo de metaplasia imatura. Caudal à junção escamocolunar original estão elementos da zona de transformação congênita. No lábio anterior em (3), existe uma área fina, em mosaico regular e pontilhado que se estende lateral e posteriormente como tecido ceratótico irregular. As biópsias de tecidos nas áreas em (3) e (4) mostram um tipo muito acantótico de epitélio. Este é caracterizado por papilas estromais acentuadamente alongadas com cumes estromais clássicos, subdividindo a superfície do epitélio em áreas discretas, resultando na aparência de mosaico. A queratinização é vista na superfície, em especial na zona (4).

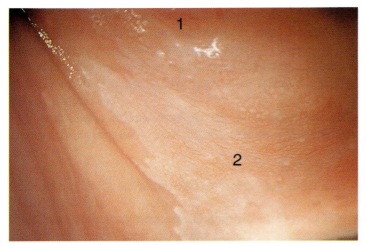

Figura 4.46 A zona de transformação congênita que se estende para o fórnice posterior em (2). A zona de transformação do colo do útero, logo abaixo da endocérvice, é vista em (1).

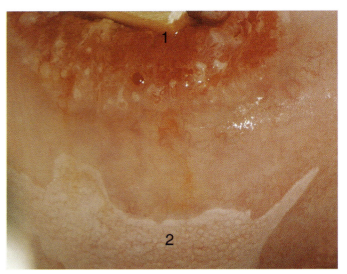

Figura 4.48 Uma área de epitélio muito fino e irregular (2) que provavelmente está relacionado com a zona de transformação vista em (1). No entanto, o epitélio em (2) está em uma área de epitélio escamoso original, e isto pode representar outra forma de zona de transformação congênita. Será preciso fazer o diagnóstico diferencial da neoplasia intraepitelial vaginal, e o único método de diagnóstico é através de biópsia por punção e exame anatomopatológico.

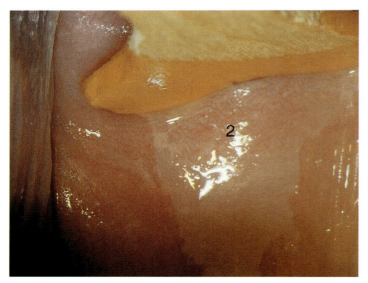

Figura 4.47 Um exemplo da zona de transformação congênita com a área triangular muito fina e mosaico regular, com coloração branca após a aplicação de ácido acético (2); a zona de transformação se estende para o fórnice posterior. A falta de glicogenação resultará neste epitélio esbranquiçado após a aplicação da solução de iodo de Schiller.

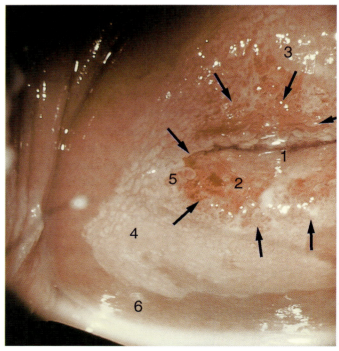

Figura 4.49 Colpofotografia do colo do útero de uma menina de 14 anos não ativa sexualmente, mostrando o epitélio colunar original dentro da endocérvice em (1) e o início do desenvolvimento de metaplasia imatura em (2). O contorno da zona de transformação é indicado pelas setas na junção escamocolunar original. Caudal a essa junção – no lábio anterior em (3) – há uma área triangular de mosaico muito fino, que é indicativo da zona de transformação congênita. Existe outra área assim, no lábio posterior do colo do útero, onde ela se estende ao fórnice vaginal na área (4). No entanto, a presença de um pequeno condiloma em (5) e uma lesão "satélite" em (6) sugere infecção subclínica por papilomavírus (SPI). Neste colo do útero, existe uma mistura de características da zona de transformação congênita e SPI. Biópsia da área em (4), mostrada na Figura 4.50, revela a presença de cristas interpapilares acantóticas e de características histológicas sugestivas de infecção pelo papilomavírus do humano.

Colposcopia do colo do útero normal   57

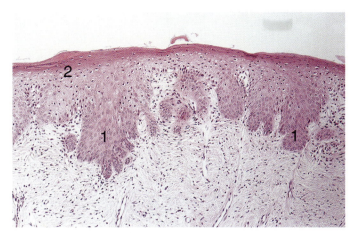

Figura 4.50 Fotomicrografia mostrando cristas interpapilares acantóticas (1) que são indicativas da zona de transformação congênita associada a epitélio extremamente espessado com células vacuolizadas que parecem coilócitos (2). Esta aparência sugere uma infecção pelo papilomavírus humano. Este tipo de morfologia aparece em uma biópsia feita a partir da área (4) na Figura 4.49.

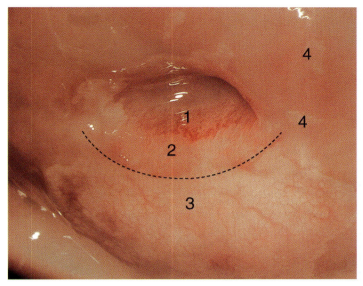

Figura 4.52 Colpofotografia do colo do útero de uma jovem de 15 anos sexualmente ativa; este é outro exemplo de uma zona de transformação congênita e infecção subclínica por papilomavírus (SPI). O epitélio original endocervical está em (1), e uma área de metaplasia escamosa imatura está presente em (2). A provável junção escamocolunar original é indicada pela linha pontilhada. Caudal a essa linha, e estendendo-se para o fórnice vaginal posterior, está uma área de mosaico fino (3). Embora indicativo de zona de transformação congênita, seu contorno irregular e a presença de algumas áreas maiores de mosaico e algumas lesões satélite (4) sugerem a presença de uma área associada de SPI. Biópsias por punção confirmam a impressão colposcópica.

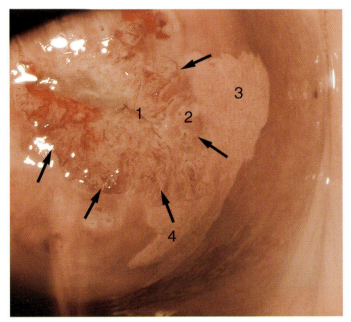

Figura 4.51 O colo do útero de uma jovem de 14 anos e sexualmente ativa. O epitélio colunar endocervical está em (1), contíguo com uma área de metaplasia imatura em (2). O contorno da junção escamocolunar original está indicado pelas setas. Caudal a essa área está localizada uma porção de mosaico regular fino que é indicativo da zona de transformação congênita (3). No entanto, sua borda superior é irregular e apresenta uma lesão satélite associada, visível em (4), que é altamente sugestiva de infecção subclínica por papilomavírus (SPI). Biópsia dessa área mostra a presença de acantose com cristas interpapilares espessas, mas também há evidências de SPI.

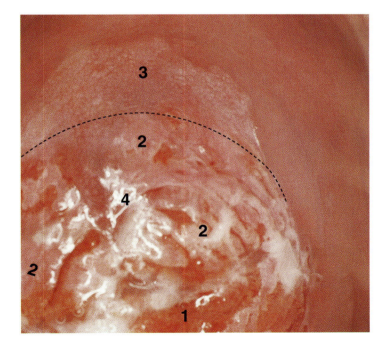

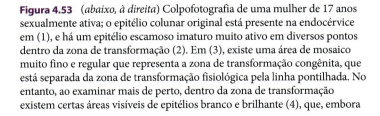

Figura 4.53 (*abaixo, à direita*) Colpofotografia de uma mulher de 17 anos sexualmente ativa; o epitélio colunar original está presente na endocérvice em (1), e há um epitélio escamoso imaturo muito ativo em diversos pontos dentro da zona de transformação (2). Em (3), existe uma área de mosaico muito fino e regular que representa a zona de transformação congênita, que está separada da zona de transformação fisiológica pela linha pontilhada. No entanto, ao examinar mais de perto, dentro da zona de transformação existem certas áreas visíveis de epitélios branco e brilhante (4), que, embora acentuado pelos reflexos do *flash*, sugerem infecção pelo papilomavírus humano (HPV). A biópsia da área (4) revela a presença de cristas interpapilares acantóticas com epitélio espesso associado, coilocitose e outras características de infecção subclínica por papilomavírus. Este caso demonstra, mais uma vez, a dificuldade de diferenciar entre o epitélio colposcopicamente sugestivo da zona de transformação congênita e epitélio que está infectado pelo HPV. Embora essas alterações representem o epitélio anormal (atípico), elas são de uma natureza menor, e o diagnóstico final só pode ser determinado a partir de biópsia e da patologia resultante.

> **Resumo**
> - O epitélio colunar do colo do útero se origina durante a vida fetal a partir do epitélio mülleriano, e o epitélio escamoso origina-se da placa vaginal.
> - A zona de transformação fica situada entre a nova junção escamocolunar e a junção escamocolunar original. A zona de transformação tende a se retrair na endocérvice em 40% das mulheres com mais de 50 anos de idade.
> - A zona de transformação congênita representa uma forma de metaplasia escamosa imatura. Ela pode apresentar características colposcópicas de epitélio anormal (ou seja, alterações vasculares acetobrancas, pontilhado e mosaico).
> - Mudanças metaplásicas na zona de transformação são estimuladas por alterações do pH vaginal durante a menarca ou na gravidez. O processo de desenvolvimento da metaplasia escamosa varia em cada indivíduo.

4.12 Leitura complementar

Bright P, Turner A, Morrison C, *et al.* Hormonal contraception and area of cervical ectopy: a longitudinal assessment. *Contraception* 2011;84:512–19.

Burghardt E. *Colposcopy, Cervical Pathology, Textbook and Atlas*, 2nd edn. Stuttgart, Germany: Georg Thieme Verlag, 1991.

McDonnell JM, Emens JM, Jordan JA. The congenital cervicovaginal transformation zone in sexually active young women. *Br J Obstet Gynaeco l* 1984;91:580–4.

Moscicki AB, Burt VG, Kanowitz S, *et al.* The significance of squamous metaplasia in the development of low grade squamous intraepithelial lesions in young women. *Cancer* 1999;85:1139–44.

Singer A. The uterine cervix from adolescence to the menopause. *Br J Obstet Gynaecol* 1975;82:81–9.

Singer A. Anatomy of the cervix and physiological changes in cervical epithelium. In: Fox H, Well M (eds) *Haines and Taylor Obstetrical and Gynaecological Pathology.* New York, NY: Churchill Livingstone, 1995, pp. 225–48.

Wright TC, Ronnet BM, Ferenczy A. Benign diseases of the cervix. In: Kurman RJ, Ellenson LH, Ronnett BM (eds) *Blausrein's Pathology of the Female Genital Tract*, 6th edn. New York, NY: Springer-Verlag, 2011, pp. 156–61.

CAPÍTULO 5

Citologia e rastreamento de lesões pré-malignas de câncer do colo do útero

5.1 Introdução

As células de lesões pré-malignas do câncer de colo do útero não causam sintomas e só podem ser detectadas por testes de rastreamento populacional. O emprego da citologia para prever lesões histológicas remonta a década de 1940, quando se tornou evidente que os esfregaços do colo do útero continham células atípicas com diferentes graus de maturação citoplasmática, espelhando as lesões histológicas. A citologia do colo do útero tornou-se o teste de rastreamento padrão para detectar as lesões pré-malignas e o câncer de colo do útero com a introdução do esfregaço de Papanicolaou, em 1941.

5.2 Classificações citológicas

Classificação de Papanicolaou

A nomenclatura citológica das células escamosas do colo do útero não mudou muito desde a classificação de Papanicolaou, em 1943. As células escamosas "discarióticas" são células com aparência nuclear anormal. A "Cavitação perinuclear" está relacionada com discariose das células escamosas superficiais e intermediárias e parece regredir espontaneamente. Mais tarde, essa "cavitação" foi chamada de coilocitose por Koss *et al.*, em 1956. Meisels e Fortin, em 1976, e Purola e Savia, em 1977, demonstraram que essas alterações estavam associadas aos efeitos citopáticos causados pelo papilomavírus humano (HPV).

O sistema de Papanicolaou para a citologia geral apresenta 5 classes de alterações celulares, categorizadas com numerais romanos de I a V:

I   Negativo.
II   Células atípicas, mas não neoplásicas.
III Suspeita de células neoplásicas.
IV Fortemente sugestivo de células neoplásicas.
V   Células malignas.

Essa classificação foi usada também para a citologia cervical, mas foi modificada por diferentes usuários em diferentes países.

Classificação da Sociedade Britânica de citologia clínica

A Sociedade Britânica de Citologia Clínica (BSCC), em 1986, procurou aperfeiçoar o trabalho de Papanicolaou e criou uma terminologia citológica mais parecida com o sistema histológico de neoplasia intraepitelial do colo do útero (CIN).

Os núcleos discarióticos, sem considerar as outras características celulares, foram classificados nas categorias leve, moderada e grave, o que prediz CIN1, 2 ou 3. Um grau limítrofe, similar à classe II de Papanicolaou, foi descrito no Reino Unido por um grupo de trabalho do Programa de Rastreamento do Colo do Útero do Serviço Nacional de Saúde (NHS), em 1994.

Sistema Bethesda

Nos Estados Unidos, o Instituto Nacional do Câncer desenvolveu um sistema chamado "O Sistema Bethesda" (TBS) para descrever os esfregaços vaginais e cervicais (Workshop Nacional de Câncer 1988; Tabela 5.1).

As questões mais importantes, abordadas no primeiro Workshop Nacional de Câncer, em 1988, (e, posteriormente, modificadas em 1991 e 2001) foram: recomendar que uma apreciação sobre a adequação do material fosse feita; incorporar as recomendações da citopatologia, considerando o acompanhamento e substituir a classificação numérica da classificação de Papanicolaou por um sistema descritivo com distinção entre as atipias indeterminadas (células escamosas atípicas de significância indeterminada [ASCUS]) e as lesões intraepiteliais escamosas de baixo e alto graus (LSILs e HSILs, respectivamente).

A revisão mais recente, realizada em 2001, redefiniu o sistema anteriormente descrito:

1. Eliminou a apreciação de adequação da amostra.
2. Agrupou as categorias previamente denominadas "alterações celulares negativas e benignas" em uma única categoria "negativa".
3. Renomeou ASCUS como "células escamosas atípicas" (ASCs) e incluiu ASC-H como "células escamosas atípicas, não é possível excluir lesão de alto grau".
4. Renomeou "células glandulares atípicas de significância indeterminada" (AGCUS) como células glandulares atípicas e incluiu (AGC-NOS) para "células glandulares atípicas, não especificadas" e AGC "células glandulares atípicas que favorecem neoplasia".

Este sistema tem, basicamente, três categorias de achados:

1. Citologia normal.
2. ASCUS.
3. Alterações celulares sugestivas de:
   (a) LSIL
   (b) HSIL.

Tabela 5.1 A classificação do Sistema Bethesda (2001) para células anormais
Células escamosas atípicas
Células escamosas atípicas de significado indeterminado (ASC-US)
Células escamosas atípicas – não pode excluir HSIL (ASC-H)
Lesão intraepitelial escamosa de baixo grau (LGSIL ou LSIL)
Lesão intraepitelial escamosa de alto grau (HGSIL ou HSIL)
Carcinoma de célula escamosa
Células glandulares atípicas não especificadas (AGC-NOS)
Células glandulares atípicas, suspeitas de AIS ou câncer (AGC-neoplásica)
Adenocarcinoma *in situ* (AIS)

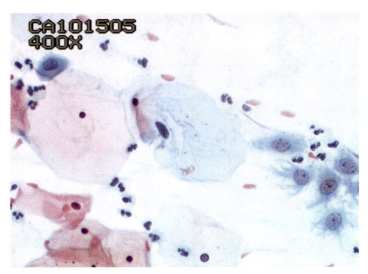

Figura 5.1 Esfregaço normal corado na citologia de base líquida. Células escamosas superficiais são as células maduras eosinófilas/orangeofílicas com um pequeno núcleo uniforme. Uma camada intermediária (camada média) de células escamosas também está presente. Células metaplásicas estão presentes com processos citopoiéticos. Neutrófilos muito ocasionais são vistos em um fundo limpo.

As diferenças fundamentais entre a classificação TBS e BSCC são:
1 Na categoria menor de baixo grau da TBS, a atipia coilocitótica é considerada como indistinguível da discariose leve e foi incorporada em LSIL.
2 A categoria de alto grau maior incorpora as alterações da CIN2 e CIN3.

A terminologia reconhece a possibilidade frequente de regressão e utiliza o termo "lesão e não neoplasia". Na prática, com o uso do novo sistema, observou-se um grande aumento de resultados inconclusivos, de ASCUS ou AGCUS (ver seção 5.5). No entanto, isto provavelmente é uma consequência dos litígios envolvendo as avaliações falso-negativas nos Estados Unidos e não uma crítica à classificação.

Citologia normal
Um esfregaço do colo do útero normal apresenta:
1 As células do epitélio escamoso original da ectocérvice, incluindo células escamosas orangeofílicas maduras com uma razão núcleo/citoplasmática baixa e um núcleo menor do que 6 mm de diâmetro; células intermediárias ou naviculares glicogenadas e células escamosas parabasais com uma razão núcleo/citoplasmática alta.
2 Células do epitélio colunar do canal endocervical.
3 Células do epitélio metaplásico da zona de transformação.
4 Células de outras partes do trato genital, como, por exemplo, células endometriais.
5 Histócitos, leucócitos e hemácias.
6 Flora vaginal normal (lactobacilos, *Gardnerella vaginalis*, *Leptothrix vaginalis*).
7 Contaminantes, por exemplo, espermatozoides, grânulos de talco.
8 Filamentos de muco do colo do útero.

Esta é uma lista de rotina, mas não é completa. Se o esfregaço não apresentar discariose, o laudo do esfregaço é descrito como normal ou negativo (Figura 5.1).

> **Terminologia**
> - Existem diferenças nas terminologias usadas nos Estados Unidos, Europa e Reino Unido.
> - Sistema Bethesda é amplamente utilizado nos Estados Unidos e em alguns países da Europa/Ásia, e a classificação da Sociedade Britânica de Citologia Clínica é utilizada no Reino Unido e em uma minoria de países da União Europeia.

5.3 Laudo citológico

Padrão citológico básico
O tipo de célula epitelial de um esfregaço do colo do útero é determinado pelas seguintes características:
1 Grau de maturação do epitélio do colo do útero.
2 Localização da junção escamocolunar.
3 Presença de alteração metaplásica no colo do útero.
4 Estágio do ciclo menstrual em que esfregaço foi feito.

Vários padrões citológicos básicos podem ser reconhecidos.

Sob a influência do estrógeno sem oposição, o epitélio escamoso do colo do útero fica mais espesso, e um esfregaço feito na metade do ciclo apresenta numerosas células escamosas superficiais. Na prática, a maioria dos esfregaços apresenta um nível intermediário de maturação, provavelmente refletindo o uso de contraceptivos orais.

> **Citologia normal**
> - É um esfregaço claro e com células não obscurecidas que representa a zona de transformação sem discariose.

Adequação do esfregaço (Figura 5.2)
A avaliação da adequação da amostra é considerada o único e mais importante item de garantia da qualidade do procedimento fornecida pelo laboratório. No entanto, existem muitas controvérsias

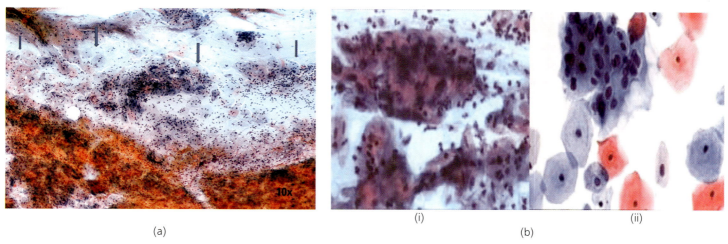

Figura 5.2 (a) Um esfregaço convencional de Papanicolaou em que a maior parte das células escamosas (marcado por setas) está obscurecida por hemácias e muco espesso. (b) A comparação entre um Papanicolaou convencional (i), difícil de interpretar, e o esfregaço de citologia de base líquida (ii), que tem um fundo limpo e fácil de interpretar.

sobre como caracterizar um esfregaço adequado. A definição de esfregaço adequado de acordo com o número de células não é prática. A celularidade do epitélio escamoso é extremamente variável. A presença de células escamosas metaplásicas e endocervicais não indica, de forma confiável, se houve uma amostra direta do canal endocervical. Considerando que a pessoa que realizou o esfregaço visualizou totalmente o colo do útero e realizou uma varredura completa de 360° para obter a amostra, o esfregaço convencional é considerado adequado se:

1. Não estiver obscurecido por sangue ou exsudato ou artefato neutrofílico sobreposto (Figura 5.2a).
2. Não for composto somente por células endocervicais.
3. Estiver adequadamente fixado em álcool sem dissecção.
4. Não estiver excessivamente espesso, em razão da má técnica de distribuição do esfregaço na lâmina.

A introdução da citologia de base líquida (LBC), incluindo os métodos de ThinPrep e de SurePath, melhorou muito a adequação do esfregaço, fornecendo amostras mais claras para interpretação. O excesso de sangue, muco e exsudato neutrofílico é lavado, e as amostras de LBC apresentam células mais uniformemente distribuídas. Na Figura 5.2b, o esfregaço convencional (Figura 5.2bi) é comparado à amostra feita por LBC (Figura 5.2bii).

Adequação do esfregaço
- A citologia de base líquida reduziu o número de esfregaços inadequados, lavando sangue, muco e detritos tradicionalmente vistos em esfregaços de Papanicolaou.
- A identificação das células endocervicais não é mais considerada um pré-requisito para descrever a adequação do esfregaço.

Esfregaços atróficos (Figura 5.3)
Os esfregaços atróficos podem dificultar a avaliação citológica na menopausa e no pós-parto. A falta de estrogênio torna o epitélio mais fino, com aumento das células parabasais, que podem-se apresentar agrupadas ou como tiras (Figura 5.3a) de núcleos parabasais, imitando a discariose (Figura 5.3b).

A celularidade do esfregaço geralmente é baixa, e a zona de transformação pode ser mal representada, decorrente de sua retração no canal endocervical. Esta é a base teórica para tratar essas pacientes com estrogênios antes de refazer o esfregaço, diminuindo as dificuldades de avaliação citológica associadas às células imaturas e com alterações inflamatórias.

Anormalidades limítrofes (Figura 5.4)
Na nomenclatura BSCC, a categoria de "alterações nucleares limítrofes" (BNC) é usada largamente para se referir à "atipia nuclear associada ao HPV" (Figura 5.4a-c). O TBS, em 1988, criou a categoria ASCUS para identificar o subconjunto de atipias escamosas que não pode ser designado como benigno ou pré-invasivo. A categoria foi renomeada como ASCs na revisão de 2001, e foi feita uma subdivisão em 2 categorias de ASCUS e ASC-H, que é o "ASCs" que não pode descartar HSIL.

A abordagem mais recente incorporando o teste de HPV para a categoria BNC ou ASC poderá auxiliar a definir melhor esta categoria incerta. No entanto, para que o teste de HPV seja eficaz, é fundamental que esta categoria não inclua os casos com atipia inflamatória ou atipia reativa.

Alterações nucleares limítrofes
- A classificação da Sociedade Britânica de Citologia Clínica inclui coilocitose na categoria de "alterações nucleares limítrofes", e no Sistema Bethesda a coilocitose está incluída na categoria de "lesão intraepitelial escamosa de baixo grau".
- "Células escamosas atípicas de significado indeterminado" e "células glandulares atípicas de significado indeterminado" são as categorias limítrofes do Sistema Bethesda para células escamosas e glandulares atípicas, respectivamente, de significado indeterminado.

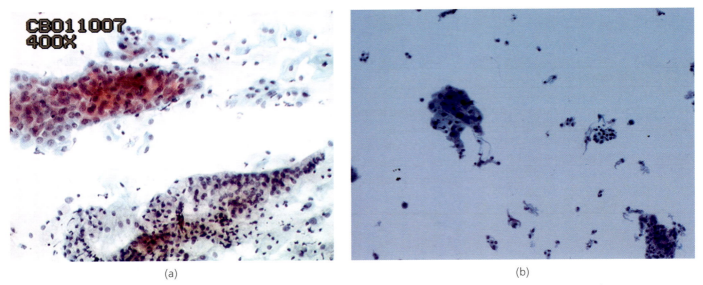

Figura 5.3 (a) Um esfregaço atrófico na pós-menopausa com acúmulo de células escamosas suprabasais em lençol. Maturação normal está ausente, e essas células podem imitar as células discarióticas suprabasais, associadas à doença grave. (b) Um esfregaço atrófico paucicelular com inúmeras células parabasais dispostas em faixa ou de forma isolada, cuja proporção núcleo-citoplasmático deve ser cuidadosamente avaliada para evitar que anormalidades de alto grau passem despercebidas.

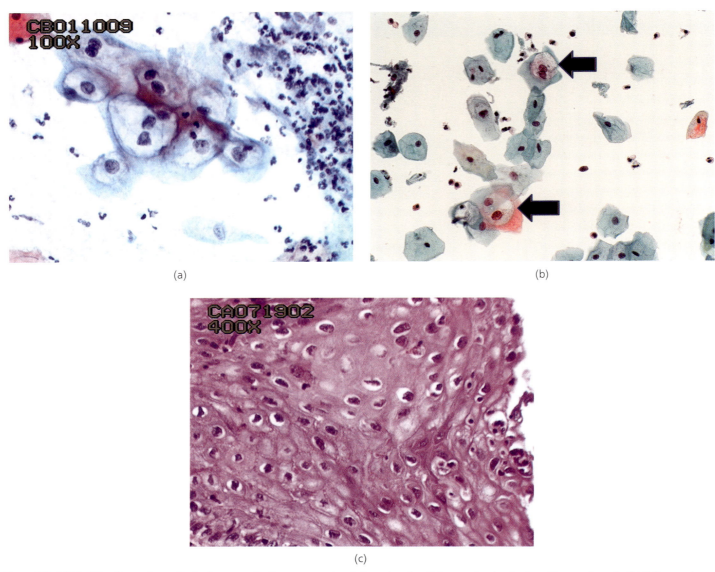

Figura 5.4 (a) Modificações nucleares limítrofes com coilocitose mostrando o halo perinuclear típico com borda citoplasmática condensada. (b) Esfregaço de células escamosas atípicas de significado indeterminado/alterações nucleares limítrofes com coilócitos proeminentes mostrando um halo citoplasmático bem definido (indicado por setas) em meio às células escamosas intermediárias. (c) Hematoxilina e eosina (H&E) parte de uma biópsia do colo do útero mostrando uma verruga viral associada à alteração coilocítica. As características citológicas de um coilócito na seção H&E são semelhantes às observadas nos esfregaços.

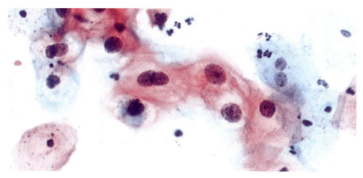

Figura 5.5 Lesão intraepitelial escamosa de baixo grau/discariose leve com coilocitose. Muitas células mostram núcleos discretamente aumentados com um padrão de cromatina granular grosseira. Células ocasionais mostram halo perinuclear citoplasmático com uma margem marcada do vacúolo. Há células binucleadas ocasionais. Esses são coilócitos típicos com baixo grau de atipia.

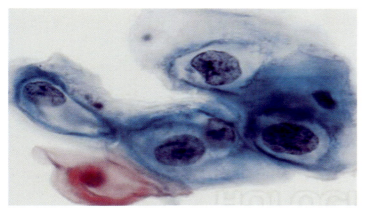

Figura 5.6 Lesão intraepitelial escamosa de baixo grau (LSIL)/discariose leve com coilocitose. As células mostram coilocitose típica, mas têm um padrão de cromatina mais grosseiro com leve aumento da relação nuclear-citoplasmática e uma membrana nuclear irregular em conformidade com discariose leve e coilocitose/LSIL.

Lesões intraepiteliais escamosas de baixo grau/discariose leve (Figuras 5.5, 5.6)

Este padrão se caracteriza pela visualização de células escamosas intermediárias ou superficiais, com aumento do núcleo (geralmente de três vezes) e hipercromasia, juntamente com células normais (Figura 5.5). Os núcleos apresentam uma membrana nuclear lisa, com pequenas irregularidades no formato e no contorno nuclear. Existe hipercromasia, que se pode apresentar com um padrão de cromatina finamente granular ou com densidade nuclear uniformemente aumentada com aparência opaca (Figura 5.6). Essas alterações podem ser confundidas com alterações causadas pela infecção por *Trichomonas*, que se apresenta com halos perinucleares discretos, com as alterações associadas à pós-menopausa com aumento dos núcleos e com as alterações nucleares reativas não específicas, que causam uma discreta atipia nuclear.

> **Lesões intraepiteliais escamosas de baixo grau/discariose leve**
> - Presença de discreto aumento dos núcleos e hipercromasia; no entanto, pelo menos dois terços da célula são compostos por citoplasma.

Lesões intraepiteliais escamosas de alto grau/discarioses moderada e grave (Figuras 5.7, 5.8, 5.9)

Os esfregaços citológicos de HSIL/discarioses moderada e grave são caracteristicamente menos maduros e apresentam uma maior relação núcleo-citoplasmática que aqueles de LSIL (Figura 5.7a-c). O aumento nuclear é similar ao encontrado na LSIL, mas como a razão núcleo-citoplasmática é maior, as células parecem menores (Figura 5.8a, b). A hipercromasia, com cromatina grosseira, e as irregularidades da membrana nuclear são mais graves do que na LSIL (Figura 5.7c). Estas células são dispostas em grupos coesos ou como células individuais (Figura 5.9a, b). A HSIL/discarioses moderada e grave pode ser confundida com alterações atróficas, que se apresentam com uma relação núcleo-citoplasmática aumentada, porém tem maior regularidade no contorno nuclear e ausência de cromatina grosseira, com amostras do segmento uterino inferior, onde os grupos sinciciais podem ser confundidos com HSIL; e com adenocarcinoma *in situ* (AIS), que pode ser difícil de diferenciar de HSIL.

> **Lesões intraepiteliais escamosas de alto grau/discarioses moderada e grave**
> - Há aumento significativo da relação núcleo-citoplasmática.
> - As células aparecem mais hipercromáticas, imaturas e menores, com um contorno nuclear irregular.

Alterações citológicas sugestivas de invasão (Figura 5.10)

O principal e mais confiável padrão de invasão em um esfregaço do colo do útero é a presença de "diátese" ulcerativa ou tumoral (Figuras 5.10, 5.11). Caracteriza-se pela presença de células epiteliais escamosas pleomórficas, ceratinizadas e parabasais com núcleos pálidos e, muitas vezes, degenerados, juntamente com exsudato celular inflamatório, células tumorais necróticas (fantasma) e hemácias (Figuras 5.12, 5.13a, b). No entanto, as lesões de CIN3 de cripta, do tipo comedo, podem ser confundidas com esses aspectos vistos nos esfregaços com citologia de invasão.

> **Critérios citológicos de invasão**
> - Diátese tumoral composta por hemácias, material necrótico e células atípicas fusiformes/semelhantes a girinos são características de tumor invasivo.
> - A identificação de diátese tumoral é mais difícil de ser feita em esfregaços de citologia de base líquida do que nos esfregaços convencionais.

5.4 Encaminhamento clínico

Em alguns países, o laudo citológico inclui recomendações de referência para colposcopia ou para outros serviços especializados de ginecologia. Diferentes recomendações são feitas de acordo com o nível de ansiedade da paciente, com as expectativas de intervenção, com os recursos colposcópicos disponíveis e com as percepções social e clínica do significado da doença.

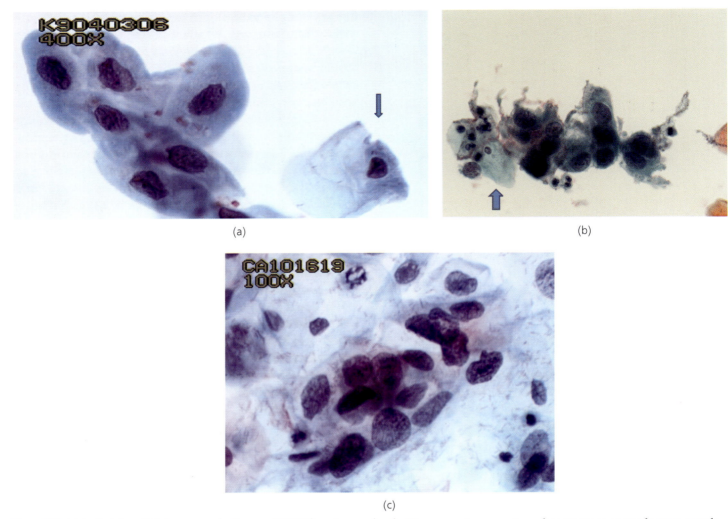

Figura 5.7 (a) Lesão intraepitelial escamosa de alto grau (HSIL)/discariose moderada. Hipercromasia e aumento nuclear são vistos ocupando quase metade da célula. Compare à célula (indicada por uma seta) mostrando atipia de baixo grau. (b) Aglomerado de células metaplásicas discarióticas, HSIL/discariose moderada, que são vistas como células com núcleos grandes em comparação a uma única célula intermediária (marcada com uma seta). (c) HSIL/discariose moderada. Grupo de células com atipia de alto grau. As células possuem grandes núcleos hipercromáticos, mas ainda há mais de um terço do citoplasma visível.

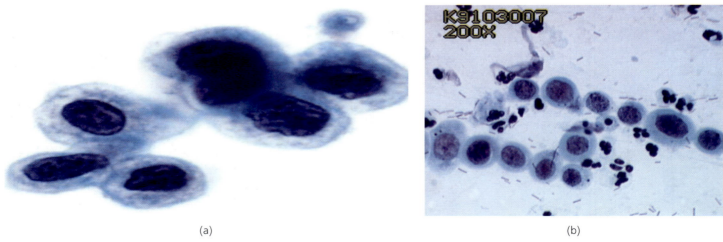

Figura 5.8 (a) Lesão intraepitelial escamosa de alto grau (HSIL)/discariose moderada. Grande aumento de aglomerado de células com discariose grave. Essas células são pequenas com núcleos hipercromáticos que ocupam mais de dois terços da célula. As células têm um padrão de cromatina grosseira e membrana nuclear irregular. (b) HSIL/discariose moderada. Padrão de perfil único de células com grandes núcleos hipercromáticos. Os neutrófilos do fundo são pequenos em comparação.

Citologia e rastreamento de lesões pré-malignas de câncer do colo do útero   67

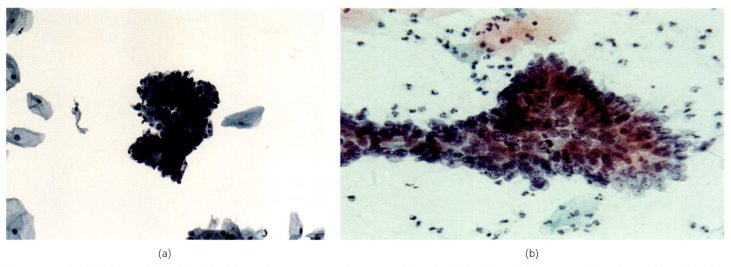

Figura 5.14 (a e b) Aglomerado de células glandulares atípicas apresentando uma morfologia de célula colunar alta, hipercromasia nuclear e sobreposição de "penacho" ao redor da margem, característico da neoplasia intraepitelial glandular do colo do útero/adenocarcinoma *in situ*.

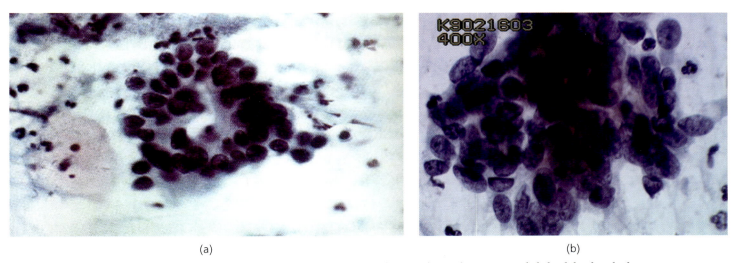

Figura 5.15 (a) Uma formação em roseta vista com células glandulares atípicas indicativas de neoplasia intraepitelial glandular do colo do útero/adenocarcinoma *in situ*. (b) Roseta e "penacho" vistos com células glandulares atípicas.

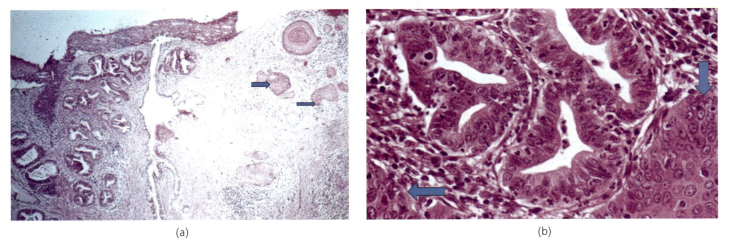

Figura 5.16 (a e b) Seções de hematoxilina e eosina de carcinoma adenoescamoso mostrando adenocarcinoma invasivo composto por glândulas atípicas misturadas com componente celular escamoso invasivo (marcado com setas).

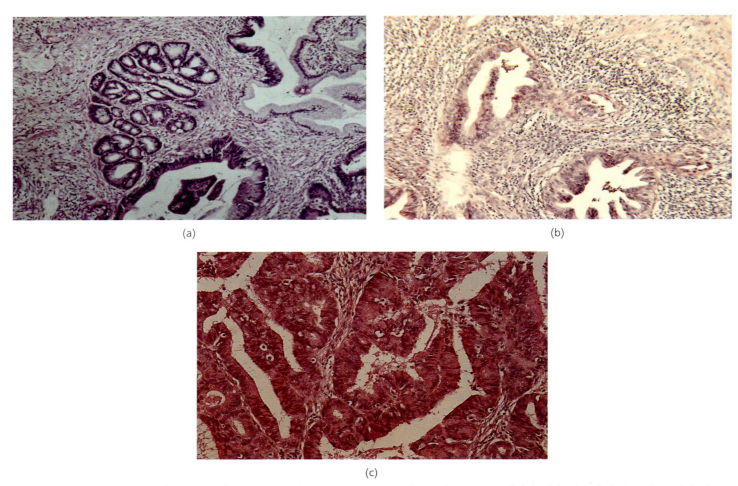

Figura 5.17 (a) Secção hematoxilina e eosina (H&E) mostrando características típicas de neoplasia intraepitelial glandular do colo do útero (CGIN) de alto grau/adenocarcinoma *in situ* (AIS). (b) Secção H&E mostrando características típicas do início do adenocarcinoma invasivo que pode ser extremamente difícil de diferenciar de CGIN/AIS por biópsia e no esfregaço citológico. (c) Secção H&E de um adenocarcinoma do colo do útero que é mais fácil de identificar na histologia do que no esfregaço citológico.

induzir falha de tratamento. O AIS se mantém como uma categoria distinta de adenocarcinoma, embora, na prática, a dificuldade para diferenciar esses dois ainda persista.

> **Células glandulares atípicas de significado indeterminado/células glandulares limítrofes**
> - Essa terminologia é usada quando alterações das células glandulares não são suficientes para classificar as células como neoplasia intraepitelial glandular do colo do útero/adenocarcinoma *in situ*.
> - Este diagnóstico deverá ser encaminhado para colposcopia e biópsia, com ou sem amostra endometrial.

5.6 Características citológicas do adenocarcinoma

As características do adenocarcinoma são mais graves do que as do CGIN, com perda da polaridade nos aglomerados celulares, com aumento nuclear acentuado maior superposição celular e presença de nucléolos múltiplos, irregulares e proeminentes e com necrose celular. Essas características, juntamente com a idade da paciente, sugerem esse diagnóstico, mesmo na ausência de hemácias e necrose que podem não estar presentes na fase inicial de um adenocarcinoma e que não são necessárias para confirmar invasão, especial-

mente em esfregaços de LBC. Na Figura 5.17a-c, observa-se a dificuldade em diferenciar essas patologias, é feita a descrição da citologia, e o biomarcador pode auxiliar essa diferenciação.

5.7 Rastreamento do câncer do colo do útero

O câncer do colo do útero é o terceiro câncer mais comumente diagnosticado e a quarta causa principal de morte por câncer em mulheres no mundo, sendo responsável por 9% (529.800) do total de novos casos de câncer e 8% (275.100) do total de mortes por câncer entre mulheres, em 2008. Mais de 85% desses casos e mortes ocorrem em países em desenvolvimento. A Índia, o segundo país mais populoso do mundo, é responsável por 27% (77.100) do total de mortes por câncer do colo do útero. No mundo, a maior incidência ocorre no leste, oeste e sul da África, bem como no centro e sul da Ásia e na América do Sul. As taxas são mais baixas na Ásia ocidental, Austrália/Nova Zelândia e América do Norte.

O peso desproporcionalmente elevado do câncer do colo do útero, em países em desenvolvimento e em outros lugares com populações carentes em recursos médicos é, em grande parte, resultado da falta de rastreamento que permita a detecção das lesões pré-cancerosas e do câncer do colo do útero em fase inicial. As técnicas de exame mais eficientes e com melhor custo benefício, em países com poucos recursos, incluem a inspeção visual com ácido acético (VIA) ou iodo Lugol e os testes de DNA HPV em amostras de células do colo do útero. Um recente rastreamento clínico na zona rural da Índia, uma área de poucos recursos, verificou que uma única série de testes de DNA HPV foi associada à redução de aproximadamente 50% no risco de desenvolver câncer do colo do útero avançado e mortes associados.

Um rastreamento eficaz para câncer do colo do útero pode, por meio da identificação e tratamento de lesões assintomáticas (pré-cancerosas), reduzir a mortalidade por câncer do colo do útero, impedindo a progressão para câncer do colo do útero ou diagnosticar precocemente o câncer do colo do útero, enquanto ainda é tratável.

Rastreamento citológico

A utilidade da citologia esfoliativa na detecção de câncer só se tornou evidente com o desenvolvimento do esfregaço de Papanicolaou, em 1928. A técnica de amostragem do colo do útero, usando uma espátula ou escova, foi modificada a partir do método descrito pela primeira vez por Ayre, em 1948. A introdução generalizada dos exames de esfregaço de Papanicolaou começou nos Estados Unidos, na década de 1950, e foi introduzido no Reino Unido, em 1964, realizada de forma oportunística. Os programas de rastreamento aplicados em muitos países envolvem a obtenção de um esfregaço do colo do útero em intervalos que variam entre 1 e 5 anos, com encaminhamento das mulheres que apresentam anormalidades para a colposcopia e tratamento posterior, se necessário. Na Figura 5.18, pode-se observar que a importância da cobertura é evidente em relação à queda dramática na incidência de câncer invasivo do colo do útero.

Intervalo entre exames de rastreamento

Como o câncer do colo do útero tem crescimento lento, existem dúvidas em relação ao intervalo ideal entre exames. A evidência mais específica sobre essa questão vem da análise de uma coorte prospectiva de um ensaio clínico controlado e randomizado. Entre

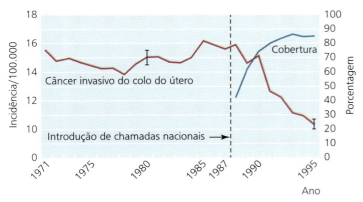

Figura 5.18 Gráfico mostrando o declínio acentuado da incidência do carcinoma de colo do útero com a introdução do programa nacional de rastreamento no Reino Unido, em 1988. Há uma relação inversa entre a cobertura do rastreamento e a incidência de carcinoma na população. Reproduzida com a permissão de Quinn M, Babb P, Jones J, Allen E. Effect of screening on incidence of and mortality from cancer of cervix in England: evaluation based on routinely collected statistics. *BMJ* 1999;318(7188):904-8.

2.561 mulheres (idade média de 66,7 anos) que realizaram teste Papanicolaou no início do estudo, 110 tiveram um exame anormal dentro dos dois anos seguintes. Nenhuma mulher apresentou CIN2-3 ou câncer invasivo, e apenas uma teve CIN1-2. O valor preditivo positivo (PPV) do exame, um ano após um resultado de exame de Papanicolaou negativo, foi de 0% e após dois anos, o PPV foi de 0,9%. Os autores concluíram que o exame de Papanicolaou não deve ser repetido no período de dois anos após um teste negativo. Um grande (n = 332.000) estudo de coorte prospectivo de citologia do colo do útero e cotestes de DNA HPV realizado nos Estados Unidos, com mulheres com 30 anos de idade ou mais, demonstrou que um esfregaço de Papanicolaou negativo estava associado a um risco reduzido de desenvolver CIN3 ou câncer (CIN3+), no período de cinco anos após o teste (incidência cumulativa de CIN3+ em três e cinco anos foi de 0,17% e 0,36%, respectivamente). Um grande estudo, que incluiu dados do Programa Nacional de Detecção Precoce de Câncer de Mama e de Câncer do Colo do Útero, em conjunto com modelagem, encontrou uma pequena redução da mortalidade por câncer do colo do útero com o exame realizado a cada ano em comparação a exame realizado a cada três anos. Um modelo de estudo semelhante realizado na Austrália não encontrou diferença entre exames feitos a cada dois anos e a cada três anos (Figura 5.19).

Eficácia

Apesar da ausência de estudos controlados e randomizados para determinar a eficácia do exame citológico, têm havido várias auditorias e estudos de coorte e de caso-controle não experimentais, e todos mostraram que um programa organizado de rastreamento de câncer do colo do útero reduz significativamente a mortalidade por câncer de colo nos países desenvolvidos. Mas não existem evidências de que este resultado possa ser replicado nos países em desenvolvimento.

Presume-se que a cobertura do exame é baixa nos países em desenvolvimento, e vários estudos têm indicado que a cobertura do rastreamento de câncer do colo do útero nos países em desenvolvimento é, em média, de 19%, em comparação a 63% nos países desenvolvidos e varia de 1% em Bangladesh até 73% no Brasil. As estratégias de rastreamento de câncer do colo do útero, que incorporam VIA ou testes de DNA HPV em uma ou duas consultas, são alternativas para os programas convencionais de rastreamento citológico de três consultas nos cenários, onde os recursos são escassos e apresentam um custo benefício bom. O teste de HPV realizado por autocoleta pode ser um método alternativo para rastreamento de câncer do colo do útero em comunidades onde existe dificuldade de acesso para os prestadores de cuidados de saúde.

Embora o rastreamento tenha reduzido a incidência de adenocarcinoma do colo do útero, o valor prognóstico da citologia é menor (em magnitude e duração) para adenocarcinoma do que para carcinoma escamoso. O impacto do rastreamento no carcinoma adenoescamoso é semelhante ao seu impacto no carcinoma escamoso (Sasieni *et al.*, 2009).

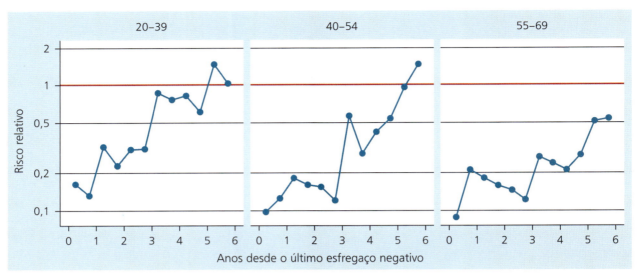

Figura 5.19 Gráfico mostrando o risco relativo de carcinoma de colo do útero em diferentes faixas etárias em relação ao intervalo de tempo desde o último esfregaço negativo. Ele mostra como a magnitude e a duração da proteção aumenta com a idade. Reproduzida com a permissão da Sasieni P, Adams J, Cuzick J. Benefit of cervical screening at different ages: evidence from the UK audit of screening histories. *Br J Cancer* 2003;89:88-93.

Acurácia

É importante reconhecer que o melhor exame de rastreamento nunca apresentará uma sensibilidade de 100%, e uma parte dos casos será perdida. O número de células anormais presentes, a presença ou ausência de células coilocíticas e a presença ou ausência de células anormais com hipercromasia nuclear são fatores independentes que afetam o prognóstico correto de esfregaços de pacientes com HSILs.

Para determinar a sensibilidade e a especificidade de um teste de rastreamento é necessário um estudo que utilize um teste padrão ouro (como a colposcopia com biópsia adequada) para todas as participantes, incluindo aquelas com resultados positivo e negativo. A sensibilidade (a porcentagem de casos positivos-verdadeiros que são detectados pelo teste) e a especificidade (a porcentagem de casos negativos-verdadeiros que são negativos no teste) podem ser calculadas. Esses estudos não têm sido para os testes de rastreamento de câncer do colo do útero. Estudos que compararam o teste de Papanicolaou a um teste repetido de Papanicolaou encontraram uma sensibilidade de 55-80%, para detectar lesões de alto grau em um único teste. Em razão da evolução lenta do câncer do colo do útero, a sensibilidade de um programa de rastreamento com testes regulares provavelmente será maior.

Rastreamento de câncer do colo do útero

- Rastreamento do colo do útero resultou em uma redução significativa da mortalidade por câncer do colo do útero através da detecção de lesões pré-malignas e de câncer em fase inicial.
- A diferença na mortalidade por câncer do colo do útero entre as nações desenvolvidas e as em desenvolvimento se deve às dificuldades para realizar efetivamente o programa organizado de rastreamento de câncer do colo do útero.

5.8 Implementar o rastreamento de câncer do colo do útero

Para implementar o rastreamento do câncer do colo do útero, é necessário:
1. Aumentar da eficácia do exame.
2. Aumentar a realização do rastreamento no mundo todo.

Melhorar a eficácia dos exames de rastreamento

- Para determinar a sensibilidade e a especificidade de um teste de rastreamento é necessário um estudo que utilize um teste padrão ouro (como a colposcopia com biópsia adequada) para todas as participantes, incluindo aquelas com resultados positivo e negativo. A sensibilidade (a porcentagem de casos positivos-verdadeiros que são detectados pelo exame) e a especificidade (a porcentagem de casos negativos-verdadeiros que são negativos no exame) podem ser calculadas. Poucos estudos com esta metodologia foram feitos para avaliar os exames de rastreamento de câncer do colo do útero. Estudos que compararam o teste de Papanicolaou ao teste repetido de Papanicolaou encontraram uma sensibilidade para detectar lesões de alto grau de 55-80% em um único teste. Um grande estudo, que incluiu dados do Programa Nacional de Detecção Precoce de Câncer de Mama e Câncer do Colo do Útero, em conjunto com modelagem, encontrou uma discreta redução da mortalidade por câncer do colo do útero para exame realizado anualmente, em comparação a exame realizado a cada três anos.
- A introdução da LBC, incluindo os métodos de ThinPrep e de SurePath, tem mudado dramaticamente a indústria de exame de rastreamento de câncer do colo do útero (Figura 5.20). A acurácia da citologia do colo do útero depende da qualidade da amostra, da preparação da lâmina e da interpretação citológica. Os erros de amostragem e de preparação podem ser a principal causa de resultados falso-negativos ou de resultados insatisfatórios.

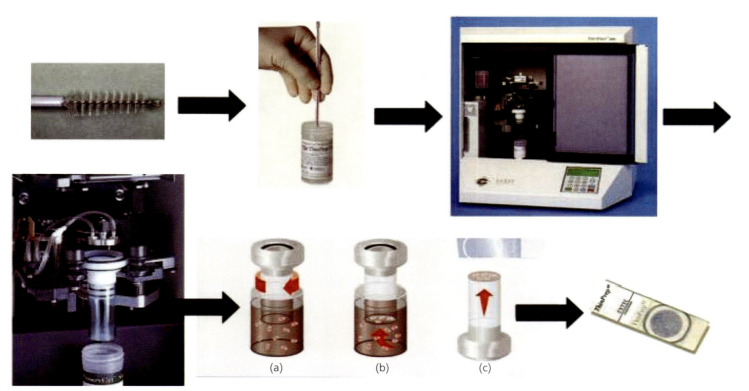

Figura 5.20 Procedimento laboratorial de citologia automatizada de base líquida que envolve a separação da escova no frasco, seguida pelo preparo automatizado do esfregaço. (a) Dispersão. (b) Coleta de células. (c) Transferência de células. © 2006 Michael A. Kahn. © Cytyc Corporation.

As limitações do esfregaço de Papanicolaou convencional incluem a necessidade de rápida fixação, a possibilidade de aglutinação e sobreposição de células com espessuras variadas do esfregaço. Células anormais podem estar obscurecidas por sangue, muco e outros detritos, podendo aumentar o número de resultados falsos-negativos e ambíguos, ou seja, de ASCUS. O método LBC consegue uma amostra com camadas finas de células, camadas uniformes que não são obscurecidas por muco, sangue e outros detritos. Os laudos mostram um aumento significativo da sensibilidade para lesões de baixo grau, mas não para lesões de grau 3 ou maior. Houve uma redução relevante nas lâminas insatisfatórias com LBC. O sistema LBC tem uma vantagem adicional, pois as células residuais na suspensão da mesma amostra podem ser usadas para outros exames adjuvantes, como o teste de HPV (Figura 5.21) (discutido no Capítulo 2). O custo da LBC é mais alto do que os exames com esfregaços convencionais. No entanto, a relação custo-benefício deve considerar a redução no número de esfregaços repetidos e a redução de resultados falso-negativos, associado a uma melhor amostragem. O Instituto Nacional para Saúde e Excelência Clínica no Reino Unido sugere que a tecnologia LBC seja um modelo melhor, economicamente, para o rastreamento de patologia do colo do útero. As diretrizes da Sociedade Americana de Colposcopia e Patologia do Colo do Útero não indicam uma preferência entre os esfregaços convencionais e a metodologia LBC, enquanto que o NHS do Reino Unido recomenda a utilização de LBC como o principal meio de processamento de amostras para rastreamento do câncer do colo do útero na Inglaterra e no País de Gales.

Incrementar a realização do rastreamento no mundo todo

A falha na realização dos testes de rastreamento tem sido identificada como o único fator atribuível ao aparecimento do câncer invasivo do colo do útero. A falha do rastreamento tem sido associada às dificuldades de acesso aos cuidados de saúde. As razões para não participar dos programas de rastreamento de câncer do colo do útero são complicadas e, às vezes, estão interligadas. Fatores que contribuem incluem a pobreza, a ausência de seguro saúde, a dificuldade de acesso, a falta de prestadores de cuidados de saúde, gênero do prestador, crenças religiosas, falta de conhecimento, medo e vergonha. Levar a vacina contra o HPV para essas mulheres pode ser a única possibilidade para redução global de câncer do

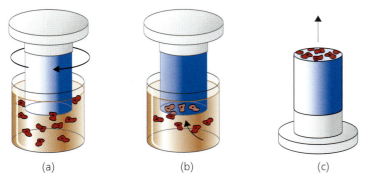

Figura 5.21 Técnica de citologia de base líquida de dispersão monocelular. As células que permanecem no frasco podem ser usadas para papilomavírus humano e outros testes de biomarcadores. (a) Dispersão. (b) Coleta de células. (c) Transferência de células. © ThinPrep.

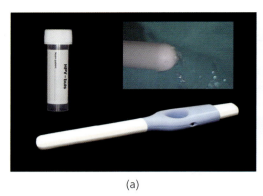 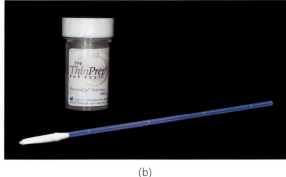

Figura 5.22 Dois dispositivos diferentes de autoamostra que podem ser utilizados para testes de papilomavírus humano de alto risco. (a) Examinador de Delphi (lavagem cervicovaginal). (b) Escova Viba (escova vaginal).

colo do útero. Essa proposta exigiria o desenvolvimento de vacinas alternativas de baixo custo contra o HPV ou a redução significativa do custo das vacinas existentes contra o HPV, ou ambos. Nos países com recursos limitados ou populações carentes, programas com abordagem de uma única consulta denominada de exame-e-tratamento para câncer do colo do útero tem sido avaliada. Um ensaio clínico controlado, randomizado e agrupado, realizado na zona rural da Índia, que incluiu mulheres saudáveis com idades entre 30 e 59 anos avaliou o impacto da realização em uma única consulta de VIA e colposcopia imediata com biópsia orientada e crioterapia, quando indicada, na incidência de câncer do colo do útero e de mortalidade. Após sete anos de acompanhamento, com ajustes para idade, escolaridade, estado civil, paridade e projeto de agrupamento, houve uma redução relativa de 25% na incidência de câncer do colo do útero e uma redução relativa de 35% na mortalidade por câncer do colo do útero, no braço de intervenção em comparação ao grupo-controle. Teste de HPV realizado por autocoleta pode ser um método alternativo para rastreamento de câncer do colo do útero em comunidades com acesso limitado para os prestadores de cuidados de saúde (Figura 5.22).

> **Incrementos no rastreamento de câncer do colo do útero**
>
> - A realização de testes de rastreamento realizados em intervalos regulares, associada à técnica de citologia de base líquida, que permite que a realização do teste de papilomavírus humano poderá melhorar o rastreamento de câncer do colo do útero.

5.9 Interpretação citológica

A falha em detectar ou a interpretação incorreta das células anormais presentes no esfregaço é outra fonte de erro. Uma série de razões pode estar implicada nesta falha, incluindo um treinamento inadequado, controle de qualidade fraco e cansaço do citologista. O rastreamento manual de esfregaços do colo do útero é uma tarefa fatigante, que exige tempo e que está sujeita a um viés psicológico, pois mais de 90% das lâminas analisadas serão normais. Além disso, o teste é totalmente dependente do julgamento humano. Os controles de qualidade interno e externo dos laboratórios de citologia devem ser uma parte importante do programa de rastreamento (Koss, 1989). No Reino Unido, as diretrizes e os padrões esperados relacionados com a citologia foram publicados pelo Programa de Rastreamento de câncer do Colo do Útero do NHS (Herber, 1995; Pritchard, 1996). O Congresso dos Estados Unidos adotou as Emendas para Melhorias do Laboratório Clínico, em 1988, que legislou sobre proficiência em testes para citotécnicos e para limitar os números de casos de cada técnico.

Automatização nos exames

Desde a introdução da citologia do colo do útero, o rastreamento tem sido feito pela análise de todas as lâminas por citologista. Durante os últimos 20 anos, foi desenvolvido um processo automatizado de interpretação da citologia, que identifica e separa os casos com células anormais para avaliação pelo citologista na tela de um computador. Essa tecnologia reduz a margem de erro da leitura exaustiva de todas as lâminas e aumenta a produtividade, diminuindo o tempo necessário para interpretação das lâminas. Dois sistemas automatizados estão comercialmente disponíveis e foram aprovados para rastreamento primário de câncer do colo do útero pela *US Food and Drug Administration*. São o Sistema de Imagem BD FocalPoint GS, que utiliza o LBC SurePath, e o ThinPrep Imaging, que usa o LBC ThinPrep. Vários estudos comparando a eficácia entre os métodos automatizados e manuais têm sido realizados, mas não foram conclusivos. A avaliação Manual *Versus* Interpretação Automatizada Em Citologia (MAVARIC) foi um estudo randomizado e controlado, desenvolvido no Reino Unido, em agosto de 2005, para comparar duas tecnologias automatizadas de rastreamento de câncer do colo do útero ao exame manual. As amostras de mulheres submetidas ao rastreamento primário do câncer de colo do útero foram aleatoriamente alocadas para interpretação apenas por exame manual ou para uma das duas tecnologias automatizadas apoiadas por exame manual. Os autores concluíram que a interpretação assistida por automatização não poderia ser recomendada para rastreamento primário do câncer de colo do útero.

> **Automatização**
>
> - A automatização, embora possa melhorar a eficácia do processo de rastreamento, ainda não apresenta um resultado significativamente melhor em comparação ao rastreamento convencional de leitura intensiva.

5.10 A importância do teste para papilomavírus humano no Programa de Rastreamento do Câncer de Colo do Útero do NHS do Reino Unido

O uso de testes DNA HPV como uma potencial ferramenta para rastreamento de câncer do colo do útero emergiu no final da década de 1980. Nas duas décadas que se seguiram, tornou-se evidente que o exame molecular de células esfoliativas do colo do útero, para detectar a presença de DNA HPV, poderia ter utilidade clínica como um exame capaz de identificar lesões precursoras de câncer do colo do útero.

Metanálises e estudos transversais têm demonstrado que rastreamento de HPV apresenta uma sensibilidade maior do que a citologia para detecção de lesões de alto grau (CIN2-3) (Tabela 5.2). O alto valor preditivo negativo (NPV) de teste de DNA HPV tem várias utilidades clínicas potenciais. A citologia esfoliativa associada ao teste de DNA HPV apresenta um NPV maior para a detecção de CIN.

Atualmente, o teste de DNA HPV é útil em três aplicações clínicas:
1. Como o principal teste de rastreamento (como adjunto ou sozinho).
2. No acompanhamento de mulheres tratadas para CIN de alto grau.
3. Como um exame de triagem para detectar as mulheres com risco alto, entre aquelas diagnosticadas com anormalidades citológicas menores.

Teste para papilomavírus humano

Atualmente, está estabelecido por muitos estudos epidemiológicos e *in vitro* que o HPV desempenha um importante papel na carcinogênese do câncer de colo do útero. Inicialmente, os métodos tradicionais de cultura viral dificultavam a detecção e o diagnóstico do HPV, mas com o advento de métodos moleculares, que permitiam detectar, em amostras clínicas, um número baixo de cópias virais.

Dois testes principais estão disponíveis: reação em cadeia da polimerase (PCR) e captura híbrida (HC). Embora existam outros métodos de detecção do DNA HPV, esses dois são mais úteis na rotina clínica.

Reação em cadeia da polimerase

PCR é uma técnica de amplificação seletiva de sequências de HPV presentes nas amostras biológicas. Esse processo de amplificação pode produzir 1 bilhão de cópias a partir de um único filamento duplo de molécula de DNA após 30 ciclos de amplificação. No entanto, os resultados falso-positivos podem ocorrer em razão da contaminação cruzada entre amostras. Este foi um problema grave nas primeiras vezes em que a PCR foi empregada. Atualmente, a maioria dos laboratórios utiliza procedimentos para evitar a contaminação cruzada.

A sensibilidade e a especificidade dos métodos com base em PCR podem variar, dependendo do método de extração de DNA, do sítio e do tipo da amostra clínica, do armazenamento e transporte das amostras, do *primer*, do tamanho do produto da PCR, das condições de reação e desempenho da reação usada do DNA polimerase usado, do espectro do DNA HPV amplificado e da capacidade para detectar vários tipos virais. Em geral, a sensibilidade da maioria dos métodos utilizados é de detecção de 1 a 10 cópias.

Captura híbrida

HC é um teste quantitativo objetivo, disponível em *kit* padrão (Ensaio de captura híbrida II [HC2]). Emprega sondas de RNA que são hibridizáveis com 13 tipos de HPV de alto risco e cinco tipos de baixo risco. O DNA HPV presente em uma amostra é desnaturado e hibridizado em sondas de RNA. Esses RNA-DNA híbridos são capturados com anticorpos monoclonais em placas tituladas. Um segundo anticorpo monoclonal conjugado com fosfatase alcalina é usado, reveste os híbridos capturados, reage com um substrato quimioluminescente adicionado. Quando o conjugado de fosfatase alcalina quebra o substrato quimioluminescente, uma luz é emitida e pode ser contada com um luminômetro. A intensidade da luz emitida é proporcional à quantidade de DNA de HPV na amostra original.

Teste mRNA para papilomavírus humano

O DNA do HPV de alto risco é necessário para que ocorra a progressão para câncer do colo do útero, mas apenas uma pequena proporção das infecções causadas pelo HPV com DNA de alto risco resulta em lesões de alto grau (HSIL/CIN2 e CIN3). Os estudos atuais têm demonstrado que a presença do mRNA E6 e E7 é uma indicação mais específica do risco de transformação celular com desenvolvimento de HSIL/CIN2 e CIN3.

Embora os métodos de detecção de DNA HPV estejam bem estabelecidos, nenhum é capaz de estimar a atividade dos oncogenes virais, um evento necessário na transformação celular. Sob a hipótese de que a progressão neoplásica cervical ocorre através da integração do HPV e subsequente expressão de oncogenes codificados de HPV E6 e E7, quantificar os oncogenes E6 e E7 pode ser mais útil na avaliação do risco de progressão das lesões, porque essas proteínas são necessárias para a manutenção do fenótipo maligno. A presença e a quantidade crescente de mRNA E6/E7 indicam uma infecção persistente. A expressão de mRNA E6/E7 no câncer do colo do útero ocorre independentemente do genótipo do HPV. Utilizando citometria de fluxo é possível quantificar a expressão excessiva de células mRNA E6/E7 em amostras de LBC, e o aumento percentual da expressão excessiva de células correlacionadas com a gravidade das lesões.

Tabela 5.2 A maior sensibilidade dos testes de DNA de papilomavírus humano (HPV) (predominantemente através do ensaio de captura híbrida II [HC2]) em um grande estudo internacional (Cuzick *et al.*, 2006) para detectar casos de CIN2+ em comparação à citologia do colo do útero

	Sensibilidade clínica (%)	Especificidade clínica (%)
Citologia	53,0	96,3
HPV (a maioria HC2)	96,1	90,7

Mais de 60 mil mulheres do Reino Unido, França, Alemanha, Holanda, Estados Unidos e Canadá participaram do estudo.
O teste de HPV mostra sensibilidade consistentemente maior.

5.11 Rastreamento primário com teste de papilomavírus humano

O rastreamento primário com base na detecção de DNA do HPV provou ser mais sensível do que a citologia na detecção de CIN de alto grau. O rastreamento primário de DNA do HPV pode melhorar a adesão ao programa de rastreamento, especialmente quando a coleta de amostra pode ser feita pela própria mulher.

Ensaios clínicos randomizados, comparando a citologia ao uso combinado de citologia e teste de HPV, têm demonstrado uma sensibilidade mais alta com esta última abordagem. Uma grande metanálise mostrou que a sensibilidade geral do teste de HPV, com captura híbrida para a detecção de CIN de alto grau, foi de 89,3%. A especificidade geral de HC2 na exclusão de CIN de alto grau foi de 87,8%. O teste de HPV apresentou melhor especificidade na Europa e na América do Norte. E fica difícil explicar a sensibilidade mais baixa encontrada em países africanos e asiáticos.

O teste de DNA de HPV por HC foi validado em estudos clínicos controlados e randomizados de grande base populacional. Esta metodologia tem sido rotineiramente usada há mais de dez anos na Europa e em todo o mundo para identificar as mulheres com maior risco de doença do colo do útero. Embora o teste do HPV por HC2 tenha sido utilizado e aplicado em muitos estudos clínicos, há também uma série de outros estudos que utilizaram o teste com base em PCR. A tecnologia da PCR apresenta alta sensibilidade para detectar baixos níveis de infecção pelo HPV, mas tem uma sensibilidade igualmente baixa ao HC2 para detectar as infecções clinicamente relevantes, mas apresenta uma especificidade maior (Tabela 5.2).

O uso de testes de DNA para HPV combinado com a citologia, que é o padrão de avaliação das mulheres com citologia de baixo grau, pode detectar CIN2+ em 99,2% dos casos. Essa combinação de exames pode detectar CIN2+ em 99,2% dos casos. A combinação de testes tem um NPV alto, oferece proteção a longo prazo e permite aumentar o intervalo de tempo entre exames (intervalo de até 3-5 anos). No entanto, a baixa especificidade ainda pode produzir um grande número de resultados falso-positivos e encaminhamentos desnecessários para colposcopia. Um país desenvolvido pode suportar os custos extras e tem a infraestrutura necessárias para empregar o teste de HPV combinado com o programa de rastreamento de Papanicolaou, pois a longo prazo, os intervalos podem ser estendidos em mulheres com dois resultados negativos, e isto resulta em economia dos custos.

Nos países em desenvolvimento, onde a incidência e a mortalidade são mais altas, é difícil implementar programas de rastreamento com base em citologia por causa da falta de recursos. Além disso, várias visitas às unidades de colposcopia de áreas remotas representam um grande problema prático. Os métodos alternativos têm sido investigados, como o uso de VIA. No entanto, sua sensibilidade e especificidade não são altas o suficiente para considerá-lo um método de rastreamento adequado a longo prazo. Nessas áreas, o uso de um teste de DNA do HPV padronizado para rastreamento primário provavelmente proporcionará melhor sensibilidade clínica e proteção a longo prazo do que os métodos de citologia ou de VIA. Uma abordagem alternativa e eficaz pode ser um teste de DNA HPV rápido recém-desenvolvido e que pode oferecer resultados em 2 horas e o tratamento imediato, se necessário por crioterapia de todas as mulheres que são HPV positivo e/ou foram diagnosticadas com a doença por VIA.

5.12 Teste do papilomavírus humano para acompanhamento após tratamento de neoplasia intraepitelial cervical

O principal objetivo do acompanhamento após tratamento de CIN é detectar doença residual ou recidiva. A frequência de recorrência após o tratamento de lesões precursoras do câncer de colo varia entre 5-10%. O embasamento racional que orienta o acompanhamento a longo prazo, por 10 anos, é o risco aumentado de essas mulheres desenvolverem CIN e câncer neste período, ou até depois, quando comparadas a um grupo normal. A maioria dos casos de falha do tratamento deve-se à doença residual e pode ser detectada pela citologia no período de dois anos após o tratamento.

Um grande estudo britânico prospectivo multicêntrico avaliou o uso dos testes de HPV em combinação com a citologia no acompanhamento de mulheres tratadas, e a conclusão foi que uma mulher com citologia negativa e HPV negativo no acompanhamento de seis meses pode ser reavaliada após um intervalo de três anos com segurança, diferentemente da recomendação convencional de realizar a citologia anualmente durante 10 anos. É importante destacar que o NPV foi semelhante nas mulheres com excisão completa da lesão e naquelas com margens comprometidas.

O NPV de testes de DNA HPV tem um valor clínico importante no acompanhamento das pacientes tratadas para CIN. Essas mulheres que são HPV-negativas, após o tratamento, apresentam um risco muito baixo de ter doença residual ou recidiva (Capítulo 7).

5.13 Importância do teste de papilomavírus humano na triagem de lesões citológicas menores

Em muitos países, um teste de DNA do HPV é realizado diretamente da amostra feita para LBC, nos casos em que o resultado do esfregaço apresenta ASCUS ou resultados limítrofes, dessa forma eliminando a necessidade de retorno para repetir o teste de citologia. O NPV de 98% desta metodologia garante a ausência de doença subjacente.

A reprodutibilidade citológica ruim do diagnóstico de ASCUS/limítrofe continua a ser um problema, pois 5-17% dessas pacientes têm um diagnóstico de CIN2 ou CIN3 em biópsia realizada posteriormente. Isto representa um desafio significativo para o manejo clínico.

A colposcopia e a biópsia orientada por colposcopia têm sido consideradas o padrão ouro, embora esta abordagem exija colposcopistas altamente qualificados, seja invasiva e cara e possa apresentar erros de amostragem e de diagnóstico, perdendo até um terço das lesões de alto grau. Assim, pode ser difícil identificar lesões de alto grau por causa dos resultados falso-positivos da citologia e dos falso-negativos da biópsia.

O teste de HPV pode ser usado para a estratificação de risco em mulheres com esfregaços anormais de baixo grau (ASCUS e LSIL). Nenhuma progressão histológica é observada em mulheres que espontaneamente curam a infecção pelo HPV e por isso as mulheres sem infecção detectável por HPV não precisam de acompanhamento adicional. Este é o caso em 40-60% das mulheres com DNA HPV negativo e ASCUS persistente (ver Capítulo 7).

5.14 Importância dos exames específicos para papilomavírus humano

Embora o câncer de colo do útero seja induzido pelo HPV, os diferentes tipos de HPV não são igualmente cancerígenos. Cerca de 15 cepas oncogênicas ou de alto risco estão envolvidas na carcinogênese do colo do útero. Desses tipos de alto risco, o HPV16 e, em menor extensão, os tipos 18 e 45 apresentam maior risco do que outros. O HPV16 e o HPV18 estão etiologicamente relacionados com CIN3 e carcinoma invasivo do colo do útero (CIN3+) em 60% e 10-20% das amostras, respectivamente. Razões de chance extraordinariamente elevadas de câncer invasivo do colo do útero estão associadas à infecção por tipos de HPV de alto risco. Para o HPV16, a razão de chance de câncer do colo do útero é de 434. Para o HPV18, a razão de chance de câncer é de 248.

As mulheres com citologia normal e um teste positivo de HPV podem realizar uma triagem adicional, com o uso de um teste específico para identificar o HPV16. As mulheres positivas para HPV16 devem ser encaminhadas para a colposcopia.

Aproximadamente 50% das amostras de ASCUS apresentam infecções por HPV de alto risco. O Grupo de Estudo de Triagem para ARCUS LSIL encontrou um risco absoluto cumulativo em dois anos, para lesões de CIN de grau 3 ou superior de 32,5% nas amostras de ASCUS e HPV16 positiva. Este estudo também mostrou que a mulher infectada pelo HPV16, com uma citologia inicialmente duvidosa ou levemente anormal, tinha um risco de 51,6% de desenvolver lesão de CIN2, ou, mais grave (confirmada por biópsia), dentro de dois anos.

Além disso, a persistência da infecção pelo HPV está frequentemente associada a HPV16 e HPV18, sugerindo que a identificação desses dois tipos de HPV pode desempenhar um papel importante na estratificação de risco de pacientes com ASCUS.

Definir o tipo do HPV pode ter valor prognóstico. Demonstrar o mesmo tipo de HPV na amostra pós-tratamento e na lesão de CIN3 tratada pode indicar infecção recorrente por HPV, sugerindo que essas mulheres podem ser mais vulneráveis a este tipo específico de HPV e podem necessitar de um acompanhamento mais intensivo.

> **Teste de papilomavírus humano e rastreamento do colo do útero**
> - O desenvolvimento no futuro de testes específicos para papilomavírus humano (HPV) permitirá um maior grau de flexibilidade em relação à decisão sobre tratamento e acompanhamento das lesões.
> - Os métodos de diagnóstico mais recentes, que empregam algumas formas moleculares de HPV, precisam ser avaliados em ensaios de grande escala para determinar o seu valor no rastreamento do câncer do colo do útero.

> **Resumo**
> - O câncer do colo do útero é uma doença evitável se diagnosticada em suas fases pré-malignas, definidas pelas alterações epiteliais características (neoplasia intraepitelial do colo do útero).
> - A citologia esfoliativa tem limitações, e a metodologia de citologia de base líquida e análise automatizada de células coletadas representa melhorias na adequação da amostra.
> - A introdução do teste para papilomavírus humano tem revolucionado o rastreamento e o tratamento de lesões pré-malignas do colo do útero.

5.15 Leitura complementar

Creighton P, Lew JB, Clements M, et al. Cervical cancer screening in Australia: modelled evaluation ofthe impact of changing the recommended interval from two to three years. *BMC Public Health* 2010;10:734.

Katki HA, Kinney WK, Fetterman B, et al. Cervical cancer risk for women undergoing concurrent testing for human papillomavirus and cervical cytology: a population-based study in routine clinical practice. *Lancet Oncol* 2011;12:663–72.

Kitchener HC, Almonte M, Thomson C, et al. HPV testing in combination with liquid-based cytology in primary cervical screening (ARTISTIC): a randomized controlled trial. *Lancet Oncol* 2009;10:672–82.

Kitchener HC, Blanks R, Dunn G, et al. Automation-assisted versus manual reading of cervical cytology (MAVARIC): a randomised controlled trial. *Lancet Oncol* 2011;12:56–64.

Ronco G, Dillner J, Efsrom KM, et al. Efficacy of HPV-based screening for the prevention of invasive cervical cancer: follow up of four European randomized controlled trials. *Lancet* 2014;383:524–32.

Sasieni P, Castanon A, Cuzick J. Screening and adenocarcinoma of the cervix. *Int J Cancer* 2009;125:525–9.

Saslow D, Solomon D, Lawson HW, et al. American Cancer Society, American Society for Colposcopy and Cervical Pathology, and American Society for Clinical Pathology screening guidelines for the prevention and early detection of cervical cancer. *Am J Clin Pathol* 2012;137:516–42.

Sawaya GF, Grady D, Kerlikowske K, et al. The positive predictive value of cervical smears in previously screened postmenopausal women: the Heart and Estrogen/progestin Replacement Study (HERS). *Ann Intern Med* 2000;133:942–50.

Wheeler CM. Advances in primary and secondary interventions for cervical cancer: human papillomavirus prophylactic vaccines and testing. *Nature Clin Pract Oncol* 2007;4:224–35.

CAPÍTULO 6

Diagnóstico das lesões pré-malignas de câncer de colo do útero
Colposcopia

6.1 Introdução

Para fazer o diagnóstico das lesões precursoras de câncer de colo do útero, são utilizados quatro métodos, a citologia, os biomarcadores do papilomavírus humano (HPV), a colposcopia e a histopatologia, e estes métodos estão interligados e são complementares. O conhecimento de cada método e as vantagens e desvantagens devem ser reconhecidos pelos médicos. O potencial variável de progressão para malignidade das lesões epiteliais do colo do útero foi reconhecido pela utilização das quatro modalidades diagnósticas, e este conhecimento resultou em uma classificação mais realista dessas lesões. Cada método possui uma classificação específica, que distribui as lesões em categorias de alto ou baixo risco de progressão para malignidade.

Na histopatologia, o termo neoplasia intraepitelial do colo do útero (CIN) de alto grau é reservado para denominar as lesões que são provavelmente precursoras do câncer invasivo. Da mesma forma, na colposcopia é possível diferenciar as lesões de baixo risco e as de alto risco de progressão para malignidade, enquanto na citologia a classificação revisada destaca as alterações celulares que indicam uma lesão intraepitelial escamosa de baixo ou de alto grau (LSIL ou HSIL, respectivamente). Vários biomarcadores podem agora ser empregados para identificar entre as lesões de baixo grau do colo do útero aquelas com potencial de progressão e aquelas que possivelmente regredirão.

A avaliação citológica e, mais recentemente, a presença do HPV no colo do útero, é importante para o ginecologista e para a paciente. Na maioria dos programas de rastreamento, o esfregaço do colo do útero e, no futuro, as características do HPV da amostra do colo do útero, é o método de rastreamento das alterações neoplásicas do colo do útero e do trato genital inferior. Os resultados desses exames indicam a necessidade de avaliação diagnóstica adicional com a colposcopia.

6.2 Quais anormalidades citológicas necessitam de investigação adicional?

Um esfregaço citológico anormal deve alertar o clínico para o risco de uma lesão pré-cancerosa no epitélio do colo do útero. Atualmente, uma série de achados do esfregaço do colo do útero indica a necessidade de encaminhar a paciente para uma clínica especializada de colposcopia ou para fazer o exame pelo médico assistente. As indicações para o encaminhamento para exame colposcópico são as seguintes:

1 Qualquer esfregaço sugestivo de câncer invasivo.
2 A presença de LSIL (Sistema Bethesda [TBS]) ou discariose/alterações nucleares limítrofes leves (classificação da Sociedade Britânica de Citologia Clínica [BSCC]). Em geral, em razão da alta frequência de regressão espontânea, o encaminhamento é feito depois de dois esfregaços anormais consecutivos no intervalo de seis meses. No entanto, existem dados que mostram um risco de 30% de progressão para HSIL entre mulheres com anormalidades citológicas menores, e isto tem sido um argumento importante para o encaminhamento de mulheres com um único esfregaço anormal de baixo grau. Este grupo pode fazer uma triagem, usando o teste de HPV DNA ou HPV mRNA. Todos os achados de LSIL na citologia podem ser submetidos a um teste reflexo de DNA HPV ou de mRNA de alto grau. Os casos de HPV-positivo devem ser encaminhados para avaliação colposcópica. Atualmente, existem evidências suficientes disponíveis para justificar esta indicação.
3 A presença de HSIL (TBS) ou discariose moderada à severa.
4 Esfregaços insatisfatórios persistentes.
5 A presença de lesões glandulares, especialmente de atipia glandular grave/adenocarcinoma *in situ* (AIS).

Se houver suspeita clínica de câncer invasivo do colo do útero, a paciente deve realizar uma avaliação colposcópica. A presença de sangramento de contato do colo do útero, de sangramento vaginal intermenstrual irregular ou de uma lesão suspeita no colo do útero, como uma zona de transformação hipertrofiada, deve alertar para a possível presença de malignidade do colo do útero.

6.3 Colposcopia: o exame clínico inicial

Os esfregaços anormais que indicam a necessidade de um exame colposcópico foram listados na seção anterior. Para emitir um laudo colposcópico sobre a natureza da lesão o médico deve atender uma série de condições. É importante que:

1. Esteja familiarizado com as diferentes características morfológicas do epitélio e com o tipo de vascularização das lesões pré-cancerosas.
2. Possa reconhecer os limites e a extensão de qualquer lesão e, mais importante, possa identificar a lesão dentro do canal endocervical.
3. Empregue métodos acurados de biópsia do epitélio da endo ou da ectocérvice. Para amostra da endocérvice, a curetagem endocervical pode ser utilizada.

A Figura 6.1 mostra os diversos arranjos topográficos das principais lesões patológicas no colo do útero e que dão origem aos achados colposcópicos anormais (atípicos). Podem ser vistas as principais características dessas lesões, que são observadas no exame colposcópico.

Indicações para avaliação colposcópica

- Citologia anormal:
  - Anormalidade nuclear limítrofe (BNA) repetida/lesão intraepitelial escamosa atípica de significado indeterminado (ASCUS).
  - BNA/ASCUS, discariose leve/lesão intraepitelial escamosa de baixo grau (LSIL) associada a teste positivo para papilomavírus humano de alto risco.
  - Discariose leve (LSIL) em uma ou duas ocasiões.
  - Discariose moderada e grave/lesão intraepitelial escamosa de alto grau (HSIL).
  - Neoplasia glandular limítrofe (BNA-G)/células glandulares atípicas de significado indeterminado (AGUS).
  - Neoplasia glandular.
  - Sugestivo de malignidade.
  - Citologia inflamatória repetida ou insatisfatória ou inadequada.
- Indicações clínicas:
  - Colo do útero com aspecto suspeito de malignidade.
  - Sangramento pós-coito ou intermenstrual (se houver suspeita de câncer de colo do útero).

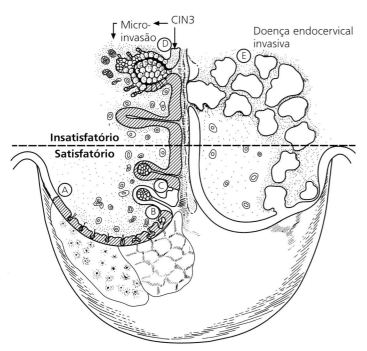

Figura 6.1 Uma representação esquemática do colo do útero mostrando os diferentes arranjos topográficos dos epitélios patológicos que podem ser examinados por colposcopia. (A) e (B) Uma área de anormalidade epitelial na ectocérvice, com características morfológicas específicas e vascularização anormal associada, dando origem às imagens características de pontilhado e mosaico que são visíveis por colposcopia. (C) (sombreado) Uma lesão de neoplasia intraepitelial do colo do útero (CIN) estende-se para a endocérvice; o limite superior não é visível. A extensão da lesão acima de um determinado limite (linha horizontal tracejada) representa a fronteira entre um exame colposcópico satisfatório e, neste caso, insatisfatório (a extensão superior da lesão não é visível). (D) (pontilhado) Uma lesão endocervical, como aquela mostrada aqui, pode ser meramente uma extensão da doença intraepitelial principal, como uma CIN3, ou pode ocorrer em conjunto com um câncer invasivo precoce, ou seja, o carcinoma microinvasivo.
São necessárias técnicas especiais para determinar a extensão exata dessa lesão dentro da endocérvice. (E) Muito ocasionalmente, o carcinoma invasivo endocervical pode aparecer, inicialmente, dentro do canal endocervical. É necessário um exame para garantir que lesões como esta não passem despercebidas; a apresentação seria a de um exame colposcópico insatisfatório.

6.4 Base racional para o uso de colposcopia no diagnóstico de lesões pré-malignas de câncer do colo do útero

A colposcopia com biópsia associada é descrita como o "padrão ouro" para o diagnóstico de lesões pré-malignas de câncer do colo do útero. Nos Estados Unidos, cerca de 50 milhões de esfregaços de Papanicolaou são realizados anualmente; destes, cerca de 2,5 milhões (5%) apresentam alterações de baixo grau. O manejo dessas lesões de baixo grau é feito pela colposcopia com biópsia orientada.

Existem poucos estudos com análises objetivas sobre a eficácia ou o desempenho da colposcopia. A colposcopia tem uma sensibilidade, especificidade e um valor preditivo positivo aceitável. Uma metanálise mostrou uma sensibilidade elevada da colposcopia, variando entre 87 e 99%, mas sua especificidade foi menor. Por isso, surgiu o conceito de realizar várias biópsias para melhorar a eficácia de colposcopia. As lesões intraepiteliais de alto grau apresentam características distintas, que permitem distingui-las das lesões de baixo grau, e esta diferenciação é mais fácil de realizar do que a diferenciação entre as lesões de baixo grau e as alterações fisiológicas do epitélio do colo do útero.

Embora existam críticas à colposcopia, o treinamento do colposcopista é muito importante. Por exemplo, comparação é feita entre o achado nas Células Escamosas Atípicas grandes de Significância Indeterminada/Estudo de Triagem de Lesão Escamosa Intraepitelial de Baixo Grau (ALTS). Um grande estudo realizado nos Estados Unidos, em meados da década de 1990, envolvendo uma população de rastreamento, comparou os resultados da colposcopia realizada por médicos com experiência variável e os achados de um estudo britânico igualmente grande em que colposcopia também foi empregada. No ALTS, foi encontrada uma frequência de 11,5% de CIN2+ entre as mulheres que apresentavam uma colposcopia normal, em comparação a apenas 5,2% no estudo britânico. De fato, no estudo britânico 94,6% de casos de CIN2+ foram detectados na colposcopia original, em comparação a apenas 72,3% no grupo ALTS. Qual é a explicação? Em primeiro lugar, no sistema britânico o risco de não identificar uma doença de alto grau na colposcopia parece ser muito menor do que no ALTS. Em segundo lugar, no sistema britânico existe um sistema abrangente de treinamento que garante um alto padrão de formação em colposcopia. Por último, o serviço britânico de colposcopia está sujeito a um rigoroso controle de qualidade.

6.5 Aspectos colposcópicos do epitélio anormal (atípico) do colo do útero

A morfologia colposcópica do epitélio anormal (atípico) do colo do útero abrigando uma lesão pré-cancerosa (ou CIN) depende de vários fatores. Estes incluem:

1 Espessura do epitélio – resultado da celularidade e da maturação celular.
2 Alterações no relevo da superfície e alterações associadas ao revestimento do epitélio (queratinização).
3 Variações no padrão de vascularização.

Quando o ácido acético é aplicado neste epitélio, ocorrem certas mudanças dentro das proteínas celulares. Essas alterações bioquímicas são transitórias e reversíveis e podem ser vistas através do colposcópio, como um branqueamento ou opacidade que ocorre no epitélio visível. O epitélio normal lavado com ácido acético permanece inalterado, mantendo sua coloração rosada translúcida.

Quando a solução de iodo é aplicada ao tecido normal, ocorre uma mudança de coloração, e o epitélio adquire uma cor acastanhada que se desenvolve em razão do conteúdo de glicogênio. Este resultado é chamado de teste de iodo-positivo ou teste de Schiller positivo. Outros tipos de tecidos têm reações variáveis de coloração, e estas serão discutidas adiante.

Morfologia do epitélio anormal (atípico)

O efeito do ácido acético e do iodo

Antes da aplicação de ácido acético, o epitélio escamoso normal e translúcido reflete o tecido conectivo vascular subjacente. Após a aplicação de ácido acético, ocorre a coagulação das proteínas celulares, e o epitélio escamoso torna-se progressivamente opaco, mascarando o reflexo do tecido conectivo subjacente (ver Figuras 3.1, 3.2). Se houver um epitélio espessado ou extremamente celular, como é encontrado nas lesões CIN de alto grau (CIN 3), a opacidade é tal que a lesão se torna progressivamente mais branca. Além disso, uma linha nítida demarca a transição entre o epitélio normal e o anormal (atípico). Em razão do baixo nível de glicogênio nestes tecidos, a aplicação de iodo produz uma brancura relativa no epitélio, e isto constitui a base para o uso de solução de iodo, o teste de Schiller.

No epitélio normal, existem quantidades mínimas de proteína e grandes quantidades de glicogênio, em especial dentro do citoplasma, enquanto que no epitélio anormal (atípico) existe proteína na membrana celular, nos núcleos e no citoplasma, mas muito pouco glicogênio. Em lesões onde existem quantidades significativas de proteína e glicogênio, como nas lesões CIN de baixo grau, o ácido acético produz apenas um ligeiro branqueamento e opacidade do epitélio. Da mesma forma, a aplicação de iodo mostrará uma coloração fraca e desigual.

As alterações acetobrancas são as mais importantes de todas as características colposcópicas, porque estão associadas a todo o espectro de alterações do epitélio normal (ou seja, metaplasia escamosa imatura) até câncer.

As alterações epiteliais que podem estar associadas ao acetobranqueamento

1 Metaplasia escamosa imatura.
2 Epitélio regenerativo cicatricial.
3 Zona de transformação congênita.
4 Infecção por papilomavírus humano.
5 Neoplasia intraepitelial do colo do útero.
6 Neoplasia intraepitelial glandular do colo do útero.
7 Adenocarcinoma.
8 Carcinoma escamoso invasivo.

Por isso, é importante que as alterações fisiológicas e patológicas menores sejam diferenciadas das alterações neoplásicas mais graves (CIN/câncer). O grau de acetobranqueamento é uma das quatro características colposcópicas específicas que diferenciam o epitélio do colo do útero normal do anormal (atípico). As outras três características são:

1 Margens.
2 Relevo da superfície.
3 Padrões vasculares.

Margens

As margens do epitélio anormal (atípico) do colo do útero são classificadas de acordo com uma série de características que incluem nitidez, formato e espessura da borda e a presença de margens internas.

Nas alterações epiteliais mais graves ou de alto grau (CIN), como se pode ver nas Figuras 6.2a e 6.16, as margens exibem uma borda saliente distinta (Figura 6.2a, [3]). Estas lesões de alto grau podem estar localizadas dentro de uma grande lesão de baixo grau e podem apresentar uma margem ou demarcação interna. Isto é visto em relação à área 1 e seus tecidos circundantes e nas áreas 2 e 3 da Figura 6.2b. Em lesões menores ou de baixo grau, as margens costumam ser descritas como irregulares, emplumadas, angulares ou geográficas e indistintas. Lesões "satélite" ou lesões exofíticas semelhantes a condiloma micropapilífero são igualmente de baixo grau. O contorno dessas bordas ou margens pode ser visto claramente nas Figuras 6.59-6.62 e 6.101.

O efeito do relevo da superfície

A magnificação estereoscópica produzida pela colposcopia permite que o relevo da superfície seja visualizado e possa ser descrito como suave, papilar, nodular, irregular ou mesmo ulcerado. Por exemplo, o epitélio escamoso nativo tem uma superfície lisa, en-

Diagnóstico das lesões pré-malignas de câncer de colo do útero 79

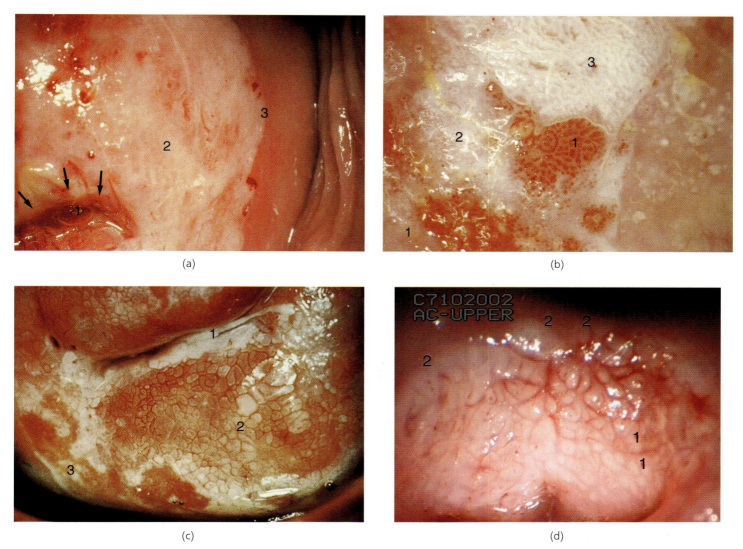

Figura 6.2 (a) Alteração acetobranca dentro da zona de transformação, mostrando o limite superior do processo (seta) no interior do canal endocervical (1). Os epitélios espesso e anormal (atípico) em (2) têm coloração extremamente branca, e uma borda bem definida (3) indica a junção escamocolunar original. (b) Pontilhado (1) observado após a aplicação de ácido acético com acetobranqueamento em (2) e alterações sugestivas da presença do papilomavírus humano em (3); este último tecido também mostra acetobranqueamento. (c) Um padrão vascular de mosaico mostrando mosaico grosseiro dentro de um amplo campo de acetobranqueamento que se estende para o canal endocervical em (1). O padrão de mosaico está em (2) e demarcação da junção escamocolunar bem definida está em (3). Observe a variação na distância intercapilar dentro do campo do mosaico; isto indica diferentes graus de alteração pré-cancerosa. (d) Epitélio acetobranco denso com um padrão de mosaico grosseiro é óbvio. Existem grandes distâncias intercapilares, bem como a presença de glândulas em tufos em (1). A junção escamocolunar original está em (2), e a nova junção escamocolunar que está dentro do canal não pode ser vista.

quanto o epitélio colunar apresenta um aspecto papilar semelhante a um cacho de uva (ver a Figura 4.6a). CIN de alto grau (Figura 6.16) e, particularmente, CIN3 e invasão inicial produzem uma superfície desigual e ligeiramente elevada (Figura 6.16), enquanto que lesões evidentemente invasivas têm uma superfície nodular ou polipoide (Figura 6.109) que acaba se desenvolvendo em um padrão de crescimento exofítico ou ulcerado.

Os sinais colposcópicos relacionados com o grau de acetobranqueamento, com as margens, com a formação vascular e a coloração com solução de iodo têm sido usados por uma série de autores para diferenciar as lesões epiteliais de baixo e alto graus e estabelecer um índice colposcópico de classificação, o índice de Reid ou a pontuação de Swede. Eles serão descritos mais adiante.

Padrão vascular

Pontilhado e mosaico Muitas vezes, no epitélio lavado com ácido acético, os vasos intraepiteliais estão ausentes, mas, às vezes, o aparecimento desses elementos vasculares é suficientemente característico para justificar os nomes dados ao aspecto anormal. Existem dois padrões vasculares anormais encontrados no epitélio: pontilhado e mosaico. Também podem existir combinações desses dois padrões. Quando os capilares estão salpicados por todo o epitélio e são vistos como pontos vermelhos, o termo *pontilhado* é usado. Igualmente comum é o aparecimento de capilares em uma estrutura semelhante a uma parede de tijolos, que subdivide os blocos de tecido como uma colmeia. Esse é o chamado padrão em *mosaico*.

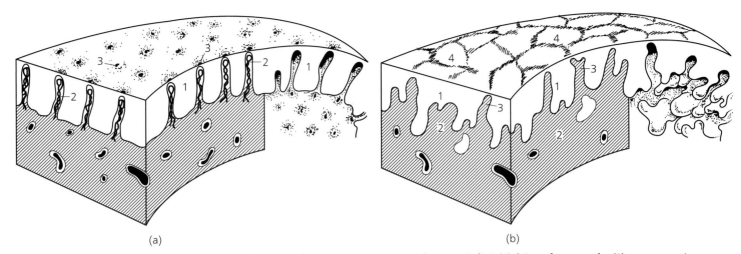

Figura 6.3 (a) Representação das áreas de pontilhado vistas colposcopicamente. Entre os botões epiteliais (1), há um feixe vascular (2) que quase atinge a superfície, onde o epitélio escamoso é muito fino. Isto permite a visualização dos vasos através da superfície (3). Vasos dentro do estroma no tecido conectivo podem ser facilmente vistos. (b) Representação do padrão de mosaico com os botões epiteliais (1) projetando-se e ramificando-se para dentro do estroma do tecido conectivo (2). Os capilares entre esses botões epiteliais (3) chegam perto da superfície, e onde o epitélio é fino, e o padrão mosaico é facilmente visto (4).

O pontilhado é facilmente reconhecido por vasos dilatados, muitas vezes torcidos e com terminações irregulares que parecem um grampo de cabelo e podem estar alongados se apresentando como um padrão pontilhado proeminente (Figuras 6.2b, 6.3a, 6.5). A área costuma ser bem-definida de modo que uma linha nítida separa o epitélio normal do anormal (Figura 6.2b). Esse padrão de pontilhado também é visto quando há inflamação do tecido, especialmente em relação à infecção por tricomonas e cervicite. Os capilares dilatados em formato de grampo de cabelo costumam estar difusos em toda a ectocérvice, e os capilares correm juntos e próximos, sem linha de separação nítida entre o tecido normal e o anormal.

No padrão de mosaico, os capilares são dispostos paralelamente à superfície, dando uma imagem similar a de uma calçada (Figuras 6.2c, d, 6.3b). Os campos vasculares variam de tamanho pequeno a grande e podem ser de formato regular ou irregular (Figura 6.2c). Os próprios vasos podem ter um contorno complexo. Histologicamente, esse epitélio anormal (atípico) forma botões que empurram e, às vezes, se ramificam, para formar o tecido conectivo, mas são mantidos dentro da membrana basal. Quando ácido acético é aplicado, é produzido um padrão de pequenos remendos brancos, cada um correspondendo a um botão epitelial, cercado por uma margem vermelha que corresponde aos vasos sanguíneos descritos anteriormente. Se a solução de iodo for aplicada no tecido, o epitélio escamoso anormal (atípico) fica com a coloração de palha, e o padrão mosaico desaparece.

Formação de pontilhado e mosaico Um dos mecanismos que tem sido proposto para a formação do pontilhado e do mosaico é que, durante o desenvolvimento da metaplasia escamosa que ocorre no epitélio colunar exposto, a exposição a um agente mutagênico pode provocar um processo metaplásico atípico. Na metaplasia atípica, as papilas do estroma não se aglutinam ou fundem, mas o epitélio escamoso metaplásico preenche completamente as fendas e dobras do epitélio colunar ectocervical (Figura 6.4a-f). As redes vasculares centrais das papilas do epitélio colunar em formato de cacho de uva (Figura 6.4a) permanecem como papilas espessas no estroma (Figura 6.4b) e são cercadas por epitélio metaplásico. Em um estágio posterior da vascularização, a superfície do epitélio, provavelmente, será maior do que aquele encontrado na zona de transformação normal. A aplicação de ácido acético mostrará as papilas do estroma como campos vermelhos, cercadas por "filamentos brancos" de epitélio metaplásico (Figura 6.4c). O desenvolvimento metaplásico atípico se caracteriza por um aumento da atividade proliferativa do epitélio dentro das fendas e com a compressão das papilas dentro do estroma (Figura 6.4d-f). Os vasos dentro dessas papilas sofrem dilatação e proliferação perto da superfície (Figura 6.4d, e) ou tendem a formar uma rede vascular semelhante a uma cesta em torno dos botões de epitélio anormal (atípico) (Figura 6.4d). Como pode ser visto na Figura 6.4, uma lesão derivada dessas alterações aparece colposcopicamente como pontilhado e/ou mosaico (Figura 6.4d). O desenvolvimento de ambos os padrões de mosaico e pontilhado, na zona de transformação, é semelhante e, por isso, podem ser encontrados na mesma lesão, como mostra na Figura 6.6.

Outra característica importante na avaliação de uma área de mosaico ou pontilhado é a distância intercapilar. Isto refere-se à distância entre os dois vasos adjacentes ou ao diâmetro dos campos delineados pelos vasos em rede ou do tipo mosaico. No epitélio escamoso nativo, as distâncias intercapilares variam em aproximadamente 100 mm, mas, no câncer pré-invasivo e, certamente, no invasivo, isto aumenta conforme a natureza maligna da lesão aumenta.

No entanto, nem todos os padrões de pontilhado e mosaico são anormais. Esta ênfase dada aos padrões vasculares anormais tem levado os colposcopistas inexperientes a negligenciar áreas

Diagnóstico das lesões pré-malignas de câncer de colo do útero

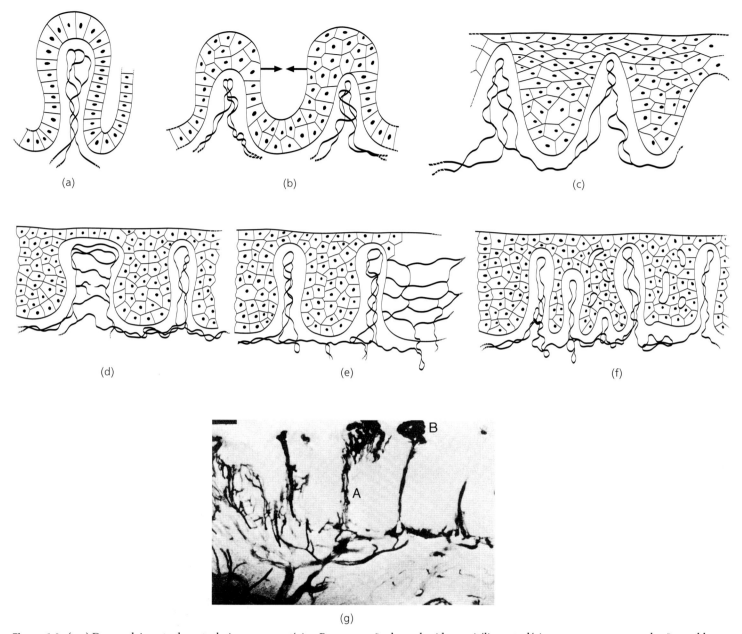

Figura 6.4 (a-g) Desenvolvimento de metaplasia escamosa atípica. Por uma razão desconhecida, o epitélio metaplásico começa a crescer em botões ou blocos, enquanto a rede vascular central, por exemplo, as vilosidades do epitélio colunar, permanece e se estende até a superfície com aparência de pontilhado ou mosaico. Os vasos com padrão de mosaico formam uma estrutura semelhante a um cesto ao redor de blocos de células neoplásicas. (g) Uma fotomicrografia (angiografia utilizando fosfatase alcalina, corte de 125 mm) que demonstra esse efeito. Ele mostra capilares intraepiteliais enrolados em A com numerosos vasos subepiteliais que terminam em uma rede capilar abaixo do epitélio em B. Adaptada de Kolstad P, Stafl A. *Atlas Colposcopy*, 3rd edn. Edinburgh, UK: Churchill Livingstone, 1982, p. 58.

atípicas mais graves, já que a maioria das lesões intraepiteliais escamosas não apresenta vasos colposcopicamente atípicos. Pontilhado e mosaico também podem ser encontrados no epitélio normal. O mosaicismo e o pontilhado também podem ser encontrados em associação ao epitélio acantótico, que é uma característica da zona de transformação congênita. Nesta situação, há vários botões e ramificações das papilas dérmicas e projeções epiteliais interdigitais (ver Figuras 4.44b, c, 4.50). As distâncias intercapilares são variáveis, mas geralmente não são excessivas, o que ajuda a distingui-las de uma lesão neoplásica. Nas lesões neoplásicas (CIN) as projeções epiteliais são maiores, mais grossas e mais irregulares.

Setenta por cento dos padrões de mosaico e pontilhado podem estar associados ao epitélio acantótico benigno, e 30% à CIN. Em contraste, na zona de transformação, esses padrões correspondem à CIN em 80% dos casos, e o epitélio acantótico benigno em 20% dos casos. No entanto, a maioria dos autores ficaria satisfeita com CIN restrita à zona de transformação, delimitada pela junção escamocolunar original e pela nova junção escamocolunar.

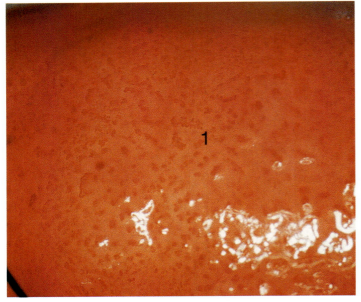

Figura 6.5 Pontilhado (1) dentro de um campo de neoplasia intraepitelial. Este campo de pontilhado com distribuição variável indica a presença de vários graus de neoplasia intraepitelial do colo do útero (CIN) de alto e baixo graus. Os capilares no centro do campo estão mais espalhados, indicando maior grau de CIN que na periferia, onde os capilares estão mais próximos e indicam grau menor de anormalidade.

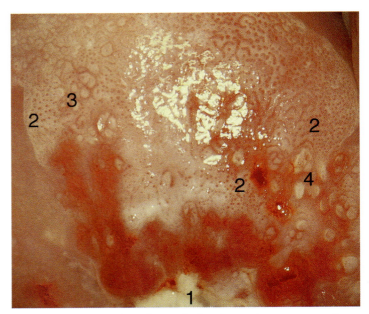

Figura 6.6 Existem padrões de pontilhado e de mosaico neste campo de neoplasia intraepitelial do colo do útero (CIN). O canal endocervical está em (1), e as áreas de pontilhado existem em (2), mas apresentam um espaçamento variável, e os capilares mais distanciados indicam um grau superior de CIN. O mesmo se aplica na área (3), onde existe uma variação na distância intercapilar dentro da área de mosaico. Na área (4), o epitélio branco e espesso envolve alguns orifícios glandulares. Esta lesão é composta essencialmente de CIN de baixo grau (em [2]), com pequenas áreas (em [3] e [4]) de CIN de alto grau.

Aparência colposcópica da neoplasia intraepitelial do colo do útero

- Ácido acético provoca mudanças transitórias e reversíveis dentro das proteínas celulares.
- O epitélio escamoso se torna progressivamente opaco.
- Outras características importantes da neoplasia intraepitelial cervical (CIN) são:
  - Margens: irregulares, emplumadas, indistintas em lesões de baixo grau; margens claras, nítidas ou elevadas são encontradas em CIN de alto grau.
  - Padrões vasculares (*pontilhado* e *mosaico*).
  - Pontilhado e mosaico também podem ser encontrados no epitélio normal ou no epitélio acantótico (zona de transformação congênita).
  - Padrão vascular (*vasos atípicos*): vasos atípicos (vasos terminais com forma, calibre e trajeto irregulares) estão associados a alterações patológicas graves (microinvasão). Vasos com ramificações atípicas nunca formam uma rede capilar fina. A vascularização epitelial é mais bem observada pela técnica de colposcopia com uso de solução salina.
  - Relevo superficial: CIN de alto grau e invasão inicial produzem uma superfície irregular e levemente elevada. As lesões francamente invasivas têm uma superfície nodular ou polipoide.
- Aplicação de iodo produzirá uma brancura relativa decorrente da falta de armazenamento de glicogênio nas células anormais.

Vasos atípicos

Os vasos atípicos têm uma aparência característica e estão associados a alterações patológicas significativas dentro do epitélio (Figura 6.7a-c). Eles são vasos terminais e são caracterizados por irregularidades no formato, trajeto, densidade, calibre e arranjo espacial, com a distância intercapilar maior do que aquela observada entre os vasos do epitélio escamoso original. Em muitos casos, o padrão vascular pode ser tão irregular que é impossível determinar se o padrão é de pontilhado ou de mosaico. Os vasos atípicos podem ser encontrados em áreas onde existem pontilhados típicos ou áreas em mosaico. Vasos atípicos podem ser vistos em áreas com mosaico e de pontilhado típicos. Quando um padrão irregular de vasos atípicos se desenvolve dentro de áreas de pontilhado e mosaico, isto pode representar um dos primeiros sinais de invasão e, geralmente, envolve os vasos superficiais dos de uma área de mosaico proliferando nos campos de mosaico adjacentes. Os vasos dos pontilhados podem ser vistos na superfície das alças vasculares com trajeto paralelo à superfície e cobertos apenas por algumas camadas celulares. Estes vasos horizontais e superficiais são distintos e podem ser indicativos de invasão estromal inicial.

Inicialmente, a distância intercapilar dentro do tecido pré-canceroso está reduzida, mas com a evolução da doença maligna, áreas avasculares relativamente maiores são formadas. As células malignas são nutridas por ramos atípicos ou por uma rede de vasos com uma aparência de malha grosseira. Os vasos atípicos que se ramificam nessas áreas avasculares mostram grande variação de tamanho, formato e trajeto, pois o crescimento vascular acompanha o rápido crescimento das células malignas (Figura 6.7b, c). Às vezes, o crescimento é tão rápido que ocorre necrose em razão da falha do suprimento sanguíneo.

Diagnóstico das lesões pré-malignas de câncer de colo do útero   83

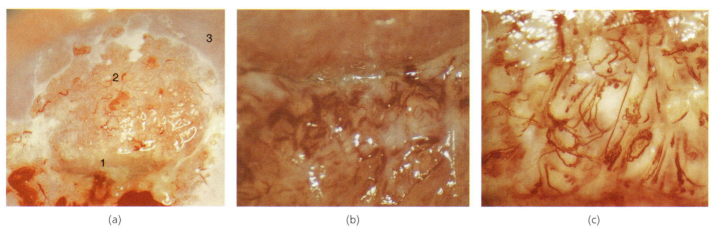

Figura 6.7 (a) Vasos atípicos vistos em um carcinoma escamoso invasivo envolvendo a endo (1) e a ectocérvice (2). Há uma combinação de vasos atípicos em rede e ramificados (2). Os vasos em rede têm um trajeto irregular com curvas acentuadas e apresentam variação de cor. Vasos arboriformes também têm um padrão irregular e mostram uma diminuição característica de diâmetro desses ramos. Epitélio escamoso original está em (3). (b) Ramificação muito atípica de vasos dentro da endocérvice em um carcinoma escamoso invasivo inicial. A variação grosseira no calibre e a irregularidade são facilmente vistas por comparação aos vasos fisiológicos arboriformes nas Figuras 6.8 e 6.9. (c) Vasos muito irregulares e atípicos com uma aparência de saca-rolhas, junto com vasos arboriformes regulares presentes em um carcinoma invasivo precoce. Antes da aplicação do, ácido acético em partes do tumor, esses vasos atípicos são visíveis através do gel translúcido formado pelos botões epiteliais; a formação desse gel é característica do carcinoma invasivo inicial. A rede vascular apresenta uma densidade variável, e grandes alças vasculares podem surgir a partir do estroma, passando pela superfície e penetrando em profundidade. Estes grandes vasos costumam estar sobrelevados na superfície, enquanto os menores são mais estreitos e têm uma configuração de saca-rolha.

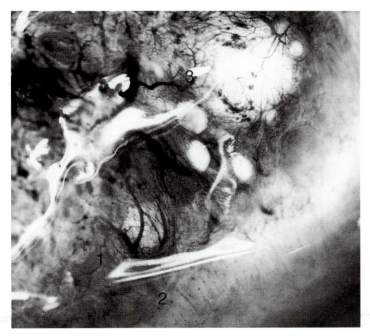

Figura 6.8

As ramificações de vasos atípicos nunca formam a rede capilar fina vista nos vasos arboriformes da zona de transformação (Figuras 6.8, 6.9). Não apresentam o padrão regular arboriforme com redução gradativa no diâmetro dos ramos individuais, como é visto em tecidos fisiologicamente normais.

A vascularização epitelial é mais bem observada pela técnica de colposcopia com solução salina, onde a superfície do colo do útero é lavada com uma solução salina fisiológica e visuali-

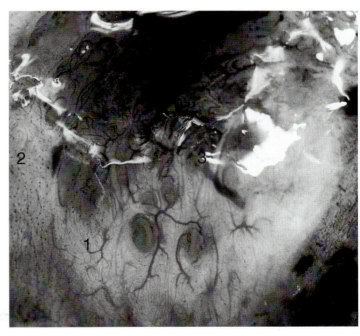

Figura 6.9

Figuras 6.8 e 6.9 Colposcopia com uso de solução salina para destacar os três tipos de vasos vistos no colo do útero normal. Uma malha densa e bastante regular de capilares muito finos, descrita como *capilares em rede espiralada*, é vista em (1) em ambas as fotografias. O segundo tipo, os chamados *capilares em grampo de cabelo*, é caracterizado por uma ramificação ascendente e uma descendente, de um vaso de calibre muito fino; esses seguem juntos e formam uma pequena alça. Às vezes, eles têm a aparência de um pontilhado fino e regular, como é visto em (2), em ambas as fotografias. O terceiro tipo, que ocorre predominantemente na zona de transformação, é composto de vasos terminais vistos em paralelo com a superfície e ramificando-se de maneira semelhante a uma árvore. Estes são chamados de *vasos arboriformes* e são mostrados em (3), em ambas as fotografias. Vasos arboriformes dividem-se dicotomicamente e, por fim, levam a uma fina rede de capilares com distâncias intercapilares normais.

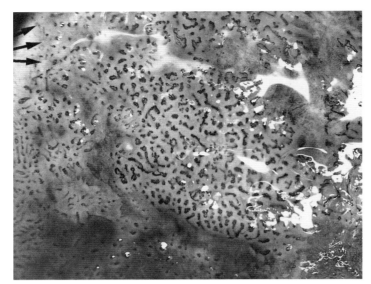

Figura 6.10 A histologia dessa lesão foi de uma neoplasia intraepitelial do colo do útero grau 3 com microinvasão inicial. Ela tem três traços que são característicos de lesões de maior grau. Em primeiro lugar, existe uma grande distância intercapilar associada a um padrão pontilhado regular e grosseiro, com os vasos terminais dilatados com aparência bifurcada ou em chifre de veado; isto foi citado como um padrão capilar duplo. Em segundo lugar, existe uma superfície de relevo irregular, vista em razão da resposta desigual do *flash* fotográfico; e, em terceiro lugar, existe uma borda nítida (setas).

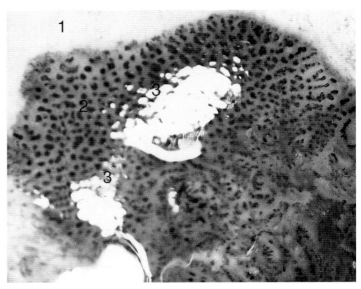

Figura 6.12 Esta pequena lesão focal mostra muitas das características descritas para uma lesão pré-cancerosa de alto grau. Em primeiro lugar, existe uma linha nítida de demarcação entre o epitélio escamoso nativo (1) e a área de pontilhado (2). Em segundo lugar, a lesão é mais escura do que o tecido circundante; e em terceiro lugar, a irregularidade (3) sobre a superfície pode ser claramente vista pelo reflexo irregular do *flash*. O quarto sinal anormal é o dos vasos em formato de grampo de cabelo e pontilhados atípicos grosseiros; em alguns lugares estes vasos terminais estendem-se para as pequenas excrescências papilomatosas (pontilhado papilar).

zada com o emprego de um filtro verde. Os vasos sanguíneos ficam mais evidentes e são visualizados com maior facilidade, depois que a solução salina é aplicada. Quando o ácido acético na concentração entre 3-5% é utilizado, ocorre um acetobranqueamento imediato do componente escamoso do epitélio com uma redução importante das imagens do padrão vascular. Com o uso do filtro verde e após a aplicação de solução salina, os vasos sanguíneos vermelhos aparecem escurecidos e podem ser visualizados com maior facilidade. Uma série de CINs de alto grau e lesões invasivas precoces são representadas nas Figuras 6.10-6.13.

Padrão vascular da invasão inicial

Como já foi discutido, a presença de vasos atípicos é indicativa de câncer invasivo (Figura 6.7a-c). Nos estágios iniciais da invasão, pode ser difícil identificar as diferenças entre o padrão vascular da CIN de pontilhado e mosaico e o padrão vascular dos vasos atípicos. Na maioria dos casos, as lesões de CIN de alto grau e a invasão inicial são encontradas juntas, e apenas pequenos focos de vasos discretamente atípicos são vistos dentro de uma área mais extensa de pontilhado e mosaico regular. Isto é mostrado na Figura 6.14a. Nesta lesão, existe uma diferença na tonalidade da coloração e uma linha bem marcada de demarcação entre o epitélio escamoso original e a lesão pré-cancerosa verdadeira (seta), e também podem ser observadas variações das características do vaso. Em (1), há uma aparência típica de pontilhado, representando uma lesão de alto grau, mas, em (2), o padrão de mosaico está alterado, apresentando uma estrutura grosseira e irregular, com distâncias intercapilares aumentadas entre os vasos. O epitélio apresenta-se pálido de tipo avascular. Todas essas características indicam invasão precoce. Na área (3), ainda existe um padrão mosaico discreto e redução da distância intercapilar, em comparação à área de invasão inicial em (2).

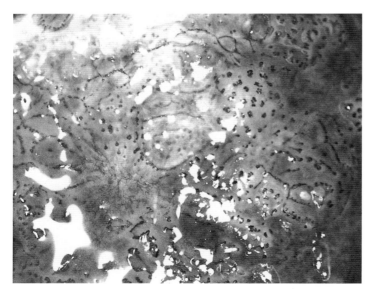

Figura 6.11 Existem amplas distâncias intercapilares entre os vasos pontilhados em formato de grampo de cabelo e, no centro, há um grande vaso dilatado em formato de cesta, adotando um padrão de mosaico clássico. A lesão subjacente é uma neoplasia intraepitelial do colo do útero de grau 3.

Diagnóstico das lesões pré-malignas de câncer de colo do útero   85

Figura 6.13 (a) Esta grande lesão, que cobre a maior parte da ectocérvice (1) e se estende para a endocérvice em (2), mostra os cinco principais aspectos característicos de uma lesão pré-cancerosa de alto grau. Em primeiro lugar, o padrão vascular é uma combinação de mosaico e pontilhado. Vasos pontilhados claramente demarcados são vistos na periferia da lesão, enquanto, na área que se estende para a endocérvice (2) são vistos vasos terminais do tipo (1). Há uma combinação de vasos circulares, poligonais, em grampo de cabelo e, ocasionalmente, irregulares. Alguns apresentam curvas suaves, enquanto outros têm uma forma irregular e, ocasionalmente, existe entrelaçamento de capilares dilatados de calibres variados. Como os vasos de pontilhado, esses vasos de mosaico são observados em áreas relativamente distintas. Em segundo lugar, a distância intercapilar está aumentada e é variável, o que significa variação na gravidade da neoplasia intraepitelial do colo do útero (CIN). Em terceiro lugar, há irregularidade no relevo da superfície: a natureza estereoscópica da colposcopia e a ampliação acentuaram esta característica. O epitélio escamoso nativo na periferia tem uma superfície lisa, enquanto a lesão CIN, que ocupa toda a zona de transformação, tem uma superfície irregular e está ligeiramente elevada em comparação ao epitélio circundante. A variação no reflexo do *flash* acentua ainda mais essa irregularidade. Em quarto lugar, há uma variação no tom da cor; isto é óbvio entre o epitélio escamoso nativo e a lesão CIN central mais escura. Em quinto lugar, existe uma linha clara de demarcação entre o epitélio escamoso nativo e a lesão CIN. (b) Existe uma combinação de padrões em mosaico e pontilhado nesta lesão CIN de alto grau. No entanto, também há alguma leucoplaquia (1) presente, e uma área tem pequenas placas que, ocasionalmente, coalescem para formar placas maiores. O contorno da área é irregular. A leucoplaquia pode esconder a verdadeira natureza do epitélio subjacente, embora, nesta lesão, o pontilhado, o padrão em mosaico e a ramificação atípica dos vasos circundantes faça da lesão uma CIN de alto grau óbvio ou uma lesão invasiva inicial. Uma nítida linha de demarcação associada à superfície de relevo irregular e a diferença no tom de cor em relação ao epitélio escamoso nativo em (2) são outras características óbvias da lesão de alto grau.

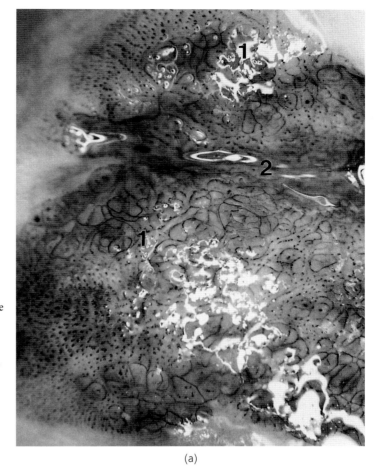

(a)

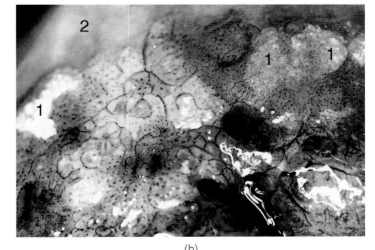

(b)

Durante o desenvolvimento inicial dos vasos atípicos em áreas de mosaico e pontilhado regulares, a distância intercapilar pode estar reduzida. No entanto, com a proliferação das células malignas a distância intercapilar aumenta com formação de grandes áreas avasculares. Isto é claramente visto na Figura 6.14b, onde o padrão de pontilhado típico foi interrompido pelo desenvolvimento de alças capilares atípicas, paralelas à superfície, onde havia uma distância intercapilar reduzida inicialmente.

O padrão vascular de um adenocarcinoma ou de um carcinoma anaplásico difere daquele das lesões escamosas descritas até agora. A nutrição dos adenocarcinomas se faz por um sistema capilar central, em contraste com os cânceres de células escamosas bem diferenciadas, que têm uma microcirculação caracterizada por vasos periféricos que rodeiam os botões epiteliais, mas não apresentam vasos penetrantes. As lesões não diferenciadas tendem a ter capilares finos, que penetram entre os botões epiteliais de células malignas. Portanto, a distância intercapilar nas lesões malignas indiferenciadas pode ser normal em muitas áreas. Um exemplo desse tipo precoce de doença maligna adenomatosa é visto na Figura 6.14c, onde a natureza papilar do epitélio colunar ainda pode ser vista com vasos atípicos presentes. A demarcação nítida (seta) entre os capilares do epitélio escamoso original e os capilares anormais é óbvia.

Parece haver uma correlação entre este padrão vascular anormal e as fases iniciais do adenocarcinoma. Este padrão pode ser visto em diagrama na Figura 6.15a. Os seis tipos de vascularização delineados no diagrama superior estão presentes nas lesões escamosas não malignas, enquanto os sete inferiores (incluindo a Figura 6.15b) existem nas lesões escamosas malignas. No entanto, no caso do adenocarcinoma, pode haver uma mistura de ambos os tipos. Como será visto mais adiante neste capítulo, parece haver alterações vasculares específicas associadas ao adenocarcinoma, que podem ser vistas na colposcopia. Do mesmo modo, parece que as alterações do tipo mosaico e pontilhado são encontradas no epitélio escamoso e parece que nunca estão presentes nos adenocarcinomas. No entanto, elas são encontradas em algumas lesões adenoescamosas.

O padrão vascular mais comum nos casos de adenocarcinoma é o de vasos em formato de raiz. Nos estágios iniciais, podem ser vistos apenas um ou dois desses vasos, contudo, nos estágios mais avançados eles se tornam mais numerosos. Vasos em formato de fio (Figura 6.15a, b) também podem ser vistos, enquanto que em casos avançados aparecem vasos em formato de cacho em conjunto com vasos tipo galhos de salgueiro. Vasos em formato de saca-rolhas nunca parecem estar presentes em lesões adenocarcinomatosas. Uma descrição adicional dos adenocarcinomas é dada na seção 6.14.

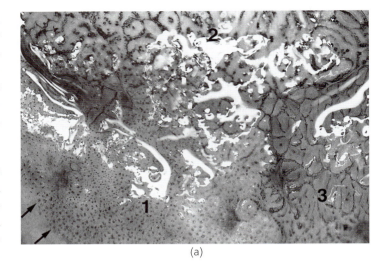
(a)

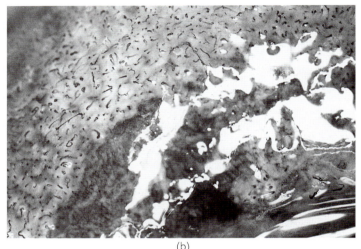
(b)

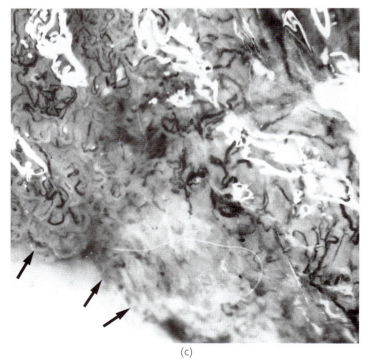
(c)

Figura 6.14(a-c)

Não maligno

Em formato de rede (NV-1)	Pontos vermelhos (NV-2)	Pontilhado vermelho (NV-3)	Arboriforme (NV-4)	Linear (NV-5)	Em alça (NV-6)

Maligno

Em formato de grampo de cabelo glomeruloide (AV-1)	Em formato de saca-rolha (AV-2)	Mosaico (AV-3)	Em formato de cacho (AV-4)	Em formato de fio (AV-5)	Em formato de galho de salgueiro (AV-6)	Em formato de raiz (AV-7)

Figura 6.15 (a) Diferentes padrões vasculares (adaptada de Ueki, 1985).

6.6 Classificação do epitélio anormal (atípico) do colo do útero

A classificação está com base no fato de que as lesões intraepiteliais do colo do útero surgem dentro da zona de transformação. A classificação também reconhece as imagens colposcópicas frequentemente anormais, que ocorrem no epitélio escamoso original, associadas à infecção pelo HPV. Essas lesões têm pouco ou nenhum potencial neoplásico e, no passado, foram descritas como infecção subclínica por papilomavírus (SPI). Atualmente, não se considera apropriado descrever todos os aspectos colposcópicos anormais (atípicos) na categoria ampla da zona de transformação atípica. As palavras "atípico" e "anormal" têm sido usadas em muitas classificações. O termo "anormal" é usado na classificação da International Federation of Cervical Pathology and Colposcopy (IFCPC). Em espanhol e, em menor extensão, em alemão, a palavra "atípico" tem uma conotação grave, enquanto o termo "anormal" nesses idiomas tem uma conotação muito próxima do "normal". A classificação da IFCPC, que foi recentemente alterada e atualizada, é apresentada na Tabela 6.1. Adiante, menciona-se a nova nomenclatura e está ao lado dos termos antigos.

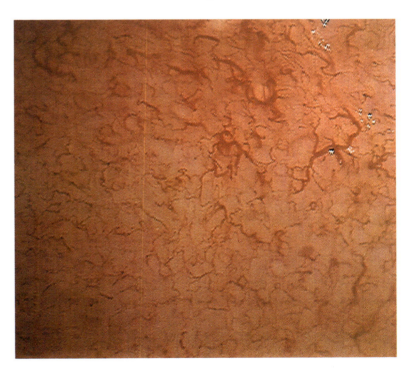

Figura 6.15 (b) Isto mostra uma combinação de raiz e vasos atípicos em formato de fio (adaptada de Ueki, 1985).

Tabela 6.1 (a) A terminologia colposcópica do **colo do útero** pela International Federation of Cervical Pathology and Colposcopy, 2011

Seção	Padrão
Avaliação geral	Adequado ou inadequado (justificar o motivo do sangramento, inflamação, cicatriz) Visibilidade da junção escamocolunar: totalmente visível, parcialmente visível, não visível Zona de transformação tipos 1, 2, 3
Achados colposcópicos normais	Epitélio escamoso original: maduro, atrófico Epitélio colunar: ectopia/ectrópio Epitélio escamoso metaplásico; cistos de Naboth; orifícios abertos (glândula) Deciduose na gravidez

Achados colposcópicos anormais	Princípios gerais:
	    Localização da lesão: dentro ou fora da zona de transformação; de acordo com a posição do relógio
	    Tamanho da lesão: número de quadrantes do colo do útero envolvidos pela lesão
	    Tamanho da lesão em porcentagem do colo do útero
	    Grau 1 (menor): mosaico fino; pontilhado fino; epitélio acetobranco tênue; borda irregular ou geográfica
	    Grau 2 (maior): borda demarcada; sinal da borda interna (sobrelevado); epitélio acetobranco denso; mosaico grosseiro; pontilhado grosseiro; surgimento rápido de acetobranqueamento; orifícios glandulares espessados
	Não específicos: leucoplasia (queratose, hiperqueratose); erosão

Suspeito para invasão	Coloração com Lugol (teste de Schiller): corado ou não corado Vasos atípicos
Miscelânea	Achados adicionais: vasos frágeis; superfície irregular; lesão exofítica; necrose; ulceração (necrótica); tumor ou neoplasia grosseira Zona de transformação congênita; condiloma; pólipo (ectocervical ou endocervical); inflamação; estenose; anomalia congênita; sequela pós-tratamento; endometriose

Tabela 6.1 (b) A terminologia colposcópica da **vagina** pela International Federation of Cervical Pathology and Colposcopy, 2011

Seção	Padrão
Avaliação geral	Adequado ou inadequado justificar a razão (p. ex., inflamação, sangramento, cicatriz) da zona de transformação
Achados colposcópicos normais	Epitélio escamoso: maduro ou atrófico

Achados colposcópicos anormais	Princípios gerais:
	    Terço superior ou dois terços inferiores
	    Anterior, posterior ou lateral (direita ou esquerda)
	    Grau 1 (menor): epitélio acetobranco fino; pontilhado fino; mosaico fino
	    Grau 2 (maior): epitélio acetobranco denso; pontilhado grosseiro, mosaico grosseiro
	    Suspeita de invasão: vasos atípicos
	Outros sinais: vasos frágeis, superfície irregular, lesão exofítica, necrose, ulceração (necrótica), tumor ou neoplasia grosseira
	Não específico: epitélio colunar (adenose)
	Coloração da lesão com solução de Lugol (teste de Schiller): corado ou não corado; leucoplasia

Achados mistos	Erosão (traumática), condiloma, pólipo, cisto, endometriose, inflamação, estenose vaginal, zona de transformação congênita

6.7 Exame colposcópico das lesões pré-cancerosas/cancerosas do colo do útero

O aspecto mais importante do exame colposcópico anormal (atípico) é obter uma visão clara de toda a área e da morfologia da lesão (Figura 6.1). A determinação da topografia consiste na visualização dos limites externo e interno da região anormal (atípica), enquanto a morfologia envolve o exame preciso de todas as características detalhadas na seção anterior, como o padrão vascular, a distância intercapilar, o relevo da superfície, a tonalidade da cor e a demarcação dos limites. A identificação do limite interno é um dos aspectos mais importantes do exame, porque possibilita a distinção entre uma colposcopia satisfatória e uma insatisfatória.

Colposcopia satisfatória (adequada) ou insatisfatória (inadequada)

Um exame colposcópico satisfatório é aquele em que a nova junção escamocolunar e toda a extensão do epitélio anormal (atípico) está visível. Um exame insatisfatório é aquele em que a nova junção escamocolunar não está visível (Figuras 6.16-6.19), ou aquele onde as alterações de inflamação grave ou atrofia grave impedem a identificação dos limites superiores das lesões. Os limites são claramente definidos pela nova junção escamocolunar, e isto representa a extensão superior do epitélio anormal (atípico) no canal endocervical. Um exemplo disso pode ser visto na amostra histológica na Figura 6.20. Esta é uma amostra de uma excisão com alça de lesão ecto e endocervical. A parte ectocervi-

Diagnóstico das lesões pré-malignas de câncer de colo do útero 89

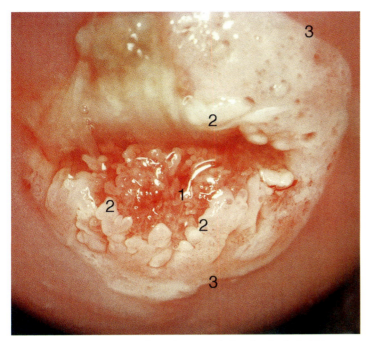

Figura 6.16 Uma imagem colposcópica satisfatória foi obtida do lábio posterior com o epitélio colunar original em (1), a nova junção escamocolunar em (2) e a junção escamocolunar original em (3). No lábio anterior, o limite superior da lesão não é tão claramente visível como no lábio posterior e está mascarada pelo muco. O epitélio do lábio anterior só pode ser avaliado após a remoção do muco, antes disso, esta é uma imagem insatisfatória.

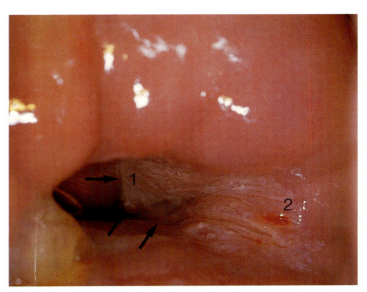

Figura 6.18 Um exemplo de uma imagem colposcópica insatisfatória do epitélio anormal (atípico) (1) que se estende para a endocérvice com apenas uma parte de seu limite superior visível e indicado pelas setas. A extensão lateral da lesão está na área (2). No entanto, as margens anterior, posterior e medial não podem ser vistas.

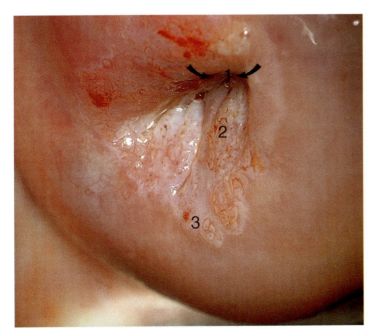

Figura 6.17 Uma imagem colposcópica insatisfatória é mostrada com a lesão epitelial anormal (atípica) e de alto grau (2) estendendo-se até a endocérvice (1, indicado pelas setas). O limite superior não pode ser visto. A junção escamocolunar original está em (3).

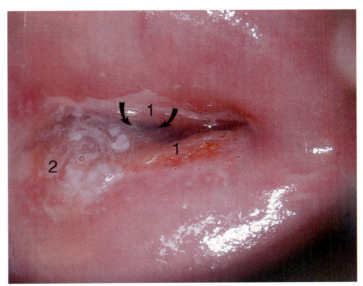

Figura 6.19 Epitélio acetobranco denso (1), cujo limite superior não pode ser visto no canal endocervical (setas). Isto constitui uma imagem colposcópica insatisfatória. O limite lateral da lesão está em (2).

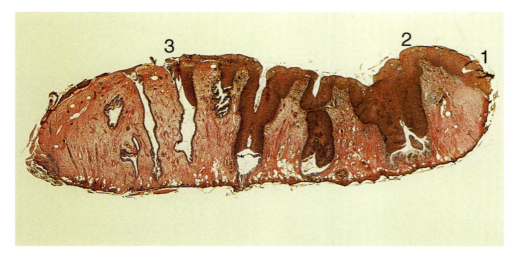

Figura 6.20

cal da lesão está presente entre os pontos (1) e (2), enquanto os limites endocervicais se estendem de (2) para (3) com a nova junção escamocolunar na região (3). A lesão, por si só, é uma lesão intraepitelial (CIN3) e se estende profundamente nas glândulas da endocérvice. A área entre (2) e (3), situada no alto do canal endocervical, provavelmente está associada a uma imagem colposcópica insatisfatória.

Classificação dos achados colposcópicos anormais (atípicos)

Em razão da grande variabilidade encontrada nas alterações pré-cancerosas e cancerosas, nenhum aspecto pode ser definido como específico. Os padrões vasculares variáveis associados aos diferentes graus de maturação epitelial, com alterações no relevo, na cor e na demarcação da superfície, determinam imagens com grande variabilidade. Alguns sistemas de classificação foram concebidos para aumentar a objetividade da classificação colposcópica e reduzir a variabilidade inter e intraobservador. Essa classificação permite uma abordagem menos subjetiva para a diferenciação entre as alterações colposcópicas de baixo e alto graus. Um sistema desse tipo é sugerido por Coppleson e Pixley. O esquema emprega uma subdivisão prática dos aspectos que são insignificantes (grau 1), significantes (grau 2) e altamente significantes (grau 3). No grau 1, as lesões apresentam um potencial de neoplasia e invasão mínimos, com um longo período de evolução para desenvolver neoplasia, se é que vai ocorrer; o grau 2 inclui as lesões com potencial neoplásico, mas onde a invasão não é iminente; e o grau 3 abrange as lesões que têm alto potencial neoplásico, e onde a invasão é iminente. As definições dos graus são as seguintes.

Grau 1 (insignificativo, não suspeito): epitélio acetobranco, normalmente brilhante ou semitransparente, as bordas não são necessariamente definidas; com ou sem vasos de calibre fino, muitas vezes com padrões mal definidos; ausência de vasos atípicos; pequena distância intercapilar (Figura 6.21).

Grau 2 (significativo, suspeito): epitélio acetobranco de maior opacidade com bordas definidas; com ou sem dilatação do calibre dos vasos, vascularização de padrão regular; padrões definidos; ausência de vasos atípicos; geralmente com a distância intercapilar aumentada (Figuras 6.22 e 6.23).

Grau 3 (altamente significativo, altamente suspeito); epitélio muito branco ou cinza opaco com bordas bem definidas; vasos com calibre dilatado, formato irregular e muitas vezes em espiral, vasos atípicos ocasionais; distância intercapilar maior, porém variável; às vezes, o relevo da superfície está irregular - epitélio microexofítico (Figuras 6.24, 6.25).

No grau 1, as características histológicas podem ser: (i) aquelas do epitélio metaplásico (imaturo, maduro ou epitélio acantótico); (ii) um SPI; ou (iii) CIN1. No grau 2, as lesões geralmente correspondem às de CIN2-3. No grau 3, CIN3 ou invasão inicial pode ser prevista. Exemplos de diferentes graus de lesão podem ser vistos nas Figuras 6.21-6.25.

Em outras classificações, deve-se presumir que o grau 1 da classificação de Coppleson e Pixley corresponde às chamadas lesões de pequeno ou baixo grau, enquanto os graus 2 e 3 correspondem a lesões de grande ou alto grau.

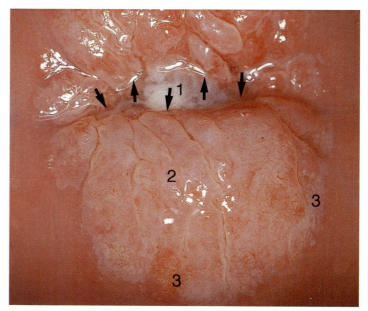

Figura 6.21 Uma lesão menor de grau 1, com epitélio acetobranco brilhante (2) que se estende para a endocérvice (1). O limite superior da lesão está indicado pelas setas. As bordas indistintas em (3), o epitélio acetobranco brilhante e os vasos de fino calibre com uma pequena distância intercapilar (4) são característicos dessas lesões menores.

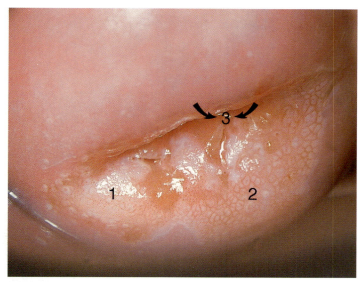

Figura 6.22 Uma mistura de lesões de graus 1 (menor) e 2 (maior). A área em (1) é uma área de grau 1 com epitélio acetobranco brilhante, bordas indistintas e vasos de calibre muito fino. Em comparação, a área (2) mostra uma área de grau 2 com bordas mais nítidas, vasos de formato regular e uma distância intercapilar aumentada. Este epitélio anormal (atípico) se estende para o canal endocervical (3) e é indicado pelas setas. A imagem colposcópica geral é insatisfatória.

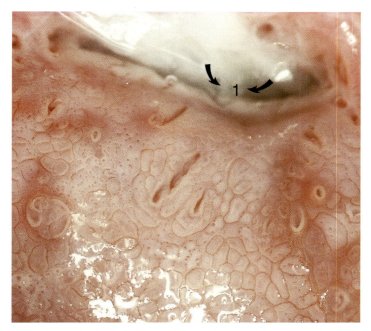

Figura 6.23 Uma lesão maior grau 2 com epitélio acetobranco mostrando maior opacidade, vasos com calibre dilatado, de formato regular e com aumento da distância intercapilar. Existem orifícios glandulares com um epitélio branco espesso. A imagem colposcópica geral é insatisfatória, e o epitélio anormal (atípico) (setas) se estende para fora do campo de visão e para dentro da endocérvice (1).

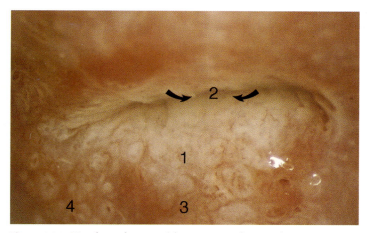

Figura 6.24 Uma lesão de grau 3 (altamente significativa, altamente suspeita), com epitélio muito branco ou cinza opaco (1) que se estende para o canal endocervical (2, setas). Vasos atípicos ocasionais estão presentes no lábio posterior (3), e existem orifícios glandulares, com epitélio branco espesso em (4). Este último aspecto é chamado de halo queratinizado, espesso e representa uma extensão do processo de neoplasia intraepitelial do colo do útero nas criptas glandulares subepiteliais.

Índice colposcópico de Reid

O índice colposcópico de Reid foi publicado em 1993. É o sistema de pontuação mais utilizado e foi projetado para padronizar o exame colposcópico e para melhorar a previsão do diagnóstico histológico. No entanto, usando o índice de Reid no ALTS não foi possível detectar CIN2 ou mais, em níveis esperados. A descrição a seguir foi modificada a partir da descrição original de Reid, pelo Professor Malcolm Coppleson em colaboração com o Dr. Richard Reid. Este índice de classificação leva em consideração quatro aspectos colposcópicos: (i) cor; (ii) margem da lesão e configuração da superfície; (iii) vasos e (iv) coloração pelo iodo. Esses quatro sinais colposcópicos recebem pontos, variando de 0 a 2 (Tabela 6.2). Os resultados devem ser somados para derivar um índice colposcópico geral que prevê o diagnóstico histológico, como mostrado na Tabela 6.3. Exemplos do uso desta classificação na prática são mostrados na Figura 6.25e.

A pontuação de Swede (Tabela 6.4)

Strander *et al.*, da Suécia, propuseram um novo sistema de pontuação, em 2005. A "pontuação de Swede" é uma modificação do sistema de pontuação de Reid. É simples de usar e dispensa um grande tempo de aprendizagem.

O modelo de pontuação de Swede inclui o tamanho da lesão como uma das variáveis, além das quatro variáveis originais descritas no índice colposcópico de Reid. A pontuação de Swede também redefiniu as demais variáveis do índice de Reid. Uma avaliação recente do sistema de pontuação de Sweed no Reino Unido mostrou que um resultado de 8 ou mais tinha uma sensibilidade, especificidade e valores preditivos positivos e negativos de 38, 95, 83 e 70%, respectivamente, para as lesões em que o diagnóstico final foi de CIN2 ou superior; constatou-se também que não havia nenhuma curva de aprendizagem, e que os estagiários tiveram resultados comparáveis aos de seus colegas treinados.

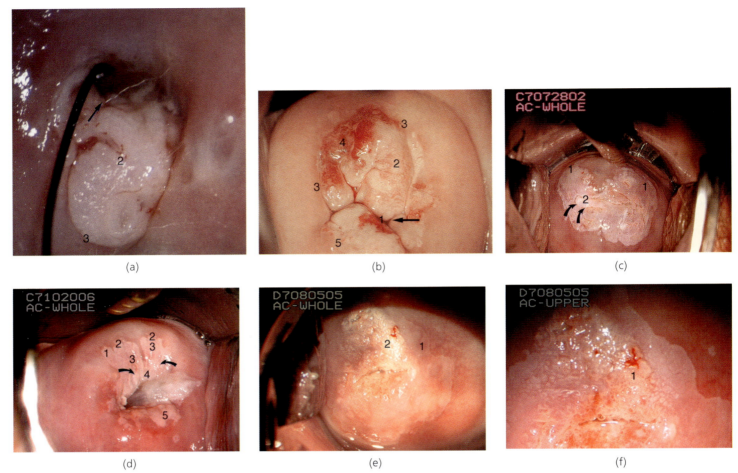

Figura 6.25 (a) Uma lesão de grau 3 (altamente significativa, altamente suspeita), com epitélio muito branco ou cinza opaco (2) que se estende para fora do campo de visão e para dentro da endocérvice (1, seta). A junção escamocolunar original bem marcada está em (3). Esta é uma imagem colposcópica insatisfatória. (b) Uma lesão de grau 3 (altamente significativa, altamente suspeita), com epitélio muito branco ou cinza opaco (2) que se estende para fora do campo de visão e para dentro da endocérvice (1, seta). Existe uma borda nítida (3) com vasos atípicos presentes em (4); existe uma diferenciação de cor-tom entre a zona de transformação atípica e o epitélio escamoso original. No lábio posterior (5), existe uma área externa com uma borda indistinta, e nenhum vaso atípico está presente. (c) Uma lesão de grau 2 (significativa, suspeita), que se estende pela ectocérvice. O epitélio acetobranco apresenta vários graus de opacidade. A área circundante (1) é de um epitélio acetobranco translúcido com margens irregulares emplumadas consistente com um diagnóstico de papilomavírus humano (HPV)/atipia epitelial de baixo grau. A área circundante (2) sobre o lábio posterior tem uma margem mais nítida óbvia e bem definida (setas), e o acetobranqueamento é de maior opacidade do que aquela observada no lábio anterior. Não há alterações vasculares óbvias. Essas mudanças em (2) são consistentes com uma lesão epitelial de alto grau (grau 2). Quando é feita a classificação utilizando-se o índice colposcópico de Reid-Coppleson, é obtida uma pontuação de 5, composta da seguinte forma: 2 pontos são dados para a cor, 2 para as margens e configuração da superfície (há uma área de demarcação interna) e 1 ponto para os vasos (padrão vascular ausente). Observe que pontos adicionais teriam sido dados, mas nenhuma coloração por iodo está disponível. No entanto, a pontuação final de 5 coloca a lesão na categoria de lesão intraepitelial escamosa de alto grau. (d) Uma lesão mostrando anormalidade de baixo e alto graus. No lábio anterior, o epitélio predominante em torno de (1) é de um acetobranqueamento de baixa intensidade, que não é completamente opaco. As margens da lesão são emplumadas ou finamente recortadas em (2), e um padrão de mosaico mal formado predomina na metade externa do epitélio acetobranco (3). As setas marcam uma margem interna envolvendo uma área acetobranca elevada e de maior intensidade. Isso é visto em (4) sobre o lábio anterior, e uma área semelhante está presente em (5) sobre o lábio posterior. Utilizando o índice colposcópico de Reid-Coppleson, a cor da lesão (na área acetobranca central mais densa) marca 1 ponto. As margens e a configuração da superfície marcam 2 em vista da presença de uma margem interna. Um ponto é dado na área central, onde há vasos ausentes. Não foi possível tingir com iodo, mas é mais provável que ele tivesse marcado pelo menos 1 ou possivelmente 2, dando um total de 5 ou 6, tornando-a uma lesão de alto grau. Excisão em alça mostrou que esta área é composta de neoplasia intraepitelial do colo do útero (CIN) 1 e CIN2. (e) Esta fotografia mostra uma grande área de acetobranqueamento de baixa intensidade, não completamente opaca em (1), com margens irregulares e uma área central "em relevo" (2) no lábio anterior. A cor está acentuada pelo *flash* da fotografia, mas uma imagem de maior ampliação na Figura 6.25f revela que esta área tem uma configuração de superfície micropapilar (1). Periférica a esta, na Figura 6.25f, existe uma área de mosaico fino mal definido consistente com infecção subclínica pelo papilomavírus. Usando o índice colposcópico de Reid-Coppleson, 0 ponto seria alocado para cor, 0 ponto para a margem da lesão e a configuração da superfície, e 0 ponto para os vasos. Coloração por iodo não estava disponível, mas, mesmo assim, é improvável que a lesão marque mais de 1 ponto no total, tornando-a uma lesão intraepitelial escamosa de baixo grau ou HPV/atipia. Esta lesão, embora com uma imagem espetacular, foi associada a uma alteração epitelial muito benigna. Isto mostra a utilidade do índice colposcópico de Reid-Coppleson.

Tabela 6.2 O índice colposcópico de Reid modificado*

Sinais colposcópicos	Zero ponto	Um ponto	Dois pontos
Cor	Acetobranqueamento de baixa intensidade (não completamente opaco); acetobranqueamento indiferenciado; acetobranqueamento transparente Acetobranqueamento ultrapassa a margem da zona de transformação Coloração branco-neve pura com intenso brilho na superfície (raro)	Coloração branca-acinzentada intermediária e superfície brilhante (a maioria das lesões deve ser pontuada nesta categoria)	Branco nacarado, denso, opaco Cinza
Margem da lesão e configuração da superfície	Relevo micropapilar e microcondilomatoso[†] Lesões planas com bordas indistintas Margens chanfradas ou denteado fino Lesão angular, denteada[§] Lesões satélites ultrapassam a margem da zona de transformação	Lesões simétricas de formato regular, com relevos retos e lisos	Margens enroladas e descamando[‡] Demarcações internas entre as áreas de diferente aparência colposcópica; uma área central de alterações de alto grau e área periférica de baixo grau
Vasos	Vasos de calibre fino/uniforme[¶] Padrões vasculares mal formados de pontilhado fino e/ou mosaico Vasos ultrapassam a margem da zona de transformação Vasos finos em lesões microcondilomatosas ou em lesões micropapilares[††]	Vasos ausentes	Pontilhado ou mosaico grosseiro bem-definido, nitidamente demarcado**
Coloração por iodo	Captação positiva do iodo, dando uma coloração de castanho-escuro Lesão insignificante com captação negativa i.e., de coloração amarela de uma lesão com 3 pontos ou menos nos três primeiros critérios Áreas que ultrapassam a margem da zona de transformação, evidentes na colposcopia, por serem áreas iodo-negativas estas áreas frequentemente ocorrem em razão da paraqueratose[‡‡]	Absorção parcial do iodo - aparência matizada, espiculado	Lesão significativa sem captação de iodo, ou seja, uma coloração amarela de uma lesão com 4 pontos ou mais nos três primeiros critérios

* Classificação colposcópica realizada com ácido acético aquoso a 5% e solução de iodo a 1%.
[†]O relevo microexofítica da superfície, indicativo de câncer evidente por colposcopia, não está incluso no esquema.
[‡]As margens epiteliais se desprendem com facilidade do estroma subjacente e se enrolam. Nota: as lesões proeminentes de baixo grau com frequência são supervalorizadas, e as lesões sutis, avasculares de lesão intraepitelial escamosa de alto grau, podem facilmente passar despercebidas.
[§]Pontuação zero, mesmo que a margem periférica seja parcialmente retilínea.
[¶]Às vezes, padrões de mosaico contendo vasos centrais são característicos de anomalias histológicas de baixo grau. Esses padrões capilares de lesão de baixo grau podem ser bastante acentuados. Até que o médico aprenda a diferenciar esses padrões vasculares finos dos grosseiros, o sobrediagnóstico é a regra.
** Vasos atípicos ramificados, indicativos de câncer evidente por colposcopia, não estão inclusos neste esquema.
[††]Em geral, quanto mais microcondilomatosa a lesão, menor a pontuação. No entanto, câncer também pode-se apresentar como um condiloma, embora seja uma ocorrência rara.
[‡‡]Paraqueratose: uma zona superficial de células cornificadas com núcleos picnóticos.

Nova terminologia da International Federation of Cervical Pathology and Colposcopy (2011)

Na nova classificação (Tabela 6.1) são listados dois tipos de anormalidade da seguinte maneira:

Grau 1 (*menor*): mosaico fino; pontilhado fino; epitélio acetobranco fino; margens irregulares ou geográficas.

Grau 2 (*maior*): bordas bem definidas; sinal da margem interna; sinal da crista (sobrelevado); epitélio acetobranco denso; mosaico grosseiro; pontilhado grosseiro; acetobranqueamento rápido; orifícios glandulares espessados.

Tabela 6.3 Previsão colposcópica do diagnóstico histológico utilizando o índice colposcópico de Reid (RCI)

RCI (pontuação geral)	Histologia
0-2	LSIL-HPV/atipia
3-4	Sobreposição*
5-8	HSIL

*Pontuação de três pontos indica provavelmente lesão intraepitelial escamosa de baixo grau (LSIL); 4 pontos indica lesão intraepitelial escamosa de alto grau (HSIL). HPV, papilomavírus humano.

O tamanho do epitélio anormal é avaliado pelo número de quadrantes envolvidos ou pela porcentagem da área ocupada no colo do útero.

Colposcopia insatisfatória: exame do canal endocervical

A extensão do epitélio anormal (atípico) para cima, na endocérvice, representa um problema para o médico. Quando o limite superior pode ser visualizado, a colposcopia é considerada satisfatória ou adequada. Do contrário, é insatisfatória, embora pela nova terminologia IFCPC possa ser descrito como sendo parcialmente visível ou não visível. Neste livro, seguimos a classificação anterior para descrever a colposcopia insatisfatória. Muitas vezes, o limite superior pode ser claramente definido, utilizando métodos simples para o exame. Quando o limite superior é encontrado, pode-se ficar seguro de que não existem áreas de tecido pré-canceroso ou canceroso acima dessa linha. Isto se aplica somente a lesões do epitélio escamoso, pois as alterações do epitélio glandular podem-se encontrar acima desse limite. A presença de alterações

Tabela 6.4 Modelo de pontuação de Swede

	Nível A	Nível B	Nível C
Acetoabsorção	0 ou transparente	Opaco, leitoso	Distinto, estearino
Margens e superfície	Nenhuma ou difusa	Nítidas, mas irregular, denteada, "geográfica" Satélites	Nítidas e planas, diferença no nível da superfície incluindo espessamento
Vasos	Fino, regular	Ausente	Vasos atípicos ou grosseiros
Tamanho da lesão	< 5 mm	5-15 mm ou 2 quadrantes	> 15 mm ou 3 ou 4 quadrantes ou sem definição endocervical
Coloração por iodo	Marrom	Amarelo claro ou irregular	Amarelo distinto
Pontuação	**0**	**1**	**2**

glandulares na citologia deve alertar para o risco dessas anormalidades no canal endocervical.

O método mais simples para definir o limite superior da lesão é o uso de um pequeno cotonete de algodão. Na Figura 6.26, pode-se ver o uso de um cotonete para auxiliar a visualização do canal. Uma área de epitélio atípico (3) se estende até a endocérvice (1). O limite superior (2) pode ser claramente visto e pode ser visualizado pela pressão com o cotonete (4) no lábio posterior do colo do útero. Nas Figuras 6.27 e 6.28, uma laceração prévia do colo do útero ocasionou uma imagem colposcópica insatisfatória. Uma área de epitélio acetobranco muito leve (2), cujo limite exterior está em (3), parece estender-se para a endocérvice. Esta paciente apresentou um esfregaço dicariótico leve (LSIL Bethesda). Na Figura 6.28, dois cotonetes foram usados para separar lateralmente os lábios do colo do útero deformado, e o limite superior dentro da endocérvice pode ser claramente visto em (1).

Nas Figuras 6.29-6.31, a área de epitélio anormal (atípico) de grau 2 é vista em (2), e sua extensão para a endocérvice está em (1). Na Figura 6.29, ela, também, está marcada com uma seta. O limite externo da lesão está em (3). Na Figura 6.30, o colo do útero foi aberto com uma pinça de Desjardins (de vesícula biliar). O limite superior, representado pela nova junção escamocolunar, é

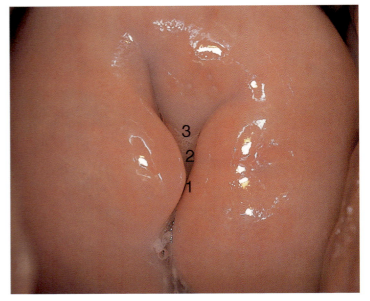

Figura 6.27

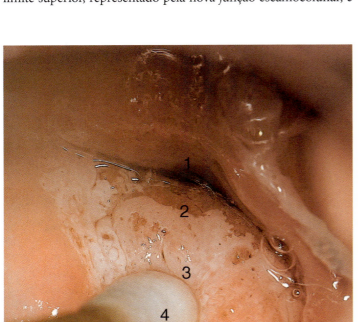

Figura 6.26

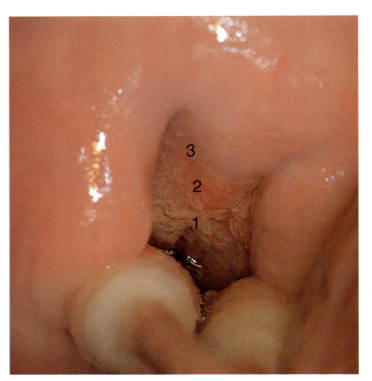

Figura 6.28

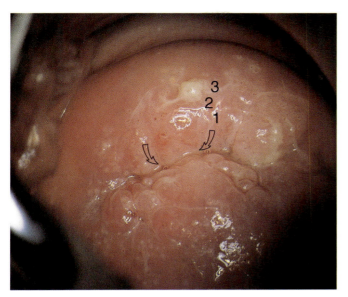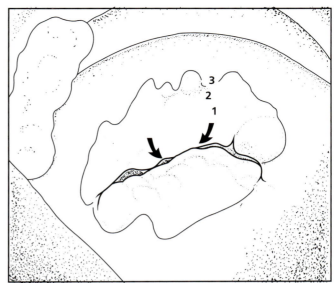

Figura 6.29

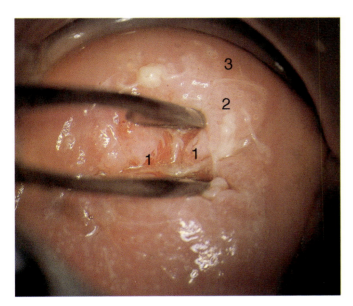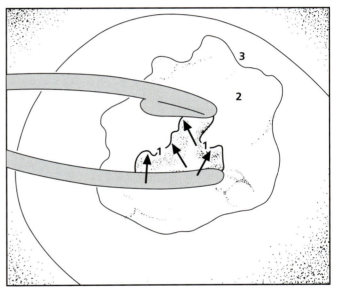

Figura 6.30

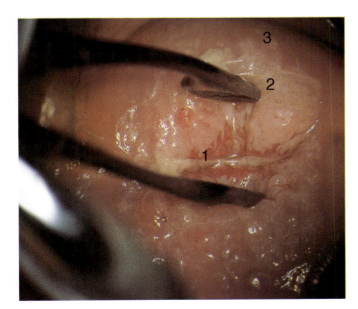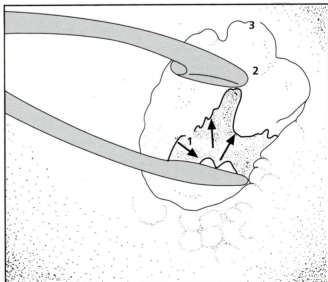

Figura 6.31

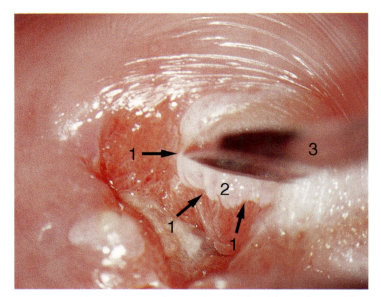
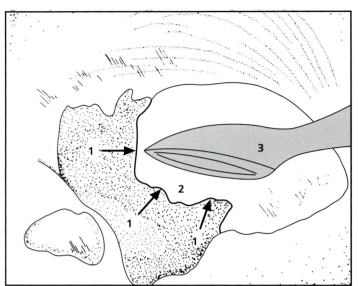

Figura 6.32 A lâmina superior da pinça de Desjardins (3) é usada para delimitar a extensão superior (nova junção escamocolunar) do epitélio anormal (atípico) (2) dentro do canal endocervical; isto pode ser visto como uma linha nítida (1) e é indicada por setas. A lesão é de grau 1, e a biópsia revelou a presença de neoplasia intraepitelial do colo do útero 1 com alterações por papilomavírus humano.

visualizado no lábio anterior (1), mas não é completamente visível no lábio posterior antes da abertura da pinça (Figura 6.31). Nesta fase, uma pequena área de epitélio acetobranco é visível na posição das 6 horas, dentro da endocérvice. Esta imagem na Figura 6.31 representa imagem colposcópica satisfatória. No entanto, a lesão se estende para o canal endocervical inferior, e isto deve ser levado em consideração, quando o tratamento for indicado. Os diagramas das Figuras 6.29-6.31 demonstram melhor, em razão do uso do fórceps de Desjardins, os limites superiores (setas) do epitélio anormal (atípico) delineado pela nova junção escamocolunar dentro do canal endocervical. A utilidade do fórceps de Desjardins pode ser observada nas Figuras 6.32-6.35 e nos desenhos que acompanham.

Exame do canal endocervical: após tratamento de lesões pré-cancerosas do colo do útero

O acompanhamento de pacientes tratadas para doença pré-cancerosa do colo do útero é muito importante (Figuras 6.36-6.40). Com todas as técnicas de tratamento empregadas, sejam elas excisionais ou destrutivas, há sempre o risco de uma estenose da ecto-

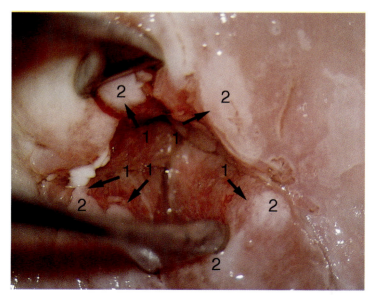
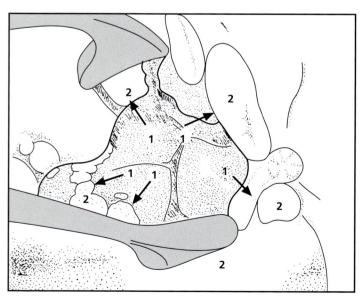

Figura 6.33 Epitélio anormal (atípico) acetobranco de grau 2 e acetobranco (2) se estende até a endocérvice, que foi aberta com a pinça de Desjardins. O limite superior, a nova junção escamocolunar, é vista em (1) e é indicada por setas logo nas margens endocervicais.

Diagnóstico das lesões pré-malignas de câncer de colo do útero   97

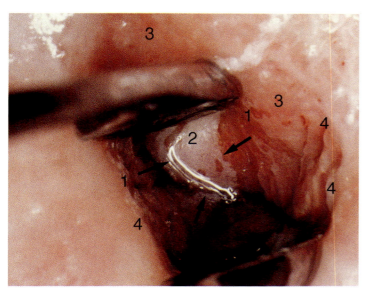 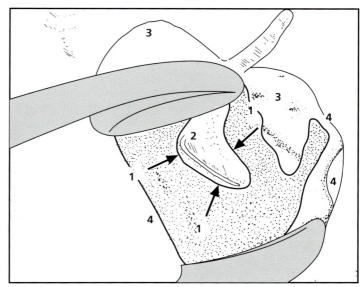

Figura 6.34 Uma área de epitélio anormal (atípico) (2) se estende para cima, na endocérvice. Seu limite superior pode ser claramente visto em (1, setas) com o auxílio da pinça de Desjardins. Existe epitélio metaplásico escamoso em (3), e a junção escamocolunar está em (4).

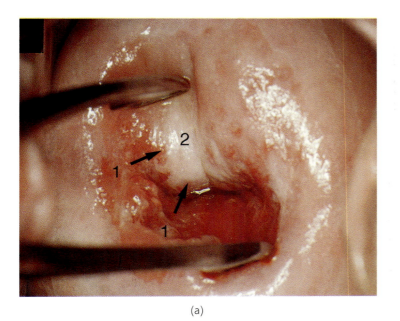 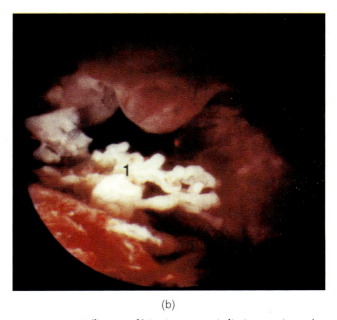

(a)   (b)

Figura 6.35 (a) Epitélio endocervical acetobranco (menor grau) (2), histologicamente composto por epitélio metaplásico imaturo, cujo limite superior está em (1) (setas). Em três ocasiões, os esfregaços do colo do útero demonstraram leve discariose (Lesão intraepitelial escamosa de baixo grau Bethesda). (b) Um cervicoscópio inserido dentro do canal endocervical, com irrigação de solução salina a 20°C-30°C, mostrou papilas brancas alteradas (1) que, quando lavadas com ácido acético, pareciam muito brancas e suspeitas e, em conjunto com citologia glandular anormal, exigiram biópsia que revelou adenocarcinoma papilar inicial. (c) A cervicoscopia revelou uma pequena área focal de epitélio acetobranco endocervical (2) (grau 3) com uma área de epitélio de baixo grau (1) que se estende desde a ectocérvice. (d) A cervicoscopia mostra um crescimento nodular endocervical amarelo com vasos atípicos (capilares em formato de raiz e galhos de salgueiro, Ueki [1985]) que, histologicamente, revelou um adenocarcinoma tubular mal diferenciado. Este caso demonstra o valor da cervicoscopia endocervical em pacientes com citologia glandular anormal sem lesões ectocervicais óbvias. (*Continua*)

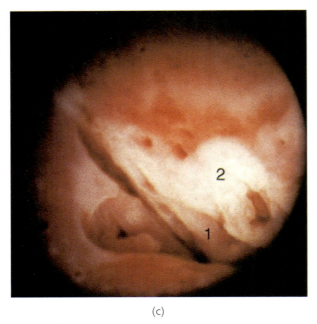

(c) (d)

Figura 6.35 (*Continuação*)

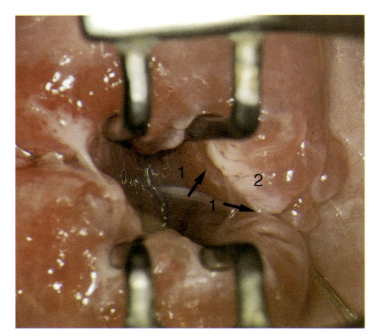

Figura 6.36 Existe uma pequena área de epitélio anormal (atípico) de grau 1 em (2), e o limite superior, a nova junção escamocolunar, é vista em (1, seta) após a introdução da pinça endocervical de Kogans. Este epitélio residual é tudo o que resta de uma lesão prévia de alto grau, que havia sido tratada com crioterapia nove meses antes.

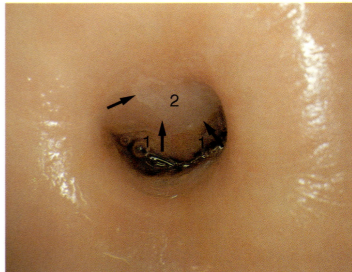

Figura 6.37 Uma lesão de menor grau é mostrada em (2), o limite superior que é visto no canal endocervical (1, e seta); este colo do útero havia sido submetido à terapia de evaporação por *laser* cerca de 12 meses antes. A lesão inicial foi uma neoplasia intraepitelial do colo do útero (3) que se estende até a endocérvice.

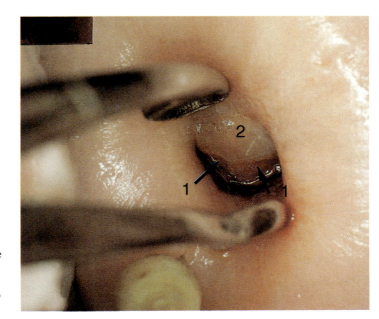

Figura 6.38 Uma lesão endocervical de baixo grau existe em (2), e seu limite superior está em (1, setas). Foi necessário usar a pinça de Desjardins para visualizar toda a extensão desta lesão, localizada totalmente na endocérvice. Terapia de vaporização por *laser* havia sido usada para destruir a lesão de alto grau dois anos antes.

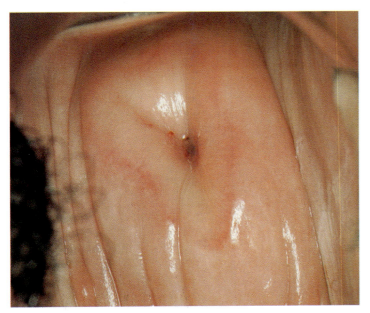

Figura 6.39 O colo do útero de uma mulher tratada há cerca de 12 meses com biópsia em cone a *laser* para uma neoplasia intraepitelial do colo do útero grau 3. O orifício externo é estreito e só permite a passagem de uma escova endocervical para um esfregaço citológico. Pode ser necessário aplicar anestésico local ao redor do orifício externo, e a pinça de Pozzi é aplicada no lábio anterior para fixar o colo, enquanto o dispositivo é inserido de forma suave, porém firme, no canal endocervical. É importante inserir a agulha anestésica na parte posterior do colo do útero e também bem lateral ao orifício externo, para evitar a contaminação da amostra com sangue que pode refluir.

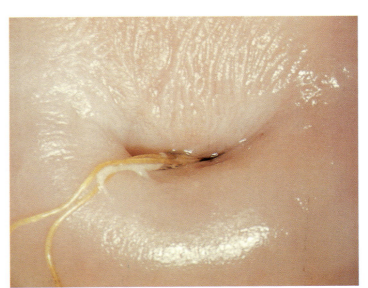

Figura 6.40 Imagem do colo do útero 18 meses após a realização de coagulação diatérmica de uma lesão de alto grau. O colo apresentava uma estenose com uma abertura transversal estreita. Não pôde ser dilatado com a pinça de Desjardins ou de Kogaris e foi necessário fazer uma cervical para obter uma amostra endocervical. Os fios de um dispositivo intrauterino podem ser claramente vistos. A utilização de um dilatador endocervical (como mostra a Figura 7.77b) pode ser útil.

e da endocérvice. Esta constrição pode ser completa, impedindo a coleta de células endocervicais com os dispositivos usados comumente.

O desenvolvimento do epitélio anormal (atípico) para dentro da endocérvice pode ser avaliado com o uso dos dispositivos previamente mencionados, como os cotonetes ou a pinça de Desjardins (de vesícula biliar). A pinça endocervical de Kogans, amplamente usada nos Estados Unidos, também pode ser utilizada, e isto é mostrado na Figura 6.36. Outras técnicas podem ser usadas para abrir a endocérvice estenosada e, assim, obter um esfregaço adequado, por exemplo, pode ser inserido um dispositivo hidroscópico, que pode ser removido após 24 horas. No entanto, a remoção desse dispositivo pode causar abrasão do epitélio endocervical e sangramento, dificultando a coleta do esfregaço e prejudicando a sua interpretação. A administração de estrogênio, especialmente para mulheres na pós-menopausa, reduz a tensão e favorece a dilatação do canal cervical contraído. No entanto, se existe uma quantidade excessiva de tecido cicatricial, os estrogênios exógenos podem não ser eficazes para produzir qualquer dilatação.

Em alguns casos, pode ser necessário usar um anestésico local para forçar a passagem de uma escova citológica endocervical no orifício cervical externo muito estenosado. Os colos do útero vistos nas Figuras 6.39 e 6.40 representam tais casos.

Biópsia colposcópica

Uma biópsia do epitélio anormal (atípico) do colo do útero é imprescindível, se o tratamento destrutivo local da CIN for indicado. Este tratamento geralmente consiste em crioterapia, diatermia radial profunda, evaporação a *laser* ou coagulação fria e deve limitar-se aos casos em que não há sugestão colposcópica ou histológica de invasão. A biópsia orientada pela colposcopia e sua avaliação por um patologista experiente é um procedimento que deve ser feito antes de qualquer outro tratamento. Deve-se observar, no entanto, que uma biópsia orientada pela colposcopia por punção nem sempre esclarece as dúvidas da colposcopia. A biópsia com colposcopia apresenta uma taxa de falso-negativo de 41 a 54% e pode deixar não identificar as anormalidades glandulares (Figura 6.121).

O local selecionado para fazer biópsia deve ser a área com o grau mais grave de alterações. Os autores preferem fazer múltiplas biópsias sob bloqueio anestésico local, usando uma seringa odontológica. As pinças utilizadas variam na forma e na eficácia, com algumas é muito difícil fazer uma biópsia do epitélio onde a superfície é curvilínea em um dos lábios do colo do útero (Figuras 6.41, 6.42). Pode ser necessária a utilização de um gancho tipo Iris-hook ou uma pinça de Pozzi para manter firme os tecidos, enquanto a biópsia está sendo realizada. Algumas pinças de biópsia têm pontas cortantes com dentes que facilitam a aplicação no tecido.

Após a biópsia, o sangramento pode ser controlado com a utilização de agentes adstringentes. Solução de Monsel (sulfato férrico) pode ser colocada sobre a área ou pode ser aplicado um bastão de nitrato de prata imediatamente após o procedimento. O bastão deve ficar no local durante, pelo menos, 1-2 minutos e só depois disso pode ser removido.

Uma pequena alça de diatermia foi desenvolvida para obter amostras de tecidos anormais. Isto foi popularizado em Paris pelo Dr. Rene Cartier, há quase 20 anos, e é mostrado nas Figuras 6.43 e 6.44.

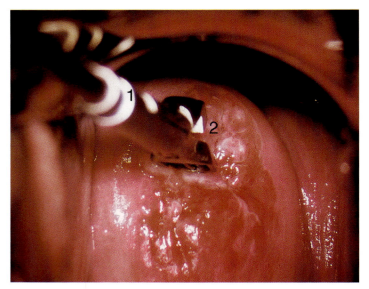

Figura 6.41 Pinça de Eppendorfer com um eixo de rotação de 25 cm (1) está sendo usada para fazer a biópsia de uma área de epitélio anormal (atípico) (2) sobre o lábio anterior do colo do útero.

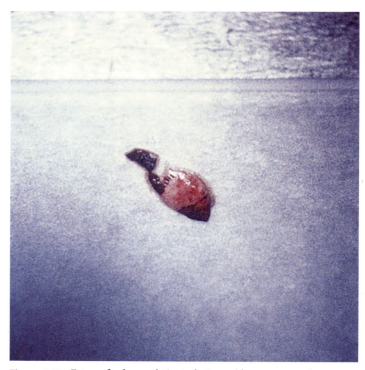

Figura 6.42 Fotografia de uma biópsia de 5 mm (do caso mostrado na Figura 6.41) colocada sobre papel filtro, com a superfície epitelial para cima.

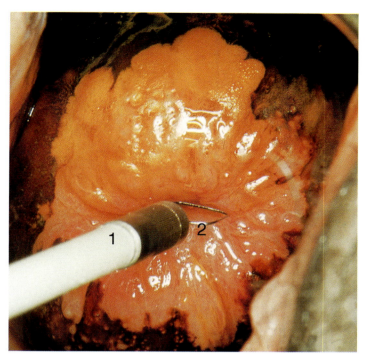

Figura 6.43 Alça de diatermia de biópsia (1), desenvolvida pelo Dr. Rene Cartier, é usada para fazer uma biópsia do epitélio anormal (atípico) de menor grau em (2).

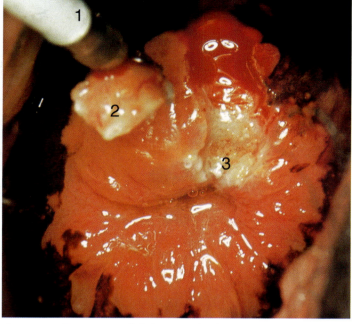

Figura 6.44 Pequena peça da biópsia em alça (1), mostrada na Figura 6.43 (2). A área da biópsia se estende do canal endocervical até o limite externo da lesão e pode ser vista em (3). Pequenos orifícios glandulares são visíveis na profundidade na margem endocervical. Uma amostra extremamente satisfatória pode ser obtida por este método.

Biópsia com saca-bocado
- Sempre faça uma biópsia orientada por colposcopia.
- Biópsias com saca-bocado não deve ser feita em mulheres grávidas ou em casos de suspeita de lesão glandular.
- Biópsia múltiplas têm melhor sensibilidade para detectar neoplasia intraepitelial do colo do útero de alto grau (CIN).
- Uma biópsia do canal endocervical pode ser obtida usando uma cureta endocervical. Isto é amplamente utilizado nos Estados Unidos, mas é menos popular na Europa.
- Ela é reservada para uma anormalidade dentro do canal endocervical, acima da nova junção escamocolunar. A sensibilidade da amostra endocervical pode ser de até 56%.

Indicações
- Deve ser feita antes de um tratamento destrutivo de CIN.
- Deve ser feita quando existe uma discrepância entre a citologia e a imagem colposcópica.
- Deve ser feita para diagnosticar CIN de alto grau antes da biópsia excisional ("selecionar e tratar").

Cuidados no manejo da amostra da biópsia
Após obter a amostra por biópsia é importante manusear cuidadosamente para que a quantidade máxima de informações possa ser obtida. A biópsia deverá incluir, pelo menos, 3-4 mm de estroma subjacente e abranger cerca de 5 mm de comprimento do epitélio do colo do útero (Figura 6.42). Os autores preferem colocar as amostras em um frasco com formol tamponado. O material da biópsia pode ficar preso na pinça de biópsia, quando ela é removida da vagina. No laboratório, o material da biópsia é descrito, medido e fixado em cera em um único bloco para cortes posteriores. Inicialmente, são feitos três cortes finos com micrótomo, com pequenos degraus entre eles. O nivelamento começará no primeiro corte completo representativo do bloco. A coloração de rotina é feita com hematoxilina e eosina. Talvez 5-10% de uma face do bloco será examinada microscopicamente.

Microcolpo-histeroscopia
Este dispositivo não conseguiu garantir seu lugar em clínicas modernas de colposcopia e praticamente não é utilizado para avaliação do colo do útero e para obtenção de biópsia.

Outros aspectos cervicoscópicos e os achados patológicos
Cervicoscopia é uma técnica de inspeção visual da endocérvice com irrigação salina normal (Figuras 6.25, 6.35a-d). Ela ainda é usada por alguns médicos em algumas partes da Europa. As lesões endocervicais podem-se desenvolver juntamente com anormalidades na ectocérvice ou, menos comumente, como uma lesão neoplásica endocervical isolada.

No primeiro caso, o epitélio ectocervical, contendo CIN, pode ser acetobranco na metade das vezes e pode apresentar pontilhado em apenas um quarto dos casos. A presença de queratose com vasos atípicos ocorre com pouca frequência. Pontilhado e mosaico também são incomuns na extensão endocervical dessas lesões. No entanto, leucoplasia e vasos atípicos podem estar presentes nesses locais. A razão para essas mudanças específicas dentro da endocérvice não é conhecida.

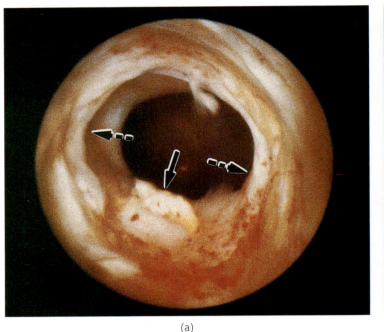 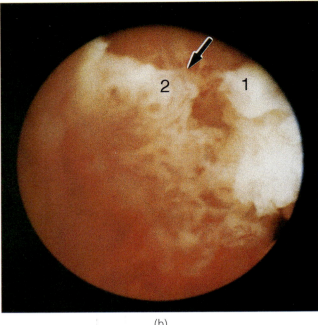

Figura 6.45 (a) Adenocarcinoma endocervical em uma paciente multípara, de 61 anos de idade que apresentou uma citologia glandular anormal. A cervicoscopia mostra uma lesão limitada à endocérvice distante do orifício cervical externo. Queratose (setas) e epitélio branco em formato de anel (setas segmentadas), com alguns capilares em formato de raiz e grampo de cabelo, podem ser vistos na posição de 11 horas. (b) Uma maior ampliação da imagem em (a) mostra uma pequena lesão papilar (2) contendo os finos vasos sanguíneos tipo glomerular, em grampo de cabelo e em saca-rolhas descritos por Ueki (1985). Uma área de queratose aparece em (1). A patologia desta lesão mostrou ser um adenocarcinoma papilar muito inicial, porém bem diferenciado.

No segundo grupo, em que a lesão se desenvolve isoladamente no canal, o acetobranqueamento é um achado comum. Pontilhados e mosaicos não são tão comuns ou são difíceis de avaliar no canal por colposcopia. O câncer invasivo na endocérvice se caracteriza pela elevação da superfície, ulceração e papilas alteradas, como mostra a Figura 6.45a, b. As lesões que sugerem alteração de um estado pré-canceroso para um canceroso, nesta área, normalmente estão associadas à leucoplasia e vasos atípicos com pontilhados.

Curetagem endocervical

Uma biópsia do canal endocervical pode ser obtida usando uma cureta endocervical (Figura 6.46). Embora isto seja amplamente utilizado nos Estados Unidos, é menos popular na Europa. A curetagem endocervical é indicada nos casos de suspeita de anormalidade no canal endocervical, acima da nova junção escamocolunar. Pode ser útil após o tratamento de uma lesão pré-cancerosa, quando ocorre estenose parcial do canal do colo do útero, com dificuldade para visualização da nova junção escamocolunar. No entanto, com o advento da escova endocervical para coletar células da endocérvice, a utilização de curetagem endocervical está limitada.

Uma das grandes objeções à curetagem endocervical é o fato de que apenas fragmentos de tecido são obtidos (Figuras 6.47-6.51). É difícil avaliar a relação do epitélio com o estroma, especialmente quando existem rupturas. Não pode ser dada nenhuma informação sobre a profundidade do envolvimento neoplásico dentro do estroma, ou seja, a ocorrência de câncer microinvasivo. A segunda objeção é que ela é um procedimento doloroso quando realizado sem anestesia.

O procedimento é realizado com uma cureta afiada em formato de colher ou curva (Figura 6.46), que pode ser inserida por um orifício cervical estreito. A cureta deve ser introduzida e posicionada no interior do canal, sendo realizada uma raspagem circunferencial. Depois, a cureta deve ser retirada e lavada em solução fixadora para liberar o tecido que ficou na cureta. O tecido residual, como fragmentos caídos na ecto ou endocérvice, pode ser recolhido com uma pinça e colocado na solução com fixador.

Ao realizar o procedimento, deve ser observada a consistência do colo do útero. Se a endocérvice for firme e regular, é improvável a existência de um câncer invasivo. No entanto, se o tecido

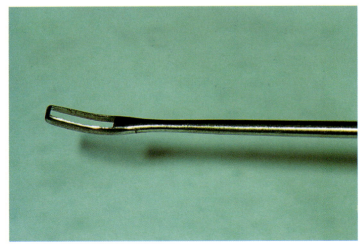

Figura 6.46 A cureta endocervical afiada.

Diagnóstico das lesões pré-malignas de câncer de colo do útero 103

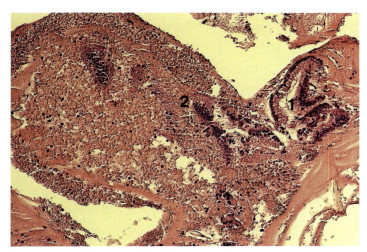

Figura 6.47 Fotomicrografia do tecido removido pela curetagem endocervical; existem fragmentos de epitélio endocervical em (1) e um coágulo de sangue amorfo em (2).

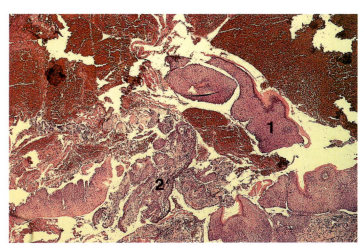

Figura 6.50

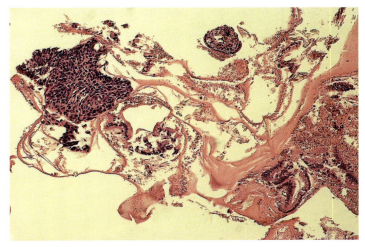

Figura 6.48

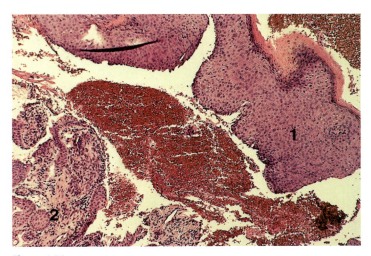

Figura 6.51
Figuras 6.50 e 6.51 Curetagens da endocérvice vistas com ampliação de baixa potência (Figura 6.50) e de grande potência (Figura 6.51). O tecido contém faixas de epitélio escamoso. Como não há material do estroma disponível, é difícil prever a presença de invasão. Na Figura 6.51, fragmentos soltos de epitélio "anormal" (1) podem ser vistos com epitélio colunar associado à metaplasia escamosa imatura (2).

removido for friável e o sangramento for excessivo, a doença invasiva é mais provável.

Acurácia da amostragem endocervical

Tem sido muito difícil responder à questão da sensibilidade e especificidade da amostragem endocervical, independentemente de estar sendo realizada com uma escova de esfregaço citológico ou por curetagem. A maioria dos estudos realizados é de análise retrospectiva e com poucos indivíduos, onde as mulheres com colposcopias satisfatória e insatisfatória tiveram a histologia final determinada por biópsia com saca-bocado ou por conização. Em outros, o diagnóstico de CIN foi feito com base na biópsia antes da realização da terapia destrutiva local. Em muitos desses estudos, nenhuma patologia significativa foi encontrada. Não havia infor-

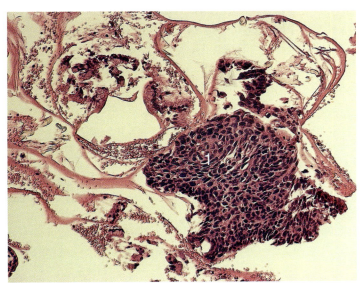

Figura 6.49
Figuras 6.48 e 6.49 Imagens de pequeno e grande aumento de curetagens endocervicais; faixas de epitélio escamoso neoplásico de doença de alto grau podem ser vistas em (1).

mações sobre o valor de uma amostra endocervical negativa e nem sobre a influência de um resultado negativo sobre o tratamento, nos casos de colposcopia insatisfatória.

A sensibilidade geral da amostragem endocervical pode ser de até 56% com uma taxa de falso-negativo de 44% e valor preditivo negativo de 26%.

As amostras endocervicais não são muito confiáveis e não devem influenciar o tratamento, quando a colposcopia é insatisfatória.

Identificação do epitélio anormal (atípico): teste de iodo de Schiller

O teste de Schiller, originalmente descrito por Schiller, em 1929, é usado para delinear áreas que provavelmente contêm uma lesão pré-cancerosa do colo do útero. O epitélio escamoso bem diferenciado contém glicogênio e se cora mais forte com iodo, sendo chamado de resultado iodo positivo. Os epitélios que não captam o iodo são chamados de iodo negativo. Esses tecidos incluem o epitélio colunar, o epitélio escamoso metaplásico imaturo e alguns cânceres invasivos.

A solução de Lugol, que é aplicada no colo do útero, é o teste de Schiller e consiste em uma solução de iodo a 1% e é composta por 2 g de iodo, 4 g de iodeto de potássio e 200 g de água destilada. O teste depende da interação entre o iodo e o glicogênio. O epitélio vaginal das mulheres na pré-menopausa contém e absorve o iodo, adquirindo uma coloração castanho escuro. Isto contrasta com as áreas que não contêm glicogênio e não captam o iodo e não se coram. Essas áreas são denominadas de iodo negativa ou Schiller positiva.

O epitélio anormal (atípico) e o epitélio que contém uma quantidade excessiva de queratina (epitélio acantótico) não tem glicogênio e reage com a solução de iodo, adquirindo uma coloração amarelo característico. Nas Figuras 6.52-6.55, as áreas de anormalidade estão claramente definidas em (2). Após a menopa-

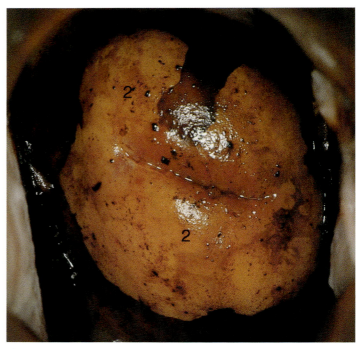

Figura 6.53

usa, e coincidente com a queda na produção de estrogênio, a aplicação da solução de iodo na vagina produzirá coloração marrom pontilhada, e o colo do útero adquire uma cor castanho claro ou amarelada (Figuras 6.56 [antes de Schiller] e 6.57 [após Schiller]).

O teste de Schiller apresenta com frequência resultados falso-positivos. Estes resultados falso-positivos podem ocorrer nos casos de metaplasia imatura no colo do útero, como pode ser visto após uma gravidez recente. Do mesmo modo, grandes áreas de epitélio acantótico, como as encontradas na zona de transformação congênita, também serão Schiller positivo e iodo negativo. Essas condições podem cobrir grandes áreas do colo do útero e se estenderem para a vagina.

6.8 Condiloma benigno do colo do útero

O HPV produz dois tipos de lesão no colo do útero. Um tipo é causado pelo HPV de alto risco e produz um grupo de lesões pré-malignas. O outro tipo produz condilomas de formas variadas e está associado aos tipos de HPV 6 e 11. O tipo mais comum é o *condiloma papilífero* composto por epitélio espessado, com espículas ou papilas com um eixo capilar alongado e delicado (Figura 6.58). Existe um grau variável de queratinização da superfície. O epitélio é do tipo escamoso com uma camada basal proeminente e com uma camada espessa de células espinhosas cobertas por células com citoplasma claro e reminiscentes do epitélio escamoso normal do colo do útero. O aspecto claro do citoplasma é decorrente da presença de um grande halo perinuclear que mascara um citoplasma muito denso. Essas células costumam ser binucleadas ou multinucleadas e são denominadas de coilócitos (Figura 6.59).

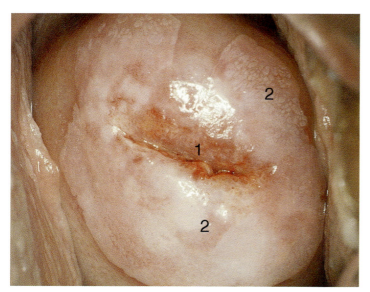

Figura 6.52

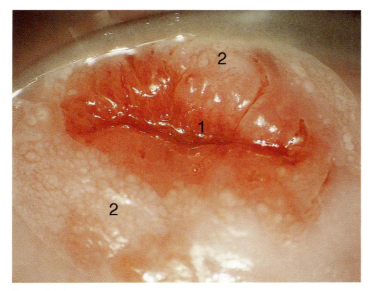

Figura 6.54

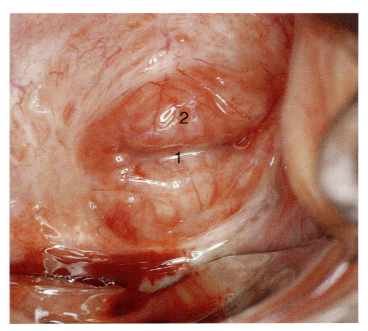

Figura 6.56

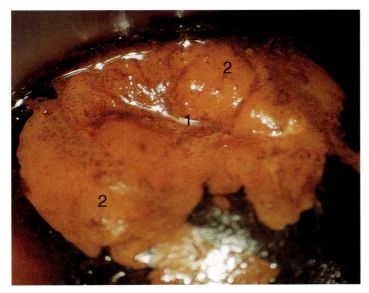

Figura 6.55
Figuras 6.54 e 6.55 Reação da solução de iodo em uma lesão colposcópica de menor grau de coloração amarelo típico de iodo negativo. O canal cervical está em (1), e o epitélio anormal (atípico) em (2) (Figuras 6.52, 6.54; antes da aplicação).

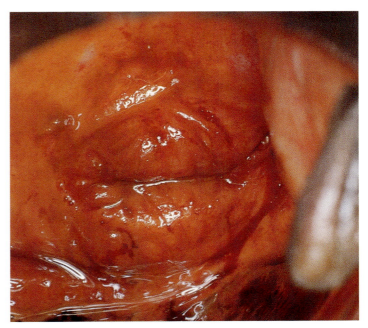

Figura 6.57

O *condiloma espiculado* forma o segundo tipo e é caracterizado por numerosas projeções epiteliais finas e semelhantes a dedos. O conteúdo de glicogênio celular é variável, e os coilócitos estão presentes.

O terceiro tipo, o *condiloma plano* (Figura 6.60), pode ser encontrado fora da junção escamocolunar original no próprio epitélio escamoso original (Figura 6.61). Existem halos perinucleares presentes, com pleomorfismo nuclear com citoplasma denso nas células intermediárias e superficiais do epitélio.

O quarto tipo, que é raro, é chamado de *condiloma invertido*, e está caracteristicamente presente na área das criptas endocervicais. Projeções da superfície estão distintamente queratinizadas.

É impossível distinguir histologicamente entre um condiloma plano e CIN de baixo grau. Lesões como as mostradas na Figura 6.62 estão relacionadas com HPV, mas nenhuma inferência pode ser feita em relação ao tipo de HPV ou à evolução natural da lesão.

Aparência colposcópica de lesões condilomatosas

As lesões condilomatosas descritas anteriormente são, por vezes, difíceis de diferenciar das lesões de natureza maligna, e muitas

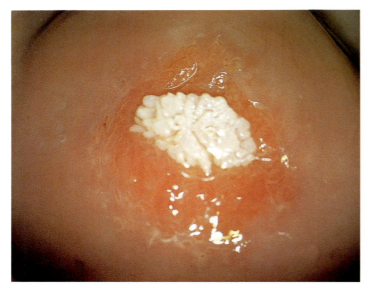

Figura 6.58

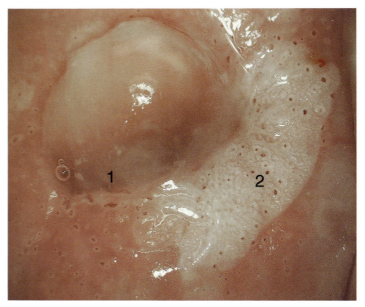

Figura 6.60 A natureza micropapilar de uma área condilomatosa plana localizada é mostrada em (2). Os orifícios glandulares são evidentes nesta área. A cor branco-neve brilhante é típica de uma infecção clínica por papilomavírus. Biópsia por punção, desta lesão focal, mostrou um condiloma plano com hiperqueratose e alterações basais epiteliais leves, consistentes com neoplasia intraepitelial do colo do útero grau 1. O canal endocervical está em (1).

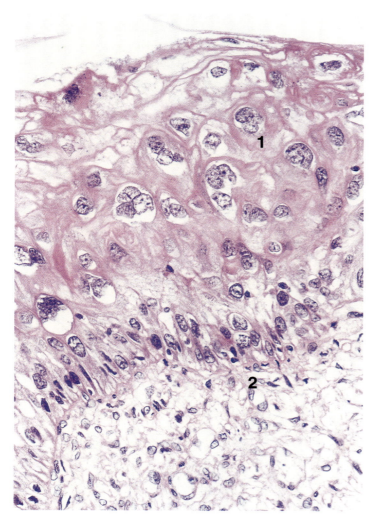

Figura 6.59 A biópsia de uma lesão que apresentou sinais de infecção pelo papilomavírus; as características clássicas de coilocitose e multinucleações (1) estão presentes, especialmente dentro das camadas média e superficial. Há pleomorfismo e hipercromasia nas camadas basais, e um aumento na proliferação celular. O estroma pode ser visto em (2).

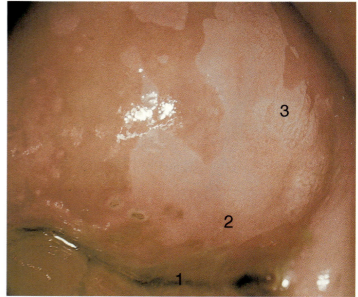

Figura 6.61 Esta infecção por papilomavírus humano de grau menor mostra um formato geográfico característico. O canal do colo do útero está em (1). A cor branco-neve brilhante e o acetobranqueamento indistinto são típicos de um condiloma plano, e uma mudança micropapilífera óbvia está presente em (3). Biópsia por punção da área (2) mostrou uma verruga condilomatosa plana com alterações atípicas muito insignificantes.

Diagnóstico das lesões pré-malignas de câncer de colo do útero **107**

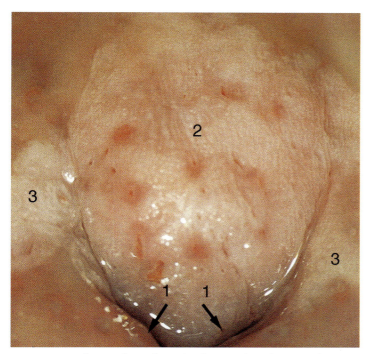

Figura 6.62 Infecção pelo papilomavírus humano (HPV) mostrando uma área acetobranca multifocal (2) com margens indistintas irregulares e lesões satélite óbvias (3). A lesão se estende para o canal endocervical (1, setas) e apresenta uma imagem colposcópica insatisfatória, já que os limites superiores não podem ser vistos. Observação atenta do padrão na área principal de anormalidade em (2) mostra um caráter micropapilar. A biópsia em (2) apresenta lesões de HPV/neoplasia intraepitelial do colo do útero grau 1.

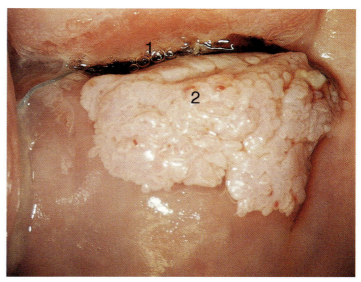

Figura 6.63 Após a aplicação de ácido acético, as papilas ficam brancas e são mais facilmente reconhecidas (2). A maioria dos vasos sanguíneos, que estavam visíveis no condiloma representado na Figura 6.69 ficaram mascarados. O ácido acético fez com que as papilas se retraíssem e se separassem. Elas ficaram encurtadas e arredondadas, e as papilas podem ser vistas mais claramente. A lesão se estende para o canal endocervical em (1).

podem regredir e são benignas. Colposcopicamente, elas têm uma aparência típica com uma superfície vascular micropapilífera ou vegetante. Sua patologia é descrita e representada mais adiante. Após a aplicação de ácido acético, a superfície torna-se esbranquiçada, e o acetobranqueamento pode persistir por algum tempo (Figuras 6.63, 6.64).

As lesões podem ser únicas ou múltiplas e podem ocorrer fora dos limites da zona de transformação. Com o aumento da queratinização, a superfície pode ficar rugosa e espessa, assemelhando-se à superfície do córtex cerebral. Essa aparência semelhante ao cérebro tem sido chamada de encefaloide ou microconvoluta (Figuras 6.65-6.67). Esta apresentação pode ser difícil de diferenciar daquela vista em um carcinoma precoce do tipo verrucoso, porque essas excrescências verrucosas ocorrem em ambos os tipos de lesão. Consequentemente, a biópsia pode ser o único método para fazer o diagnóstico diferencial.

Algumas das características bizarras destas lesões estão apresentadas nas Figuras 6.65-6.68. Na Figura 6.68, uma extensa área de ectocérvice é coberta por uma lesão de cor branco-neve (2) com uma imagem uniforme, quando o ácido acético é aplicado. A lesão se projeta para a endocérvice em (1). Há um arranjo micropapilar óbvio na superfície. Apresenta uma borda indistinta, angular e bastante denteada. A lesão parece ter surgido junto, proximal, à junção escamocolunar, dentro da zona de transformação. A lesão se estende para a endocérvice e pode ser muito difícil fazer o diagnóstico colposcópico. Uma biópsia pode ser necessária para diferenciar esta lesão de uma lesão de alto grau. Na verdade, a biópsia excisional, nesta área, mostrou uma lesão composta por um condiloma plano com alterações menores consistentes com CIN1.

As Figuras 6.65-6.67 mostram lesões com microconvoluções, semelhantes a um cérebro que estão associados à infecção por HPV. O padrão observado em (2), na Figura 6.65, e em mais

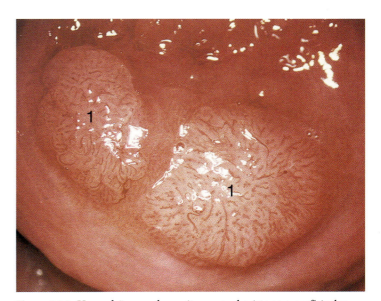

Figura 6.64 Um padrão vascular muito anormal existe na superfície das duas lesões condilomatosas (1) no lábio posterior do colo do útero. Estão presentes vasos bizarros e atípicos de calibre muito variável. Alguns têm uma aparência de corno de veado como podem ser vistos também nas lesões inflamatórias. Embora as lesões tenham bordas definidas, elas podem ser confundidas com um carcinoma invasivo inicial. O aparecimento desses condilomas, depois que o ácido acético é aplicado, é visto na Figura 6.72.

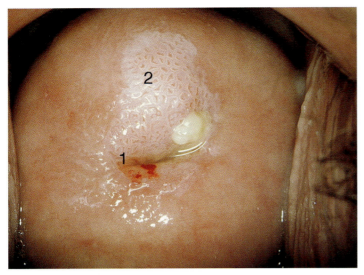

Figura 6.65

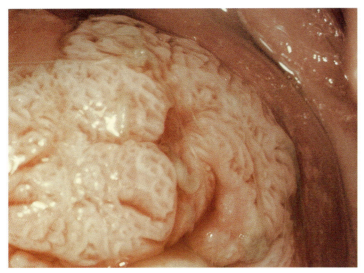

Figura 6.66

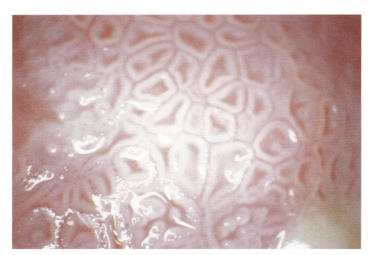

Figura 6.67

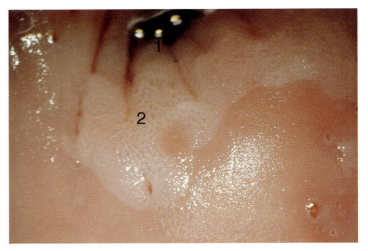

Figura 6.68

detalhes nas Figuras 6.66 e 6.67 (a endocérvice está em (1), na Figura 6.65), representa os capilares não dilatados e de calibre uniforme, subjacentes à superfície, e com hiperqueratose entre os vasos. Histologicamente, são vistas papilas acentuadamente alongadas, cada uma contendo um ou vários vasos de calibres variados. Em razão da espessura do epitélio e da altura das papilas estromais, a configuração resultante da superfície de muitas dessas lesões subclínicas por HPV é mais grossa do que aquelas observadas em lesões colposcópicas semelhantes que ocorrem nos epitélios anormais (atípicos).

Imagem colposcópica de condilomas e sua diferenciação de lesões malignas

A colposcopia permite diferenciar um condiloma das possíveis lesões invasivas. Antes da aplicação de ácido acético, os condilomas aparecem como lesões tumorais macias e muito mal definidas com coloração vermelho-escura. As papilas são mal individualizadas, mas os vasos são claramente visíveis (Figuras 6.64, 6.69-6.71).

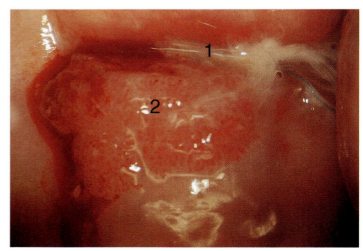

Figura 6.69 Condiloma caracterizado por vasos sanguíneos em formato de vírgula e corno de veado (2) antes da aplicação do ácido acético. Com essa imagem, não é possível excluir um carcinoma endocervical papilar inicial. O canal endocervical está em (1).

Diagnóstico das lesões pré-malignas de câncer de colo do útero 109

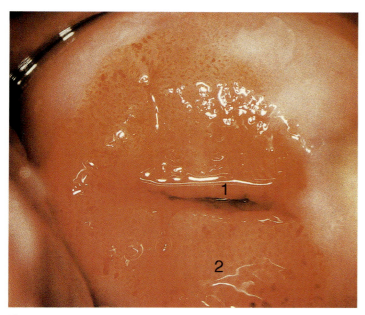

Figura 6.70

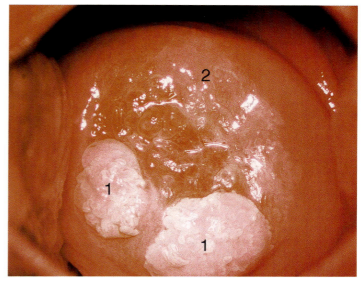

Figura 6.72 A aplicação de ácido acético nas lesões vistas na Figura 6.64 provocou o clareamento das duas lesões condilomatosas (1), e as papilas podem ser vistas claramente nas margens da lesão. Os vasos estão completamente mascarados, decorrente da ação que o ácido acético faz quando provocou a retração. Sobre o lábio anterior, existe um epitélio acetobranco de bordas irregulares (2). Isto é típico da doença por papilomavírus humano subclínico. Não há neoplasia presente no colo do útero.

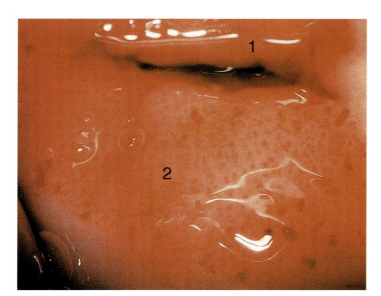

Figura 6.71
Figuras 6.70 e 6.71 Antes da aplicação de ácido acético pode ser visto o padrão vascular pelo epitélio escamoso translúcido (2). Na ampliação maior, mostrada na Figura 6.71, podem ser vistas as projeções desses vasos semelhantes a dedo, com alças capilares centrais. Antes da aplicação de ácido acético (como visto na Figura 6.73), este padrão vascular pode ser considerado suspeito, porque alguns dos vasos, principalmente os vistos na Figura 6.70, têm uma aparência atípica. O canal endocervical está em (1).

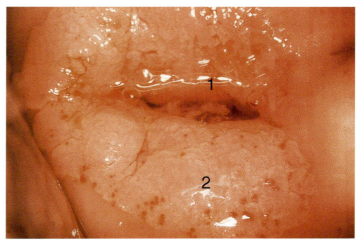

Figura 6.73 A aplicação de ácido acético no colo do útero, mostrado nas Figuras 6.70 e 6.71, revela um aspecto condilomatoso plano distinto. Alguns dos vasos ainda podem ser vistos como lesões escuras pontilhadas dentro do condiloma plano em (2). Agora, as papilas individuais parecem curtas e arredondadas e estão claramente visíveis. A endocérvice está em (1).

Esses vasos são descritos como sinuosos e irregulares, por vezes varicosos, e podem ter formato de vírgula, de chifre de veado ou adotar uma aparência de saca-rolhas. Esses últimos aspectos são muito semelhantes aos observados no carcinoma invasivo, especialmente as formas papilar ou verrucosa. Não é de surpreender que existam semelhanças, porque em ambos os capilares se desenvolvem dentro do tecido conectivo para suprir a proliferação epitelial benigna ou maligna.

Antes da aplicação de ácido acético, os vasos irregulares são visíveis através do epitélio escamoso translúcido. Depois que o ácido acético é aplicado, o epitélio escamoso fica coagulado, e o contorno dos vasos fica mascarado (Figuras 6.63, 6.72 e 6.73). No entanto, as papilas podem ser vistas mais claramente.

Aspectos patológicos do papilomavírus humano e papilomavírus humano associado às lesões de neoplasia intraepitelial do colo do útero

Os padrões patológicos variados da infecção por HPV já foram descritos. Antes de fazer uma correlação entre os métodos diagnósticos utilizados para detectar câncer do colo do útero e as dificuldades de cada um, parece mais apropriado examinar uma série de características na patologia do HPV e do HPV com lesões associadas de CIN (Figuras 6.74 -6.79).

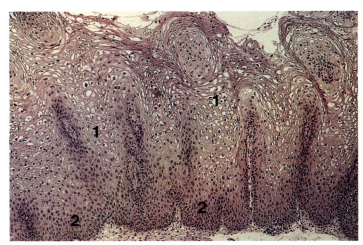

Figura 6.76 Um condiloma com uma superfície papilar. Existem áreas espalhadas de coilocitose em (1); estroma normal está presente em (2).

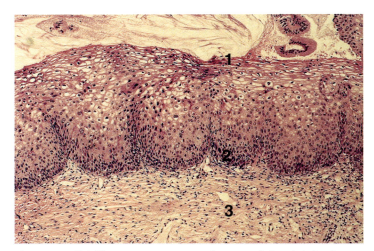

Figura 6.74 Epitélio escamoso apresentando características de infecção por vírus verrucoso; a superfície (1) exibe alterações coilocíticas proeminentes nas células imediatamente abaixo da superfície. As células basais (2) mostram alguma atipia nuclear, e a lesão é classificada como condiloma plano (infecção por papilomavírus subclínico). Há um leve infiltrado inflamatório no estroma em (3).

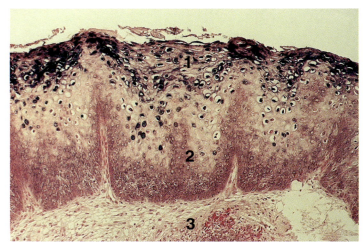

Figura 6.77 Coloração do antígeno viral (hibridização *in situ*) apresenta coloração intensa dos núcleos dos coilócitos (1). Há uma leve atipia das camadas basais em (2) e estroma normal em (3). Esta é uma lesão epitelial de baixo grau.

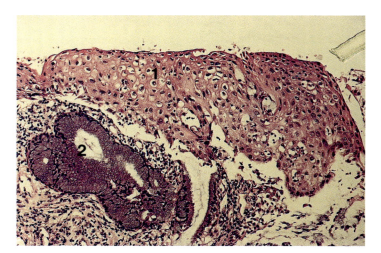

Figura 6.75 Epitélio escamoso do tipo metaplásico com alterações de papilomavírus humano em (1) cobrindo o epitélio colunar em uma cripta glandular (2).

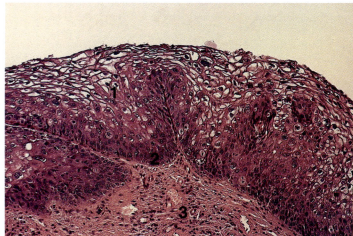

Figura 6.78 Epitélio, apresentando infecção por vírus verrucoso, com proeminentes alterações coilocíticas e algumas figuras mitóticas anormais.

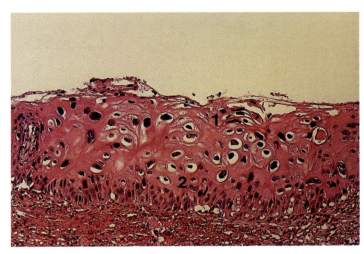

Figura 6.79 Nesta fotomicrografia, existe infecção por vírus verrucoso com impressionante alteração coilocítica dentro do epitélio bastante achatado (1). Os núcleos dos coilócitos estão ampliados e hipercromáticos. Os núcleos basais (2) são atípicos. Na ausência de figuras mitóticas anormais, esta lesão deve ser classificada como neoplasia intraepitelial do colo do útero de baixo grau.

6.9 Correlação entre os métodos diagnósticos para a detecção de lesões pré-malignas do epitélio escamoso do colo do útero

A citologia e a colposcopia são as principais técnicas diagnósticas utilizadas para detecção de lesões pré-malignas do epitélio escamoso do colo do útero. Infelizmente, ambas apresentam uma certa margem de erro. Utilizando a colposcopia, foi possível identificar algumas razões para as falhas da citologia, especialmente em relação aos resultados falso-negativos. Parece que quanto maior o grau de lesão, isto é, CIN, maior a área de colo do útero ocupada por epitélio escamoso anormal (atípico). Além disso, parece que o tamanho da lesão, incluindo a área e a profundidade, aumenta com a idade, para o mesmo grau de CIN. Além disso, tem sido demonstrado que diferentes graus de CIN podem ocorrer simultaneamente e podem apresentar apenas um tipo celular no esfregaço de colo do útero. Nesta situação, a CIN com a maior área é a que fica representada no esfregaço. A Figura 6.80 mostra a correlação entre CIN de alto grau e o tamanho da lesão de cada grau de CIN. Pode-se observar que quanto mais grave (alto grau) a lesão, maior a área ocupada. Isto obviamente terá um efeito sobre o esfregaço feito nessa área.

A relação entre o grau citológico e a extensão da CIN é o dado mais importante. Aproximadamente 2/3 das mulheres com discariose grave, HSIL, terá CIN3, outros 20% terão CIN2 e 10% terão CIN1 ou infecção por HPV, e menos de 5% terão uma lesão não detectável. Da mesma forma, um terço das mulheres com discariose moderada terá CIN3, e uma proporção semelhante terá CIN2. Discariose moderada e grave, HSIL, são bons indicadores de CIN de alto grau, mesmo que nem sempre prevejam o grau histológico exato. Em todas as situações existe a possibilidade de erro do observador. O risco de câncer invasivo associado à discariose grave, HSIL, é alto, mesmo quando os esfregaços considerados sugestivos de invasão são excluídos. Vários estudos têm demonstrado que

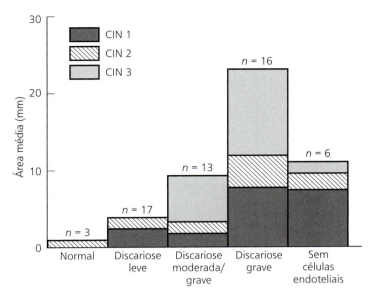

Figura 6.80 Correlação entre a neoplasia intraepitelial do colo do útero (CIN) de grau mais avançado e o tamanho da lesão CIN individual. Adaptada de Jarmulowicz MR, Jenkins D, Barton SE, Singer A. Cytological status and lesion size: a further dimension in cervical intraepithelial neoplasia. *Br J Obstet Gynaecol* 1989;96:1061.

entre 20-40% das mulheres com discariose leve, LSIL, apresentam CIN de alto graus e até 25% terão CIN3, quando biópsia excisional ou dirigida por colposcopia é realizada (Figura 6.81).

É difícil determinar o potencial pré-canceroso das pequenas lesões de CIN3, porque elas geralmente estão associadas a grandes

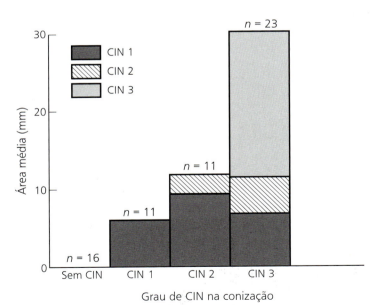

Figura 6.81 Correlação entre o grau do esfregaço e a área (mm^2) de neoplasia intraepitelial do colo do útero em material de biópsia excisional. Adaptada de Jarmulowicz MR, Jenkins D, Barton SE, Singer A. Cytological status and lesion size: a further dimension in cervical intraepithelial neoplasia. *Br J Obstet Gynaecol* 1989;96:1061.

áreas de CIN1, que, em geral, são as que aparecem nos esfregaços como discariose leve (LSIL). Em muitos casos, a lesão CIN3 pode ser identificada, se a citologia for repetida.

Parece que existe uma correlação entre a citologia, a colposcopia e a patologia da lesão e o risco de câncer invasivo. A imagem colposcópica sugestiva de lesão pré-maligna de baixo grau pode estar associada a uma infecção subclínica por HPV ou CIN1. Essas lesões geralmente são classificadas como alterações menores e estão associadas a resultado de baixo grau nos esfregaços citológicos (LSIL, como discariose leve ou limítrofe). Uma minoria substancial regredirá e há um risco muito pequeno de doença invasiva. As lesões de alto grau são classificadas como CIN2 ou CIN3, e os diagnósticos citológico, histológico e colposcópico são de lesão de alto grau com alto risco de invasão e recidiva após o tratamento. Este risco está provavelmente relacionado com o tamanho do componente de CIN3 da lesão, que determinou uma citologia de alto grau, HSIL, associada (discariose moderada ou grave).

Também parece haver uma interface entre as lesões de alto grau (CIN3) e de baixo grau, que incluem a CIN2 e as lesões CIN3 menores. São lesões que podem evoluir, mas, nesta fase, não representam um grupo de alto risco para invasão. Elas podem estar associadas a qualquer grau de anormalidade do esfregaço e são responsáveis pela grande maioria das lesões histológicas de alto grau, CIN3, associadas a uma citologia de baixo grau.

Exemplos de correlação entre os métodos diagnósticos

No caso de papilomavírus humano/neoplasia intraepitelial do colo do útero 1/lesão intraepitelial escamosa de baixo grau

Caso 1
Na (Figura 6.82), pode ser visto um esfregaço de baixo grau (discariose leve/LSIL) de uma mulher de 22 anos com discariose e células escamosas binucleadas e coilocitóticas sem outras alterações (célula central, no meio do campo). As alterações nucleares incluem um diâmetro nuclear relativamente maior.

A zona de transformação (Figura 6.83) parece conter uma área acetobranca no lábio posterior de aspecto brilhante e semitransparente com bordas distintas em relação à junção escamocolunar original (linha tracejada). O epitélio acetobranco se estende para a nova junção escamocolunar (setas). A imagem com maior ampliação vista na Figura 6.84 mostra áreas circundantes de epitélio colunar original, que são vistas em (1). A biópsia (2) mostrou evidência de infecção por HPV e proliferação de células suprabasais, representando hiperplasia de células basais ou CIN1 (Figura 6.85).

A impressão geral da citologia, colposcopia e histologia é de uma lesão por HPV/CIN1/LSIL.

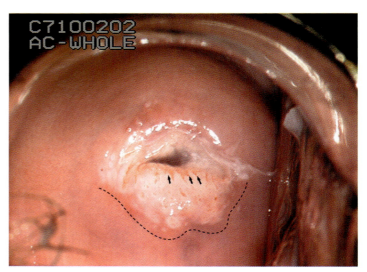

Figura 6.83

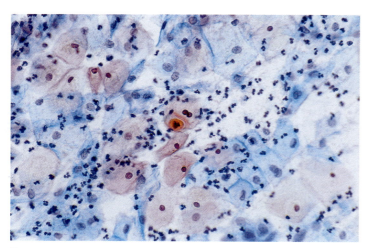

Figura 6.82

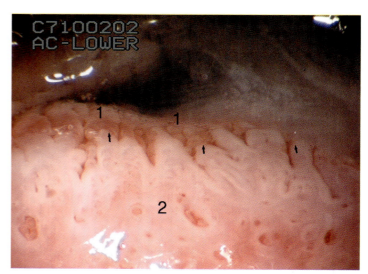

Figura 6.84

Diagnóstico das lesões pré-malignas de câncer de colo do útero 113

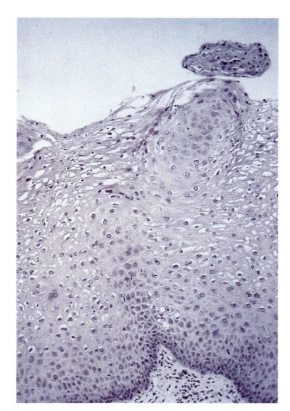

Figura 6.85

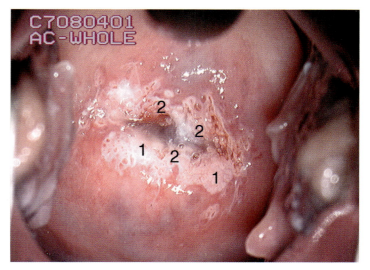

Figura 6.87

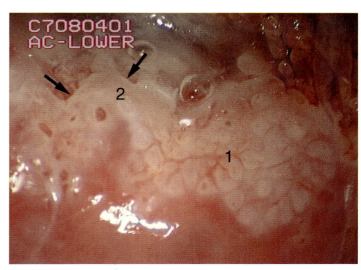

Figura 6.88

Caso 2

Na Figura 6.86, podemos ver a citologia de uma mulher de 24 anos com um esfregaço altamente sugestivo de infecção por HPV com coilócitos típicos e discariose leve (LSIL). Quando o colo do útero foi examinado (Figura 6.87), verificou-se que existia uma área atípica (anormal) no lábio posterior (1) associado à metaplasia imatura no resto do colo uterino (2). Uma imagem com maior ampliação do epitélio atípico (anormal), como visto na Figura 6.88, mostra mosaico regular (1) adjacente ao tecido, representando metaplasia imatura em (2) e o início da formação da nova junção escamocolunar indicado por seta. Uma biópsia realizada em (1) mostra as características típicas de infecção por HPV com ou sem CIN1 (LSIL) (Figura 6.89). Em (1) na camada superficial, os coilócitos estão presentes, enquanto que em (2) existe alguma proliferação de células basais. Existem poucas atipias nucleares, e a multinucleação é proeminente. O estroma (3) é normal.

Caso 3

Outro exemplo envolvendo uma lesão de baixo grau é mostrado na Figura 6.90; aqui, a citologia, em uma mulher de 26 anos, revelou a presença de células coilocitóticas e dicarióticas, sugerindo CIN1 e infecção por vírus do carcinoma verrucoso (LSIL). A colposcopia (Figura 6.91) mostra características sugestivas de uma lesão de baixo grau, que incluem um epitélio acetobranco brilhante (1) e margens irregulares, pouco marcadas (2). Lesões satélites estão presentes no lado esquerdo da fotografia em (3). A biópsia da lesão (Figura 6.92), em (1), mostrou uma área com condiloma plano e coilocitose acentuada. As células epiteliais atípicas apresen-

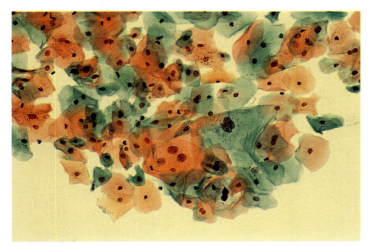

Figura 6.86

114 CAPÍTULO 6

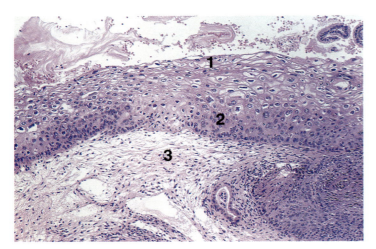

Figura 6.89

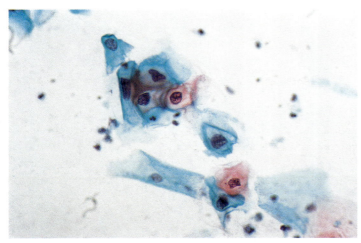

Figura 6.90

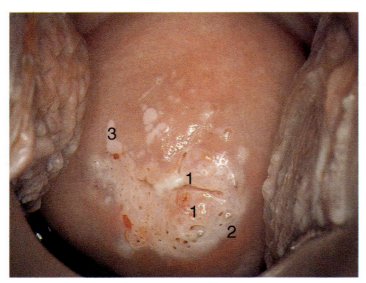

Figura 6.91

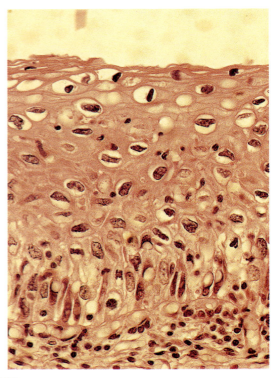

Figura 6.92

tam alguma diferenciação nos terços médio e superior e alterações nas células basais. Este tipo de alteração epitelial é consistente com uma lesão CIN1/LSIL.

Nas lesões epiteliais de grau moderado

Na Figura 6.93, podemos ver o esfregaço citológico de uma mulher de 29 anos sugestivo de CIN2. Podem ser observadas células intermediárias com núcleos discarióticos, alguma binucleação e coilocitose. A colposcopia (Figura 6.94) mostra uma lesão consistente com doença de alto grau. Após a aplicação de ácido acético, ocorreu um acetobranqueamento na zona de transformação e uma leve acentuação do relevo da superfície. O acetobranqueamento não é

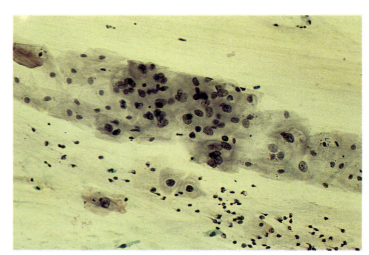

Figura 6.93

Diagnóstico das lesões pré-malignas de câncer de colo do útero 115

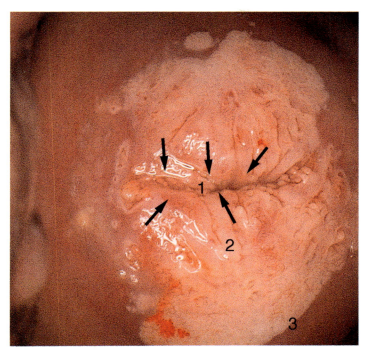

Figura 6.94

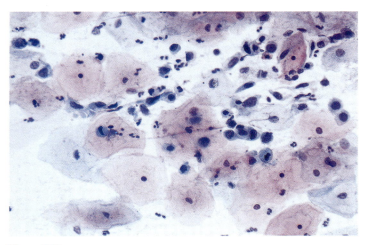

Figura 6.96

tão acentuado como nas lesões anteriores de baixo grau, mas tem um aspecto esbranquiçado. A borda inferior da lesão em (3) é nítida, e este é um sinal importante na diferenciação colposcópica das lesões de alto e baixo graus. Há também uma variação na tonalidade da cor entre o epitélio escamoso original e o epitélio anormal (atípico), e esta diferença é mais pronunciada em lesões de alto grau que nas de baixo grau. O epitélio anormal (atípico) (2) se estende em direção ao canal (1), e o limite superior deste epitélio é apontado pelas setas.

A biópsia da lesão, realizada no lábio posterior, em (3) (Figura 6.95), mostra CIN2 nas células da camada superficial (1) e aumento das atipias nas células suprabasais (2) que se estendem até a metade da espessura epitelial. Atipias nucleares e hipercro-

masia estão presentes. Observa-se aumento das células multinucleadas, e as figuras mitóticas podem ser vistas, estendendo-se até a metade do epitélio. O diagnóstico histológico foi de CIN2.

Lesões epiteliais de alto grau

Na Figura 6.96, é apresentado o esfregaço citológico com discariose grave (HSIL) de uma mulher com 31 anos. Existem anormalidades nucleares e citoplasmáticas, o citoplasma está aumentado e apresenta tamanho e forma variados e hipercromasia. O contorno nuclear é irregular. O citoplasma apresenta variabilidade, e o esfregaço é típico de lesão de alto grau.

A colposcopia (Figura 6.97) mostra uma área dentro da zona de transformação, especialmente no lábio anterior, de epitélio acetobranco muito denso (1). Uma margem interna está presente em (2), e uma área de epitélio acetobranco menos densa está presente em (3). Outras áreas nas margens laterais da ectocérvice mostram características de epitélio sem alterações e não suspeito em (4) e também áreas de epitélio com alterações significativas, anormal (5). A borda superior bem-definida da nova junção escamocolunar pode ser claramente vista (setas) nos lábios anterior e poste-

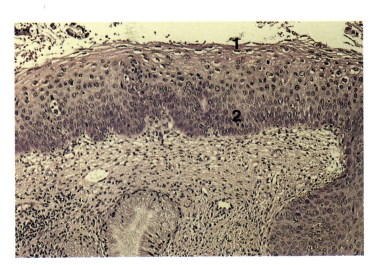

Figura 6.95

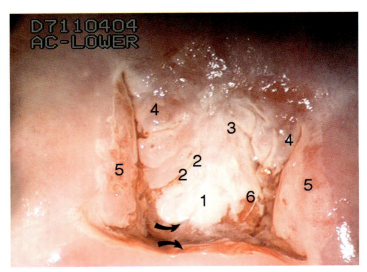

Figura 6.97

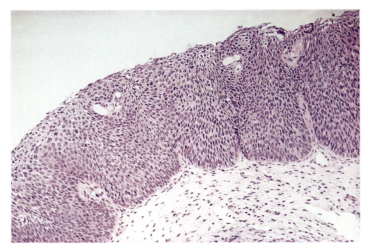

Figura 6.98

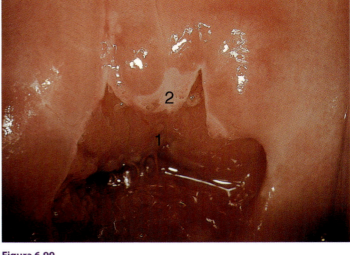

Figura 6.99

rior, embora na imagem colposcópica real, quando o espéculo é fechado, o epitélio atípico (anormal) fica retraído dentro da endocérvice. Em (6), existe uma área de perda do epitélio superficial que é característica da doença de alto grau; neste caso, como em razão do trauma provocado pelo exame. A biópsia excisional (Figura 6.98) mostra uma lesão de CIN3 central, cercada por CIN1 e CIN2 na periferia.

6.10 Ausência de correlação entre os métodos diagnósticos

Na seção anterior, foram dados exemplos de concordância entre os métodos diagnósticos. Em muitos casos, no entanto, há uma falta de concordância. Quatro desses casos serão apresentados, e as razões para essa discordância serão discutidas. Em cada um deles, a discordância ocorreu em decorrência do tamanho pequeno da lesão de CIN3, e em três dos casos verificou-se a associação a uma área maior de CIN1. Em todos os casos, o esfregaço apresentou células com discariose discreta (LBG). Somente com uma colposcopia meticulosa e com biópsia por punção dirigida, foi possível confirmar uma lesão pequena de maior grau.

O potencial biológico das lesões pequenas de CIN3 é desconhecido. Ele pode representar uma fase inicial na progressão ou uma lesão de progressão lenta para a invasão. Grande parte das evidências que avaliaram a velocidade de progressão para invasão das lesões de CIN3 vem de estudos antigos, em que o diagnóstico era de discariose grave (HSIL), que está fortemente associada à lesão de CIN3 de grande tamanho.

Como já foi discutido anteriormente, o tamanho da lesão CIN é importante na determinação do risco de esfregaços falso-negativos. Foi demonstrado que as lesões colposcopicamente grandes, aquelas que envolvem mais de dois quadrantes do colo do útero, apresentam uma probabilidade baixa de esfregaços com resultados falso-negativos, enquanto as lesões de menor tamanho apresentam uma frequência de citologia falso-negativa superior a 50%. Um terço das lesões que ocupam menos de 10% da zona de transformação pode apresentar citologia falso-negativa. A importância, que a proporção da área ocupada pelas lesões na zona de transformação exerce sobre a citologia, sugere que o esfregaço citológico pode deixar de incluir na amostra as células das pequenas lesões. Parece que um certo limiar de concentração de células anormais, em relação às células normais, é necessário para a detecção das células atípicas. Isto provavelmente explica os quatro casos seguintes.

A Figura 6.99 é uma colpofotografia de uma mulher de 34 anos que havia apresentado uma citologia negativa em intervalos regulares anuais. O esfregaço que levou a este exame colposcópico foi de discariose leve (LSIL). O exame colposcópico revelou uma pequena área de epitélio acetobranco em (2), junto à endocérvice (1). A área tem uma borda relativamente nítida, mas não há alteração vascular associada. A coloração é diferente do epitélio circundante, e o relevo da superfície é ligeiramente elevado. No entanto, a biópsia por punção revelou a presença de CIN3 (doença de alto grau). Pode-se especular que uma área maior de epitélio anormal (atípico), de alto grau, existia no lábio anterior, mas que foi destruído durante o parto, em razão de uma erosão fisiológica.

A Figura 6.100 é uma colpofotografia de uma mulher de 27 anos que apresentou discariose leve (LSIL). A colposcopia revelou uma área extensa de acetobranqueamento no lábio anterior entre as áreas (2) e (3). Esse epitélio anormal (atípico) é sugestivo de infecção por HPV. Um epitélio branco brilhante associado, com as bordas irregulares indistintas em (3), sugere esse diagnóstico. O limite superior do epitélio acetobranco é indicado por setas dentro do canal endocervical (1).

O colposcopista observou alguns vasos anormais dentro da área (círculo). Esses vasos atípicos têm um padrão de ramificação irregular e, no exame minucioso, apresentam ramificações de diâmetro variável. Embora isto não represente um exemplo extremo de vascularização atípica, uma biópsia por punção foi realizada com diagnóstico de CIN3 (doença de alto grau). Este é outro

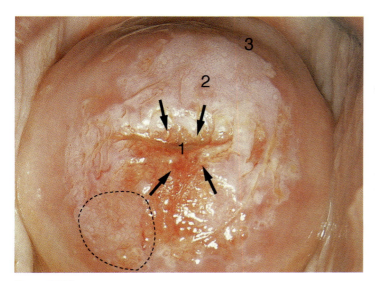

Figura 6.100

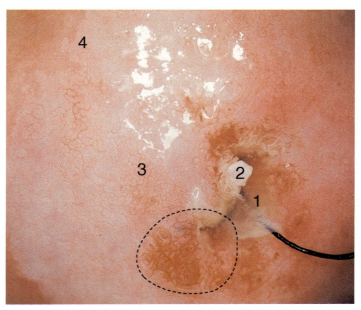

Figura 6.102

exemplo de uma pequena área de CIN3 ocorrendo dentro da zona de transformação que foi predominantemente ocupada por uma lesão de baixo grau.

A Figura 6.101 é uma colpofotografia de uma mulher de 29 anos com um esfregaço com discariose leve. Na colposcopia, uma área de alteração acetobranca foi observada em torno do orifício cervical, consistente com as principais alterações de CIN de baixo grau, evidenciadas pelas margens acetobrancas fracas e irregulares em (1). No entanto, no lábio posterior, há uma borda interna que envolve uma área acetobranca densa (2), que está associada a uma borda externa nítida e elevada (3). A nova junção escamocolunar é vista em (4), e o exame é considerado satisfatório. Foram obtidas várias biópsias por punção, com laudo histológico de CIN1 em relação a (1) e CIN2-3 em (2). Esse caso retrata outro exemplo de uma pequena área de doença de alto grau, circundada por uma área maior de doença de baixo grau, cujo diagnóstico foi realizado apenas pela biópsia dirigida pela colposcopia.

Na Figura 6.102, está representado o colo do útero de uma mulher que apresentava um esfregaço com diascariose leve (LSIL). Um pequeno condiloma está presente em (2), penetrando na endocérvice (1), e os fios-guia de um dispositivo intrauterino passa por ele. Um padrão de mosaico muito fino está presente em (3) e envolve a maior parte da ectocérvice. Uma borda irregular indistinta está presente em (4). Esses traços são característicos de uma infecção subclínica por papilomavírus e indicam uma lesão de baixo grau. No entanto, o colposcopista observou que na área circulada havia vasos mosaiciformes grosseiros. Padrões como este também podem ser associados a papilomavírus, mas, neste caso, a biópsia por punção revelou a presença de CIN3. É provável que a maior parte da amostra citológica tenha sido constituída por células da grande área ocupada pela lesão de baixo grau, enquanto a pequena área de doença de alto grau, com menor número de células, produziu uma pequena amostra celular.

6.11 Diagnóstico de invasão inicial

Carcinoma invasivo inicial de células escamosas: diagnóstico colposcópico

A detecção colposcópica do carcinoma invasivo inicial depende de uma série de características. Além daquelas previamente definidas em associação a lesões epiteliais de alto grau, há outras que devem ser adicionadas. São elas:

1. Tamanho da lesão.
2. Presença de diferentes tipos epiteliais na lesão.
3. Vascularização aumentada.
4. Ulceração.

É muito difícil diagnosticar por colposcopia uma invasão inicial, que atinge uma pequena fração de milímetro do estroma. Muitos desses focos surgem a partir de glândulas com CIN3, e a

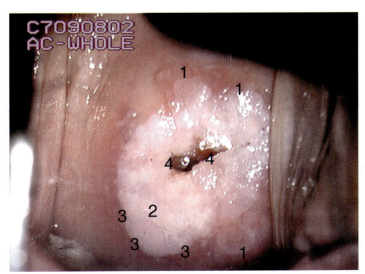

Figura 6.101

aparência colposcópica é essencialmente a do epitélio superficial de origem com os focos invasivos saindo da base. O tamanho da lesão é um importante indicador de doença invasiva inicial. Quanto maior a área de epitélio anormal (atípico), mais provável é a ocorrência de lesão invasiva inicial. Vários estudos mostraram que uma área de CIN3, com invasão, é várias vezes maior do que uma área de CIN3 sem nenhuma invasão associada.

O aumento da vascularização é sugestivo de invasão e, como já foi descrito anteriormente, uma grande distância intercapilar, a presença de vasos atípicos e uma superfície irregular são características de uma lesão de alto grau. No entanto, há muitos relatos na literatura, onde nem todas as lesões invasivas iniciais foram associadas a vasos atípicos. Nesses casos, um padrão mais complexo de anormalidade epitelial, como o acetobranqueamento, pontilhado, mosaico, superfície com pontilhado irregular e uma grande lesão foram mais frequentes que a vascularização anormal.

A ulceração da superfície epitelial é também uma característica comum de doença invasiva inicial.

O diagnóstico de invasão inicial exige a associação entre a colposcopia e a histologia. As características colposcópicas já foram descritas, e a declaração da International Federation of Gynecology and Obstetrics (FIGO) apresenta os parâmetros morfológicos da histologia, colocando limites objetivos sobre a extensão da invasão inicial. Por esta classificação, o estágio Ia é definido como carcinoma invasivo inicial do colo do útero. Esse diagnóstico só pode ser feito por microscopia e é subdividido nos estágios Ia1 e Ia2. O Ia1 descreve a invasão microscópica do estroma até uma profundidade de 3 mm. O estágio mais importante, Ia2, descreve uma lesão com uma profundidade de invasão de não mais de 5 mm a partir da superfície do epitélio do qual a doença se origina. Para o estágio Ia, a extensão da propagação horizontal (largura), não deve exceder 7 mm. Outras características, como o envolvimento do espaço capilar (endotelial) e o padrão de crescimento, também devem ser analisadas. O padrão de crescimento pode ser caracterizado por lesões confluentes, exofíticas ou com vilosidades semelhantes a dedos. As lesões mais avançadas de invasão inicial são, às vezes, citadas como carcinoma invasivo colposcopicamente suspeito ou evidente. Muitas dessas lesões apresentam uma extensão de invasão com limite superior a 5 mm.

Nos exemplos apresentados aqui, uma lesão invasiva inicial é colposcopicamente suspeita. Tanto o ácido acético quanto as técnicas salinas de colposcopia têm sido utilizados para identificar as diversas características da lesão. Na Figura 6.103, a aplicação de ácido acético mascarou o padrão vascular muito pronunciado que existia em (2), e com o uso de solução salina o padrão vascular pode ser visto (Figura 6.104). Na Figura 6.103, o epitélio está extremamente branco e tem uma cor opaca nas áreas (2) e (3). A superfície é irregular (3), e a área tem bordas nítidas (4). Há uma óbvia diferença de coloração entre o epitélio nativo e o anormal (atípico). A grande extensão da lesão, que ocupa a maior parte da ectocérvice, levanta a suspeita de invasão inicial. A extensão superior da lesão, identificada pela nova junção escamocolunar, não pode ser vista no canal endocervical (1, e setas).

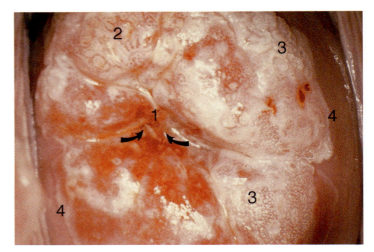

Figura 6.103

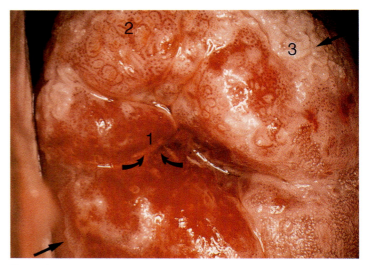

Figura 6.104

Na Figura 6.104, pode ser vista a vascularização atípica e bem marcada. As áreas de pontilhado e mosaico grosseiros são visíveis, especialmente no lábio anterior na área (2). Ocorreu um sangramento na endocérvice logo após a aplicação cuidadosa (1, e setas) de solução salina. Este sangramento de contato é outra característica que sugere a doença epitelial de alto grau.

Vários tipos celulares existem nesta lesão. Uma biópsia por punção (Figura 6.105), obtida a partir do ponto (2), revela a presença de CIN3 (1), mas sem extensão para o estroma subjacente (2). Existe, no entanto, o avanço dessa lesão de alto grau para as criptas (3). A biópsia excisional da área inteira revelou a presença de invasão estromal inicial. Uma parte dessa amostra de biópsia é exibida na Figura 6.106; a lesão CIN3 é vista em (1), áreas de invasão inicial a uma profundidade de aproximadamente 2 mm estão presentes em (2) e há uma intensa infiltração de células inflamatórias em volta (3) e dentro do estroma em (4).

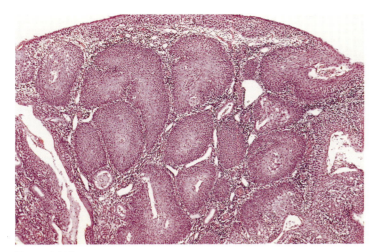

Figura 6.105

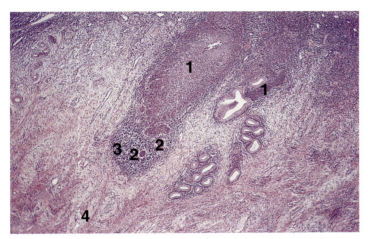

Figura 6.106

A visualização de glândulas entumescidas é outro aspecto colposcópico característico de uma lesão de alto grau e que pode estar associado à invasão inicial. Neste caso, o epitélio anormal (atípico) atinge a glândula, circula o ducto secretor da glândula e penetra com profundidade variável. Após a aplicação de ácido acético, esta área torna-se esbranquiçada, com depressão na superfície e uma fenda central. Ocasionalmente, podemos ver os orifícios glandulares com halo sobrelevado ao seu redor. A presença de um halo espessado circundando uma cripta glandular pode, às vezes, ser encontrada em situações benignas, quando o epitélio é normal e acantótico e, nesses casos, o anel ao redor da entrada glandular será menos pronunciado e mais fino do que na lesão de alto grau. Na Figura 6.107, podemos ver os orifícios glandulares indicados pelas setas. Esses orifícios glandulares estão associados a uma área (2) de mosaico grosseiro e com áreas de mosaico fino, com borda nítida. O limite superior da lesão pode ser facilmente visto, projetando-se na endocérvice em (1). A biópsia excisional dessa lesão grande (área 2) revelou a presença de invasão estromal inicial (estágio Ia1). Nas áreas (3) e (4), o diagnóstico foi de CIN2-3.

Em algumas lesões, as criptas glandulares podem estar presentes sob o epitélio e podem não ter o orifício de abertura superficial visível. Essa situação existe na Figura 6.108, onde uma extensa área de epitélio anormal (atípico) pode ser vista em (3) e pode ser vista a extensão da lesão para o lábio anterior da ectocérvice e para o canal endocervical em (1). Uma biópsia por punção foi realizada nessa área, e o resultado mostrou uma lesão de alto grau. A remoção do tecido biopsiado mostrou a presença de uma cripta glandular exsudando muco amarelo (2). Não existe nenhum outro sinal de abertura glandular sobre esta superfície epitelial anormal. O mais importante é avaliar isso, já que o epitélio anormal (atípico) pode-se estender nas profundezas do estroma pelas fissuras glandulares. A histologia da biópsia por punção obtida nessa área em torno de (2) é mostrada na Figura 6.109, mostrando alterações de CIN3 (1) com extensão para as glândulas (2). A biópsia excisional do epitélio anormal (atípico) revelou a presença de carcinoma invasivo inicial (estágio Ia2).

Mais exemplos de imagens colposcópicas de invasão inicial são vistos nas Figuras 6.107, 6.108, 6.110, 6.111, 6.112b. Em todos esses exemplos não existia evidência clínica óbvia de invasão. No entanto, essas apresentações subclínicas de invasão inicial foram imediatamente reconhecidas, quando a colposcopia foi utilizada.

Importância da histologia no diagnóstico

Conforme mencionado anteriormente, é extremamente difícil avaliar a extensão da invasão inicial pela avaliação colposcópica, e somente a histologia pode fazer um diagnóstico objetivo. As fases iniciais da invasão podem ser reconhecidas como minúsculos botões de células invasivas (1) penetrando através da membrana basal (2) e atingindo o estroma subjacente (3) (Figura 6.112ai). Estas células apresentam alterações similares às de CIN3, a partir do qual elas normalmente surgem. Quando a invasão ocorre, as células tornam-se mais diferenciadas do que aquelas da CIN3 sobrejacente. Normalmente, há uma reação estromal envolvendo linfócitos localizados. Edema também acompanha essa infiltração, já que o tecido neoplásico dá origem a uma desorganização do estroma.

Com a progressão da invasão, há envolvimento do canal linfático, após ocorre o crescimento generalizado no estroma circundante e nos tecidos do colo do útero (Figura 6.112aii). A não ser que sejam feitos cortes detalhados, é possível deixar passar o início da invasão que se estende além dos limites definidos. É necessário ter entre 25 e 40 cortes para fazer um diagnóstico preciso. Se são realizados poucos cortes, como é comum na prática clínica, pequenas áreas de invasão podem passar despercebidas. Por exemplo, na Figura 6.112c, o esfregaço do colo do útero de uma mulher de 47 anos sugere carcinoma de células escamosas. A endocérvice está em (1) (indicado por setas). No entanto, na ectocérvice (2) há uma área de depressão esbranquiçada, com base irregular. A ranhura em torno da lesão, que tem um relevo de superfície muito irregular, sugere que uma doença invasiva possa estar presente. Há também uma diferença na tonalidade de cor entre esta área e o tecido circundante, e vasos anormais podem ser vistos na base da área de depressão. A área acima e ao redor do orifício interno (1) também é muito anormal e indicativa de uma lesão de alto grau.

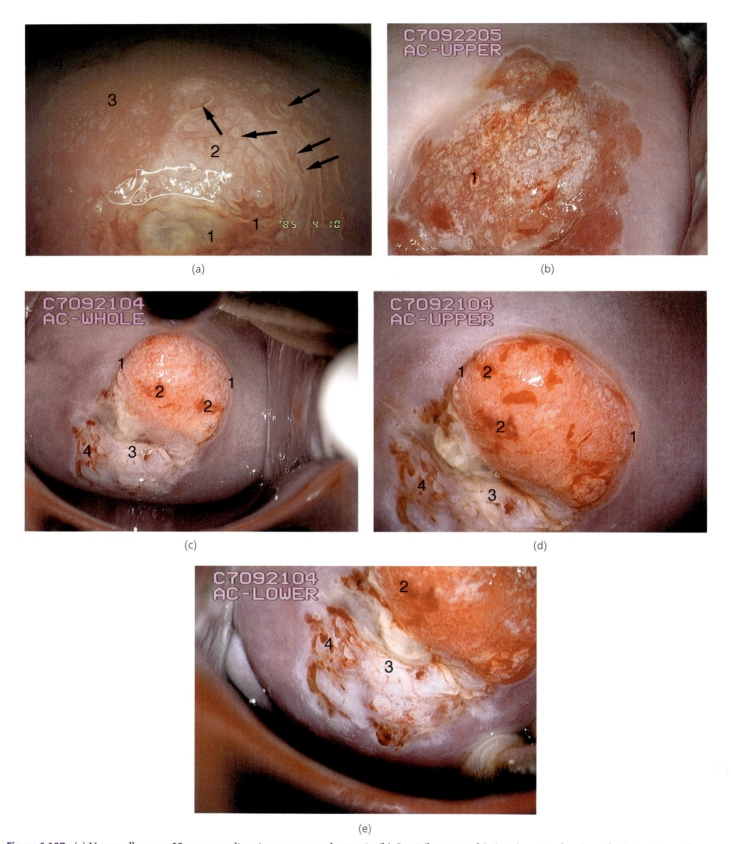

Figura 6.107 (a) Uma mulher com 25 anos com discariose grave na colposcopia. (b) O epitélio anormal (atípico) se estende até a endocérvice, tornando a colposcopia insatisfatória. Há um pontilhado e mosaico grosseiro sobre o lábio anterior. Há uma diferença de coloração entre o epitélio atípico (anormal) e o tecido circundante. Há glândulas ramificadas em (1) e o epitélio atípico (anormal) ocupa toda a zona de transformação. A biópsia excisional do colo do útero mostrou a presença de doença microinvasiva inicial. (b-d) Grande zona de transformação atípica (anormal) apresenta características altamente sugestivas de carcinoma invasivo inicial. As bordas enroladas em (1) envolvem uma área do lábio anterior com acentuada irregularidade vascular e com sangramento de contato e erosão do epitélio superficial ao redor da área marcada em (2). No lábio posterior (Figura 6.107e) em (3), há um epitélio acetobranco denso com uma configuração papilífera. Não há erosão do epitélio em (4). A biópsia excisional mostrou um carcinoma invasivo com uma profundidade de 5,6 mm abaixo da membrana basal e com penetração linfática vascular acentuada. Este é um exemplo de câncer em estágio Ib1 que será descrito na Seção 6.12.

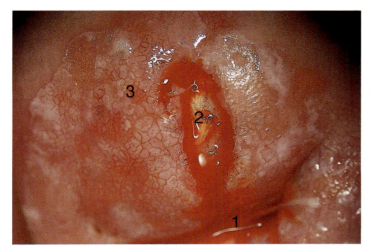

Figura 6.108

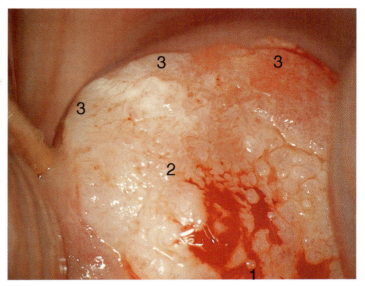

Figura 6.110 Aspecto papilífero elevado (2) na zona de transformação, bastante sugestivo de doença invasiva precoce. Sangramento de contato ocorreu logo acima da endocérvice (1). Os contornos dos vasos atípicos são visíveis apenas na borda da zona de transformação (3). Embora a aparência do colo do útero possa ser confundida com uma ectopia, um esfregaço com discariose grave (lesão intraepitelial escamosa de alto grau) em conjunto com a vascularização atípica indica a possível presença de invasão inicial. A biópsia excisional revelou a presença de invasão inicial (estágio Ia2).

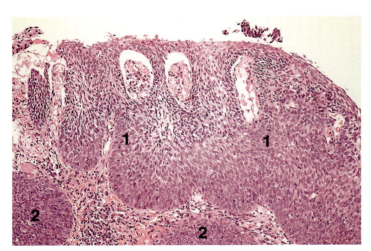

Figura 6.109

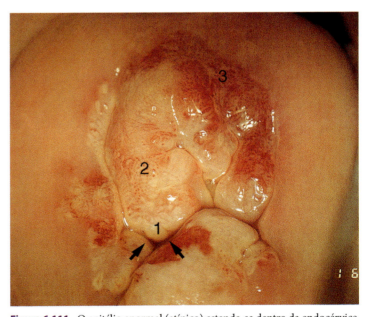

Figura 6.111 O epitélio anormal (atípico) estende-se dentro da endocérvice (1, setas), tornando a colposcopia insatisfatória. Existe pontilhado grosseiro na área (2), mas existem vasos anormais ao redor das margens superior e lateral esquerda do colo do útero (3). Há uma diferença de coloração distinta entre essa área e o tecido circundante. Vasos grandes e dilatados são altamente sugestivos de invasão inicial. Uma pequena área ulcerada também existe no lábio posterior na entrada da endocérvice. A biópsia excisional desta lesão mostrou um carcinoma invasivo inicial de estágio Ia2.

Foram realizadas biópsias múltiplas para exame histológico, que mostraram tecido canceroso na região medial da lesão, com invasão de 3 mm de profundidade. No entanto, os cortes da área lateral (na área da depressão esbranquiçada) mostrou envolvimento linfático grosseiro com células malignas. Esse diagnóstico foi mais importante para determinar o tratamento adequado. Se vários cortes não tivessem sido feitos, a área muito pequena de doença invasiva (isto é, a permeação linfática) teria passado despercebida.

A Figura 6.113 mostra uma lesão grande e de maior grau. A área avermelhada central sugere a presença de carcinoma invasivo. Uma biópsia em cone foi realizada e, embora tenham sido obtidos 34 cortes, apenas uma área muito pequena de doença invasiva (invasão a uma profundidade de 3,5 mm) foi encontrada em três cortes. O restante mostrou a presença de CIN2 e 3. Esperava-se que a patologia mostrasse grandes áreas de invasão inicial.

O caso apresentado na Figura 6.114 mostra a variação na profundidade de invasão que pode ocorrer entre diferentes áreas do mesmo colo do útero. Uma biópsia excisional ampla mostrou

122 CAPÍTULO 6

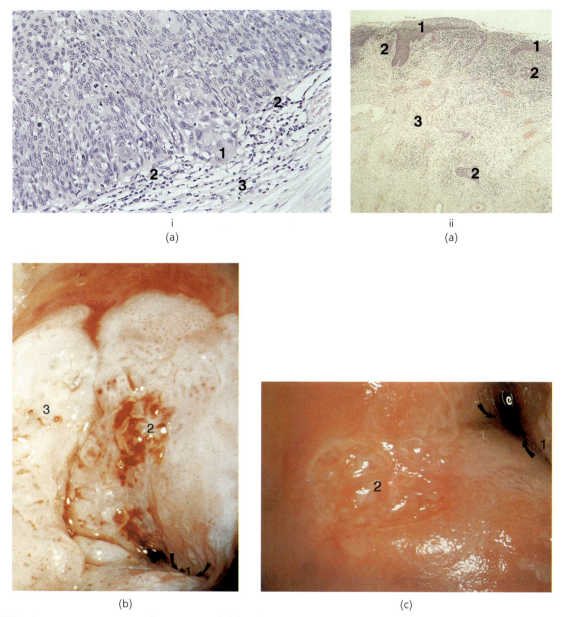

Figura 6.112 (a)ii Esta imagem mostra uma neoplasia intraepitelial do colo do útero grau 3 (1) com línguas de carcinoma espinocelular invasivo (2) infiltrando o estroma (3) com uma profundidade de 3,3 mm (estágio Ia2 FIGO). (b) É óbvia a diferença de coloração entre essa lesão extremamente branca e o epitélio circundante; ela se estende para cima na endocérvice (1, e setas). Vasos anormais estão presentes em umas tiras em (2) e apresentam pontilhado grosseiro; há mais vasos anormais na área (3). A biópsia excisional mostrou que esta lesão é um carcinoma invasivo inicial de estágio Ia2.

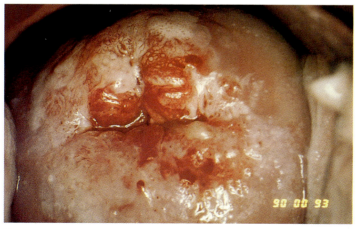

Figura 6.113

entre 2 e 5 mm de invasão (Figura 6.115) que não poderiam ter sido previstos colposcopicamente.

6.12 Carcinoma pré-clínico invasivo (colposcopicamente evidente/suspeito): colposcopia e histologia

Em algumas circunstâncias, o carcinoma invasivo inicial não é reconhecido pelos métodos tradicionais de inspeção: palpação, sonda e curetagem endocervical. Essas lesões são denominadas carcinomas invasivos pré-clínicos, e a maioria pode ser identificada pela magnificação colposcópica. Esta entidade também é citada como o carcinoma colposcopicamente suspeito/evidente. Anteriormente, essas lesões eram citadas como carcinomas de estágio Ib oculto. Este ter-

Diagnóstico das lesões pré-malignas de câncer de colo do útero 123

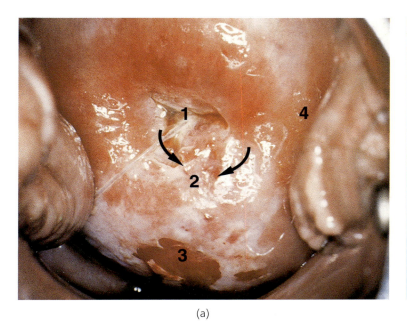
(a)

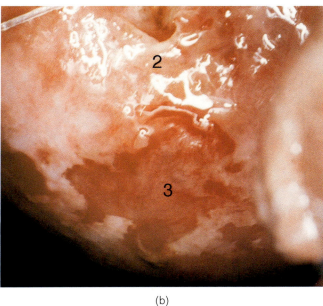
(b)

Figura 6.114 (a e b) O colo do útero de uma mulher de 42 anos que apresentou um esfregaço com discariose grave (lesão intraepitelial escamosa de alto grau). Uma área de hiperemia se estende pelo colo anterior e se projeta para o fórnice vaginal esquerdo em (4). Em (a), existe um relevo irregular dos tecidos que circundam a endocérvice (1, e setas). Existe epitélio muito anormal (atípico) em (2), e uma área ulcerada em (3) também é visível. Isto pode ser visto mais claramente na imagem ampliada do lábio cervical posterior mostrado em (b). Nas lesões invasivas iniciais, o epitélio anormal (atípico) é particularmente friável, uma vez que não tem adesão e solta-se facilmente. Isto pode ocorrer não apenas durante o exame, mas também por trauma vaginal normal. Sua aparência é altamente sugestiva de doença invasiva precoce. A patologia de uma biópsia excisional obtida deste colo do útero é mostrada na Figura 6.115.

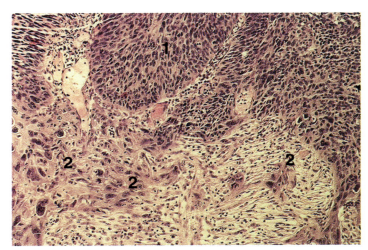

Figura 6.115 Uma biópsia excisional da lesão apresentada na Figura 6.114 revela a histologia observada aqui. Há uma lesão de neoplasia intraepitelial do colo do útero grau 3 em (1), e dentro do estroma há infiltração de células malignas (2). Elas penetraram a uma profundidade de 5 mm e envolveram os espaços linfáticos de revestimento endotelial. O corte de tecido em torno da área (4) na Figura 6.114a mostrou invasão a uma profundidade de 2 mm.

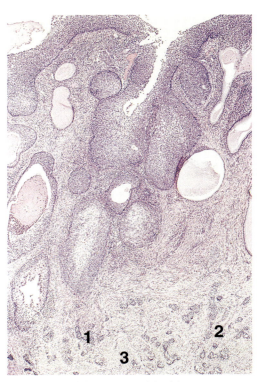

Figura 6.116 Faixas de células invasivas, (1) e (2) penetraram o estroma (3) a uma profundidade de 7 mm. A histologia da lesão foi de carcinoma escamoso estágio Ib1.

mo foi usado para aquelas lesões onde um único foco invasivo, ou um foco confluente de invasão apresentava mais de 5 mm de penetração no estroma. Estas lesões apresentam características morfológicas muito acentuadas que se tornam evidentes na colposcopia, após a aplicação de ácido acético; essas características incluem bordas sobrelevadas, com imagem nodular, exofítica, que representa o relevo irregular da superfície, e vasos sanguíneos de calibre aumentado e formato bizarro, com direção e arranjo alterados (Figura 6.10b-e). Deve-se ressaltar que o carcinoma microinvasivo (estágios

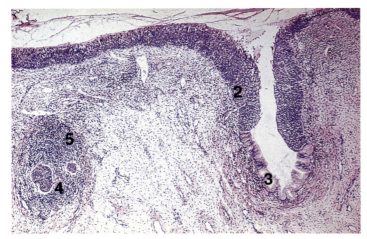

Figura 6.117 Uma lesão de neoplasia intraepitelial do colo do útero grau 3 (1) se estende para uma glândula (2); a glândula propriamente dita (3) se projeta para uma profundidade de 5,5 mm. Um foco de microinvasão é visto em (4), e há uma intensa infiltração de células redondas (5). Medição precisa As medidas acuradas mostraram uma invasão com profundidade de 4,5 mm e 9 mm de largura na superfície.

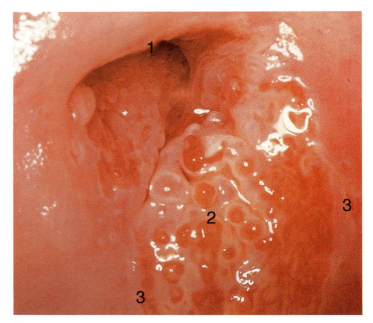

Figura 6.119

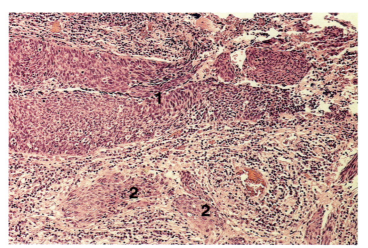

Figura 6.118 Uma lesão de neoplasia intraepitelial do colo do útero grau 3 existe em (1) e não há ninhos de células malignas no estroma (2). Estas células penetram a uma profundidade de 7 mm; nesta figura, no entanto, a invasão é de uma profundidade de 1,5 mm. A lesão é classificada como estágio Ib1.

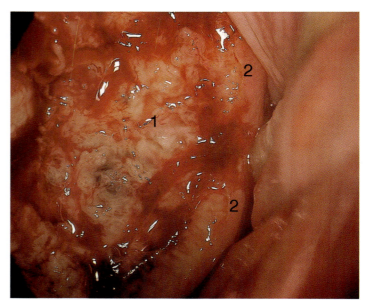

Figura 6.120

Ia1 e Ia2), citado anteriormente, também é definido como câncer pré-clínico invasivo e invasivo inicial de estágio Ib1.

Nas Figuras 6.116-6.118, são apresentadas três amostras histológicas de mulheres que não apresentavam sinais clínicos de carcinoma, embora a colposcopia e a histologia subsequente tenham diagnosticado a presença de carcinoma invasivo. Nos três casos, as lesões não foram identificadas imediatamente como invasivas antes da realização do exame colposcópico. Elas foram classificadas como estágio IB, que inclui as lesões clínicas confinadas ao colo do útero ou, como lesões pré-clínicas maiores que a fase IA, e esta classificação foi feita com o auxílio da colposcopia. No caso apresentado na Figura 6.119, um esfregaço citológico de alto grau indicou a necessidade de colposcopia, e a lesão mais grave somente foi diagnosticada por esta colposcopia. Os vasos muito atípicos são vistos em (2) dentro deste pequeno tumor, cujas bordas bem definidas podem ser vistas em (3). A endocérvice está em (1). Esta lesão foi diagnosticada como um câncer invasivo precoce endofítico em estágio Ib1, inicial. No entanto, o colo do útero parecia essencialmente normal, sem o auxílio da colposcopia; não havia sintomas ou sinais clínicos.

A lesão exofítica mostrada na Figura 6.120 foi classificada como uma "ectopia com sangramento de contato" até que a colposcopia foi usada para demonstrar a verdadeira natureza maligna da lesão; existem vasos atípicos na região da endocérvice em (1). A margem lateral pode ser vista em (2). Infelizmente, não havia sintomas clínicos antes da expansão da lesão, ocupando grande parte do colo do útero. Esse era um câncer clínico de estágio Ib2 (lesões

Diagnóstico das lesões pré-malignas de câncer de colo do útero 125

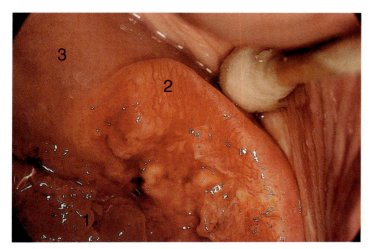

Figura 6.121

clínicas com mais de 4 cm de tamanho), e a citologia esfoliativa tinha dado resultados insatisfatórios em duas ocasiões.

No caso mostrado na Figura 6.121, foi descrito um "pólipo benigno com sangramento de contato" no colo do útero. No entanto, o uso da colposcopia revelou vasos atípicos (2) que se estendiam para a endocérvice (1). O fórnice vaginal pode ser visto em (3). Como no caso anterior, a citologia foi insatisfatória.

O uso da colposcopia é indicado não apenas em situações em que a citologia anormal faz imposições, mas também deve ser indicada quando imagens suspeitas do colo do útero exigem um exame visual mais detalhado. Da mesma forma, sinais de alerta como um sangramento de contato são indicações para uma colposcopia.

6.13 Lesões glandulares pré-cancerosas do colo do útero

Epidemiologia

O adenocarcinoma do colo do útero e suas lesões precursoras também estão associados às lesões genitais de HPV. As evidências que relacionam a infecção pelo HPV com adenocarcinoma do colo do útero são derivadas de uma série de estudos demonstrando a presença de tipos de HPV oncogênico em uma proporção significativa de lesões glandulares invasivas e pré-invasivas do colo do útero. O adenocarcinoma do colo do útero é uma lesão complexa, com vários tipos histológicos reconhecidos. Da mesma forma, AIS/neoplasia intraepitelial glandular do colo do útero (CGIN) também são difíceis de diagnosticar.

Em comparação ao carcinoma de células escamosas, o adenocarcinoma e o carcinoma adenoescamoso do colo do útero são lesões significativamente menos frequentes, representando cerca de 10% de todos os tumores primários malignos do colo do útero. No entanto, um grande número de estudos realizados em diversos países mostrou que a incidência de adenocarcinoma do colo do útero aumentou durante as últimas décadas. Infelizmente, grande parte do aumento de adenocarcinoma do colo do útero ocorre em mulheres jovens, com menos de 35 anos de idade. A idade média relatada em várias séries situa-se entre 33 e 42 anos, com as mais jovens variando entre 22 e 24 anos.

A evolução de adenocarcinoma invasivo do colo do útero parece seguir um padrão semelhante ao do carcinoma escamoso. No entanto, as lesões precursoras de adenocarcinoma do colo do útero não estão tão bem definidas e representam uma grande dificuldade para os diagnósticos colposcópicos e histológicos. Uma evidência dessa dificuldade é a frequência mais elevada, encontrada em muitos estudos, de esfregaços cervicais falso-negativos nas pacientes com adenocarcinomas em comparação às pacientes com carcinoma de células escamosas. Ainda mais preocupante é o fato de que a maioria dos adenocarcinomas do colo do útero ou CGIN de alto grau (AIS) é descoberta acidentalmente após a biópsia de lesões intraepiteliais escamosas ou após um período de acompanhamento de um achado de "células glandulares limítrofes" (classificação da Sociedade Britânica de Colposcopia e Patologia do Colo do Útero) ou "células glandulares atípicas de significância indeterminada incerta" (AGCUS; TBS).

Diagnóstico colposcópico

Não há características colposcópicas consistentes que permitem fazer um prognóstico claro de CGIN (AIS). Em muitos estudos de séries de caso, é raro o diagnóstico da lesão apenas pela colposcopia. A maioria das lesões se origina dentro da zona de transformação ou em seus arredores imediatos, e o acetobranqueamento das vilosidades isoladas ou fundidas em áreas discretas é, possivelmente, um sinal de CGIN (Figura 6.122a-d). Embora, na maioria dos casos, as vilosidades circundantes possam parecer normais, as lesões de CGIN costumam coexistir com CIN. A presença de orifícios glandulares sem halo branco, uma superfície sobrelevada com irregularidade e, em casos avançados, a presença de áreas de necrose associada a uma variedade de padrões de superfície podem compor as características morfológicas de CGIN e adenocarcinoma inicial.

A maioria dos colposcopistas não reconhece facilmente uma CGIN, em razão de sua raridade e da falta de características distintas. A CGIN frequentemente produz apenas alterações pequenas do relevo da superfície, e as glândulas neoplásicas estão cobertas pelo epitélio superficial. Apesar dessas características, Wright et al. (1995) descreveram achados colposcópicos detalhados de lesões glandulares suspeitas (AIS) com oito padrões de superfície ou estrutura vascular. Eles descreveram os padrões de *superfície*, como:

1 Lesões elevadas com uma superfície acetobranca irregular, cobrindo o epitélio colunar, mas não contíguo com a junção escamocolunar. Essas lesões podem-se desenvolver como uma única lesão elevada e demarcada com uma superfície irregular (Figura 6.122e) ou podem mostrar vilosidades acetobrancas fundidas em áreas discretas após a aplicação de ácido acético, semelhante à metaplasia escamosa imatura. Estas áreas podem não estar associadas a uma borda de epitélio escamoso, em contraste com as lesões intraepiteliais escamosas de alto grau que geralmente são contíguas com essa borda.

2 Grandes aberturas das criptas glandulares em associação a outras características anormais (colposcópicas), produzindo muco excessivo (Figura 6.122f).

3 Lesões papilares ocasionalmente observadas em associação a vilosidades fundidas, que se assemelham aos estágios iniciais de metaplasia escamosa. Elas também são observadas em associação a botões epiteliais (Figura 6.122g).
4 Botões epiteliais (Figura 6.122g) aparecem como proliferação tecidual, formando projeções edemaciadas e arredondadas. Estes aspectos precisam ser diferenciados dos estágios iniciais de metaplasia escamosa imatura. Podem coexistir com projeções papilares.
5 Lesões matizadas vermelhas e brancas semelhantes às áreas de epitélio metaplásico imaturo após aplicação de ácido acético. Seu epitélio superficial, no entanto, é friável e frequentemente contém grandes orifícios glandulares (Figura 6.122f, g).

A estrutura dos *vasos sanguíneos* de CGIN e de adenocarcinoma invasivo (Figura 6.122h) pode coexistir (Figura 6.15a). As variedades mais comuns são os vasos descritos como "vasos em fiapos" e "vasos em grampos" que aparecem em pontos isolados ou múltiplos e em associação à outros padrões muito vasculares bizarros (Figura 6.122h).

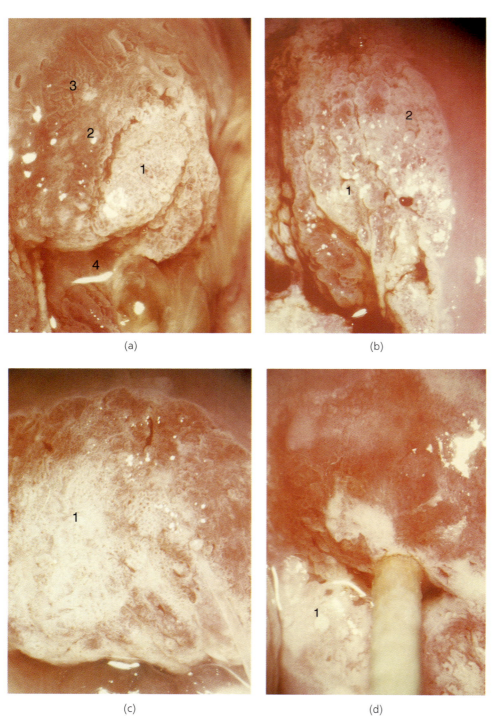

Figura 6.122 (a) Epitélio papilar acetobranco (1) dentro de uma área de epitélio metaplásico (2); algum epitélio colunar nativo está presente em (3). Células glandulares anormais foram vistas no esfregaço, e o exame histológico da biópsia por punção obtida em (1) confirmou o diagnóstico. A biópsia excisional subsequente confirmou um adenocarcinoma *in situ* (AIS). O canal endocervical está em (4). (b) Um padrão papilar acetobranco denso é mostrado em (1), e alguns epitélios escamosos metaplásicos estão se desenvolvendo em (2). AIS está presente em uma biópsia excisional feita em (1). (c) Neste AIS em (1), as vilosidades aparecem irregulares, desiguais e de coloração branca intensa, com a aplicação de ácido acético. Parece haver um excesso de muco na superfície. Grandes orifícios glandulares também podem ser vistos nesta zona de transformação. (d) Uma área de AIS mostrando coloração acetobranca clássica intensa (1); esta se estende para o canal endocervical, em que um pequeno cotonete pode ser visto. Uma área semelhante de intensa coloração branca está presente no lábio anterior.

Diagnóstico das lesões pré-malignas de câncer de colo do útero 127

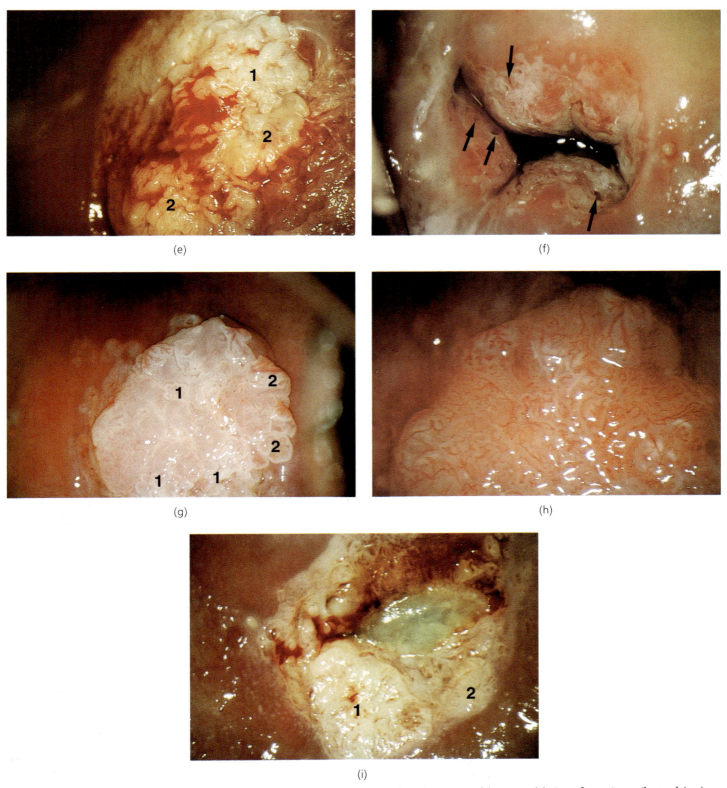

Figura 6.122 (*Continuação*) (e) Uma lesão papilar acetobranca densa cobrindo o epitélio colunar normal é vista em (1). A configuração papilar também é observada em (2). A biópsia desta lesão mostrou ser um adenocarcinoma invasivo inicial. (f) Grandes orifícios glandulares são vistos e indicados por setas, com uma coloração matizada vermelha e branca na lesão, que aparece após a aplicação de ácido acético. A lesão AIS ocupa o canal endocervical (1), e seu comprimento linear mede 15 mm. (g) As pequenas excrescências papilares (1), em associação a botões epiteliais (2), são vistas após a aplicação de ácido acético em uma lesão que era AIS. (h) Vasos sanguíneos característicos são vistos na lesão AIS que também tem fusão das estruturas vilosas. Vasos sanguíneos são descritos como "semelhantes a fio", ocorrendo em uma localização central com vasos sanguíneos "semelhantes a letras" vistos na posição de 11 horas e 1 hora. Estes vasos também são encontrados no adenocarcinoma. (i) Uma lesão mista é vista com a porção AIS localizada entre as 6 e 10 horas (1) com a lesão menos pronunciada de neoplasia intraepitelial do colo do útero grau 3 (2) vista entre 2 e 5 horas. (Após aplicação de ácido acético).

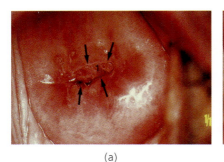 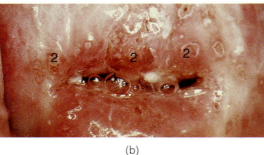 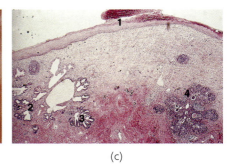

(a)   (b)   (c)

Figura 6.123 (a) Uma atipia glandular não suspeita foi encontrada neste colo do útero de uma mulher de 42 anos que apresentou um esfregaço glandular anormal. Biópsia excisional após um exame cervicoscópico revelou atipia glandular com adenocarcinoma *in situ* (AIS). A endocérvice está em (1). A nova junção escamocolunar está indicada por setas. (b) A zona de transformação desta mulher de 32 anos é completamente normal, mas a citologia sugeriu a presença de neoplasias escamosa e glandular. A endocérvice está em (1), e as pequenas ilhas de epitélio colunar existem em (2). A biópsia excisional confirmou a presença de carcinoma escamoso *in situ* (neoplasia intraepitelial do colo do útero grau 3) com uma lesão invasiva glandular inicial (c). (c) A biópsia excisional do colo do útero vista em (b). Há epitélio escamoso normal em (1), e subjacente a este epitélio de revestimento existem algumas criptas glandulares normais (2) com as áreas da AIS em (3). O foco de adenocarcinoma invasivo inicial está presente em (4).

Em um extremo do espectro das alterações pré-cancerosas glandulares, as imagens colposcópicas são as descritas anteriormente AIS. No entanto, em outro extremo, as alterações podem ser mínimas (Figura 6.123a). Mesmo quando uma lesão glandular intraepitelial de alto grau (Figura 6.123b) está presente, pode haver muito pouca evidência colposcópica. Em alguns casos, onde ocorre a transformação da CGIN/AIS para uma invasão precoce, nenhuma alteração evidente pode ser identificada, e as alterações persistem semelhantes às descritas para CGIN/AIS.

Estudos topográficos de lesões pré-cancerosas têm demonstrado que uma penetração de 5 mm no estroma pode ocorrer. A extensão linear ao longo do canal tem entre 0,5 e 25 mm, com uma média de 12 mm. Se medido a partir do orifício externo, algumas lesões se estendem até 30 mm. A frequência de multifocalidade é, cerca de 15%. Estes achados têm implicações importantes no que diz respeito ao tratamento por biópsia excisional.

Relação com o manejo

Em casos onde coexiste CGIN com uma neoplasia intraepitelial escamosa (CIN) como na Figura 6.122i, o componente AIS pode ser destruído durante o tratamento ablativo com criocirurgia ou vaporização com *laser* de CO_2, juntamente com a lesão escamosa mais distal, sem nunca ser reconhecido. A prevalência relatada de CGIN é de 2%, nos casos de tratamento da CIN, com excisão da zona de transformação, usando alça larga (LLETZ/LEEP). Aproximadamente, a metade dos casos de CGINs pode ter um componente escamoso (CIN) que, em geral, é de alto grau e é colposcopicamente visível. No entanto, o componente CGIN pode estar localizado em região proximal no canal do colo do útero ou pode estar localizado sob o epitélio metaplásico ou sob a zona de transformação atípica (anormal) e estar fora da visão colposcópica (Figura 6.122f). Como resultado, a citologia pode representar somente o componente escamoso anormal, influenciando o manejo com base nos achados da lesão escamosa em detrimento da lesão glandular. Na verdade, a biópsia colposcópica por punção pode confirmar apenas a presença da lesão escamosa, com o componente CGIN sendo detectado somente pela biópsia excisional ou em uma histerectomia realizada posteriormente.

6.14 Diagnóstico colposcópico de adenocarcinoma inicial do colo do útero

Alguns achados característicos de AIS são mostrados na Figura 6.122a-i. Pode ser observado um acetobranqueamento denso das vilosidades separadas ou fundidas em tiras, que se apresentam como áreas discretas dentro da zona de transformação. No entanto, há um número de casos em que o adenocarcinoma apresenta achados colposcópicos mínimos, como foi mostrado nos dois casos discutidos anteriormente (Figura 6.123a-c). Em outro caso semelhante, mostrado nas Figuras 6.124, 6.125, foram encontradas evidências de adenocarcinoma invasivo inicial. Parece que, quando ocorre a invasão glandular inicial, algumas características distintivas dentro do epitélio glandular podem alertar o médico para essa possibilidade.

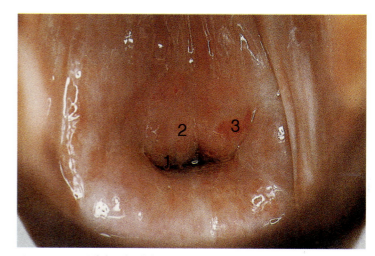

Figura 6.124 Células glandulares anormais foram encontradas no esfregaço do colo do útero de uma multípara, de 54 anos. O exame do colo do útero era normal com algum branqueamento do epitélio escamoso endocervical (1) e com alguns orifícios glandulares presentes no orifício externo (2). Na posição de 2 horas, existe uma pequena área de erosão (3) que resultou da passada de um chumaço de algodão. A biópsia excisional revelou uma lesão glandular invasiva inicial (como mostra a Figura 6.125).

Diagnóstico das lesões pré-malignas de câncer de colo do útero   129

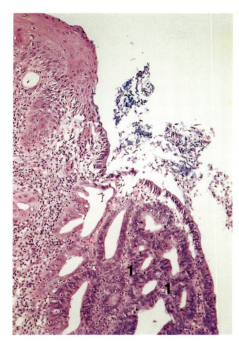

Figura 6.125 Uma biópsia excisional do colo do útero mostrado na Figura 6.124; uma pequena lesão está presente com glândulas que contêm quantidades aumentadas de cromatina. Alguns botões glandulares têm uma configuração em paliçada (1). O padrão é altamente sugestivo de adenocarcinoma *in situ*. Em outra área da amostra houve evidência de invasão inicial.

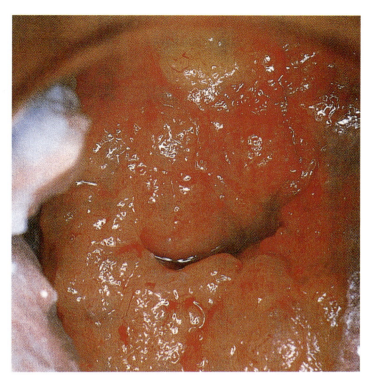

Figura 6.126

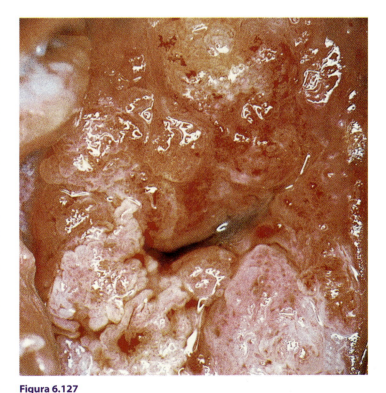

Figura 6.127
Figuras 6.126 e 6.127 Um adenocarcinoma papilar inicial bem diferenciado é visível, pode ser confundido com uma grande ectopia do colo do útero. Uma análise mais aprofundada mostra que o colo do útero está inchado e tem uma aparência de couve-flor. A superfície está desgastada, irregular e amarelada, e sobre o lábio posterior lateral direito, as excrescências papilares tornam-se mais visíveis após a aplicação de ácido acético. As outras áreas têm um aspecto granulado. Há também um padrão vascular anormal, como descrito por Ueki (1985). Na Figura 6.127, após a aplicação do ácido acético, as papilas aparecem brancas e com vários tamanhos e formas.

Há algumas características colposcópicas que são comumente associadas a adenocarcinoma inicial. As estruturas papilares, que podem ser vistas no epitélio colunar, de coloração amarelo claro, e às vezes, hemorrágicas e que adquirem uma coloração branco leitoso após a aplicação do ácido acético. As papilas são grandes, mas não há uniformidade no tamanho e apresentam orifícios glandulares grandes. Tais lesões são exibidas nas Figuras 6.126-6.130, 6.140, 6.142-6.145. São semelhantes aos orifícios glandulares descritos no detalhamento no exame colposcópico de AIS.

Um segundo tipo de alterações colposcópicas de adenocarcinoma inicial pode ser visto na zona de transformação que é composta por um epitélio espesso, de coloração laranja pálido e que exibe padrões vasculares específicos. A imagem colposcópica pode ser composta de vasos atípicos como pode ser visto nas Figuras 6.132-6.135, 6.139-6.141.

Algumas imagens são incomuns e se apresentam como um tecido superficial granulado em conjunto com vasos atípicos ou com lesão secretora de muco. Neste último caso, o colo do útero está aumentado, emborrachado e coberto com exsudato abundante. Estas lesões são exibidas nas Figuras 6.138 e 6.139.

O grande pólipo endocervical na Figura 6.128 é um adenocarcinoma inicial. Da mesma forma, adenocarcinoma inicial do tipo papilar mostrado nas Figuras 6.126 e 6.127 poderia ser confundido com uma ectopia grande do colo do útero. O mesmo se aplica as lesões mais extremas retratadas nas Figuras 6.129 e 6.131, acompanhadas da histologia na Figura 6.130. Um exame colposcópico mais minucioso é indispensável sempre que houver suspeita clínica ou citológica de adenocarcinoma. A biópsia excisional de qualquer área suspeita deve ser realizada.

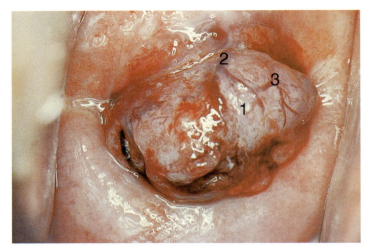

Figura 6.128 Um grande pólipo endocervical mostrando vasos ramificados que, em uma inspeção mais atenciosa, mostram um entrelaçado de pequenos vasos atípicos com configuração ramificada e em rede. Há também pequenos vasos com configuração em galho de salgueiro e em fio descritos por Ueki (1985). A biópsia mostrou um adenocarcinoma inicial. A aplicação de ácido acético no colo do útero provocou a retração dos vasos, que eram muito visíveis anteriormente (2 e 3), e um epitélio de coloração muito branca (1) se desenvolveu.

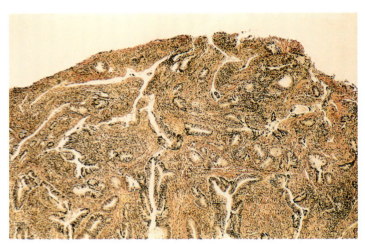

Figura 6.130 Esta fotomicrografia da lesão vista na Figura 6.129 mostra um adenocarcinoma invasivo com coloração de Van Gieson.

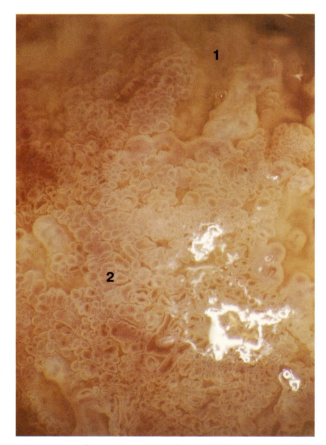

Figura 6.129 Um adenocarcinoma papilar que poderia ser confundido com uma ectopia do colo do útero. Não houve nenhuma característica clínica indicando a presença de adenocarcinoma inicial nesta mulher de 34 anos que apresentou um sangramento de contato. Uma análise minuciosa mostrou várias papilas grandes e irregulares. O canal endocervical está em (1), e o adenocarcinoma com suas vilosidades distintas em (2). Uma biópsia dessa lesão pode ser vista na Figura 6.130.

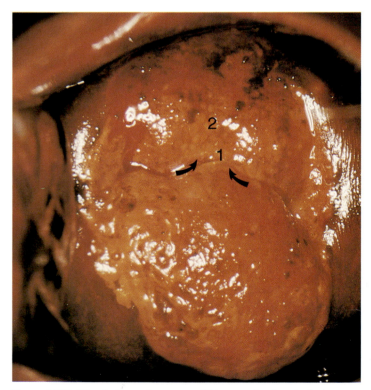

Figura 6.131 Uma lesão papilar ocupa o lábio posterior do colo do útero e tem papilas irregulares e distorcidas. Solução de Iodo foi aplicada no colo do útero, mas muito pouco foi absorvido. No entanto, no lábio anterior, houve absorção parcial, e isto indica a natureza escamosa do tecido em (2). O epitélio anormal (atípico) nesta área e sobre o lábio posterior estende-se para a endocérvice (1, e setas). Uma biópsia excisional desta lesão papilar suspeita mostrou que é um adenocarcinoma inicial.

Diagnóstico das lesões pré-malignas de câncer de colo do útero **131**

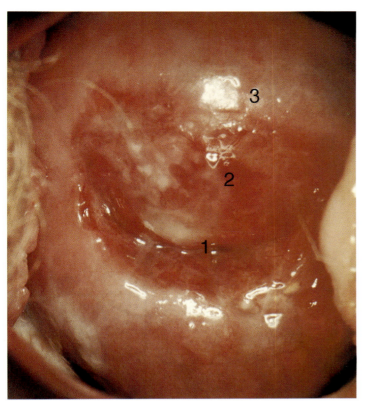

Figura 6.132

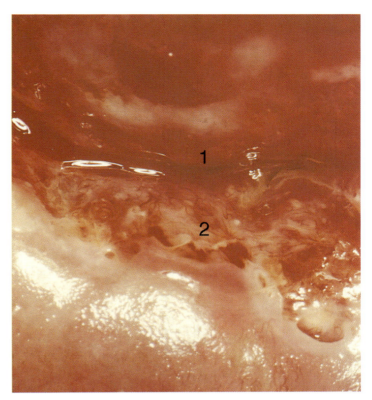

Figura 6.133

Os exemplos mostram claramente a apresentação pré-clínica e a imagem essencialmente não suspeita de muitos casos de adenocarcinomas inicial e avançado. Mais três casos são mostrados nas Figuras 6.132-6.135, em que uma lesão cervical aparentemente benigna abrigava uma lesão invasiva. A Figura 6.132 é uma colpofotografia de uma mulher de 44 anos que apresentou anormalidades glandulares secundárias. Existe uma diferença de cor entre a zona de transformação (2) e o epitélio escamoso original normal em (3). O canal endocervical está em (1). Visto mais de perto, o lábio posterior (Figura 6.133) apresenta vasos anormais (2) e alguma ulceração. Os vasos são ramificados e têm um padrão atípico, sobretudo à direita da fotografia. Imagens adicionais (Figura 6.134) na endocérvice mostram o epitélio papilar branco denso em (1); sangramento de contato dos vasos anormais em (2). Foi indicada uma biópsia excisional (com coloração de Van Gieson) desses achados altamente suspeitos, e a histologia mostrou (Figura 6.135) um adenocarcinoma (1) invadindo o estroma (2).

Os outros dois casos exibidos nas Figuras 6.136 e 6.137a, b mostram como pequenos pólipos endocervicais podem também mascarar o adenocarcinoma endocervical. Na Figura 6.136, pequenos botões podem ser vistos surgindo através do orifício externo (setas); esses pólipos estavam associados a anormalidades glandulares em um esfregaço do colo do útero. Uma biópsia excisional do colo do útero revelou a presença de adenocarcinoma inicial. A Figura 6.137a apresenta o segundo caso de uma paciente, com 60 anos de idade, que havia realizado uma histerectomia subtotal 15 anos antes. A paciente havia sido tratada com 5 mg de dienestrol

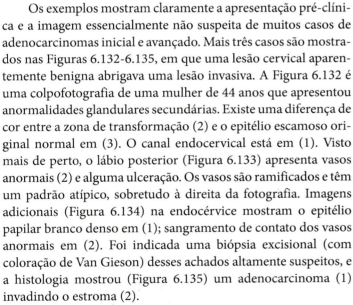

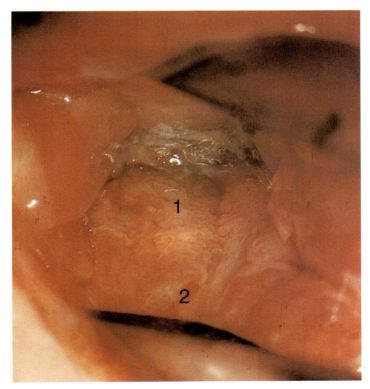

Figura 6.134

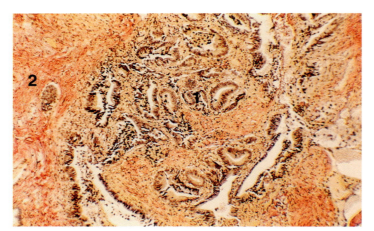

Figura 6.135

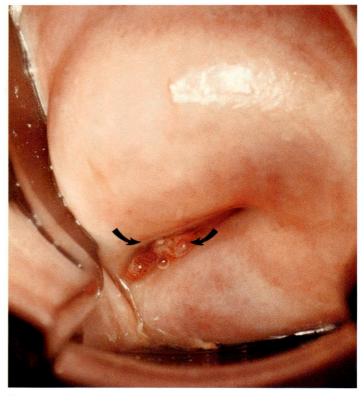

Figura 6.136

diariamente, e um esfregaço de rotina do colo do útero residual havia sugerido a presença de carcinoma escamoso. Após a aplicação de ácido acético, a colposcopia mostrou uma pequena área branca no orifício externo (1, e setas). Uma biópsia excisional (Figura 6.137b) do colo do útero mostrou uma zona de CIN3 no início da endocérvice (1), mas, na posição (2), há um adenocarcinoma no interior do canal. A margem superior da lesão está em (3). Infelizmente, nesta paciente, metástases já estavam presentes nos linfonodos ilíacos. Esses dois casos mostram o valor dos esfregaços endocervicais, naquelas pacientes em que a zona de transformação recuou para o interior do canal. No segundo caso, também é mostrado o benefício da vigilância citológica em qualquer mulher com colo do útero residual após uma histerectomia subtotal.

Nas Figuras 6.138-6.145, são vistos vários exemplos de cânceres glandulares invasivos e, em alguns casos, escamosos. Eles reforçam as observações feitas anteriormente, sobre as dificuldades que podem, às vezes, surgir no diagnóstico, especialmente no que se refere à sua diferenciação de doença benigna como "ectopia" do colo do útero.

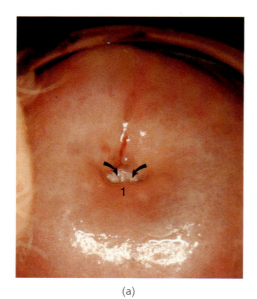

(a)

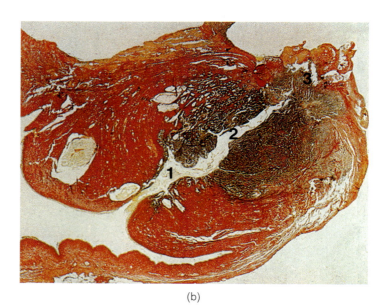

(b)

Figura 6.137

Diagnóstico das lesões pré-malignas de câncer de colo do útero 133

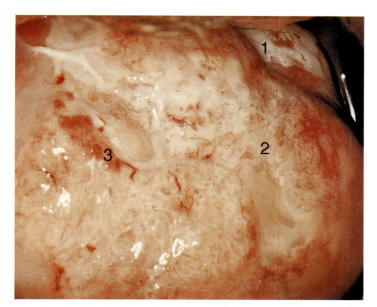

Figura 6.138 Uma lesão grande, mista, granulada e suave do tipo epitelial está presente em todo a endo e ectocérvice e tem vasos muito atípicos. Epitélio branco e espesso está presente na ectocérvice anterior (1), e em (2) existem vilosidades distendidas que são irregulares e desiguais. Os vasos (3) são do tipo descrito por Ueki (1985) semelhantes à raiz, em cacho e saca-rolhas. Eles também podem ser vistos na imagem de grande aumento na parte central do lábio posterior, mostrado na Figura 6.145. Aplicação de ácido acético causou um ligeiro branqueamento, e aparência amarelo-pálida.

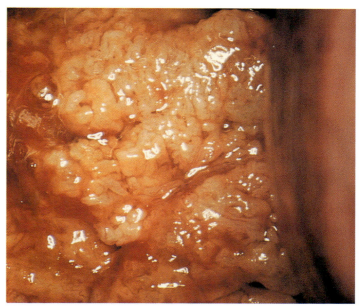

Figura 6.140 Uma lesão papilar que aparece amarelo-pálida e está claramente demarcada; há também uma superfície hemorrágica que é típica de um adenocarcinoma. Esta aparência pode ser facilmente confundida com a de uma doença benigna, a "ectopia".

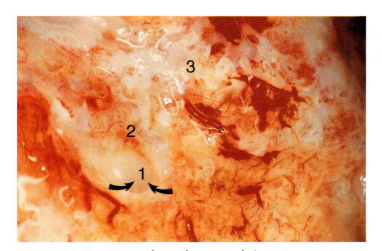

Figura 6.139 Uma imagem de grande aumento da área entre os pontos (2) e (3) na Figura 6.144. Ela mostra vasos grosseiramente atípicos (conforme descrito na Figura 6.144) e sangramento de contato. A biópsia excisional desta área revelou a presença de carcinoma adenoescamoso.

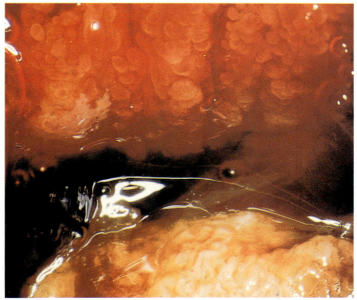

Figura 6.141 Esta imagem dentro da endocérvice apresenta vilosidades isoladas que são grandes e não uniformes. O sangramento bloqueia a visualização do lábio anterior do colo do útero. Uma inspeção mais minuciosa revela que cada papila possui vasos anormais, especialmente dos chamados tipos glomeruloides ou em grampo de cabelo descritos por Ueki (1985) e Ueki e Sano (1987).

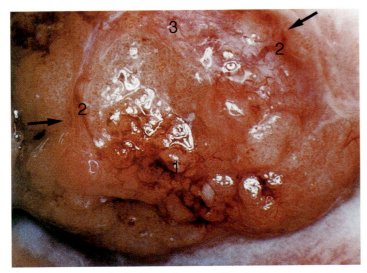

Figura 6.142 Este colo do útero é de uma mulher de 45 anos que tem uma grande área de ectrópio no lábio posterior do colo do útero. Uma inspeção minuciosa mostra um tecido elevado e papilar (1), com superfície irregular e é de um pálido amarelo avermelhado. As setas apontam para grandes vasos semelhantes a raízes (2), e alguns vasos em galho de salgueiro, como fios finos e glomeruloides (3) também estão presentes (conforme descrito por Ueki, 1985). O ácido acético não foi aplicado.

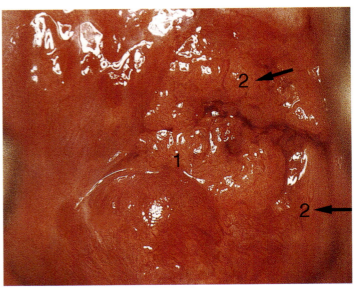

Figura 6.144 Este colo do útero é o de uma mulher de 48 anos que apresentou sangramento pós-coito; no exame colposcópico uma área papilar amarelada pode ser vista em (1). Sangramento de contato ocorreu nesta área. Uma inspeção minuciosa de cada papila mostrou vasos lineares, em fio ou glomeruloides. As setas (2) mostram áreas adicionais onde há outros tipos de vasos anormais. Esta imagem é de antes da aplicação de ácido acético.

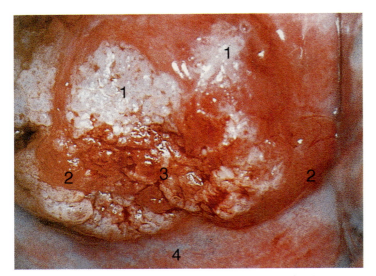

Figura 6.143 Ácido acético foi aplicado no colo do útero mostrado na Figura 6.142. Há embranquecimento parcial das estruturas papilares (1), que parecem maiores e mais brancas do que aquelas do epitélio colunar normal (2). Há mais irregularidades dentro do epitélio colunar adjacente (3) do que seria visto em áreas de epitélio colunar fisiológico. O fórnice vaginal posterior está em (4). A biópsia desta lesão mostrou um adenocarcinoma bem diferenciado.

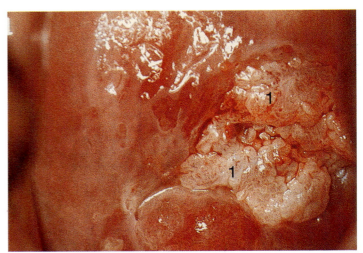

Figura 6.145 Após a aplicação de ácido acético no colo do útero mostrado na Figura 6.144, a área papilar ao redor do orifício cervical (1) torna-se branca. As papilas são de vários tamanhos e são confluentes. Há um aparecimento granular no epitélio branco em volta da endocérvice. A biópsia excisional desta área central revelou a presença de adenocarcinoma tubular pouco diferenciado associado a um carcinoma de célula escamosa, moderadamente diferenciado.

> **Resumo**
> - A colposcopia permite a identificação, localização e delimitação das lesões de neoplasia intraepitelial do colo do útero (CIN) no colo do útero, vagina ou vulva.
> - Um exame colposcópico satisfatório é definido como aquele em que a nova junção escamocolunar e toda a extensão do epitélio anormal (atípico) está visível.
> - Um exame insatisfatório é aquele em que a nova junção escamocolunar não está visível ou onde é impossível determinar os limites superiores das lesões.
> - Uma colposcopia deve ser realizada antes do tratamento de CIN.
> - Alguns sistemas de classificação (índice colposcópico de Reid, sistema de pontuação de Swede) foram concebidos para aumentar a objetividade da classificação colposcópica e para reduzir a variabilidade inter e intraobservador.

6.15 Leitura complementar

Bornstein J, Bentley J, Bösze P, et al. 2011 Colposcopic Terminology of the International Federation for Cervical Pathology and Colposcopy. *Obstet Gynecol* 2012;120:166–72.

Bowring J, Strander B, Young M, et al. The Swede score: evaluation of a scoring system designed to improve the predictive value of colposcopy. *J Low Genit Tract Dis* 2010;14:301–5.

Coppleson M, Pixley E. International colposcopic terminology. In: Coppleson M (ed.) *Gynaecological Oncology*, vol. 1, 2nd edn. Edinburgh, UK: Churchill Livingstone, 1992, p. 309.

Ferris DG, Litaker MS; ALTS Group. Prediction of cervical histologic results using an abbreviated Reid colposcopic index during ALTS. *Am J Obstet Gynecol* 2006;194:704–10.

Jarmulowicz MR, Jenkins D, Barton SE, Singer A. Cytological status and lesion size: a further dimension in cervical intraepithelial neoplasia. *Br J Obstet Gynaecol* 1989;96:1061.

Herfs M, Yamamoto Y, Laury A, et al. A discrete population of squamocolumnar junction cells implicated in the pathogenesis of cervical cancer. *Proc Natl Acad Sci USA* 2012;109:10516–21.

Kolstad P, Stafl A. *Atlas of Colposcopy*, 3rd edn. Edinburgh, UK: Churchill Livingstone, 1982, p. 84.

Reid R, Scalz P. Genital warts and cervical cancer. An improved colposcopic index for differentiating benign papillomavirus infections from high grade CIN. *Am J Obstet Gynecol* 1985;153:611–18.

Strander B, Ellstrom-Anderson A, Frazen S, et al. The performance of a new scoring system for colposcopy in detecting high-grade dysplasia in the uterine cervix. *Acta Obstet Gynecol Scand* 2005;84:1013–17.

Ueki M (ed.). *Cervical Adenocarcinoma: A Colposcopic Atlas*. St Louis, MO: Ishiyaku Euro-America Inc., 1985, p. 18.

Ueki M, Sano T (eds). *Endocervical Carcinoma: A Cervicoscopic Atlas*. St Louis, MO: Ishiyaku Euro-America Inc., 1987, p. 9.

Wright VC. Colposcopy of adenocarcinoma in situ and adenocarcinoma of the uterine cervix. In: Mayeaux EJ, Cox JT (eds) *Modern Colposcopy: Textbook and Atlas*, 3rd edn. Philadelphia, PA: Lippincott Williams and Wilkins, 2012, pp. 325–6.

Wright VC, Lickrish GM, Shier R. *Basic and Advanced Colposcopy: A Practical Handbook for Diagnosis*, 2nd edn. Houston, TX: Biomedical Communications, 1995, p. 12.

CAPÍTULO 7
Manejo das lesões pré-malignas de câncer cervical

7.1 Introdução

Nas últimas quatro décadas, o manejo das pacientes com um esfregaço cervical anormal passou por uma série de mudanças significativas. A terapia padrão no final da década de 1960 para as pacientes com um esfregaço cervical "positivo" era a excisão da lesão por conização ou nas pacientes mais velhas, fora da idade reprodutiva, a histerectomia era indicada. Estes procedimentos frequentemente apresentam uma morbidade considerável, como um maior risco de aborto espontâneo após a conização ou até mesmo de mortalidade nas histerectomias mais extensas.

Quando a colposcopia foi reintroduzida na Europa e América do Norte no início da década de 1970, apareceram técnicas terapêuticas mais apropriadas, menos agressivas e mais precisas. Inicialmente, a tecnologia existente foi refinada pelo uso da biópsia de qualquer lesão orientada pela colposcopia. O uso do colposcópio como um guia para a biópsia e orientação do tratamento, em comparação ao seu uso para triagem e diagnóstico primário foi a diferença fundamental entre a prática Anglo-Americana-Australiana e a da Europa continental. No entanto, estas diferenças estão diminuindo, e o colposcópio é agora amplamente utilizado para confirmar anormalidades detectadas pelos métodos de triagem como o exame de Papanicolaou e o teste para papilomavírus humano (HPV).

7.2 Base racional da abordagem terapêutica

A natureza pré-cancerosa da neoplasia intraepitelial cervical (CIN) foi discutida nos Capítulos 1 e 6. Nos últimos anos, o tratamento das lesões CIN tem sido questionado e as evidências sugerem que, possivelmente, todas as lesões de maior grau (CIN2, CIN3, lesão intraepitelial escamosa de alto grau [HSIL]) devem ser tratadas, enquanto as lesões de menor grau (CIN1, lesão intraepitelial escamosa de baixo grau [LSIL]) devem ser controladas de modo mais conservador, com a ajuda dos novos métodos de testes virais para identificar a presença de tipos de HPV de alto risco e, dessa forma, determinar o risco de progressão das lesões de baixo grau e identificar lesões de alto grau na citologia com lesões de baixo grau.

Nas duas últimas décadas, o manejo conservador da CIN tem sido mais empregado, com especial ênfase nas técnicas de destruição local. Entretanto, existem restrições em relação à adequabilidade destas modalidades, especialmente em razão do desenvolvimento de câncer invasivo em mulheres previamente tratadas de modo conservador e também em relação à acurácia das biópsias colposcopicamente dirigidas. Isto coincidiu com a introdução da técnica de excisão com alça diatérmica (excisão da zona de transformação com alça larga diatérmica (LLETZ) ou procedimento de excisão eletrocirúrgica com alça (LEEP) e as técnicas do eletrodo reto e da agulha. Um grande estudo multicêntrico abrangendo mais de 13.000 tratamentos documentou um risco pequeno e contínuo de as pacientes tratadas de forma conservadora desenvolverem câncer invasivo vários anos após a terapia inicial.

Apesar destas restrições, existe uma grande demanda para o manejo conservador no tratamento de lesões de CIN, e as taxas de sucesso dos métodos conservador e excisional são similares. Neste capítulo, vamos abordar os tópicos que envolvem a decisão sobre as pacientes que devem ser tratadas, sobre os métodos mais recentes disponíveis para tratamento, sobre a forma de acompanhamento após o tratamento e sobre os motivos de fracasso do tratamento. Inicialmente, faremos uma descrição detalhada sobre as características colposcópicas e patológicas das lesões de CIN que representam um pré-requisito para determinar qual, se algum, tratamento deve ser realizado.

7.3 Características colposcópicas e histológicas da neoplasia intraepitelial cervical: importância para definir o tratamento

A colposcopia desempenha um papel decisivo na indicação do melhor manejo de uma determinada lesão de CIN. Como ressaltado nos Capítulos 4, 6 e 7, o epitélio anormal (atípico) pode ser reconhecido pela colposcopia na zona de transformação. Três características colposcópicas da lesão devem ser consideradas antes de indicar o tratamento. Estas características incluem: (i) os limites e a natureza do epitélio anormal (atípico); (ii) o risco e a extensão do envolvimento glandular; e (iii) a extensão da CIN na endocérvice.

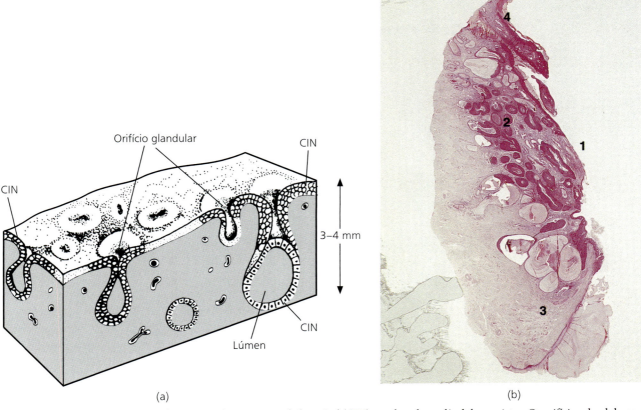

Figura 7.1 (a) Representação diagramática de uma neoplasia intraepitelial cervical (CIN) envolvendo as glândulas e criptas. Os orifícios glandulares apresentam o sinal colposcópico de espessamento glandular (1); isto indica a presença de CIN envolvendo os elementos glandulares. (b) Corte longitudinal de uma amostra de biópsia em cone.

Limites e a natureza do epitélio anormal (atípico)

Após a avaliação visual inicial, o colposcopista deve definir os limites externos da lesão na junção escamocolunar original e os limites internos na nova junção escamocolunar. A lesão geralmente se encontra dentro destes limites. Se a nova junção escamocolunar não pode ser adequadamente visualizada em razão de sua posição no canal endocervical, então o exame colposcópico deve ser considerado insatisfatório.

Após a identificação dos limites, deve ser avaliada a natureza da lesão. Como foi descrito nos Capítulos 4 e 6, atualmente as lesões são definidas pela colposcopia em baixo ou alto grau. As lesões de baixo grau são geralmente menores que as de alto grau e se localizam essencialmente na ectocérvice. À medida que uma lesão SIL/CIN se torna mais grave, seu tamanho aumenta. Além disso, quanto maior a extensão da lesão superficial, mais provável é o envolvimento das criptas glandulares do colo do útero.

Envolvimento glandular

O envolvimento glandular endocervical ocorre frequentemente, e a extensão do comprometimento é variável, como pode ser observado na Figura 7.1a. Colposcopicamente, o achado de espessamento glandular (ver Figura 6.106), com o aparecimento de um halo acetobranco ao redor do orifício glandular, sugere envolvimento da cripta com CIN (Figura 7.1a). No entanto, a profundidade da extensão glandular não pode ser determinada colposcopicamente. Vários estudos mostraram que existe uma variação na profundidade do envolvimento glandular em associação às lesões CIN3.

A determinação exata da profundidade do envolvimento glandular só pode ser feita por uma avaliação histológica, e isto requer uma biópsia excisional, ou seja, uma biópsia em cone. Todavia, a biópsia por punção orientada pela colposcopia possibilita a determinação da extensão e profundidade do envolvimento da cripta e tem um valor prognóstico importante.

A importância de um exame histológico para avaliar a extensão do envolvimento glandular pode ser observada na Figura 7.1b, que mostra um corte longitudinal de uma conização, em que a lesão está localizada predominantemente no canal endocervical (1). As glândulas endocervicais se estendem por alguns milímetros no estroma (2). Embora as margens ectocervical (3) e estromal (2) estejam livres de lesão, não é possível afirmar que a margem endocervical (4) esteja livre de CIN. A dificuldade para determinar a exata profundidade do envolvimento glandular pela CIN tem limitado a confiança nas técnicas conservadoras de tratamento, como a vaporização a *laser* ou a crioterapia. À medida que métodos terapêuticos "conservadores" foram desenvolvidos, foi geralmente aceito que o tratamento, excisional ou ablativo de-

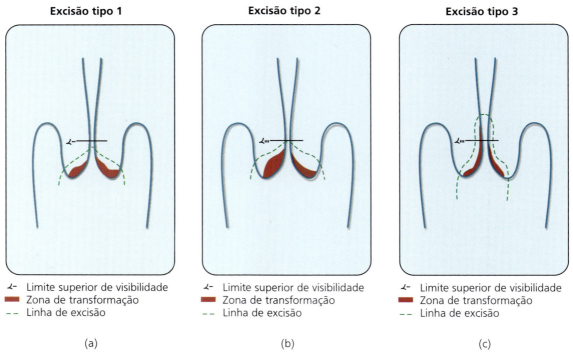

Figura 7.2 Tamanho da biópsia excisional de acordo com o tipo de zona de transformação. Adaptada de Prendiville (2009), com agradecimento.

veria atingir uma profundidade de, aproximadamente, 6-7 mm perpendicular à superfície, para garantir uma taxa de eliminação ideal da lesão.

Atualmente, considera-se que a expansão glandular e degeneração e necrose da glândula seja um sinal de invasão iminente ou associada. Estas alterações devem ser consideradas particularmente, quando a excisão é documentada como incompleta.

Extensão da lesão na endocérvice

A *International Federation for Cervical Pathology and Colposcopy* (IFCPC) aprovou uma revisão da classificação e da terminologia colposcópica, em 2012 (ver Tabela 6.1). A principal alteração foi a definição de três tipos de zona de transformação de acordo com o tamanho da lesão, com a posição do limite superior da zona de transformação e com a visibilidade do limite superior da zona de transformação. O reconhecimento do tipo de zona de transformação permite que o cirurgião individualize a abordagem terapêutica para garantir a completa erradicação da lesão (Figura 7.2).

- *Zona de transformação tipo 1.* A lesão está situada completamente na ectocérvice e pode ser pequena ou grande. A colposcopia é satisfatória ou adequada. Um método destrutivo ou excisional pode ser utilizado.
- *Zona de transformação tipo 2.* A lesão tem um componente endocervical, porém é completamente visível na colposcopia (satisfatória ou adequada). No entanto, o limite superior é visível apenas com o uso de uma pinça endocervical ou provocando a eversão dos "lábios" cervicais com um cotonete. O componente ectocervical pode ser pequeno ou grande. Pode ser usada uma técnica destrutiva, porém uma técnica excisional é mais bem recomendada.
- *Zona de transformação tipo 3.* A lesão tem um componente endocervical, com o limite superior não sendo visível na colposcopia (insatisfatória ou inadequada). O componente ectocervical pode ser pequeno ou grande. A excisão é mandatória nesta situação, e os métodos destrutivos de tratamento não devem ser utilizados.

A Figura 7.3 mostra as várias técnicas de tratamento que devem ser utilizadas de acordo com a ampla e variável extensão de uma lesão de CIN na ectocérvice e, especialmente, na endocérvice. Na Figura 7.3a, em que todos os limites do epitélio anormal ou atípico (sombreado) são facilmente visíveis pelo colposcopista, uma técnica conservadora (ablativa) ou excisional limitada pode ser utilizada, destruindo ou fazendo a excisão em cúpula com uma profundidade de 6-10 mm. Isto representa um procedimento tipo 1. Quando a lesão se estende para o canal endocervical e o limite superior não pode ser visualizado com segurança (Figura 7.3b), uma técnica excisional deve ser usada (a conização, excisão usando bisturi a frio, *laser*, alça ou agulha/eletrodo reto), com retirada de uma peça cilíndrica; este é um procedimento tipo 3. Quando existe uma lesão ectocervical ampla e uma lesão endocervical (Figura 7.3c), deve ser feita a destruição do tecido periférico (1) junto com uma incisão maior, para remover a área central (2). A remoção desta área central representa uma excisão tipo 2.

Foi anteriormente mencionado que lesões que se estendem para a endocérvice são difíceis de remover completamente. Várias técnicas, como a microcolpo-histeroscopia e a cervicoscopia, têm sido utilizadas para avaliar o envolvimento endocervical da CIN.

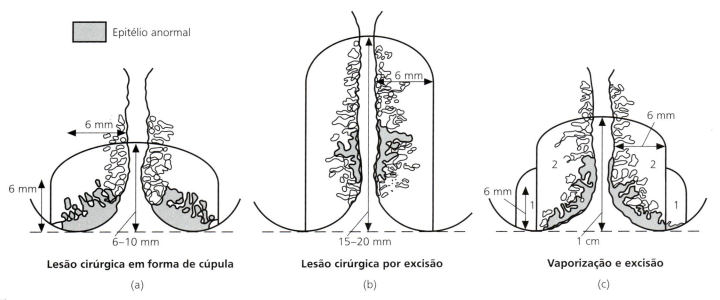

Figura 7.3

Infelizmente, a eficácia dessas técnicas não foi comprovada. Quando a CIN se estende para o canal endocervical além dos limites de detecção com acolposcopia, deve ser feito um procedimento excisional que remova todo o comprimento do canal endocervical. Na Figura 7.4, uma lesão endocervical (área sombreada) e a peça que deve ser excisada são diagramaticamente representadas; este método representa um procedimento excisional tipo 3. A Figura 7.5 mostra outro caso similar; o epitélio anormal (atípico) de alto grau está (1) na endocérvice, e os limites superiores de sua extensão são exibidos por setas. Neste caso, a paciente havia realizado um tratamento com destruição local de uma lesão CIN3, dois anos antes. Esta lesão pode ser removida completamente com excisão do tipo cilíndrica "adaptada", sem necessidade de retirar uma grande área da ectocérvice. De fato, na Figura 7.4, o comprimento da peça excisional é de 15-20 mm, e a profundidade de 6 mm; estas são as dimensões necessárias para erradicar a lesão de CIN3 residual, observada na Figura 7.5. A remoção completa pode ser conseguida, quando uma avaliação endocervical é realizada antes de um procedimento excisional adaptado.

7.4 Biópsia dirigida pela colposcopia

Para aplicação das técnicas conservadoras de tratamento, é mandatório que a natureza histológica da lesão cervical seja conhecida antes do tratamento. Uma avaliação colposcópica inicial do colo do útero deve ser realizada, e a área de anormalidade mais signifi-

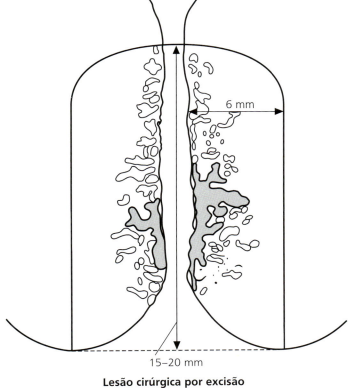

Figura 7.4

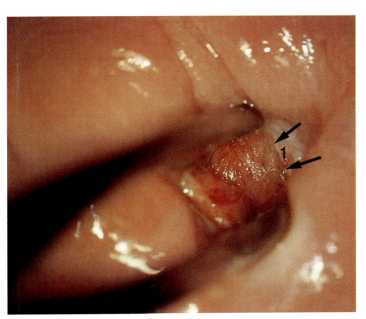

Figura 7.5

Tabela 7.1 Indicações para a realização de biópsia cervical

Citologia	Colposcopia	Biópsia
ASCUS/LSIL	Baixo grau	Biópsia por punção
ASCUS/LSIL	Alto grau	Biópsia por punção
ASCUS/LSIL	Normal	Acompanhamento Citológico ?DNA do HPV
ASC-?H	Tratar como HSIL	Ver e tratar
HSIL	Alto grau	Biópsia excisional
HSIL	Baixo grau	Biópsia por punção
HSIL	Normal	MDT, examinar a vagina, ?DNA do HPV
HSIL	Microinvasão	Sempre biópsia excisional
HSIL	Invasão	Biópsia ampla
AGC	Ausência de câncer evidente	Excisão estendida

AGC, células glandulares atípicas; ASC-?H, células escamosas atípicas, não é possível descartar uma lesão de alto grau; ASCUS, células atípicas de significado indeterminado; HPV, papilomavírus humano; HSIL, lesão intraepitelial escamosa de alto grau; LSIL, lesão intraepitelial escamosa de baixo grau; MDT, equipe multidisciplinar.

cativa deve ser biopsiada. A habilidade para determinar esta área deve ser adquirida por uma compreensão abrangente de todas as manifestações morfológicas das anormalidades epiteliais.

Recomenda-se que o colposcopista inexperiente busque a confirmação de qualquer tipo epitelial suspeito através de uma biópsia. Ocasionalmente, quando uma variedade de aspectos colposcópicos está presente, múltiplas biópsias são apropriadas. Estas devem ser cuidadosamente dirigidas e documentadas. Ainda assim, a precisão diagnóstica da colposcopia tradicionalmente requer a confirmação histológica, e a escolha do sítio de biópsia depende da própria colposcopia (Tabela 7.1). Diversos estudos examinaram a eficácia das biópsias por punção colposcopicamente dirigidas e foi constatado que até 10% das biópsias por punção podem subdiagnosticar lesões pré-malignas. É óbvio que a habilidade do colposcopista determina a precisão deste tipo de biópsia. Os autores consideram que a biópsia colposcopicamente dirigida pode ser empregada com segurança, porém é essencial realizar múltiplas biópsias para reduzir o risco de falha diagnóstica de uma lesão invasiva precoce. No entanto, as limitações expressas acima sobre a biópsia devem ser levadas em consideração.

7.5 Qual o manejo da citologia anormal?

Manejo da citologia com células atípicas de significado indeterminado ou com anormalidades nucleares *borderline*

Mulheres com achado de células atípicas persistentes de significado indeterminado (ASCUS) ou anormalidade nuclear *borderline* (BNA) apresentam um grande risco de desenvolver CIN de alto grau. Se o exame de HPV não for utilizado para a triagem da citologia de ASCUS/BNA, algumas autoridades (programas de triagem da Europa e Reino Unido) recomendam o encaminhamento de mulheres com três amostras consecutivas de ASCUS/BNA para a avaliação colposcópica. O intervalo entre os exames deve ser de seis meses para permitir um tempo adequado para a resolução da anormalidade. O retorno ao intervalo de rotina entre os exames só deve ser feito após três exames citológicos negativos, com um intervalo mínimo seis meses entre eles ou após uma avaliação colposcópica, indicando ausência de anormalidade. Se apenas a vigilância citológica for utilizada, não deve haver mais de três amostras *borderline* ao longo de um período de dez anos sem uma recomendação para colposcopia.

O encaminhamento imediato para colposcopia não é uma opção com uma boa relação de custo-benefício e pode ser considerada sobremanejo. Pode ser justificado no manejo dos casos com resultado de ASCUS/BNA, após tratamento de CIN ou quando uma baixa adesão no acompanhamento for prevista.

É aceito que o método mais eficaz e eficiente de manejo destas mulheres é a realização do teste para detecção do DNA do vírus HPV de alto risco. Este teste deve ser realizado após um resultado citológico de ASCUS/BNA e, nestes casos, um achado de HPV positivo exige um encaminhamento para colposcopia. Se nenhuma anormalidade for encontrada durante a colposcopia ou nenhuma CIN for detectada na biópsia, um teste adicional para detecção de DNA do HPV pode ser realizado após 12 meses. De modo similar, um resultado de ASCUS/BNA com DNA do HPV de alto risco negativo pode ser acompanhado por citologia em um período de 12 meses.

Manejo dos casos com células atípicas de significado indeterminado/anormalidade nuclear *borderline* (Recomendações do programa de triagem da Europa e Reino Unido): três opções

1. Repetir a citologia em seis meses:
   - se negativa, repetir em seis meses;
   - se duas negativas, acompanhamento de rotina;
   - se positiva (≥ *borderline*), colposcopia.
2. Colposcopia imediata:
   - se normal, repetir a citologia em um ano.
3. Triagem com teste para detecção de DNA do papilomavírus humano (HPV):
   - positivo para HPV: colposcopia;
   - negativo para HPV: repetir citologia em um ano.

As recomendações da *American Society for Colposcopy and Cervical Pathology* (ASCCP) para o manejo da ASCUS são exibidas na Figura 7.6.

Manejo dos casos com células escamosas atípicas; lesão de alto grau não pode ser excluída (ASC-H)

- Encaminhar para a colposcopia.
- Se a colposcopia for negativa, revisar a citologia.
- Se a colposcopia e a revisão da citologia forem negativas:
  - repetir a citologia em seis meses;
  - discutir o caso em uma reunião com equipe multidisciplinar.

As recomendações da ASCCP para o manejo dos achados de células escamosas atípicas: lesão de alto grau não pode ser excluída (ASC-H), são exibidas na Figura 7.7.

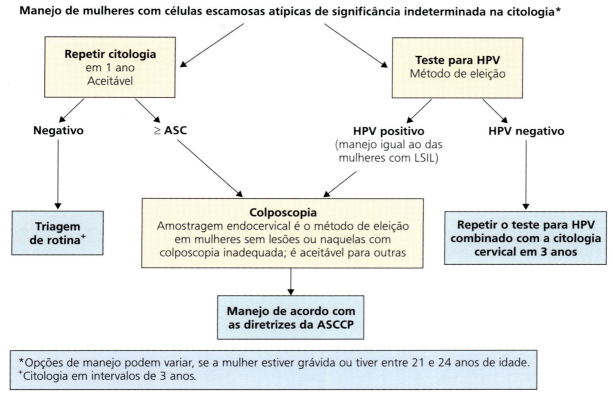

Figura 7.6 Reimpressa do *The Journal of Lower Genital Tract Disease*, Volume 13, Number 5, com a permissão de ASCCP © American Society for Colposcopy and Cervical Pathology 2013.

Manejo dos casos de lesões escamosas intraepiteliais de baixo grau (discariose leve)

Duas opções de manejo podem ser propostas para este grupo: (i) repetição da citologia e (ii) encaminhamento para colposcopia.

A repetição do exame de Papanicolaou é uma estratégia aceitável, especialmente em mulheres jovens nulíparas. Neste caso, o esfregaço deve ser repetido em intervalos de seis meses até que pelo menos dois esfregaços negativos subsequentes sejam obtidos. É prudente encaminhar a paciente para a colposcopia, se um dos esfregaços exibir qualquer grau de anormalidade ou discariose.

O estudo *Trial of Management of Borderline and other Low Grade Abnormal smears* (TOMBOLA), que foi um programa de triagem realizado no Reino Unido para exame de mulheres apresentando LSILs (discariose leve), constatou que mais casos de CIN2+ foram detectados nas mulheres que realizaram uma colposcopia imediata do que nas mulheres que foram seguidas com citologia. No grupo de colposcopia imediata, a frequência de CIN2+ foi menor na saída do estudo. Achados similares foram confirmados em diferentes metanálises e ensaios clínicos de grande porte. Considerando a maior prevalência de CIN de alto grau nos casos de citologia com resultado de LSIL em comparação ao resultado de ASCUS, o encaminhamento para colposcopia pode ser escolhido como a opção de eleição. Quando a colposcopia é satisfatória e exibe ausência de lesões, a repetição do esfregaço cervical ou a realização do teste para detecção de DNA do HPV em 12 meses é recomendada pelas diretrizes europeias para garantir a qualidade do programa de triagem de câncer cervical.

Mulheres com um resultado citológico persistente de LSIL ou com um único resultado anormal com um teste positivo para HPV necessitam de uma avaliação colposcópica. O tratamento nesse grupo deve ser evitado, a menos que a biópsia por punção dirigida por colposcopia indique a presença de CIN de alto grau.

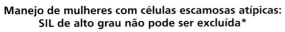
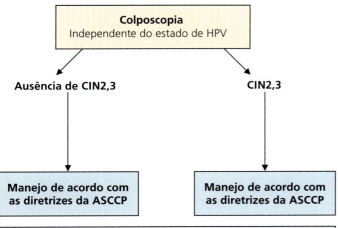

Figura 7.7 Reimpressa do *The Journal of Lower Genital Tract Disease*, Volume 13, Number 5, com a permissão de ASCCP © American Society for Colposcopy and Cervical Pathology 2013.

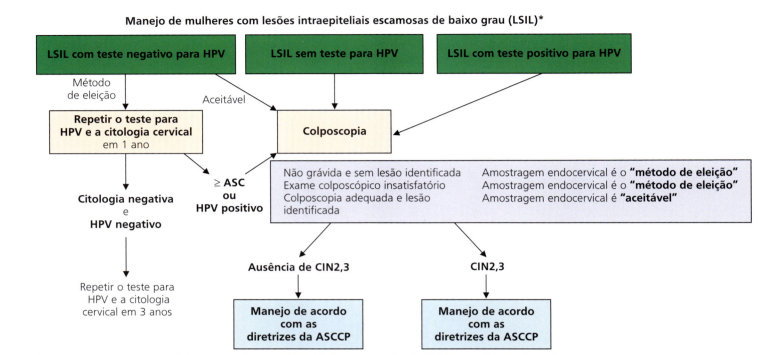

Figura 7.8 Reimpressa do *The Journal of Lower Genital Tract Disease*, Volume 13, Number 5, com a permissão de ASCCP © American Society for Colposcopy and Cervical Pathology, 2013.

Para evitar um possível excesso de tratamento, as pacientes não devem ser manejadas do modo "ver e tratar". No entanto, também é importante considerar que a progressão para lesões de alto grau aumenta com a persitência das alterações no acompanhamento e aumenta o potencial de perda dos casos.

Manejo das lesões escamosas intraepiteliais de baixo grau/discariose leve

- Encaminhamento para a colposcopia:
  – se a colposcopia for normal;
  – repetir citologia;
  – teste para detecção de DNA do papilomavírus humano.
- Repetir citologia.

As recomendações da ASCCP para o manejo de LSILs são exibidas na Figura 7.8.

Manejo de lesões escamosas intraepiteliais de alto grau (discarioses moderada e grave)

A chance de progressão para câncer invasivo é alta neste grupo. Portanto, a triagem com repetição da citologia ou com teste para detecção de DNA do HPV não está indicada. A indicação de uma colposcopia imediata (em até quatro semanas no Reino Unido) para avaliação é recomendada por todos os comitês de especialistas no mundo.

Se a colposcopia for satisfatória com lesões de alto grau, o tratamento com excisão da zona de transformação pode ser oferecido no mesmo tempo (ver e tratar); caso contrário, recomenda-se a realização de colposcopia e biópsia dirigida para excluir lesão de alto grau. O manejo deve ser decidido de acordo com o resultado da biópsia por punção, da citologia e dos achados colposcópicos.

Manejo da neoplasia intraepitelial cervical de alto grau (HGCIN) (recomendações do programa de triagem da Europa e Reino Unido)

- Encaminhar para colposcopia.
- A Triagem com repetição da citologia e do teste para detecção de DNA do papilomavírus não é indicada.
- Se a colposcopia for satisfatória e a colposcopia e a biópsia não detectarem HGCIN:
  – examinar a vagina para excluir a presença de lesões vaginais;
  – revisar a citologia e a histologia (equipe multidisciplinar);
  – se a revisão da citologia confirmar a presença de uma lesão intraepitelial escamosa de alto grau, excisar a zona de transformação.
- Se a colposcopia for satisfatória e os achados são de alto grau, pode-se oferecer o método "ver e tratar".
- Se a colposcopia for insatisfatória:
  – lesão endocervical?
  – excisar a zona de transformação.

As recomendações da ASCCP para o manejo das HSILs são exibidas na Figura 7.9.

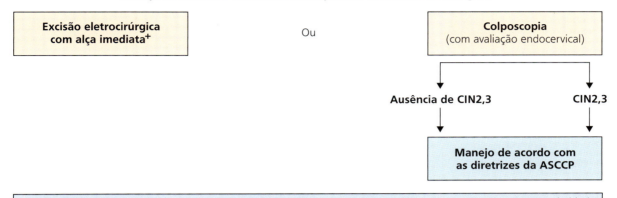

Figura 7.9 Reimpressa do *The Journal of Lower Genital Tract Disease*, Volume 13, Number 5, com a permissão de ASCCP © American Society for Colposcopy and Cervical Pathology, 2013.

Manejo das anormalidades glandulares

As células são endocervicais ou endometriais?
- Encaminhar para:
  - colposcopia + avaliação endocervical;
  - conização diagnóstica.
- Na presença de células endometriais anormais:
  - ultrassonografia;
  - histeroscopia?
  - biópsia endometrial?

Manejo da citologia com células glandulares atípicas e discariose

A probabilidade de detectar uma lesão intraepitelial glandular ou a doença invasiva glandular por citologia cervical é baixa. No entanto, a presença de células glandulares atípicas nos exames de Papanicolaou está associada a uma alta frequência de neoplasia endocervical de alto grau subjacente ou de outros tipos de cânceres.

Por essa razão, é prudente encaminhar as pacientes para avaliação colposcópica. A exploração endocervical e/ou endometrial também está indicada. Se nenhuma anormalidade for detectada pela colposcopia, deve ser realizada uma conização para diagnóstico.

Quando a lesão glandular for de origem endometrial e a mulher tiver mais de 35 anos de idade ou se houver um sangramento vaginal inexplicável em uma mulher com menos de 35 anos de idade, devem ser feitas uma ecografia transvaginal, histeroscopia e biópsia endometrial para excluir carcinoma endometrial, além da colposcopia. A curetagem endocervical não é um método sensível para detectar ou excluir patologia endocervical, não sendo aconselhada pelo programa de triagem do Reino Unido ou pela *European Federation for Colposcopy*. Entretanto, é recomendada pela ASCCP.

As recomendações da ASCCP para o manejo de mulheres com células glandulares atípicas são exibidas na Figura 7.10.

7.6 Quais as lesões de CIN devem ser tratadas

O conceito de lesões de baixo e alto graus introduzido em 1990 por Richart, formalizou a opinião de patologistas e clínicos de que havia um espectro de alterações epiteliais, que incluíam desde lesões epiteliais leves em uma extremidade até lesões invasivas indiferenciadas no outro extremo.

Muitos estudos demonstraram que as lesões de baixo grau (LSIL/CIN1) apresentam um baixo risco de progressão. No entanto, o risco de progressão das LSILs aumenta com a duração do acompanhamento. A frequência cumulativa de progressão de LSIL para HSIL em seis meses é de 6%, comparada a 20% após 24 meses. Mais recentemente, foram realizados estudos que examinaram a história natural da CIN1 em relação à infecção com diferentes tipos de HPV. Mulheres com CIN1 infectadas com tipos de HPV que não são de alto risco podem regredir à citologia normal ao longo de 4-5 anos. A compreensão de que a maioria das lesões de baixo grau regride e que as lesões de alto grau tendem a evoluir para o invasivo é a base teórica para estabelecer as seguintes recomendações sobre quais as lesões de CIN devem ser tratadas.

Lesões de alto grau: neoplasia intraepitelial cervical 2-3/lesão intraepitelial escamosa de alto grau

Com base na discussão feita nos Capítulos 6 e 7, é conveniente tratar todas as lesões nesta categoria de gravidade. Não está definido quanto tempo pode-se aguardar para realizar o tratamento, mas não existe uma forma de prever o momento em que uma lesão pode-se tornar invasiva. Não existem dúvidas sobre a necessidade de tratar uma CIN3, em razão do risco significativo de progressão para invasão, mas em relação à história natural da CIN2 tem sido pesquisada em diversos estudos. Alguns estudos demonstram que a CIN2 é uma entidade intermediária entre a CIN1 e a CIN3 e tem algum potencial maligno, embora não tão alto quanto o da CIN3. Outros estudos demonstram que a CIN2 está muito mais próxima da CIN1 ou de doença benigna e não apresenta um potencial

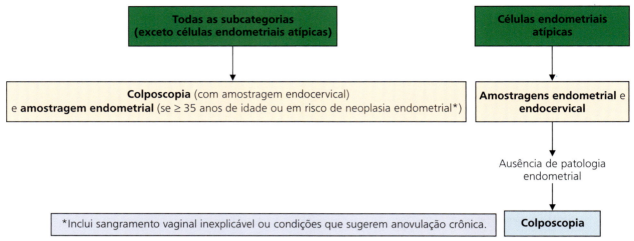

Figura 7.10 Reimpressa do *The Journal of Lower Genital Tract Disease*, Volume 13, Number 5, com a permissão de ASCCP © American Society for Colposcopy and Cervical Pathology 2013.

maligno. A variação interobservador é insatisfatória no diagnóstico de CIN1 ou CIN2. Também há uma baixa correlação entre os diagnósticos colposcópico e histológico na CIN2, comparado à CIN1 e CIN3. Aparentemente, há uma taxa de regressão significativa entre 50 e 70%.

Lesões de baixo grau: neoplasia intraepitelial cervical 1/lesão intraepitelial escamosa de baixo grau

As evidências disponíveis sugerem que este grupo não está associado a um risco elevado de progressão, e a probabilidade de regressão é significativa. A observação com monitoramento seriado por citologia e teste para HPV, com ou sem colposcopia, demonstrou ser altamente eficaz para detecção de lesões de alto grau. A regressão pode ser observada, e a progressão para uma lesão de alto grau também pode ser identificada, permitindo a instituição do tratamento apropriado. A realização do teste de tipificação viral para determinar a presença dos tipos de alto risco está se tornando uma prática aceita nos protocolos de manejo.

Existe o risco de que um diagnóstico de CIN1 feito por biópsia apresente uma lesão de alto grau (CIN2/3 ou adenocarcinoma *in situ* [AIS]) subjacente, em razão das limitações descritas anteriormente em relação à acurácia de uma biópsia por punção. Portanto, a avaliação desse resultado deve ser feita, levando em consideração o resultado da citologia que indicou a biópsia.

Se o exame de Papanicolaou mostrou uma LSIL (discariose leve/BNA) ou BNA-glandular, e a colposcopia foi insatisfatória, recomenda-se um tratamento excisional. No caso de colposcopia satisfatória, é aceitável oferecer o tratamento ou o acompanhamento com citologia e colposcopia em seis meses. Além disso, uma revisão da citologia, da histologia e dos achados colposcópicos pode ser realizada.

Lesão cervical glandular/adenocarcinoma *in situ*

A incidência de neoplasia intraepitelial glandular cervical (CGIN) e de adenocarcinoma do colo do útero cresceu nas últimas décadas. Todavia, a história natural das lesões glandulares pré-cancerosas não está tão bem documentada como a das lesões escamosas (CIN). A displasia glandular é classificada em baixo grau (atipia glandular/displasia glandular menos severa que o AIS) ou alto grau (AIS). O adenocarcinoma representa, aproximadamente, 15-20% de todos os carcinomas cervicais, enquanto o AIS constitui apenas 2% de todas as lesões intraepiteliais. Isto possivelmente indica um intervalo de progressão mais curto do AIS para câncer invasivo ou pode indicar a perda de muitos casos de AIS que não são diagnosticados. Embora a triagem com o exame de Papanicolaou tenha diminuído significativamente a incidência de câncer cervical escamoso, isto não foi observado sobre a incidência de adenocarcinoma. Embora o AIS tenha sido bem estudado e muitos protocolos de tratamento tenham sido estabelecidos, o manejo do AIS permanece controverso, e os tratamentos variam desde LEEP/conização a *laser* e conização com bisturi a frio até histerectomia. Em razão da raridade da doença, os estudos publicados tendem a ter um número relativamente pequeno de pacientes e são geralmente retrospectivos. O que está claro é que não há lugar para os métodos destrutivos de tratamento e que todos os AISs devem ser tratados por excisão. No entanto, muitas mulheres com AIS estão na idade reprodutiva, e a abordagem conservadora com preservação do útero tem sido adotada.

7.7 Pré-requisitos para tratamento

Após avaliação do colo do útero, o colposcopista está apto a determinar se a lesão pode ser tratada por um dos dois métodos, isto é, excisão ou destruição local com biópsia pré-operatória. A escolha

Tabela 7.2 Opções de tratamento de acordo com o tipo de zona de transformação

Tipo	Tamanho	Sítio e visibilidade	Opções de tratamento
Tipo 1	Pequeno	Completamente ectocervical Visível	LLETZ/LEEP Tratamentos destrutivos
Tipo 1	Grande	Completamente ectocervical Visível	LLETZ/LEEP (alça larga) Tratamentos destrutivos SWETZ/NETZ
Tipo 2	Pequeno	Parcialmente endocervical Visível	LLETZ/LEEP (alça larga) SWETZ/NETZ
Tipo 2	Grande	Parcialmente endocervical Visível	LLETZ/LEEP (alça larga) SWETZ/NETZ Conização com *laser*
Tipo 3	Pequeno	Parcialmente endocervical Não completamente visível	LLETZ/LEEP (alça mais profunda e longa) SWETZ/NETZ Conização a *laser*
Tipo	Grande	Parcialmente endocervical Não completamente visível	LLETZ/LEEP (alça mais profunda e longa) SWETZ/NETZ Conização a *laser* Conização com bisturi a frio

LEEP, procedimento de excisão eletrocirúrgica com alça; LLETZ, excisão da zona de transformação com alça grande; NETZ, excisão da zona de transformação com agulha; SWETZ, excisão da zona de transformação através de eletrodo reto.

de qual método utilizar depende de certos critérios que devem ser considerados pelo colposcopista. Estes são os seguintes:

1. Há alguma suspeita de câncer invasivo na zona de transformação atípica? Se houver evidência, o procedimento deve ser a excisão. Qualquer lesão extensa (área ampla) de alto grau também deve ser considerada uma indicação para excisão, pois está demonstrado que o risco de câncer invasivo é maior nas lesões extensas de CIN3.
2. A colposcopia é satisfatória (adequada) ou insatisfatória (inadequada)? Qualquer extensão significativa de uma lesão na endocérvice deve ser vista com suspeita, sendo geralmente uma contraindicação à técnica de destruição local.
3. Existe correlação entre a citologia e a colposcopia? Por exemplo, o achado colposcópico de uma lesão supostamente de baixo grau e o relatório citológico da presença de uma lesão de alto grau são uma indicação para excisão da lesão.
4. A zona de transformação é totalmente visível? É uma lesão pequena ou grande? Prendiville, em 2003, foi o primeiro a propor uma classificação geográfica da zona de transformação e opções de tratamento de acordo com o tipo de zona de transformação (Tabela 7.2).

De acordo com essa proposta, qualquer técnica escolhida (excisão ou destrutiva) tem chance de ser bem-sucedida em uma zona de transformação tipo 1, enquanto que a técnica excisional é preferível para uma zona de transformação tipo 2. Entretanto, uma zona de transformação ampla necessitaria de uma alça de maior tamanho. Quando se trata de uma zona de transformação tipo 3, é mandatório o uso de uma técnica excisional: o tipo 3 também apresenta um maior risco de excisão incompleta.

É importante que o colposcopista considere o laudo da citologia, e nos casos com descrição de células glandulares atípicas, existe a possibilidade de neoplasia intraepitelial glandular ou adenocarcinoma.

A questão de curetagem endocervical e sua importância sobre a escolha de tratamento já foram discutidas.

7.8 Métodos de tratamento

A escolha entre a excisão e a destruição local pode ser feita depois da avaliação dos critérios para indicação do método de tratamento. Uma metanálise do desempenho das diferentes técnicas de tratamento (incluindo LLETZ/LEEP, conização com *laser*, conização com bisturi a frio, vaporização a *laser* e crioterapia) não demonstrou diferença significativa em relação ao risco de falha do tratamento, e os autores concluíram que "não existe uma técnica cirúrgica com superioridade evidente para o tratamento de CIN em relação ao risco de falha do tratamento ou de morbidade operatória".

Técnicas destrutivas locais

Os seguintes métodos conservadores realizam a destruição física da lesão para sua erradicação. É essencial que todos os métodos destrutivos atinjam a CIN dentro das glândulas cervicais ou, mais corretamente, nas criptas, como discutido anteriormente. Portanto, para ser totalmente eficaz, estes métodos devem destruir o tecido até uma profundidade de pelo menos 6-7 mm, especialmente se a CIN estiver situada nas criptas. Existem quatro técnicas destrutivas locais:

1. Crioterapia ou congelamento da área pela aplicação de um criocautério. A anestesia, em geral, não é necessária.
2. Coagulação a frio, em geral, é feita sem anestesia e algumas vezes com anestesia local.
3. Eletrodiatermia, sob anestesia local ou geral.
4. Vaporização a *laser* de dióxido de carbono (CO_2), geralmente com anestesia local.

Nos últimos anos, as técnicas destrutivas locais estão sendo valorizadas novamente, em razão do reconhecimento de que as técnicas excisionais, como a LLETZ/LEEP, a conização com bisturi e a conização com *laser*, estão associadas a um prognóstico gestacional adverso. As técnicas destrutivas locais geralmente atingem menos tecido e causam menos lesão morfológica ao colo do útero. No entanto, é preciso considerar o fato de que o tecido histológico não fica disponível para confirmação da lesão que foi tratada, embora uma biópsia por punção tenha sido realizada previamente. Dessa forma, a lesão que foi tratada não pode ser avaliada.

Crioterapia

A crioterapia tem sido reconhecida como uma abordagem adequada e de melhor custo-benefício para o tratamento de lesões pré-cancerosas em condições onde os recursos são escassos. É um método eficaz, os efeitos colaterais são pequenos, não requer eletricidade, apresenta baixo custo, quando comparado a outras opções terapêuticas e é tecnicamente mais simples de realizar do que os outros métodos, podendo ser realizada por profissionais da área de saúde não especializados.

Princípio

O princípio da crioterapia é a redução substancial da temperatura pela vaporização de um líquido ou pela expansão de gás. Alguns

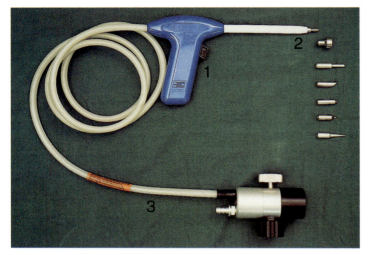

Figura 7.11

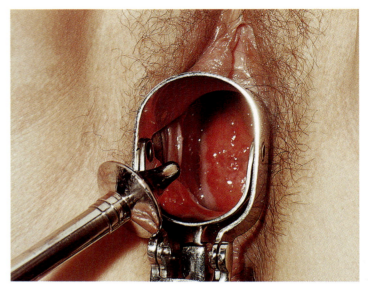

Figura 7.13

dos dispositivos antigamente utilizados para crioterapia envolviam o nitrogênio líquido ou o gás Freon. Atualmente, praticamente todos os aparelhos utilizam dióxido de carbono, que é mais acessível, ou o nitrogênio líquido. Não parece haver diferença significativa entre o desempenho do dióxido de carbono de grau médico e o dióxido de carbono de grau comercial que é utilizado na fabricação de bebidas gasosas.

Equipamento

O equipamento (Figura 7.11) consiste em um criocautério manual (1) com um orifício na ponta (2); existem diversos modelos de criocautério que podem ser usados, de acordo com o tamanho e contorno do colo do útero. O gás é canalizado por um tubo estreito (3) até uma ponteira de onde é liberado por um tubo de maior calibre para o ar externo. A ponta da criossonda, colocada sobre o colo, na área que deve ser tratada, sofre um resfriamento pela expansão gasosa (Figura 7.12), e o colo do útero é superficialmente congelado, resultando em morte celular.

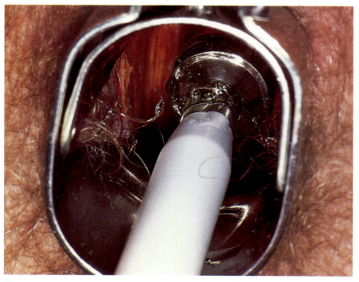

Figura 7.12

Técnica

Antes do tratamento, a paciente deve fazer uma avaliação colposcópica e biópsia das lesões. No retorno à clínica, a paciente é informada dos resultados, e o tratamento deve ser proposto com aconselhamento informado, com uma completa explicação do procedimento, suas complicações e sequelas e respondendo as dúvidas que possam surgir. Em muitos cenários de recursos escassos, entretanto, os serviços de colposcopia e patologia podem não estar disponíveis. Nestas situações, a crioterapia pode ser a única opção disponível para tratamento, constituindo uma etapa valiosa da "estratégia de consulta única", em que uma forma rápida de triagem é realizada com a inspeção visual com ácido acético (VIA), seguida do tratamento imediato de todas as mulheres com triagem positiva. Quando uma lesão com características malignas é observada, este procedimento não deve ser feito. Esta modalidade de tratamento pode resultar em certo grau de tratamento excessivo, mas como a morbidade associada à crioterapia é baixa, a razão risco/benefício permanece em favor do tratamento. Existem dúvidas em relação ao sucesso do tratamento com crioterapia nas lesões grandes. Portanto, a maioria das recomendações afirma que uma forma alternativa de tratamento, como a LLETZ/LEEP, deve ser realizada nos casos de grandes lesões, que ocupam mais de três quadrantes do colo do útero ou quando a lesão inteira não pode ser coberta pelo criocautério. Outro cenário em que o resultado do tratamento com crioterapia pode ser subótimo seria quando a lesão se estende para o canal endocervical e, neste caso, recomenda-se uma forma excisional de tratamento.

A paciente deve ser colocada na posição de litotomia, e um espéculo deve ser colocado na vagina para expor o colo do útero. É importante manter o espéculo e a ponta do criocautério afastado da vagina para evitar uma lesão acidental. Uma ponteira adequada deve ser escolhida e colocada no criocautério, e depois o dispositivo deve ser inserido na vagina sob visão direta (Figura 7.13).

A técnica mais eficaz e padrão é o processo de congelamento-descongelamento-congelamento, com 3 minutos de congelamento seguidos por 5 minutos de descongelamento e após mais 3

Manejo das lesões pré-malignas de câncer cervical **147**

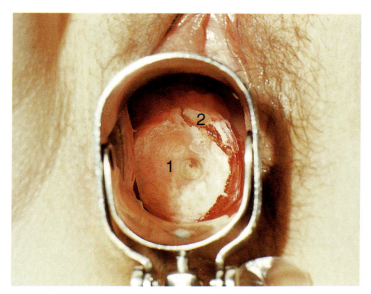
Figura 7.14

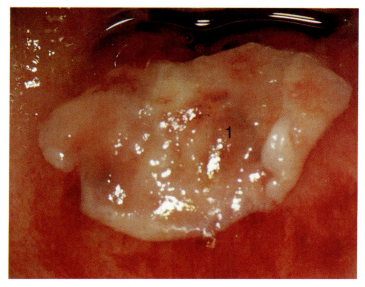
Figura 7.16

minutos de congelamento. A meta é alcançar uma "bola de gelo" periférica de, aproximadamente, 4 mm de diâmetro (Figura 7.14). Isto significa que a profundidade do congelamento também será de, aproximadamente, 4 mm, o que satisfaz as recomendações de profundidade do tratamento mencionadas anteriormente. No final do ciclo de tratamento, o criocautério é descongelado e removido com cuidado do colo do útero. A cratera congelada (1) deve cobrir completamente a lesão com uma pequena margem (3 mm) de tecido normal ao redor (2). Na Figura 7.15, uma aplicação (1) de creme antibiótico está sendo realizada na cratera cervical; no entanto, seu uso é controverso.

Cicatrização

Após o tratamento, ocorre o processo de reparação do colo do útero. A área fica demarcada, e há formação do tecido de granulação. Na Figura 7.16, o tecido de granulação (1) pode ser observado. Em geral, após 10 dias o tecido cicatricial se desprende do colo. Nesta fase, pode haver um sangramento discreto e secreção vaginal, geralmente de consistência mucosa transparente. Em seguida, inicia-se o processo de reepitelização.

Informações e orientações após o procedimento

1. A paciente deve evitar o intercurso vaginal por quatro semanas.
2. O uso de absorventes internos deve ser evitado no primeiro fluxo menstrual após o tratamento.
3. Exercícios vigorosos e prolongados devem ser evitados por quatro semanas.
4. As pacientes devem ser informadas de alguns sintomas que podem ser percebidos:
   a. Podem apresentar exsudato vaginal aquoso profuso durante 2-3 semanas. Pode ser necessário o uso de absorventes vaginais.
   b. Pode ocorrer um sangramento discreto, quando tecido de granulação se desprende do colo. Um sangramento maior do que um fluxo menstrual não é normal, sendo geralmente um sinal de infecção. Neste caso, deve ser procurado uma orientação médica.
   c. Um exsudato com odor fétido pode indicar uma infecção e deve ser tratado com antissepsia vaginal local e uso de antibióticos, se necessário.

Complicações

Para as pacientes, a criocirurgia é o método terapêutico mais aceitável entre as técnicas conservadoras, pois pode ser realizada em caráter ambulatorial, e praticamente não há dor. Na pior das hipóteses, pode ocorrer uma leve cólica do tipo menstrual.

O efeito adverso mais frequentemente relatado da criocirurgia é o exsudato vaginal aquoso, abundante, que pode persistir por 2-3 semanas. O sangramento é relativamente raro. Quando ocorre, em geral é pequeno e misturado com a secreção vaginal e pode acontecer, quando o tecido de granulação se desprende do colo. A cicatrização é boa, e o aspecto posterior é de um anel sobrelevado.

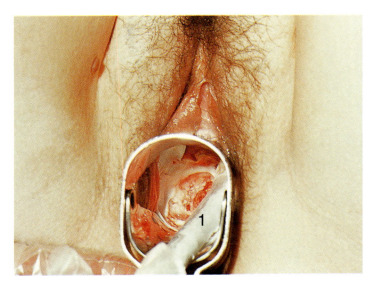
Figura 7.15

A junção escamocolunar fica frequentemente situada no interior do canal endocervical. Algumas autoridades consideram isto vantajoso, pois reduz o risco de novas lesões. Outros consideram esta localização uma desvantagem, pois dificulta o monitoramento colposcópico.

Pode ocorrer infecção da área do esfacelo, porém esta responde bem a um curto ciclo de antibióticos e limpeza local.

Embora a aceitabilidade das pacientes seja bastante alta, a criocirurgia tem uma taxa de erradicação menor que as outras técnicas conservadoras. Alguns autores relatam taxas de sucesso do tratamento em torno de 95%. Entretanto, na experiência geral, uma taxa de 85% é mais frequentemente observada. Como outros métodos destrutivos locais, o tamanho da lesão, e não o estágio biológico da CIN, influencia a probabilidade de sucesso e da completa eliminação da lesão.

Coagulação a frio

A coagulação fria de Semm foi introduzida na prática ginecológica, em 1966. Foi primariamente utilizada para a destruição local de lesões cervicais benignas. Muitos autores confirmaram sua ampla aplicabilidade no tratamento de condições pré-cancerosas do colo do útero. O equipamento (Figura 7.17) consiste em uma série de sondas térmicas revestidas de Teflon de tamanhos variados que são rapidamente aquecidas eletricamente. O equipamento é relativamente barato e popular na Europa e Reino Unido.

Técnica

A paciente é submetida a um exame colposcópico padrão, e o sítio e a extensão da lesão devem ser confirmados. Deve ser feita uma biópsia, e a paciente deve retornar à clínica para realizar o tratamento definitivo, se as condições para uso seguro de técnicas destrutivas locais tenham sido atendidas. O manejo de "ver e tratar", que é o tratamento imediato após a biópsia, foi estudado em alguns ensaios clínicos. Esta abordagem, entretanto, depende de uma colposcopia de qualidade muito alta e não é geralmente recomendada. Esta técnica é usada somente quando todos os limites da lesão são visíveis e quando não há evidência de uma lesão invasiva. Nesse momento, deve ser feita a biópsia com punção de duas a quatro amostras.

A sonda térmica é aplicada na lesão, e duas a cinco aplicações são necessárias para cobrir toda a lesão (Figura 7.18). A sonda térmica aquece os tecidos a 120°C, literalmente fervendo os tecidos. A coagulação a 120°C por 30 segundos pode alcançar uma profundidade de destruição de, pelo menos, 4 mm no colo do útero. A hemostasia é automática (Figura 7.19). Evidências de vários estudos demonstraram taxas de erradicação inicial superiores a 90% e acima de 80% após dez anos. Os autores não recomendam a repetição da coagulação para lesões CIN3 persistentes e recorrentes, pois foi constatado que o sucesso desta técnica é menor.

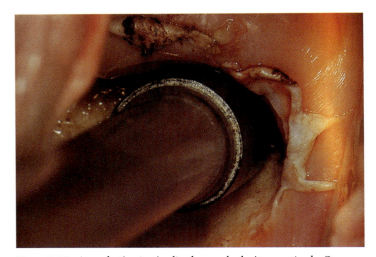

Figura 7.18 A sonda térmica é aplicada no colo do útero e ativada. O descolamento epitelial pode ser observado próximo à sonda.

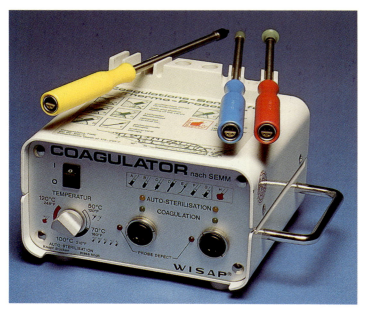

Figura 7.17 O coagulador a frio de Semm e três sondas térmicas.

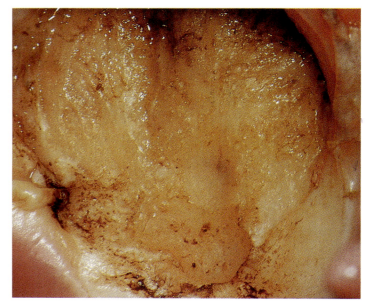

Figura 7.19 O colo uterino tratado está seco com uma área central pálida de tecido destruído.

Acompanhamento
O acompanhamento primário é realizado com citologia (em algumas unidades, a cervicografia é empregada para monitorar a aparência da ectocérvice). A colposcopia é usada somente quando há uma anormalidade citológica persistente ou recorrente.

Gravidez pós-tratamento
As evidências demonstram que a coagulação, assim como as outras técnicas conservadoras não têm efeitos adversos sobre a gravidez. A principal vantagem da coagulação é a relativa acessibilidade e ampla aplicabilidade. As principais desvantagens, assim como de outras técnicas ablativas, são que o tecido destruído não está disponível para análise, é difícil determinar a profundidade do tratamento, e sua eficácia depende de uma colposcopia de alta qualidade no cenário de consulta única. Baixas taxas de complicação, como o aborto espontâneo ou a necessidade de parto cirúrgico, foram relatadas em alguns estudos.

Eletrocoagulação
Esta técnica simples e eficaz tem sido amplamente utilizada em todo o mundo no tratamento da CIN. O equipamento é prontamente disponível em todas as salas de cirurgia e é relativamente barato. Diversos estudos relatam a maior eficácia dessa técnica em comparação à criocirurgia ou o *laser* de CO_2 para a destruição de amplas áreas de anormalidade. Todavia, é prudente realizar biópsias e/ou uma curetagem endocervical para avaliar as lesões que se estendem para o canal endocervical. Esta técnica entretanto, não pode ser aplicada nas lesões que se estendem para a vagina. Nestes casos, a cirurgia a *laser* é o método de preferência, em razão da maior precisão e controle sobre a profundidade do tratamento. A ação ocorre por coagulação e destruição dos epitélios escamoso e glandular. No entanto, a exsudação de muco que ocorre durante a coagulação pode ter um efeito isolante e reduzir a penetração mais profunda que garante a destruição das glândulas. Dessa forma, para alcançar a profundidade necessária, a aplicação de calor deve ser contínua até que a produção de muco seja interrompida. A variabilidade no arranjo e topografia das criptas e das glândulas no colo do útero exige uma variação correspondente na duração e profundidade da aplicação da fonte de calor. A cicatrização ocorre, em geral, no período de quatro semanas. A principal desvantagem dessa técnica é a dor provocada por sua aplicação, geralmente sendo necessário o uso de um anestésico geral de curta duração, embora alguns estudos de séries de caso tenham relatado o sucesso da analgesia local.

Técnica
Todas as pacientes devem ser submetidas a uma avaliação preliminar, com colposcopia e biópsia do colo uterino. O resultado das biópsias deve estar disponível antes de realizar a eletrocirurgia. Analgesia local ou geral pode ser utilizada, e a colposcopia deve ser realizada para confirmar os achados iniciais. Embora não seja essencial, o colo uterino pode ser primeiramente dilatado para reduzir o risco de estenose pós-operatória. Após, deve ser aplicada a solução iodada de Lugol. O equipamento consiste em uma unidade de padrão de aplicação de diatermia que produz 40-45W. Um eletrodo em agulha é utilizado para realizar cortes radiais que se estendem 2-3 mm além da área iodo-negativa. Essa segmentação do colo do útero é efetuada com uma profundidade de 5-7 mm. A agulha é utilizada para fazer os cortes radiais no colo uterino e abrir os folículos de Naboth e alcançar lesões de CIN que possam se estender para as criptas glandulares. Após este procedimento, os segmentos devem ser removidos com o uso de um eletrodo esférico (Figura 7.20); isto deixa uma cratera cônica com uma profundidade de, no mínimo, 7 mm (Figura 7.21).

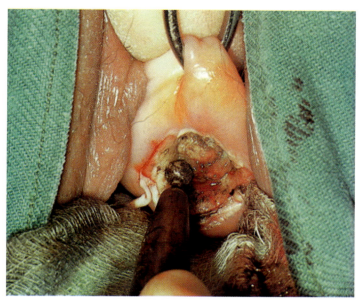

Figura 7.20 Um dispositivo esférico de eletrodiatermia está sendo utilizado para coagular o epitélio anormal (atípico). A endocérvice e parte da ectocérvice foram obliteradas a uma profundidade de, pelo menos, 10 mm além da extensão lateral da lesão. Pressão deve ser mantida sobre a sonda de diatermia, pois a exsudação de muco pode causar um isolamento do tecido.

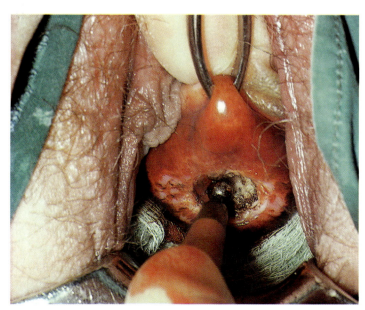

Figura 7.21 Uma escara cônica pode ser observada no colo do útero.

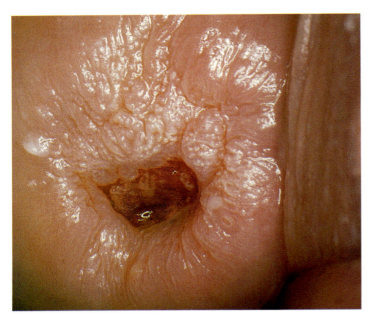

Figura 7.22 O aspecto de couro lavado após a eletrodiatermia. A junção escamocolunar é claramente visível no interior do canal endocervical.

O procedimento deve ser feito com cuidado para não atingir as paredes vaginais com a unidade de diatermia, o que pode causar queimaduras elétricas. Após a cirurgia tem sido recomendado lavar a área com água fria, porém na opinião dos autores, isto não é necessário. Um grande estudo, realizado na Austrália, relatou uma taxa de erradicação da CIN de 97% com um único tratamento. Este resultado é similar aos conseguidos com o *laser* e a criocirurgia, onde as falhas estão supostamente relacionadas com a extensão da lesão ou a uma falha na aplicação da corrente térmica.

Evolução pós-operatória

Os problemas que ocorrem no pós-operatório de uma eletrocirurgia radical são similares aos que ocorrem após o tratamento a *laser*. Pode ocorrer sangramento, que também pode estar associado à infecção. A cicatrização com estenose é mais comum após a eletrocirurgia. Em geral, a cicatrização deixa a junção escamocolunar acessível. Frequentemente, ocorrem um enrugamento e a sobrelevação circunferencial da área, similar à cicatrização pós-criocirurgia (Figura 7.22). Foi relatado um risco maior de ruptura prematura de membrana e de prematuridade em mulheres que foram submetidas à eletrocirurgia cervical radical, similar ao risco relatado para os procedimentos excisionais, que serão discutidos mais adiante.

Vaporização a *laser* de dióxido de carbono

Atualmente, o uso do *laser* de CO_2 é amplamente aceito como uma das formas mais eficazes de tratamento da CIN. Embora o procedimento de excisão eletrocirúrgica com alça tenha se tornado mais popular, não há evidência que sugira que os resultados entre a vaporização a *laser* de CO_2 e a excisão com alça variem significativamente. As vantagens e desvantagens das duas técnicas serão descritas posteriormente.

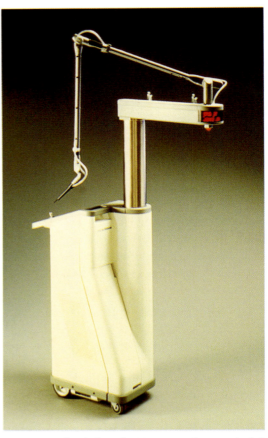

Figura 7.23 Um aparelho de *laser* de CO_2 com um braço articulado conectado a um micromanipulador, que está anexado ao colposcópio. Nesta figura, uma peça de mão está localizada na extremidade terminal do braço articulado.

O termo "laser" é um acrônimo para amplificação da luz por emissão estimulada de radiação. O *laser* converte a energia, como calor, luz ou eletricidade, em uma forma radiante de energia que produz um comprimento de onda específico, determinado pelo tipo de *laser*. Os *lasers* de CO_2, por exemplo, produzem energia a um comprimento de onda de 10,6 mm; este comprimento de onda encontra-se na porção infravermelha do espectro, sendo invisível ao olho humano. Essa energia pode ser focalizada em um ponto específico de 1,5 a 2 mm de diâmetro por um sistema de espelhos e lentes e, em seu ponto focal, o *laser* libera uma quantidade enorme de energia. Qualquer tecido neste ponto focal é vaporizado na velocidade da luz. O próprio *laser* é anexado ao colposcópio e, em todos os momentos, a área a ser destruída está sob a visão direta. A manipulação do feixe de luz é extremamente simples.

Equipamento

A maioria dos sistemas de *laser* (Figura 7.23) é independente e tem um gabinete que contém misturas gasosas de hélio e nitrogênio e tubos para o desenvolvimento de um feixe de luz coerente. O feixe é transferido por uma série de braços articulados, cada um com um espelho de superfície refletora na junção. Uma coluna, que o braço articulado está preso, é capaz de se movimentar para cima e para baixo, e o painel de controles permite diversas

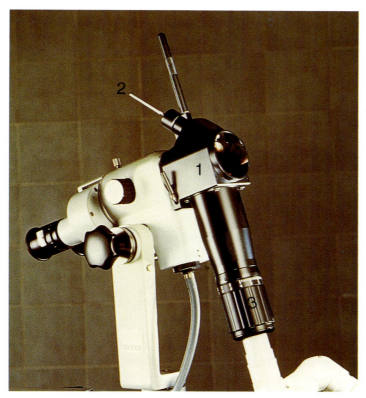

Figura 7.24

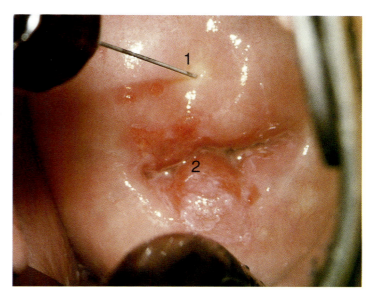

Figura 7.25

configurações de potência e tempo. O braço termina em uma peça de mão, que é utilizada para a aplicação de *laser* em áreas expostas como a vulva ou, mais comumente, em um micromanipulador que pode estar anexado a um colposcópio. Este último arranjo permite que a luz seja refletida a partir do espelho terminal, que pode ser inclinado pelo micromanipulador, em que está anexado (1) à parte frontal do colposcópio (Figura 7.24). Um manipulador (2) em sua parte superior possibilita o controle da posição do feixe de *laser* pelo movimento através de um arco de 360°. Os *lasers* são configurados de modo que a luz seja "focalizada" para um comprimento que maximize a potência do dispositivo. Os *lasers* modernos têm uma unidade que varia o tamanho do ponto (determinado pelo ajuste do anel circular [3]) de 0,2 a 2 mm, a fim de permitir que o *laser* seja usado em vários modos, como corte, vaporização ou coagulação.

Procedimento

A lesão de CIN na zona de transformação atípica deve ser demarcada com a aplicação de ácido acético. Suas bordas laterais podem ser facilmente definidas usando a solução iodada de Lugol. Com este procedimento fica delimitada a área normal, e a área anormal e o operador têm uma indicação precisa da localização das lesões mais atípicas. Este procedimento é adotado antes de todas as técnicas destrutivas locais. A lesão também pode ser delineada pelo feixe de *laser* (Figura 7.29).

Embora o *laser* possa ser utilizado sem analgesia, como era no passado, atualmente o uso associado de um anestésico e de um agente vasopressor garante um maior grau de adesão e aceitabilidade por parte da paciente. Na Figura 7.25, uma seringa e agulha odontológica fina (1) estão sendo utilizadas para infiltração em um dos quatro quadrantes (ou seja, nas posições de 12, 3, 6 e 9 horas) em torno da ectocérvice, imediatamente periférico ao sítio da lesão (2). Aproximadamente 4 mL de solução são injetados. Na Figura 7.26, um empalidecimento é claramente observado, quando o líquido é injetado a uma profundidade de cerca de 5 mm. Após a aplicação do anestésico local, o modo de uso do *laser* é escolhido (Figura 7.27). Muitos *lasers* possuem um modo pulso super que, decorrente da configuração da geometria do feixe, produz menos lesão tecidual. O objetivo da vaporização a *laser* é remover um bloco de tecido, em que as dimensões podem ser ajustadas para garantir uma completa destruição da lesão. Isto produz um defeito em forma de cúpula que incorporará todas as glândulas envolvidas na ecto e endocérvice (Figura 7.28).

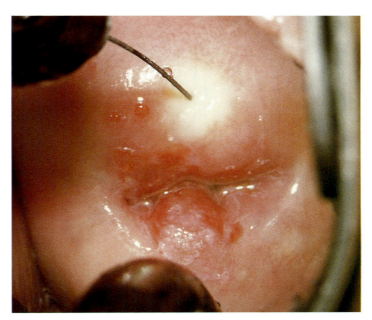

Figura 7.26

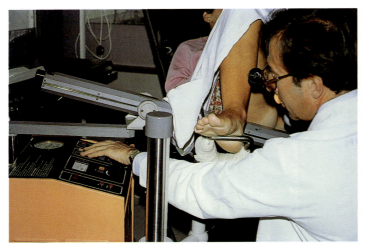

Figura 7.27

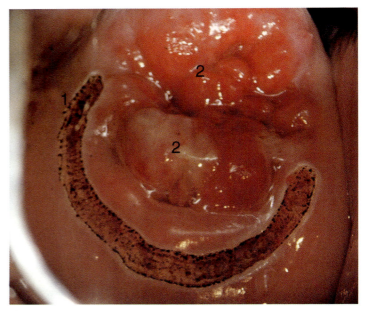

Figura 7.29

O procedimento começa a, aproximadamente, 3-4 mm além da borda da zona de transformação atípica, na posição de 6 horas, e o feixe de *laser* é movimentado rapidamente sobre os tecidos. Esse movimento rápido reduz a condutividade térmica do tecido e minimiza o risco de formação de escaras. Também reduz o acúmulo de calor nos tecidos, diminuindo, desse modo, as contrações uterinas que podem afligir a paciente. O operador deve utilizar a maior potência possível, pois quanto maior o tempo de exposição com os tecidos, maior será o dano aos tecidos normais adjacentes, e mais lento o processo de cicatrização.

Após a delineação da área, a vaporização pode ser realizada com o uso de uma de duas técnicas. Na primeira, o procedimento começa na área posterior (1), com a lesão (2) já tendo sido visualizada (Figura 7.29).

O feixe de *laser* inicialmente vaporiza uma área posterior, evitando que o sangue escorra para o campo cirúrgico. O feixe é movido em múltiplas direções – diagonalmente, horizontalmente ou verticalmente – para prevenir enrugamento. A segunda técnica, utilizada pelos autores, envolve a movimentação vertical, começando posteriormente, com cada sulco de destruição se sobrepondo ao anterior, fazendo movimentos muito similares à ação de cortar a grama.

Uma mão manuseia o micromanipulador, e a outra mão segura um cotonete ou um *swab* de algodão. O cotonete é usado para secar e tamponar o sangramento que ocorre, para reduzir a contaminação por sangue, pois o sangue absorve o feixe de *laser* e reduz a sua eficiência. Esta abordagem com movimentação vertical permite identificar os pontos de sangramento logo que aparecem. Após a destruição do lábio posterior, deve ser repetida a técnica sobre o lábio anterior. A técnica vertical é metódica e possibilita atingir uma profundidade de destruição uniforme. A profundidade da penetração deve ser, no mínimo, de 6 mm. Com esta profundidade é possível tratar todas as lesões de CIN nas criptas cervicais.

Esta técnica é exibida nas Figuras 7.30-7.33. A biópsia por punção mostrou infecção por papilomavírus e CIN2,3. Na Figura 7.30, o contorno lateral externo acentuado da zona de transformação atípica pode ser observado. Biópsias múltiplas feitas na área periférica (1) mostraram infecção viral subclínica, enquanto as biópsias da lesão (2), próximo à endocérvice, mostraram CIN2-3. O limite superior da lesão pode ser visto claramente. A vaporização da área periférica a uma profundidade de apenas 2-3 mm é demonstrada na Figura 7.31, enquanto que, na Figura 7.32, uma ablação com profundidade de aproximadamente 8 mm foi realizada na área central. A Figura 7.33 mostra a área após seis meses. O limite externo da vaporização está situado em (1), e uma pequena quantidade de epitélio regenerativo metaplásico pode ser vista em (2). O limite superior, a nova junção escamocolunar, pode ser vista claramente. Os resultados da vaporização a *laser* foram extremamente satisfatórios. A taxa de cura pode ser de até

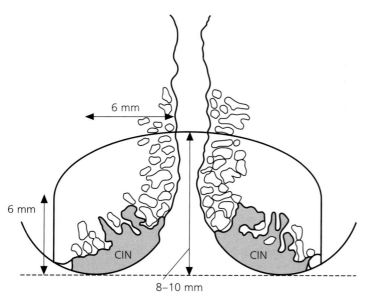

Ferida cirúrgica em forma de cúpula

Figura 7.28

Manejo das lesões pré-malignas de câncer cervical   153

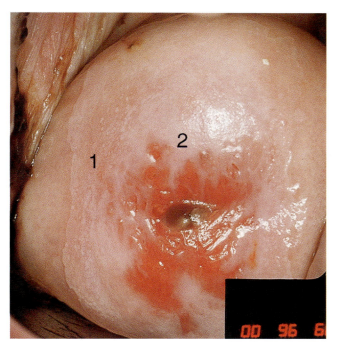

Figura 7.30

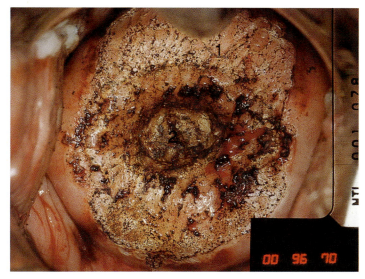

Figura 7.32

90-95%. Aparentemente, não ocorre aumento da morbidade na gravidez, como ruptura prematura de membrana ou prematuridade, em comparação às técnicas excisionais.

7.9 Técnicas excisionais para tratamento de neoplasia intraepitelial cervical

As técnicas excisionais foram o principal método de tratamento da displasia cervical e do carcinoma *in situ* (nomenclatura antiga) por muitos anos. Estas técnicas incluíam a histerectomia e a conização, sendo a última a técnica menos radical. No entanto, a conização realizada em um grande número de mulheres jovens está associada a uma morbidade importante e, por isso, as técnicas localmente destrutivas, descritas anteriormente, tornaram-se populares. Estes métodos são o tratamento de escolha para casos selecionados em que toda a anormalidade é visível na ectocérvice e quando não há evidência de invasão. Essas recomendações estão descritas na seção 7.3 de pré-requisitos para tratamento. Todavia, a principal desvantagem do tratamento destrutivo local é a impossibilidade de um exame histológico de toda a lesão e a impossibilidade de descartar a presença de uma lesão com invasão precoce.

As críticas aos métodos destrutivos locais estão embasadas no fato de não ser possível excluir a invasão com o uso combinado de citologia, colposcopia e biópsia. Diversos estudos realizados na década de 1990 mostraram que a biópsia excisional detectou com

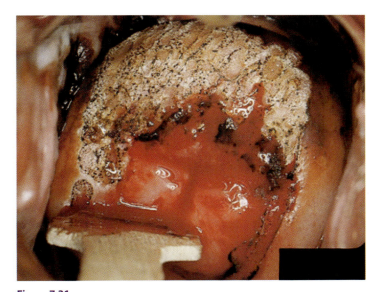

Figura 7.31

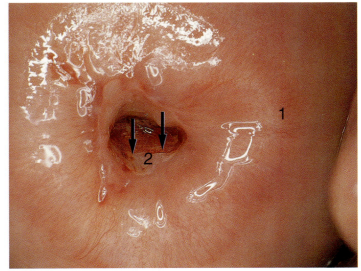

Figura 7.33

sucesso doenças microinvasivas, que poderiam não ter sido detectadas, se a destruição local por vaporização a *laser* tivesse sido realizada. Estes estudos levaram muitos autores a defender o uso da excisão, em vez de técnicas de destruição local. Atualmente, fica a critério de cada clínico escolher qual técnica fornece os melhores resultados.

As técnicas utilizadas para excisão são as seguintes:
1. Alça eletrocirúrgica grande.
2. Conização a *laser*.
3. Excisão da zona de transformação com agulha/eletrodo reto (NETZ/SWETZ).
4. Biópsia com bisturi a frio.
5. Histerectomia: abdominal ou vaginal.

Entretanto, antes de discutir essas técnicas individualmente, é importante considerar os problemas especiais causados pela extensão da CIN para a endocérvice.

Avaliação da paciente e protocolos de tratamento

As pacientes devem ser encaminhadas para colposcopia, após o achado de uma anormalidade citológica. A colposcopia é efetuada de forma habitual, e todas as lesões identificadas devem ser delineadas em gráfico. Para as outras técnicas conservadoras, a recomendação é a de realizar biópsias representativas das áreas de lesão, com posterior retorno da paciente à clínica para decidir o método de tratamento. Para a técnica com alça diatérmica é possível, em pacientes selecionadas, instituir o manejo combinado de biópsia e tratamento, denominado "ver e tratar". Deve-se enfatizar que o aconselhamento cuidadoso com informações detalhadas deve ser feito. Caso isso não seja realizado, existe o risco de um trauma psicológico considerável. O manejo através do método de "ver e tratar" tem a vantagem de reduzir o número de consultas clínicas desnecessárias e traumáticas, porém esse entusiasmo deve ser equilibrado com o risco de tratar excessivamente pacientes com anormalidades menores.

Houve um aumento dramático no uso de alça diatérmica grande para remoção de lesões CIN nas últimas duas décadas. O incentivo a favor desse dispositivo muito simples implicou na dúvida sobre a eficácia de técnicas destrutivas locais, especialmente a vaporização a *laser* e coagulação a frio. É importante salientar que, embora as técnicas excisionais com alça identifiquem lesões invasivas precoces, não necessariamente tornam obsoletas as técnicas destrutivas locais. Pode-se argumentar que muitas das lesões microinvasivas precoces atualmente detectadas pelas técnicas excisionais teriam sido destruídas com eficácia pelo uso de técnicas destrutivas locais.

Excisão com alça diatérmica e conização

As alças diatérmicas têm sido utilizadas por muitos anos para remover lesões grandes e pequenas do colo do útero. No início da década de 1980, em Paris, o famoso colposcopista francês, Rene Cartier, popularizou o uso de alças pequenas para fazer biópsias de lesões no colo uterino. Recentemente, estudos realizados por Prendiville *et al.* demonstraram que as alças diatérmicas grandes podem ser usadas para fazer biópsia e tratamento simultâneo. Este

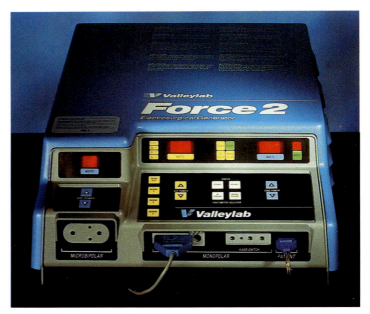

Figura 7.34 Aparelho Valley Lab Force 2, de eletrodiatermia. Esses aparelhos têm potência variável de corte e coagulação; a potência necessária pode ser combinada com o uso de um simples interruptor manual. É realizado o isolamento elétrico com um adesivo gelatinoso descartável aderido à coxa da paciente. O aparelho permite um corte de alta qualidade, resultando em mínima lesão tecidual decorrente da coagulação ou por artefato térmico. Hemostasia é facilmente e rapidamente alcançada. Quando o equipamento é utilizado em um serviço de colposcopia moderno, é importante que não haja interferência de televisores.

método apresenta todas as vantagens das técnicas conservadoras minimamente invasivas de tratamento e o bônus adicional de conseguir um grande bloco de material para avaliação histológica. A alça diatérmica é um método muito eficaz para a remoção de toda a zona de transformação, com alta aceitabilidade pelas pacientes e baixa morbidade. Muitos estudos demonstraram uma alta taxa de sucesso (95-96%) com o uso desta técnica. A taxa de recorrência e de lesões residuais pode ser de 5,0 e 0,6% no primeiro e segundo anos, respectivamente.

Equipamento

Os sistemas disponíveis consistem em um equipamento capaz de realizar corte e coagulação (Figura 7.34) e que pode ser acoplado a um único dispositivo, a alça (Figuras 7.35, 7.36). Uma ampla variedade de modelos e tamanhos de alça está disponível. O dispositivo consiste em um cabo cilíndrico com isolamento que pode ser inserido em uma peça manual, muito similar àquele usado nos sistemas de diatermia padrão na sala de cirurgia. O cabo apresenta um aro metálico com uma estensão de isolamento variável, de acordo com o fabricante e do interesse clínico. O aro pode ser fino e flexível ou pode ser mais espesso e rígido. A forma rígida é mais fácil de usar, porém produz uma lesão térmica maior na peça cirúrgica. O aro flexível fino (Figura 7.35) requer um manejo cuidadoso e delicado, sendo importante reconhecer a natureza tridimensional do bloco a ser removido.

Após a remoção da amostra com uma alça grande, aparece a escara (Figura 7.37), que deve ser cauterizada cuidadosamente e

Manejo das lesões pré-malignas de câncer cervical **155**

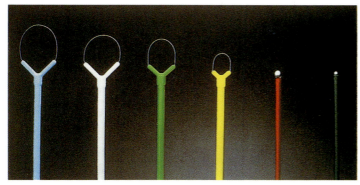

Figura 7.35 Quatro alças de aro fino de dimensões variadas com dois dispositivos de diatermia com ponta esférica (Utah Medical Products, Inc.). (Cortesia do Professor W. Prendiville, Dublin, Irlanda.)

completamente com o eletrocautério de ponta esférica (Figura 7.36).

Técnica

O aconselhamento e todas as informações sobre a avaliação colposcópica e tratamento devem ser dados à paciente. Esta deve ser colocada na posição de litotomia, e colo do útero pode ser exposto com o uso de um espéculo de Cusco ou de Graves, com um sistema para exaustão de fumaça que deve ficar na vagina. A colposcopia é realizada de modo rotineiro. Os limites da lesão devem ser identificados como demonstrado na Figura 7.38a-c, que exibe uma área de epitélio anormal (atípico) de alto grau em (1), e os limites externos e internos (nova junção escamocolunar) podem ser observados. A aplicação da solução iodada de Lugol (Figura 7.38c) tem a vantagem adicional de delinear os limites da lesão mais claramente, especialmente após a infiltração com anestésico local que pode causar sangramento, mascarando as margens acetobrancas. Quando as condições locais atendem os critérios do protocolo descrito anteriormente para o emprego seguro do manejo "ver e tratar", a paciente (como no caso da Figura 7.38) deve ser informada do procedimento que será realizado.

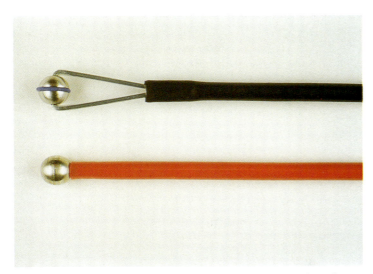

Figura 7.36 Dois dispositivos de diatermia, esfera fixa (superior) e esfera móvel/bola giratória (inferior) (Utah Medical Products, Inc.). (Cortesia do Professor W. Prendiville, Dublin, Irlanda.)

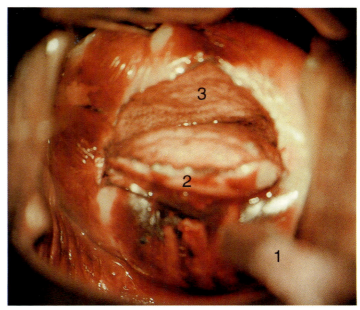

Figura 7.37 O defeito após excisão com alça grande; a base pode necessitar de uma cauterização cuidadosa para selar a superfície. A ausência de sangramento deve-se inteiramente ao agente vasopressor injetado.
A ausência de lesão térmica resulta do uso de uma unidade eletrocirúrgica de alta frequência. No entanto, é essencial "selar" completamente a superfície usando um eletrodo esférico, pois após terminar o efeito vasopressor poderá ocorrer uma hemorragia profusa. Nesta figura, a haste da alça diatérmica (1) com a alça anexada removeu um bloco de tecido em forma de cone (2) do lábio anterior do colo do útero. A base do cone está situada em (3).

Uma placa adesiva de isolamento diatérmico deve ser colocada sobre a coxa da paciente, e o sistema de exaustão de fumaça deve ser anexado ao espéculo, e logo após deve ser feita infiltração do colo do útero com um anestésico local (Figura 7.39). Com o uso de uma seringa e agulha odontológica fina, é feita a infiltração de um anestésico local com ou sem um agente vasopressor, cuidando para realizar esta infiltração perifericamente à lesão. Alguns autores recomendam realizar a infiltração nos quatro pontos cardinais – anterior, posterior e lateral. Entretanto, o autor prefere realizar uma série de injeções periféricas em torno da zona de transformação. Nos casos em que está planejada uma excisão mais profunda, fazemos uma infiltração também mais profunda nos lábios anterior e posterior do colo do útero. O anestésico deve ser injetado delicadamente e superficialmente, causando empalidecimento do colo do útero. Logo após, a agulha pode ser inserida um pouco mais profundamente, porém não tanto como se faz para um bloqueio paracervical. É importante evitar a administração intravenosa de anestésico e, portanto, convém estar alerta em relação à resistência sentida durante a infiltração. Sempre existe alguma resistência, pois o local está localizado no estroma do tecido cervical. A agulha não deve ser inserida a uma profundidade maior que 5 mm.

Dependendo do aparelho de eletrodiatermia utilizado, a configuração de corte ou coagulação é marcada (consultar o manual de instruções do fabricante). Os melhores resultados são obtidos com uma configuração combinada de corte e coagulação. Uma alça de tamanho apropriado para incluir toda a lesão deve ser escolhida, de modo que a remoção da peça possa ser feita em um bloco único. Na

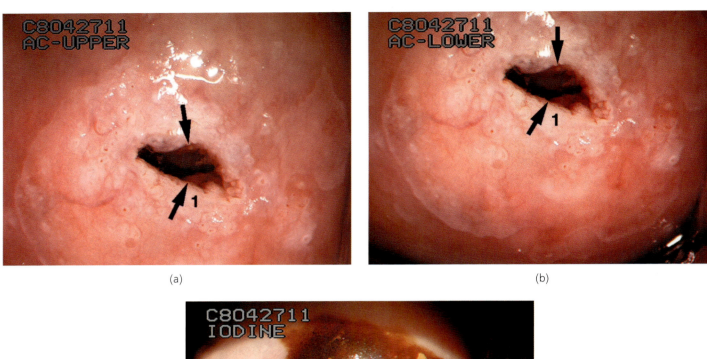

(a) (b)

(c)

Figura 7.38 (a e b) Uma lesão de alto grau com limites externos e internos bem delimitados (a seta aponta para a nova junção escamocolunar).

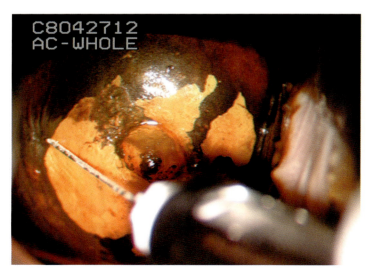

Figura 7.39 Injeção de anestésico local (Citanest 3% com octapressina) com o uso de uma seringa odontológica.

experiência do autor, a "passagem" da alça mais de uma vez é raramente necessária. O botão de "corte" na peça de mão deve ser pressionado antes de colocar a alça no colo do útero (Figura 7.40). O aro é atravessado pelo colo do útero, em vez de empurrado, até um sítio além do limite lateral da lesão (seta na Figura 7.40). É importante aguardar a passagem da alça através dos tecidos e, ocasionalmente, é necessário esperar alguns segundos, quando uma alça de aro fino é utilizada. Se uma pressão excessiva for aplicada, a alça poderá se dobrar, resultando em uma excisão mais superficial do que a esperada. Este movimento pode ser feito de cima para baixo ou de baixo para cima ou lateralmente de um lado para o outro, de acordo com a preferência do clínico. Geralmente, o bloco fica sobre o colo do útero e pode ser elevado com um cotonete ou com uma pinça fina (Figura 7.41). Um sangramento mínimo pode ocorrer, se o agente vasopressor for injetado corretamente.

Após a remoção do cone, a escara deve ser cautelosamente cauterizada com o uso de um eletrodo esférico. As margens do epitélio devem ser observadas após o procedimento, pois pode ocorrer algum sangramento (Figura 7.42). Após o procedimento

Manejo das lesões pré-malignas de câncer cervical   157

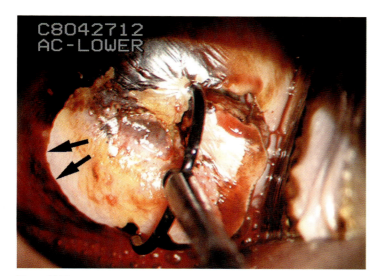

Figura 7.40

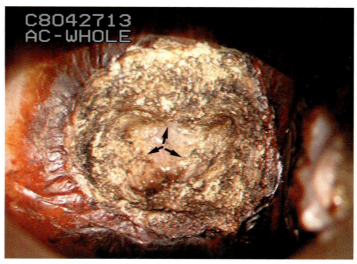

Figura 7.43 O tratamento concluído com a base do sítio de tratamento selada com um dispositivo de diatermia com ponta esférica. As setas apontam para o tecido endocervical.

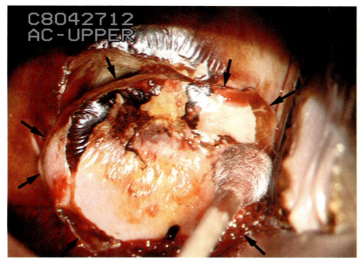

Figura 7.41 O bloco de tecido *in situ* excisado (setas) após a realização de uma conização com alça.

pode-se observar uma escara côncava superficial no colo do útero, com a superfície completamente selada (Figura 7.43). Para realizar uma hemostasia adicional, a solução de Monsel (subsulfato férrico) pode ser aplicada na base da escara (Figura 7.44). Em seguida, o espéculo deve ser fechado parcialmente para reduzir a pressão sobre os fórnices vaginais anterior e posterior, enquanto a visão colposcópica é mantida (Figura 7.45). Este procedimento geralmente revela pontos de sangramento adicionais, que são posteriormente cauterizados. O processo de cicatrização após a excisão com alça diatérmica ou conização é similar aos outros procedimentos conservadores. Esta técnica geralmente deixa a junção escamocolunar acessível (2) circundada por uma margem estreita de cicatriz (1) (Figura 7.46). A Figura 7.46 exibe o colo do útero observado nas Figuras 7.40-7.45 três meses depois, após a cicatrização. A presença de uma grande área central de epitélio colunar (3) é comum de ser observada, após a excisão com alça diatérmica

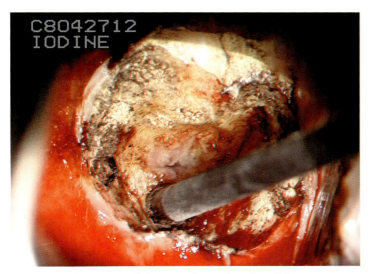

Figura 7.42 Cauterização da base usando um eletrodo esférico.

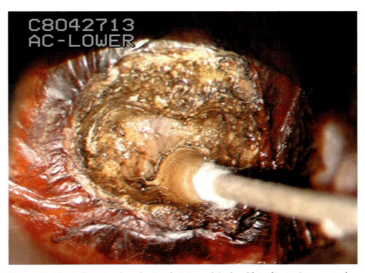

Figura 7.44 Aplicação da solução de Monsel (subsulfato férrico) para ajudar na hemostasia.

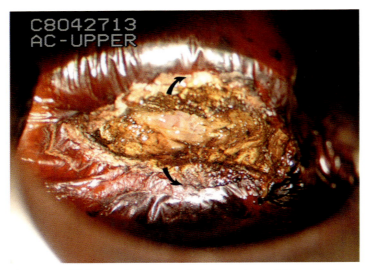

Figura 7.45 Visão do colo do útero após fechamento parcial do espéculo. Esta manobra exibe a visão "real" do colo do útero com as margens excisadas (setas) tendendo a se aproximar.

e após a cirurgia a *laser*. Não se sabe o porquê há tanta variabilidade de paciente para paciente. As grandes áreas de ectopia comumente ocorrem, após a remoção de lesão muito ampla. O remodelamento natural do colo do útero não ocorre com tanta frequência como após a remoção de uma lesão menor.

Conização a *laser*

O *laser* de CO_2 é um instrumento excelente de vaporização e de corte, quando o diâmetro focal é reduzido para 1 mm ou menos. A facilidade para reduzir o diâmetro focal e aumentar a potência (densidade de potência) do feixe torna este instrumento muito preciso para remover lesões do colo do útero, da vulva etc.. Em muitos centros, a conização a *laser* foi efetivamente substituída pelo procedimento de conização com bisturi a frio, em razão de sua precisão, perda sanguínea relativamente pequena, baixa taxa de complicações e a boa recuperação do colo do útero, com a junção escamocolunar facilmente acessível na maioria dos casos.

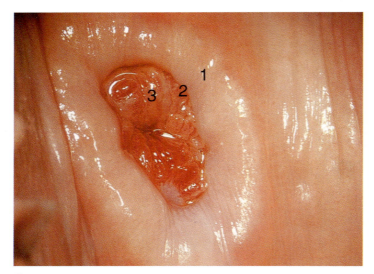

Figura 7.46

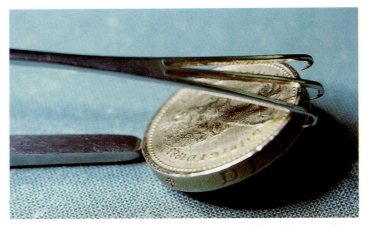

Figura 7.47 Gancho de pele múltiplo (Garra Singer; fabricado por Rocket, Londres).

O procedimento pode ser realizado à mão livre ou com o uso de um micromanipulador acoplado ao colposcópio. O último é utilizado com maior frequência.

Equipamento

É importante que o *laser* tenha um dispositivo com diâmetro focal variável e um dispositivo adequado de exaustão de fumaça. É essencial que o espéculo permita a manipulação do cone de tecido e que o feixe de *laser* possa atingir a superfície cervical. Pinças de Allis ou pinças hemostáticas podem ser utilizadas para apreender o cone, como demonstrado na Figura 7.47.

Técnica

Em muitos centros, o procedimento é realizado sob anestesia local em uma clínica ambulatorial, embora possa ser realizado sob anestesia geral.

O colo do útero é exposto com um espéculo de Cusco ou de Graves equipado com um sistema de exaustão de fumaça. A colposcopia deve ser realizada para determinar a extensão da lesão. Pode ser feita a infiltração com um agente vasopressor para reduzir a perda sanguínea durante o procedimento. A zona de transformação e a área da lesão devem ser circunscritas, da mesma forma como é feito na ablação a *laser*, deixando uma margem de 3 mm em torno da lesão. Este corte é aprofundado em, aproximadamente, 3 mm, e a borda do bloco em cone deve ser apreendida com os ganchos de pele e tracionadas para o lado e para baixo (Figuras 7.48-7.51). Em seguida, o *laser* é utilizado para aprofundar a incisão circunferencialmente, até que a profundidade desejada seja alcançada, nesta fase a incisão pode ser dirigida para a região central para dissecar o limite superior do bloco de tecido. Isto pode ser feito com o auxílio de um gancho de pele, deslocando o tecido lateralmente para que o feixe de *laser* possa cortar o ápice do cone. A excisão do cone pode ser feita também com o uso de tesoura curva ou com uma pinça de Allis. A vantagem de usar estes instrumentos é que não provocam lesão térmica.

Se necessário, a base da escara do cone pode ser biopsiada para avaliar a presença de lesão residual no canal endocervical (Figura 7.52). No final do procedimento, o defeito cilíndrico pode

Manejo das lesões pré-malignas de câncer cervical   159

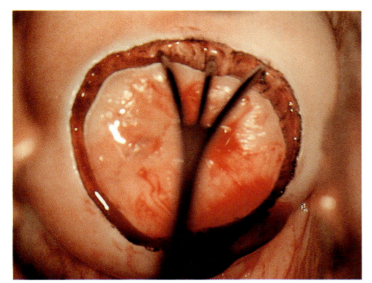

Figura 7.48 Uma biópsia em cone sendo apreendida por um gancho de pele e puxada para baixo. Quando a tração é aplicada sobre os tecidos, o desbridamento pode ser feito facilmente com a aplicação do feixe de *laser* sobre a superfície. Ao movimentar os ganchos na periferia do cone e gradualmente aprofundando o corte vertical, forma-se um bloco de tecido cilíndrico com uma profundidade apropriada, geralmente, de 20 mm.

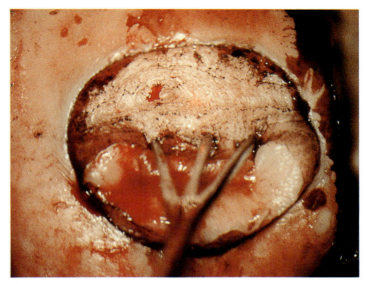

Figura 7.49

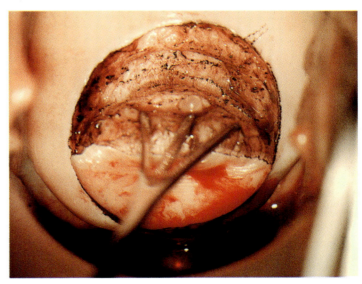

Figura 7.50

ser facilmente mensurado com um simples aparelho de medição (Figura 7.53). Algumas vezes pode ser necessário ampliar a ressecção na base. Alguns recomendam cortar uma pequena fatia na base, usando o *laser* junto à margem endocervical. Isto resulta na eversão do epitélio endocervical, e este simples procedimento pode minimizar o risco de estenose cervical.

Após a excisão da amostra, a hemostasia pode ser feita com o aumento do diâmetro focal do feixe, reduzindo, desse modo, sua potência e dirigindo o feixe para os pontos de sangramento. Um eletrodo esférico para hemostasia também pode ser uma técnica alternativa eficaz, particularmente em casos de sangramento maior.

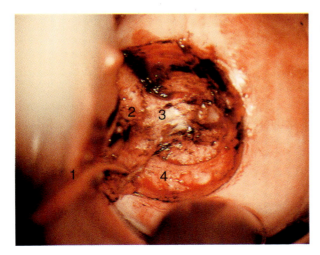

Figura 7.51

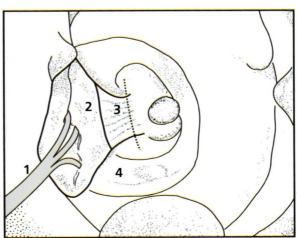

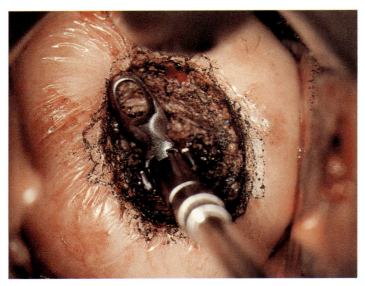

Figura 7.52

Excisão da zona de transformação com agulha

NETZ é uma modificação da alça diatérmica. Um eletrodo reto feito de tungstênio é utilizado como um bisturi. A alça diatérmica é rígida e apresenta um diâmetro fixo de 1,2-2,5 cm. A quantidade e formato do tecido excisado são determinados pelo tamanho e formato da alça utilizada. Não é possível ver a profundidade na margem do corte, não sendo possível descartar lesão residual no canal. As lesões maiores são geralmente removidas em múltiplos pedaços ou por conização a *laser* ou por conização com bisturi a frio. Estas técnicas são dispendiosas, e os procedimentos apresentam mais riscos do que a NETZ.

A quantidade de tecido que pode ser removida com o eletrodo de agulha é similar àquela removida com um bisturi a frio ou com *laser*. No entanto, a hemostasia pode ser alcançada com maior eficácia e eficiência.

Existem relatos mostrando maior proporção de resultados com margens livres do cone com o procedimento de NETZ.

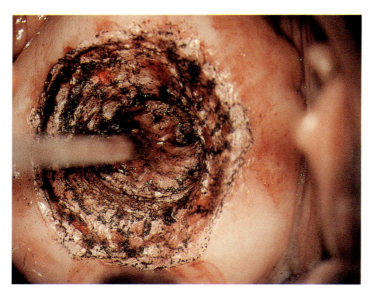

Figura 7.53

Técnica

A preparação da paciente é similar àquela que deve ser feita para um procedimento de LEEP. No entanto, o eletrodo de agulha necessita de configurações mais baixas de potência para realizar o procedimento. Os autores utilizam uma potência de 15W para corte e 15W para coagulação, combinado no nível 1. Alguns autores sugerem somente o uso de coagulação em um nível de potência mais elevado. A configuração da potência precisa ser ajustada de acordo com o tipo de agulha utilizada.

Com a unidade diatérmica na combinação 1 (uso simultâneo de corte e coagulação), a agulha é inserida no tecido cervical fora da zona de transformação na posição de 12 ou 3 horas. A agulha é movimentada lentamente e gentilmente em sentido horário até completar o círculo. Pode ser necessário empurrar o colo do útero centralmente ou para o lado oposto com um gancho para completar o círculo inicial. O eletrodo reto pode ser dobrado na junção do terço proximal e nos dois terços distais para criar um ângulo de 30°. A agulha é reinserida na posição de 12 horas e lentamente girada em sentido anti-horário até a posição de 6 horas para criar o cone e completar a excisão. Hemostasia eficaz é alcançada por coagulação com a mesma agulha.

Manipulação do cone

A amostra em cone excisada deve ser imersa intacta em formalina neutra, tamponada por um tempo de fixação de até 24 horas, dependendo de seu tamanho. Após o processamento, cortes longitudinais são examinados, e as margens endocervical e ectocervical devem ser avaliadas. Blocos radiais podem ser feitos, se o orifício cervical for circular ou se estiver aberto, porém a desvantagem desta técnica é que os blocos apresentam a forma de cunha, causando problemas na inclusão e corte. As bordas do cone podem ser difíceis de avaliar. Não é raro encontrar duas zonas de lesão térmica. A zona na margem da ressecção, que possui uma espessura de aproximadamente 50 µm, se caracteriza por apresentar uma área de carbonização e queimadura extensa. A outra zona apresenta uma espessura variável e se caracteriza por coagulação do tecido, sem área de queimadura. A zona coagulada pode variar entre 130 a 750 µm de espessura. A Figura 7.54 demonstra um exemplo destas zonas de lesão na borda de uma biópsia em cone (1). Essa lesão térmica pode ser evitada no ápice da amostra pelo uso de tesouras ou de uma pinça de Allis, como descrito anteriormente.

As amostras destes procedimentos com alça diatérmica são de alta qualidade. As Figuras 7.55-7.58 demonstram como é mínimo o artefato térmico nas margens da amostra e como é fácil interpretar as alterações histológicas nas extremidades ectocervical e endocervical. Não existe diferença significativa nas biocaracterísticas ou na extensão da lesão térmica no exame histológico das amostras após a conização a *laser* de CO_2 e após a biópsia excisional com alça eletrocirúrgica.

Na Figura 7.55, uma biópsia em cone com alça longa é apresentada com mínima lesão térmica (1). A excelente qualidade do material sobre a lesão (2) com progressão para o canal endocervical (3) pode ser observada. A ampliação desta foto na Figura 7.56 exibe uma lesão térmica (1), o preenchimento da glândula (2) e a

Manejo das lesões pré-malignas de câncer cervical   **161**

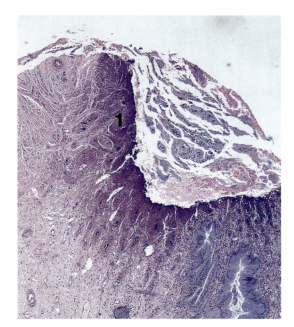

Figura 7.54

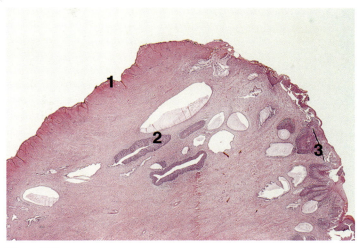

Figura 7.56

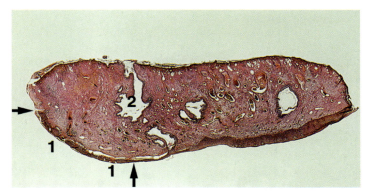

Figura 7.57

lesão superficial em (3). Na Figura 7.57, outra amostra excelente (com coloração de Van Gieson) exibe uma lesão de CIN3 (1), e os limites ectocervicais podem ser observados entre as setas, com glândulas "claras" (2) e as margens ecto e endocervicais.

Na Figura 7.58, a excisão foi incompleta em (1); e a excelente qualidade do material facilitou o estabelecimento desse diagnóstico importante. Um laudo histológico de excisão incompleta da CIN por LLETZ é muito melhor do que a doença residual. O sucesso da LLETZ depende de um laudo histológico com relatório de excisão incompleta, que indica a necessidade dos acompanhamentos colposcópico e citológico para identificar o pequeno número de mulheres com CIN residual após a terapia.

Conização com bisturi a frio

Durante anos, a terapia padrão para o tratamento da CIN e conservação do colo uterino foi a conização com bisturi a frio. Esta técnica valiosa foi substituída pela conização a *laser* (CO_2) e depois pela conização com alça diatérmica (LLETZ/LEEP). Antes da disponibilidade difundida da colposcopia, muitas biópsias em cone foram realizadas às cegas com o uso desta técnica de bisturi a frio. Consequentemente, havia uma grande variabilidade na quantidade de tecido removido e as sequelas significativas sobre o colo do útero. A conização com retirada grande de tecido tende a ser muito eficaz para o tratamento da CIN, mas com um custo muito alto associado ao risco das complicações gestacionais. A conização de menor tamanho eram menos traumáticas, porém geralmente não removiam o problema fundamental da CIN. A colposcopia possibilita a realização de uma avaliação precisa do tamanho da lesão e, consequentemente, o clínico pode determinar com maior precisão o tamanho do cone (excisão) necessário.

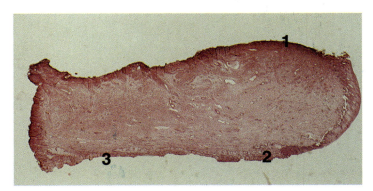

Figura 7.55

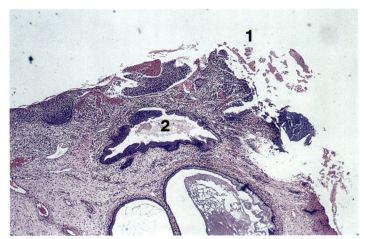

Figura 7.58

Nenhuma paciente deve realizar o tratamento de um esfregaço anormal sem primeiro realizar uma colposcopia.

A conização tem como meta o manejo diagnóstico e o tratamento com cura da lesão. Toda a zona de transformação deve ser removida, com extensão para o canal endocervical para envolver toda a lesão. A extensão endocervical é difícil de determinar, e vários métodos têm sido empregados para superar este problema e foram discutidos anteriormente. Existem várias indicações para a conização.

Indicações

As indicações para a conização (excisão) (com bisturi a frio, *laser* de CO_2 ou alça diatérmica) são as seguintes:

1. A lesão se estende para o canal endocervical, e uma avaliação satisfatória não pode ser realizada colposcopicamente ou por biópsia (colposcopia insatisfatória).
2. A citologia apresenta indícios de uma lesão invasiva sem haver evidência colposcópica.
3. Há indício de uma lesão invasiva na citologia, colposcopia ou biópsia.
4. Uma lesão glandular anormal é sugerida pela citologia ou pela colposcopia.
5. A citologia sugere uma condição mais grave do que a colposcopia ou a biópsia por punção.
6. A curetagem endocervical sugere uma lesão pré-cancerosa ou cancerosa.

Deve-se reconhecer que, em muitas partes do mundo, onde as técnicas excisionais mais recentes, como o *laser* de CO_2 e a alça diatérmica, não estão disponíveis, a conização com bisturi a frio ainda exerce um papel importante.

Técnica

A introdução dos analgésicos de curta duração reversíveis, como o midazolam, tornaram possível a realização dos procedimentos cirúrgicos maiores com a paciente semiconsciente e livre de dor.

A paciente deve ser colocada na posição de litotomia. Um espéculo de Simm ou de Auvard é inserido na vagina, expondo o colo do útero. Antes de iniciar o procedimento a colposcopia deve ser realizada novamente para confirmar o sítio de lesão. Para reduzir a perda sanguínea durante o procedimento, algumas técnicas hemostáticas podem ser utilizadas, como a colocação de suturas laterais nos ramos descendentes das artérias cervicais ou o uso de um agente vasopressor injetado diretamente no estroma do colo do útero. Os agentes mais populares são a epinefrina diluída em anestésico local, a felipressina em anestésico local ou a bupivacaína e octapressina. A infiltração deve circundar a periferia da margem ectocervical da lesão e não deve ser aplicada diretamente na lesão, em razão do risco teórico de implantação da CIN em um plano mais profundo no colo uterino.

A solução iodada de Lugol pode ser usada para auxiliar a demarcação das margens ectocervicais da lesão. Esta solução tem pouca utilidade para demarcar a nova junção escamocolunar.

Com uma pinça em dente de rato, o colo uterino deve ser apreendido na região periférica à lesão e puxado para baixo. A incisão ectocervical deve ser realizada com uma lâmina de bisturi

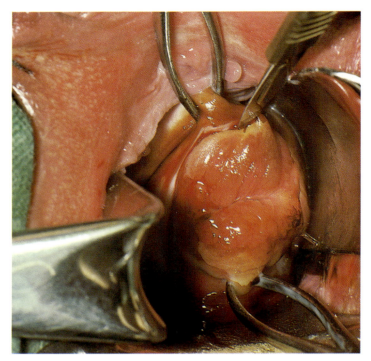

Figura 7.59

em ponta aguda (triangular), circundando completamente a zona de transformação e a lesão (Figura 7.59). Geralmente, é mais fácil iniciar a incisão posteriormente e estendê-la anteriormente, para evitar que o sangramento escorra sobre a incisão. Tracionando o cone com uma pinça em dente de rato, deve ser feita uma incisão vertical no colo do útero, em direção ao canal endocervical (Figura 7.60), de modo a remover um bloco cônico de tecido (1) (Figura 7.61). A profundidade necessária deste corte é o principal pro-

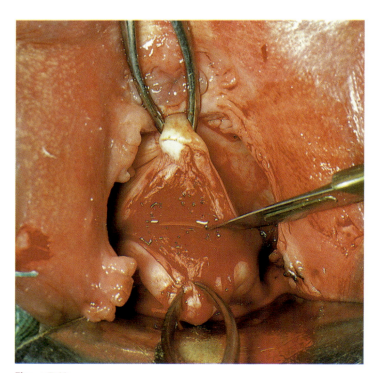

Figura 7.60

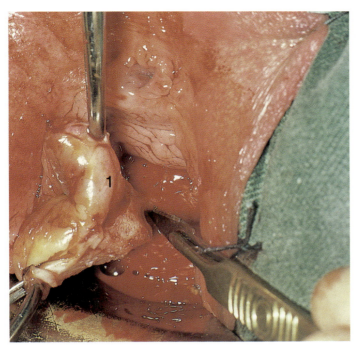

Figura 7.61(a)

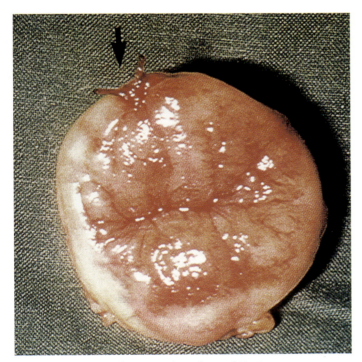

Figura 7.61(b) Fotografia macroscópica de uma biópsia em cone com bisturi, com o "orifício cervical virado para cima" antes da fixação. Há uma sutura na posição de 12 horas para orientação.

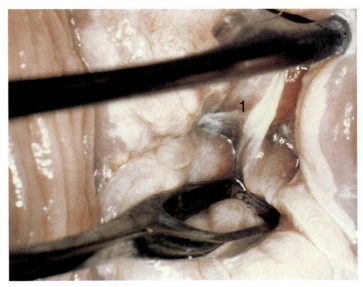

Figura 7.62

blema. Uma profundidade entre 15 e 20 mm tem sido preconizada para eliminar a lesão endocervical. Se a lesão na ectocérvice se estende em uma grande área e alcança o canal endocervical, com o limite superior visível, então pode ser feita uma excisão em cone mais superficial. Entretanto, se a lesão na ectocérvice é pequena e o limite superior na endocérvice não é visível, como na Figura 7.62, então um cone proporcionalmente mais longo é necessário.

Felizmente, a última situação raramente ocorre em mulheres mais jovens, de modo que o risco de complicações em gestações futuras, em consequência de uma lesão no esfíncter cervical, é menor.

Reparação do defeito no colo do útero

Tradicionalmente, o reparo da superfície cortada do colo uterino após a conização tem sido realizado. A Figura 7.63 demonstra o uso de uma das técnicas previamente usadas e bastante popular, a técnica de Sturmdorf, em que suturas eram inseridas para cobrir os retalhos da superfície cruenta do epitélio cervical. O resultado no momento da cirurgia é ideal (Figura 7.64). Todavia, a fibrose e a desfiguração que podem ocorrer durante o processo de cicatrização, além do risco de encobrir alguma lesão residual pré-cancerosa e dificultar o acompanhamento, devem ser consideradas. Contanto que a hemostasia local possa ser alcançada, a melhor abordagem é simplesmente congelar ou cauterizar a base da cavidade do cone e permitir que a cicatrização espontânea ocorra. Isto resulta em uma nova junção escamocolunar acessível aos acompanhamentos citológico e colposcópico. Alternativamente, o simples tamponamento pode ser usado.

7.10 Manejo da extensão da zona de transformação anormal (atípica)

Raramente, a área da zona de transformação atípica é extensa, alcançando a periferia do colo uterino e se estendendo para a vagina. A área de transformação atípica pode-se estender para a endocérvice (Figuras 7.65-7.67), dando origem a uma colposcopia insatisfatória. Antigamente, este tipo de lesão extensa era tratado por cirurgia, com remoção de uma grande parte do colo uterino e dos fórnices vaginais. Atualmente, a realização da vaporização a *laser* periférica associada à vaporização central ou à excisão profunda com *laser* ou alça diatérmica permite que o clínico trate toda a área de modo eficaz sem remover grandes volumes do colo do útero e sem causar lesão cirúrgica (Figura 7.68a). É importante reconhe-

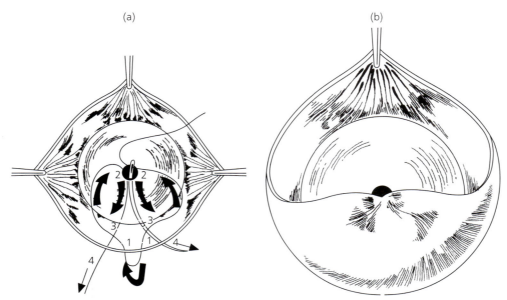

Figura 7.63 (a e b) Desenho demonstrando a técnica para a realização de retalhos cutâneos cervicais e colocação das suturas de Sturmdorf. A finalidade da sutura de Sturmdorf é cobrir a superfície posterior do coto cervical cruento com um retalho cutâneo livre. O procedimento básico implica na colocação do ponto médio da borda do retalho cutâneo no canal cervical com fio duplo. As agulhas montadas nesses dois fios fixam os retalhos ao coto. Elas são inicialmente ancoradas na extremidade posterior do canal, com transfixação da parede posterior do coto; um no lado esquerdo, na posição de 5 horas e um no lado direito na posição de 7 horas. (a) O trajeto realizado pelas suturas após ter sido apreendida no ponto médio da borda do retalho cutâneo posterior. A sutura começa atravessando a borda cutânea em 1A, e alguns cirurgiões preferem a realização de uma fixação dupla ou um nó neste ponto. Em qualquer caso, este é o ponto médio do comprimento da sutura, e cada metade será inserida separadamente em cada lado, com uma extremidade sendo inserida na sequência marcada no diagrama de 1 a 4; a outra extremidade livre é inserida de modo similar. (b) O resultado após a sutura ter sido tensionada e amarrada. Por envolver uma grande parte do coto cervical entre as duas metades ou extremidades, a sutura também atua como um agente hemostático, não havendo a necessidade de se preocupar com sangramento dos vasos nas extremidades dos cotos.

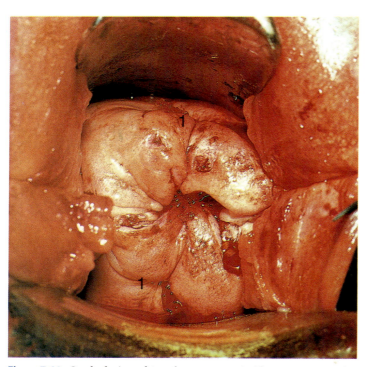

Figura 7.64 O colo do útero foi totalmente reconstituído com as suturas de Sturmdorf anteriormente na posição de 12 horas (1) e posteriormente na posição de 6 horas (1). O colo do útero está coberto pelo epitélio, exceto uma faixa estreita em cada lado; estes desapareceram quando a sutura anterior é cortada.

cer que em uma pequena proporção dos casos, uma zona de transformação congênita pode estar presente, com o acetobranqueamento típico, se estendendo além do colo uterino para os fórnices vaginais. Geralmente, isto pode ser observado com maior frequência nas paredes anterior e posterior. Normalmente, há um padrão de mosaico discreto presente. Esta lesão tem baixo potencial para alteração maligna e não requer tratamento. A realização de biópsias minuciosamente bem documentadas deve ser obtida antes de iniciar qualquer tratamento desta área.

Técnica

O procedimento pode ser realizado sob anestesia local ou geral. Devem ser feitas biópsias da área periférica da zona de transformação. Na Figura 7.67, por exemplo, existe uma área central colposcopicamente insatisfatória (1) e uma área com alteração de baixo grau ou de uma lesão "intermediária" evidente em (2) e (3). As biópsias obtidas nas posições (2) e (3) demonstraram CIN3. A área central (1) foi removida por biópsia excisional e revelou um carcinoma microinvasivo muito precoce, e as áreas periféricas com diagnóstico de CIN3 foram submetidas à vaporização a *laser*.

Quando as lesões se estendem para os fórnices vaginais (Figuras 7.66, 7.67), é prudente realizar o procedimento sob anestesia geral, pois o epitélio vaginal é extremamente sensível e pode ser difícil alcançar uma completa analgesia com o uso de agentes anestésicos locais.

Com a paciente na posição de litotomia, um exame colposcópico mapeia a lesão. É útil circundar os limites externos da zona

Manejo das lesões pré-malignas de câncer cervical 165

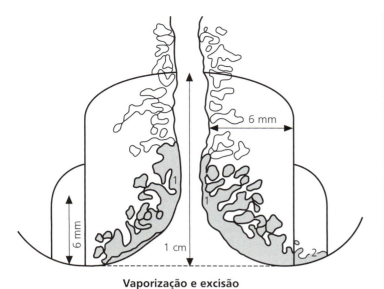

Figura 7.65 Uma representação diagramática de uma lesão de grande extensão de epitélio anormal (atípico) para a ectocérvice; este caso requer vaporização e excisão. Este epitélio se estende para o canal endocervical (área sombreada) (1), e um procedimento excisional será necessário para sua completa remoção. O epitélio anormal (atípico) na ectocérvice (2) já foi biopsiado, e o diagnóstico foi o de uma neoplasia intraepitelial cervical, esta condição necessitará de vaporização. As setas apontam para os limites externos do procedimento de vaporização.

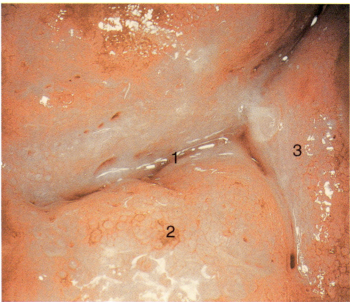

Figura 7.67 Uma área extensa de epitélio anormal (atípico), com extensão para a endocérvice (1), ectocérvice (2) e fórnice vaginal (3). Biópsias por punção são realizadas nas áreas (2) e (3) para excluir a presença de invasão; após a realização das biópsias, foi feita a vaporização dessa região do colo do útero. Em razão da visibilidade insatisfatória da área central (1), um procedimento excisional foi realizado.

de transformação atípica com *laser*. A conização é realizada primeiramente com o uso de *laser* ou de alça diatérmica. Após remoção da área central, a região periférica pode ser vaporizada a uma profundidade de 5 mm (Figura 7.68). As fibras do estroma cervical podem ser observadas na base da área tratada com mínimo sangramento. Na Figura 7.68a, a lesão de CIN se estendeu para o fórnice vaginal (setas), isto contrasta com a lesão vista na Figura 7.67, em que a lesão se estendeu para a mucosa vaginal (3).

Nos casos exibidos nas Figuras 7.66-7.68a, já tinha sido feito uma biópsia da área periférica, na clínica colposcópica com diagnóstico de CIN3. No entanto, se houver qualquer indício colposcópico ou histológico de invasão, é necessário realizar um segun-

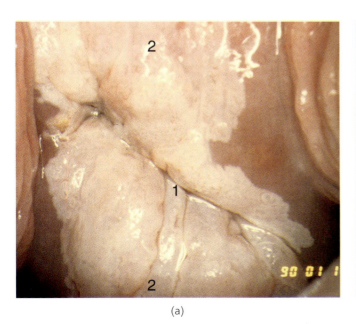
(a)

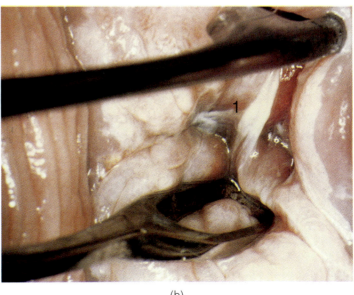
(b)

Figura 7.66 (a) Uma área grande de epitélio anormal (atípico) (coloração acetobranca densa) se estende para a endocérvice (1) e ectocérvice (2), necessitando de excisão na área central (1) e vaporização da área periférica (2). (b) Demonstra a dificuldade em encontrar o limite superior da lesão.

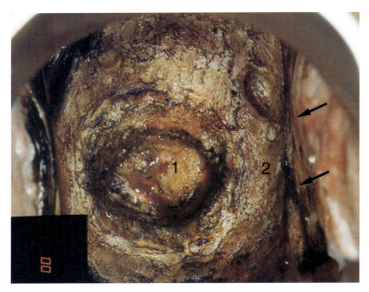
Figura 7.68

do corte, usando o *laser* no modo superpulso, no epitélio anormal (atípico) do fórnice vaginal ou da vagina. Esta técnica é descrita no Capítulo 8.

O procedimento final do tipo "*top hat*" ou segunda passagem com *laser* para excisão da extensão endocervical da CIN, também, são empregados nos procedimentos de vaporização a *laser*, na excisão com alça diatérmica e na conização com alça diatérmica. A Figura 7.68a é um bom exemplo.

7.11 Histerectomia no tratamento de neoplasia intraepitelial cervical

Atualmente, a histerectomia de rotina no manejo primário da CIN é raramente indicada. Existem mais de mil casos documentados na literatura, e a incidência da recorrência de câncer invasivo da cúpula vaginal é surpreendentemente baixa. Na maioria dessas recorrências, havia a suspeita de falha no diagnóstico inicial da extensão vaginal da CIN, como demonstrado nas Figuras 7.66 e 7.67.

As indicações para histerectomia estão bem definidas e são as seguintes:

1 Condições ginecológicas benignas preexistentes, como sangramento uterino disfuncional, fibromas, endometriose, prolapso uterovaginal ou pedido da paciente para esterilização. É importante lembrar que a confirmação histológica, na forma de uma biópsia em cone ou por punção, de uma lesão cervical deve ser obtida antes de realizar o procedimento. Se toda a zona de transformação e a área de anormalidade forem visíveis, a biópsia por punção pode ser utilizada. No entanto, se a colposcopia for insatisfatória, com extensão da lesão para o interior do canal cervical com risco de um carcinoma invasivo oculto, então a biópsia em cone deve ser realizada.
2 Doença intraepitelial nos limites da amostra da conização, detectada durante o exame histológico. Esta era uma indicação padrão no passado, porém, os autores consideram que o seu emprego atual é limitado. Na verdade, o número de casos de carcinoma invasivo após tratamento de carcinoma *in situ* (CIN3) por histerectomia também é surpreendentemente baixo.
3 Razões técnicas incomuns, como um esfregaço positivo na pós-menopausa na presença de um útero pequeno, tornando difícil a realização de uma conização diagnóstica e menos eficaz do que a histerectomia vaginal.
4 Uma lesão pode-se estender para a cúpula vaginal e, embora a técnica destrutiva e a cirúrgica combinadas possam ser utilizadas, como discutido na seção anterior, em muitos casos a histerectomia pode ser uma forma mais apropriada de terapia. A colposcopia é essencial para definir os limites da lesão e para estabelecer o tamanho da excisão na cúpula vaginal a ser removida. Um exemplo de uma lesão que poderia ser tratada por histerectomia é exibido na Figura 7.67.
5 Se a paciente tiver medo de métodos mais conservadores ou quando houver dúvidas sobre adesão ao acompanhamento para vigilância regular.

Para a paciente que solicita uma histerectomia, quase não há dúvida de que a terapia ideal seja a realização de uma histerectomia vaginal ou de uma técnica de invasão mínima, como uma histerectomia vaginal assistida por laparoscopia (LAVH) ou uma histerectomia laparoscópica total (LTH). Estas técnicas possibilitam a identificação e o delineamento preciso das áreas cervicais anormais e reduzem o risco de lesão pré-maligna residual. Isto é especialmente importante para a paciente com uma lesão que se estende do colo do útero para os fórnices vaginais (2,4%). Os procedimentos abdominais tradicionais para tratamento das pacientes com anormalidades citológicas persistentes apresentam um risco significativo de lesão residual do colo uterino e da vagina, com potencial para desenvolver lesões invasivas posteriormente. Uma vantagem significativa da LAVH ou LTH é a possibilidade de remoção dos ovários, quando houver indicação.

Se a histerectomia for realizada após a conização, o procedimento deve ser executado o mais breve possível. No acompanhamento destas pacientes, o autor realiza uma colposcopia da cúpula vaginal 4 a 12 meses após a histerectomia e, depois, realiza a citologia anualmente durante 5 anos e, depois, a cada 2-3 anos.

7.12 Complicações imediatas do tratamento da neoplasia intraepitelial cervical

Os problemas pós-operatórios imediatos observados após uma conização a *laser* são essencialmente os mesmos encontrados após a realização de outros procedimentos excisionais ou destrutivos locais no colo do útero. Uma hemorragia pode ocorrer durante a execução do procedimento em consequência da dissecção incompleta dos vasos ou pode estar associada à infecção secundária. O tratamento pode ser conservador, embora o manejo cirúrgico ocasionalmente seja necessário e, mais raramente, uma transfusão sanguínea de suporte pode ser necessária.

A exsudação de secreção vaginal é comum em razão do processo de cicatrização e, geralmente, persiste por algumas semanas.

Manejo das lesões pré-malignas de câncer cervical

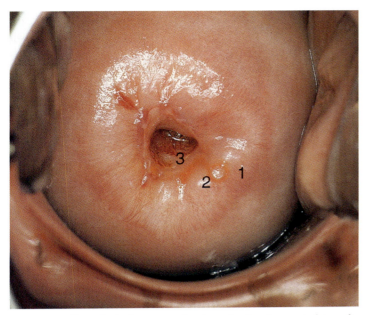

Figura 7.69 Um colo do útero normal após conização a *laser*; esta fotografia demonstra o resultado seis meses após o tratamento. A margem da área lateral está localizada em (1), o epitélio regenerativo em (2) e a nova junção escamocolunar em (3).

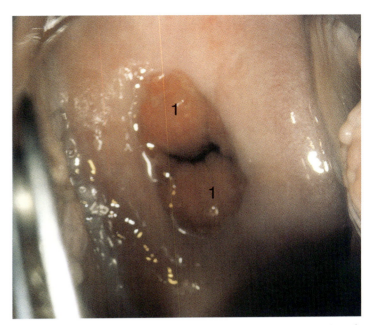

Figura 7.71 Uma área de "ectopia" (epitélio colunar exposto na ectocérvice) que se formou seis meses após a vaporização a *laser* de uma neoplasia intraepitelial cervical.

Nenhum tratamento especial é necessário, se não houver infecção. Dor raramente está presente após o procedimento, mesmo no período pós-operatório imediato.

As complicações a longo prazo podem surgir em consequência da cicatrização do colo do útero. A maioria das pacientes terá uma junção escamocolunar acessível com uma pequena área de epitélio colunar visível (Figuras 7.69, 7.70). No entanto, não é incomum que o colo uterino apareça como na Figura 7.71, em que há uma grande área de epitélio colunar exposto. Tais situações podem resultar em queixas de secreção vaginal ou sangramento pós-coital e intermenstrual. A estimulação para provocar o processo de metaplasia nesta área pode ser necessária com uso de criocirurgia, cauterização ou, até mesmo, vaporização a *laser* do epitélio colunar. Entretanto, para a maioria das pacientes, o tratamento ativo não é necessário. A estenose parcial ou completa do orifício cervical ocorre raramente (Figura 7.72). Isto pode ser identificado

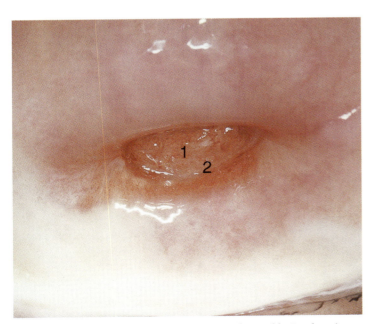

Figura 7.70 Um achado frequente da conização a *laser* e ablação a *laser* é o aparecimento de um "botão" proeminente de epitélio colunar (1). Este "botão" tende a aparecer após a remoção de grandes volumes de tecido, deixando um defeito amplo. A margem da área regenerativa está situada em (2).

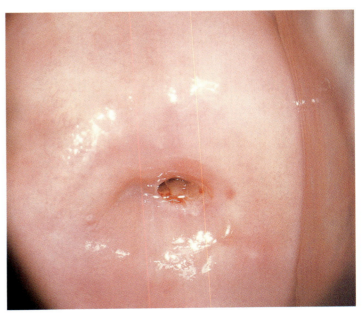

Figura 7.72 Um orifício cervical parcialmente estenosado após a conização a *laser*; a junção escamocolunar não é acessível. Neste caso, a citologia por escovado ou a curetagem endocervical é mandatória para uma avaliação de acompanhamento apropriada.

na revisão para exame citológico. Ocasionalmente, a paciente nota uma alteração do padrão menstrual com fluxo prolongado ou reduzido, podendo haver dismenorreia. A dilatação mecânica do colo do útero ou a redução da cicatriz com um *laser* geralmente resolve o problema com eficácia.

7.13 Complicações a longo prazo do tratamento da neoplasia intraepitelial cervical

Complicações relacionadas com a gravidez

Em uma metanálise realizada, em 2006, Kyrgiou *et al.* constataram que a LLETZ ou a LEEP estava significativamente associada ao parto prematuro (risco relativo de 1,70; 11% no grupo de tratamento comparado a 7% no grupo-controle), baixo peso ao nascimento < 2.500 g (risco relativo de 1,82) e ruptura prematura das membranas (risco relativo de 2,69). A conização com bisturi a frio estava significativamente associada ao parto prematuro (risco relativo de 2,59) e baixo peso ao nascimento < 2.500 g (risco relativo de 2,53). De modo interessante, efeitos adversos similares, porém marginalmente não significativos, foram documentados na conização a *laser* (parto prematuro). Essa metanálise não detectou aumento significativo do risco de desfechos adversos obstétricos após a ablação a *laser*.

Mais preocupante, em outra metanálise, Arbyn *et al.* relataram em 2008, que a conização com bisturi a frio estava associada a um risco significativamente maior de mortalidade perinatal (risco relativo de 2,87), parto prematuro grave < 32 semanas (risco relativo de 2,78), parto prematuro extremo < 28-30 semanas (risco relativo de 5,33) e baixo peso ao nascimento < 2.000 g (risco relativo de 2,86). A LEEP e a terapia destrutiva com crioterapia e vaporização a *laser* não foram associadas a uma frequência significativamente maior de desfechos gestacionais adversos graves.

Estenose e constrição

Sempre que um tratamento cirúrgico é realizado, a resolução da ferida pelo organismo ocorre através da reparação do tecido com colágeno. Quando este reparo é excessivo, ocorre fibrose. No colo do útero, o resultado dessa cicatrização durante um longo período, igual ou superior a 6-12 meses, é um estreitamento do orifício cervical, que, em sua forma mais extrema, obstrui completamente o colo do útero (Figuras 7.73, 7.74). Esta complicação é mais frequente nas mulheres na pós-menopausa e no pós-parto, podendo resultar no desenvolvimento de uma piometra (Figura 7.73). Nas mulheres mais jovens, a estenose pode causar endometriose pélvica subsequente a um hematometra. Este diagnóstico pode ser difícil de realizar e, algumas vezes, só é feito pela cirurgia, mas, atualmente, o diagnóstico pode facilmente ser estabelecido sem cirurgia com as técnicas ultrassonográficas modernas.

A fibrose e a estenose podem ocorrer após qualquer uma das técnicas conservadoras descritas (Figuras 7.75-7.79). A Figura 7.75 exibe dois orifícios artificiais que foram criados após a criocirurgia. O epitélio glandular residual pode apresentar uma imagem incomum, como demonstrado na Figura 7.76, onde uma área branca e densa de cicatrização pode ser observada e pode ser confundida com um epitélio anormal (atípico).

A remoção de grandes áreas do colo uterino pode resultar em uma subsequente deformidade (Figuras 7.78, 7.79), com surpreendente preservação da função.

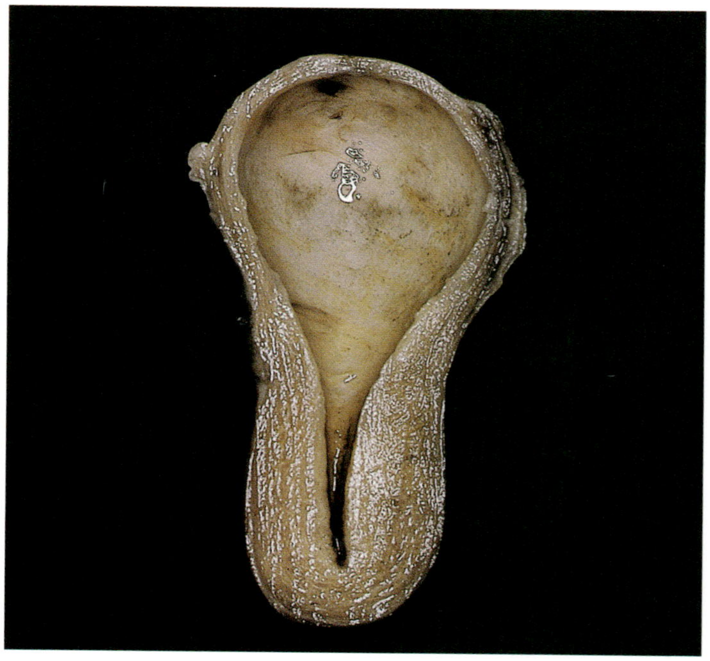

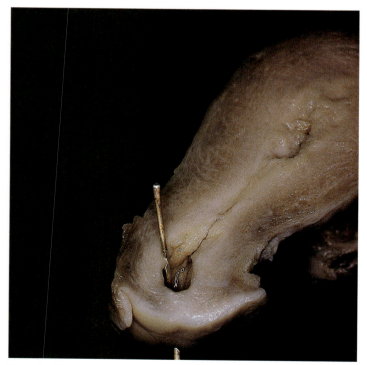

Figuras 7.73 e 7.74 Uma peça de histerectomia demonstrando a presença de estenose cervical completa quatro anos após uma conização. Na Figura 7.73, houve desenvolvimento de piometra nesta mulher na pós-menopausa. Na Figura 7.74, passagem forçada de uma sonda, onde o canal cervical existia previamente.

Figura 7.74

Manejo das lesões pré-malignas de câncer cervical

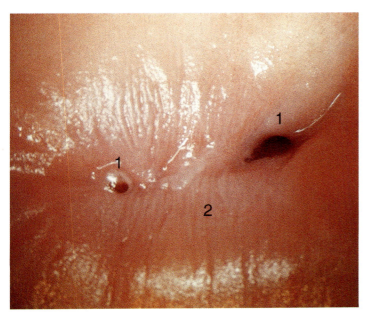

Figura 7.75 Dois orifícios artificiais (1) produzidos pela cicatrização do colo do útero após tratamento criocirúrgico. A estriação radial típica (2) observada após a criocirurgia está presente no lábio posterior do colo do útero.

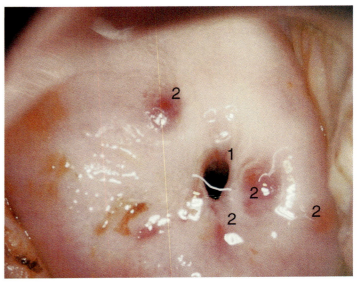

Figura 7.76 Um orifício externo estreitado e fibrótico (1) circundado por pontos estranhos que são o resultado de focos residuais de epitélio glandular (2) que se formaram após a terapia com *laser*. Este é um exemplo de endometriose cervical.

Quando ocorre estenose (Figuras 7.75-7.77a), a paciente geralmente apresenta sintomas de menstruação dolorosa e prolongada. Provavelmente, o método de manejo mais simples seja a realização de uma dilatação do colo do útero sob anestesia geral. No entanto, pode ser possível contemporizar o tratamento com o emprego de um pequeno dilatador e injeção de anestésico local no colo uterino; esta técnica foi desenvolvida pelo Dr. B. Mansell de Londres (Figura 7.77b). Até mesmo o uso de uma escova endocervical estreita pode aliviar o problema.

Tratamento cirúrgico e reconstrução após estenose

Raramente, a reconstrução do colo do útero pode ser necessária quando ocorre uma distorção grave ou quando os sintomas provocam um grave desconforto na paciente. A Figura 7.80 exibe o aspecto cirúrgico de uma paciente que necessitou de tratamento para uma lesão endocervical alta. Os resultados desse tratamento foram satisfatórios com a eliminação central profunda de um carcinoma microinvasivo. Infelizmente, seis meses após o tratamento, houve extensa fibrose do orifício cervical, provocando grave desconforto durante a menstruação. O orifício foi reduzido a um furo de alfinete (Figura 7.81). Uma técnica comumente usada para manejo é a dilatação cervical em intervalos regulares (Figura 7.82).

Em casos de estenose completa (Figura 7.83), o colo do útero pode ser infiltrado com anestésico local e sondado com uma agulha 21G (Figura 7.84) para aspirar sangue menstrual retido, indicando, desse modo, a direção em que a entrada deve ser realizada

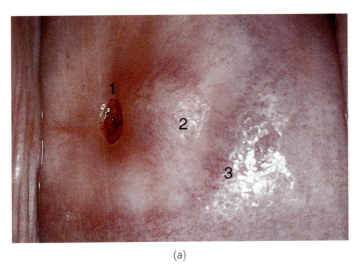

(a)

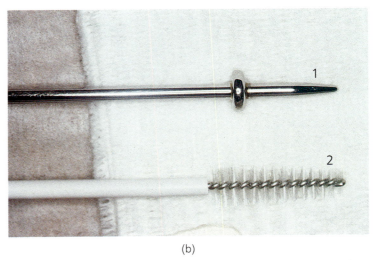

(b)

Figura 7.77 (a) Havia uma constrição grave da ectocérvice, e um dilatador cervical (b) foi usado para romper uma pequena membrana que revestia o orifício (1). Uma biópsia grande em cone tinha sido previamente realizada; a margem da área de tratamento cicatrizada está localizada em (2) e o restante do colo uterino em (3). (b) Um dilatador cervical (1), desenvolvido pelo Dr. B. Mansell de Londres e uma escova endocervical (2); ambos podem ser utilizados para dilatar a constrição cervical.

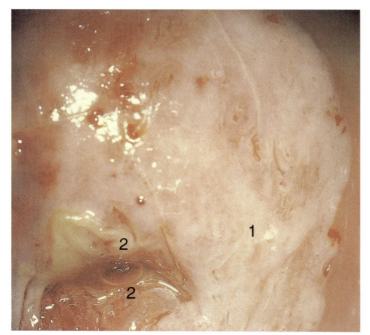

Figura 7.78 Existe uma grande área de epitélio muito anormal (atípico) (Coppleson grau 3) na ectocérvice (1), que se estende em direção ao fórnice vaginal esquerdo; o limite superior pode ser claramente visto em (2). Um procedimento excisional grande foi empregado, resultando em constrição e deformidade do colo uterino, como demonstrado na Figura 7.79.

na endocérvice obstruída (Figura 7.85). Na Figura 7.85, uma incisão foi realizada expondo o canal endocervical, e um dilatador cervical (Hegar 4) foi inserido na endocérvice. A contratração é feita com um par de pinça de Pozzi.

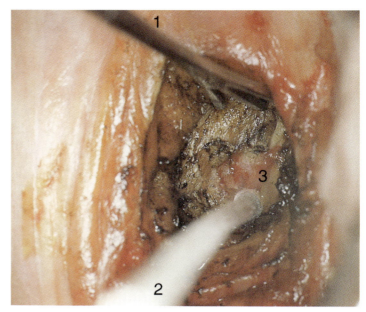

Figura 7.80

Eversão excessiva do epitélio colunar (pós-tratamento)

Quando o *laser* começou a ser usado na década de 1980, uma possível causa de recorrência era a destruição limitada da lesão de CIN. Isto resultava na formação de grandes áreas de epitélio colunar na ectocérvice, que apresentavam um risco de infecção recorrente pelo agente mutagênico que é responsável pela CIN. Esta alta taxa de recorrência resultou em uma destruição mais radical da CIN e dos tecidos adjacentes, levando a uma melhora dramática nos resultados. Para evitar o desenvolvimento destas áreas de epitélio colunar, tem sido recomendada a técnica de segunda passagem ou "*top hat*" para remoção do epitélio anormal (atípico) na

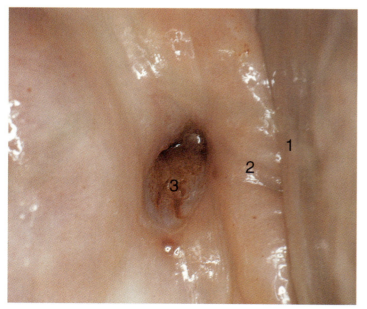

Figura 7.79 O colo do útero demonstrado na Figura 7.78 é observado seis meses depois. Uma grande área do lado esquerdo do colo uterino foi excisada, ocorrendo a retração do colo para fórnice vaginal esquerdo (1). A ectocérvice residual no lado esquerdo está situada em (2). O canal cervical está em (3). Embora a excisão dessa grande área (que mostrou uma lesão microinvasiva precoce) tenha resultado em uma grande deformidade, a paciente teve dois partos vaginais normais após este procedimento.

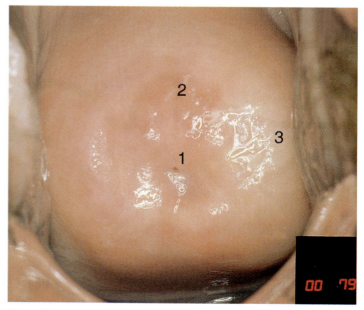

Figura 7.81

Manejo das lesões pré-malignas de câncer cervical 171

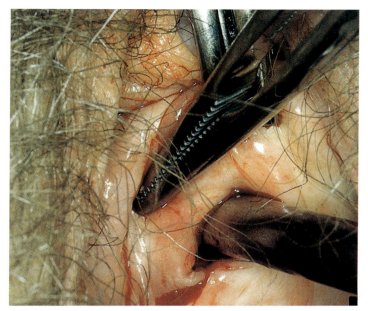

Figura 7.82 O canal cervical está dilatado.

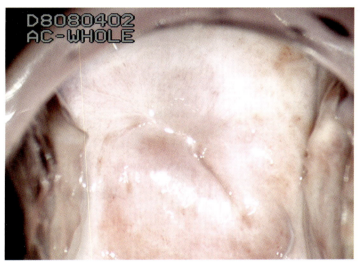

Figura 7.83

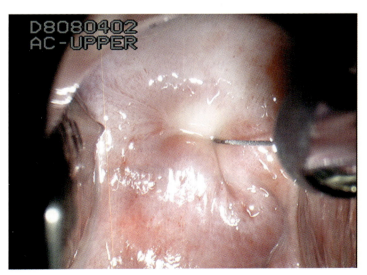

Figura 7.84

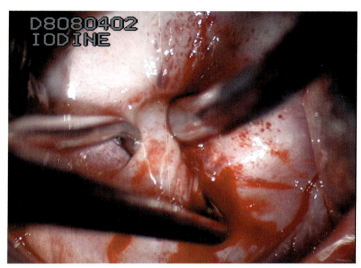

Figura 7.85

zona de transformação. Um exemplo excelente desta configuração é demonstrado na Figura 7.68a. Pode ser feita uma comparação às cérvices exibidas nas Figuras 7.86 e 7.87, que mostram a cérvice seis meses após o tratamento. A vaporização a *laser* foi utilizada no caso, observado na Figura 7.86, e a excisão com alça diatérmica grande foi usada no caso exibido na Figura 7.87. Em ambos, o epitélio colunar evertido e exposto está situado em (1), e o colo uterino cicatrizado (tratado) em (2). Recomenda-se que mulheres com risco elevado para o desenvolvimento de uma nova lesão de CIN sejam mantidas sob contínua vigilância.

7.14 Acompanhamento após o tratamento de neoplasia intraepitelial cervical

Embora as terapias conservadoras modernas para o tratamento da CIN sejam extremamente bem-sucedidas, com taxas de elimina-

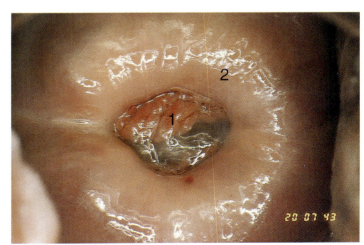

Figura 7.86

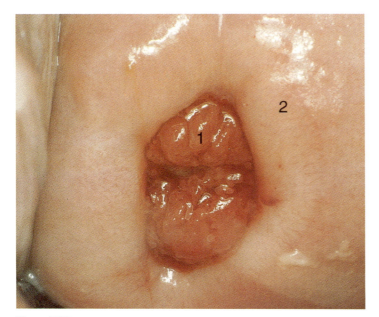

Figura 7.87

ção iguais ou superiores a 95%, o risco de câncer cervical das mulheres tratadas é duas a cinco vezes maior do que a população em geral. É importante enfatizar que a paciente deve participar de um programa de vigilância regular, de modo que qualquer doença residual ou recorrente possa ser identificada em um estágio inicial e tratada com eficácia. Seis casos ilustrando doença recorrente são ilustrados nas Figuras 7.88-7.93. O acompanhamento da paciente é tradicionalmente realizado por citologia e, quando necessário, por colposcopia. As recomendações dos programas da Europa e Reino Unido incluem o oferecimento de acompanhamento anual

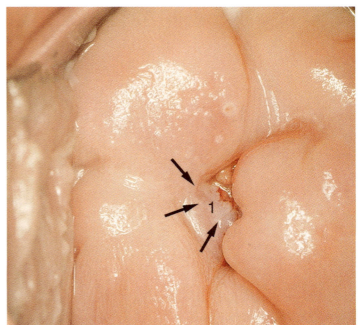

Figura 7.89 Cicatrização grosseira da endocérvice após a realização de uma biópsia em cone feita quatro anos antes para neoplasia intraepitelial cervical (CIN) 3. A citologia, embora negativa durante três anos, se tornou anormal com um esfregaço discariótico grave. Epitélio anormal (atípico) (1 e setas) pode ser visto na entrada da endocérvice. Outro procedimento excisional (conização a *laser*) revelou a presença de CIN3.

por, no mínimo, dez anos após o tratamento de uma lesão de CIN2 ou mais grave, antes do retorno ao intervalo de triagem de rotina. Mulheres tratadas para CIN1 podem retornar à triagem de rotina após dois anos de citologia negativa pós-tratamento.

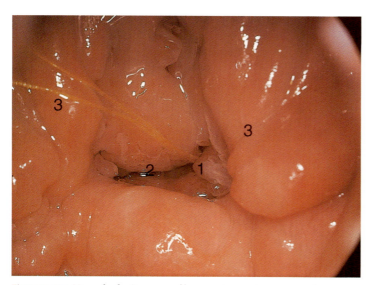

Figura 7.88 Um colo do útero com fibrose extensa, cinco anos após uma conização com bisturi a frio para tratamento de uma neoplasia intraepitelial cervical CIN 3. Uma área de epitélio atípico na endocérvice é observada em (1), e há outra área pequena na cicatriz lateral em (2). Duas suturas de Sturmdorf foram utilizadas, e a deformidade causada por elas pode ser observada em (3). Um procedimento excisional será necessário para diagnosticar e tratar essa lesão.

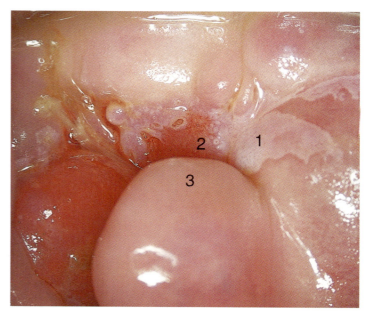

Figura 7.90 Um colo do útero irregular e cicatrizado quatro anos após uma conização para neoplasia intraepitelial cervical CIN 3; uma lesão residual (1) se estende para o canal endocervical (2). Uma revisão colposcópica e citológica minuciosa e um tratamento excisional secundário são necessários. O lábio cervical posterior distorcido está presente em (3).

Manejo das lesões pré-malignas de câncer cervical 173

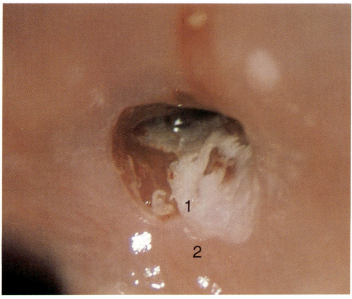

Figura 7.91 Uma lesão colposcopicamente de alto grau é vista (1) se estendendo para o canal endocervical. A neoplasia intraepitelial cervical grau 3 original foi tratada com vaporização a *laser* três anos antes; a área tratada (cicatrizada) está localizada em (2).

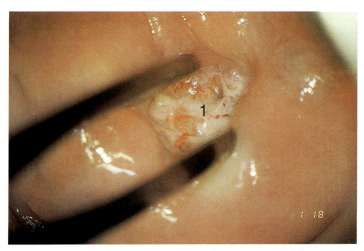

Figura 7.93 Uma lesão de alto grau (1) na endocérvice; o topo da lesão não pode ser visto. Esta lesão ocorreu dois anos após a vaporização a *laser*. Uma biópsia excisional revelou a presença de neoplasia intraepitelial cervical grau 3.

> **Recomendações dos programas da Europa e Reino Unido para protocolos de acompanhamento**
>
> *Sem teste para papilomavírus humano (HPV):*
> - Mulheres tratadas para doença de alto grau (neoplasia intraepitelial cervical 2 (CIN2), CIN3, neoplasia intraepitelial glandular cervical) requerem acompanhamento citológico em 6, 12 e 24 meses.
> - Citologia anual nos cinco anos subsequentes antes de retornar ao intervalo de rotina.
> - Colposcopia pode ser realizada em seis meses do acompanhamento.
> - Mulheres tratadas para doença de baixo grau requerem acompanhamento citológico em 6, 12 e 24 meses. Se todos os resultados forem negativos, as mulheres podem retornar à triagem nos intervalos de rotina.

> *Com teste de cura do HPV:*
> - Seis meses após o tratamento, acompanhar com citologia e teste para detecção de DNA do HPV.
> - Se ambos os testes forem negativos, as mulheres podem retornar à triagem normal com citologia em intervalos de 3 ou 5 anos.
> - Se qualquer citologia de alto grau ou teste para HPV for positivo, os casos serão avaliados por colposcopia.

O risco de anormalidade citológica recorrente após uma excisão com alça diatérmica depende da probabilidade de ocorrência de doença residual, que é julgada por sua posição na amostra excisada. Pacientes com margens completamente livres de doença podem ser acompanhadas apenas com revisão citológica, enquanto que aquelas em que a margem endocervical não está livre de doença requerem citologia por escovado ou curetagem endocervical (depende do protocolo local). Pacientes com margens ectocervicais incompletas requerem colposcopia e citologia padrão, e aquelas sem margens livres requerem colposcopia e citologia por escovado, com ou sem curetagem endocervical.

Uso do teste para detecção de DNA do papilomavírus humano após o tratamento

A causa mais comum de falha terapêutica é a doença residual. Isto ocorre porque a doença residual está associada à presença de HPV de alto risco. Diversos estudos não randomizados sugerem que o teste para HPV pode melhorar a predição de falha terapêutica. Parece que a recorrência ocorre principalmente no primeiro e segundo anos, levando à recomendação de que o período de observação deve ser realizado fundamentalmente durante esses anos. Recomenda-se que os primeiros dois sejam feitos exames 6 e 12 meses após a cirurgia.

O primeiro exame pode envolver a realização de colposcopia e citologia ou de citologia e teste para HPV. A colposcopia é

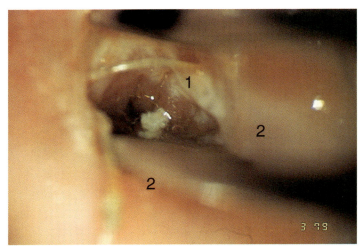

Figura 7.92 Uma lesão residual colposcopicamente de alto grau (1) é observada na região proximal ao canal endocervical; isto ocorreu dois anos após a vaporização a *laser*. O colo do útero tratado (cicatrizado) está situado em (2). Outro procedimento excisional será necessário para diagnóstico e tratamento.

importante para avaliar o grau de constrição do colo do útero, embora vários autores sugiram que apenas a citologia deve ser utilizada, e que esta é eficaz na detecção de qualquer recorrência.

O estudo *Test of Cure*, realizado no Reino Unido, revelou que se a citologia e o teste para HPV forem negativos em 6 meses, o risco de CIN2+ ao longo dos 2 anos seguintes é inferior a 0,5%. O retorno dessas mulheres aos exames em intervalos normais após 6 meses preveniria a necessidade de 10 testes citológicos anuais. O uso do teste para detecção de DNA do HPV foi incorporado no protocolo de acompanhamento em muitos países com programas de triagem cervical bem estabelecidos.

7.15 Tratamento da recorrência suspeita

É difícil detectar uma lesão de pré-câncer de alto grau ou de invasão precoce por um exame colposcópico após o tratamento. Vários estudos enfatizaram os problemas no reconhecimento colposcópico de câncer invasivo precoce neste grupo. Os sinais de invasão podem ser discretos e não detectados, especialmente após tratamento anterior, quando pode haver distorção do colo do útero, ou quando a invasão precoce existe no canal endocervical. Atualmente é aceito que, quando ocorre recorrência, esta deve ser tratada por biópsia excisional e não por repetição de vaporização.

7.16 Pré-câncer na gravidez

A ocorrência de um câncer durante a gravidez é relativamente rara em países desenvolvidos, principalmente decorrente da redução na taxa de nascimento e ampla cobertura dos programas de triagem. Câncer do colo do útero é o câncer pélvico mais comum durante os anos reprodutivos. No entanto, a incidência permanece baixa, sendo variavelmente relatada a uma taxa de um a 13 casos em cada 10.000 mulheres e uma incidência de CIN3 de um caso em cada 750 gestações. Como o recente aumento de casos de gravidez na adolescência em muitos países desenvolvidos, as mulheres têm filhos em uma idade precoce, quando a incidência de câncer é relativamente baixa.

Manejo do câncer cervical invasivo durante a gravidez

Em geral, o câncer (Figuras 7.94, 7.95) deve ser tratado como se a paciente não estivesse grávida. Pequenas variações, como o momento do tratamento, podem ser realizadas para permitir o nascimento de uma criança viva e ao mesmo tempo um tratamento eficaz do câncer. Nos primeiros dois trimestres, a regra geral é que o câncer deve ser tratado, e a gravidez sacrificada (Figura 7.95). Dificuldades surgem quando a gravidez está entre a 23-26ª semanas, em que há uma possibilidade real de sobrevivência. A decisão deve ser muito ponderada, e a opinião médica de um especialista em saúde feto-materna é essencial. Um atraso de 1-2 semanas para realizar o tratamento pode melhorar o resultado fetal e não causará uma diferença significativa na perspectiva de sobrevivência materna. Quando o momento da interrupção da gravidez estiver determinado, uma histerectomia radical de Wertheim durante a cesariana é o tratamento de escolha. Os ovários podem ser preservados. Um parto vaginal deve ser evitado.

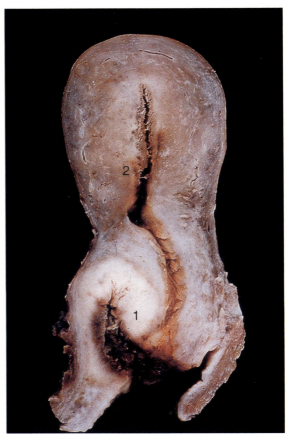

Figura 7.94 Um corte coronal de um útero gravídico com gestação inicial, mostrando um grande câncer de estágio Ib no lábio anterior do colo uterino (1). A decídua na cavidade superior pode ser observada em (2).

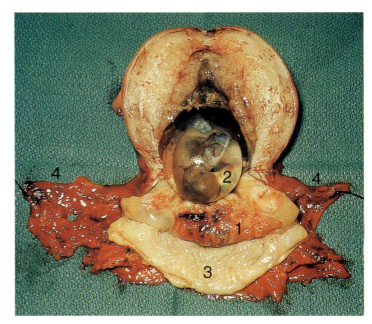

Figura 7.95 Um corte sagital de uma peça de histerectomia radical, demonstrando um câncer exofítico do lábio superior em estágio Ib (1), com um pequeno saco gestacional (2). A grande cúpula da vagina (3) e a dissecção do paracolpo (4) também são exibidas.

Manejo das lesões pré-malignas de câncer cervical 175

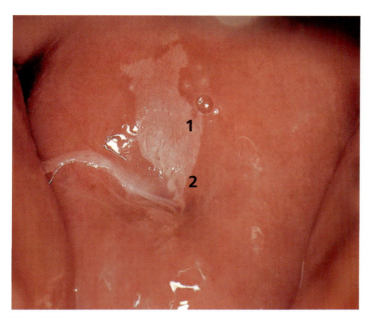

Figura 7.96

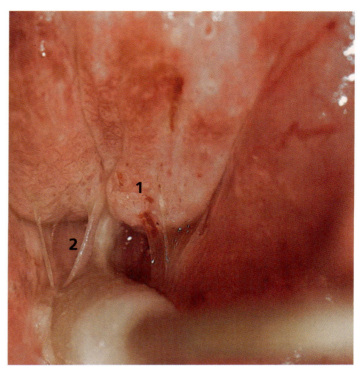

Figura 7.97

No estágio final da gestação, quando a preocupação sobre a potencial viabilidade fetal é menor, o câncer deve ser tratado de acordo com o estágio específico após o parto cirúrgico.

Manejo da citologia anormal na gravidez

As alterações fisiológicas que ocorrem no epitélio cervical durante a gravidez, associado ao aumento do muco endocervical, podem dificultar a interpretação citológica. A citologia esfoliativa é menos sensível nesse período e, por essa razão, alguns sugerem que o esfregaço cervical na gravidez não seja feito, embora a sensibilidade seja muito maior com a citologia em meio líquido. Entre 10-15 mulheres grávidas em cada 1.000, a notícia de que seu esfregaço é anormal será bastante preocupante. O medo em relação a elas mesmas, a seus nascituros e a outros membros familiares é muito grande. É importante realizar o aconselhamento e a colposcopia o mais rápido possível. O principal objetivo desse processo é o de poder informar as pacientes com segurança que elas não apresentam um câncer invasivo e que o manejo do esfregaço anormal pode ser adiado até após o nascimento da criança. Se a mulher engravidar após um esfregaço anormal e requer um esfregaço de acompanhamento, este não deve ser adiado e deve ser obtido no segundo trimestre, a menos que haja uma contraindicação clínica.

Se uma mulher grávida requer colposcopia ou citologia após o tratamento (ou acompanhamento da CIN1 não tratada), sua avaliação pode ser adiada para depois do parto. Uma citologia com alteração de alto grau (incluindo CGIN) requer uma colposcopia o mais breve possível (Figuras 7.96, 7.97). No primeiro e segundo trimestres, a colposcopia pode ser feita sem maior dificuldade, porém nos estágios mais tardios da gravidez pode haver dificuldade maior, em razão da frouxidão das paredes vaginais. No final da gravidez, quando a cabeça fetal estiver encaixada, o acesso para realizar a avaliação pode ser muito difícil.

O fator mais importante na execução de uma colposcopia durante a gravidez é ser gentil e compassivo, compreendendo os muitos (geralmente não ditos) receios da paciente. Um colposcopista experiente poderá visualizar o colo do útero. Geralmente, é possível excluir o risco de um câncer invasivo com base apenas nos achados colposcópicos e citológicos. Estas técnicas serão descritas adiante. No entanto, se houver qualquer evidência de invasão, uma biópsia adequada, em cunha ou em cone, deve ser realizada. Ocasionalmente, pode ser suficiente realizar uma biópsia por punção simples.

As alterações fisiológicas sofridas pelo colo do útero durante a gravidez podem, algumas vezes, ajudar na detecção de lesões de CIN. O epitélio anormal (atípico) branco ou em mosaico ou pontilhado, quando visualizado colposcopicamente, aparece muito proeminente no colo uterino extremamente vascularizado e ingurgitado e de tonalidade violácea. Isto pode ser visualizado na Figura 7.96, em que o epitélio anormal (atípico) (1), presente no lábio anterior, estende-se por uma curta distância até a endocérvice (2). A eversão do epitélio endocervical, que ocorre desde a 10ª semana de gestação, possibilita uma melhor visualização da extensão superior do epitélio anormal (atípico), porém nem sempre essa extensão pode ser visualizada. Na Figura 7.97, este epitélio em (1) se estende para a endocérvice, acima dos limites visuais em (2).

O efeito progestogênico na gestação e a subsequente decidualização do colo do útero podem causar problemas na interpretação dos achados colposcópicos.

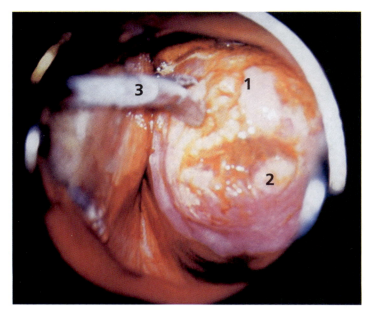

Figura 7.98 Existem duas áreas de epitélio anormal (atípico) nas porções anterior (1) e posterior (2) do colo do útero, e uma pequena biópsia por punção está sendo feita com uma pinça para biópsia de Patterson (3).

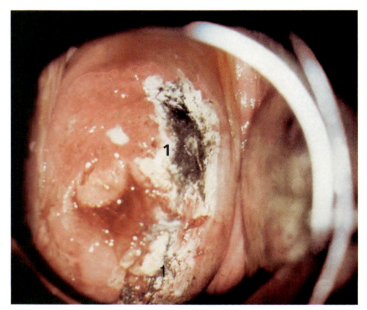

Figura 7.99 As duas áreas (1) e (1) que foram tratadas com uma aplicação de nitrato de prata por 3 minutos.

Exame colposcópico

O objetivo principal da colposcopia em mulheres grávidas é a exclusão de câncer invasivo. As mulheres examinadas no início da gravidez podem necessitar de uma avaliação adicional no final do segundo trimestre. Duas observações importantes devem ser feitas durante a colposcopia: (i) a determinação da extensão total do epitélio anormal (atípico) e (ii) identificação de lesões pré-malignas ou de câncer inicial.

Durante a gravidez, há um aumento do processo de metaplasia escamosa, aumento da vascularização, e ocorrem alterações no tamanho e formato do colo do útero. Todas estas alterações fisiológicas tornam a avaliação colposcópica um desafio. As lesões benignas podem sugerir anormalidade, e a metaplasia escamosa ativa pode estar associada a um padrão em mosaico fino ou pontilhado que pode ser indistinguível de uma CIN de baixo grau. A extensão total do epitélio anormal (atípico) na zona de transformação deve ser identificada antes que emitir um relatório colposcópico satisfatório. Isto significa que a extensão superior da lesão deve ser vista, e, caso isso não seja possível, a presença de invasão precoce não pode ser excluída. Um achado colposcópico inconsistente com um estágio da CIN é determinado, em parte, pela experiência do examinador. As lesões que não podem ser satisfatoriamente classificadas devem ser submetidas a uma biópsia.

Biópsia dirigida por colposcopia

Quando não existem dúvidas, na colposcopia, da presença de um câncer invasivo precoce, uma biópsia ou o tratamento devem ser adiados para depois do parto. Isto pode ser realizado de três maneiras: biópsia em cone ou cunha ou biópsia com alça diatérmica, que devem ser realizadas em centros com condições para o tratamento de hemorragia.

O principal objetivo da colposcopia na gravidez é o de excluir câncer invasivo. A CIN de alto grau pode ser tratada de modo conservador até o nascimento do bebê. É amplamente reconhecido que uma biópsia por punção sugerindo apenas CIN, não pode excluir com segurança a presença de invasão e por isso não deve ser realizada na gravidez.

A biópsia dirigida pela colposcopia, sem anestesia, realizada em uma mulher grávida, é utilizada por muitos ginecologistas para confirmação histológica de CIN. No entanto, muitos ginecologistas dispensam este procedimento, se uma invasão precoce foi excluída. Estes procedimentos são exibidos nas Figuras 7.98-7.100.

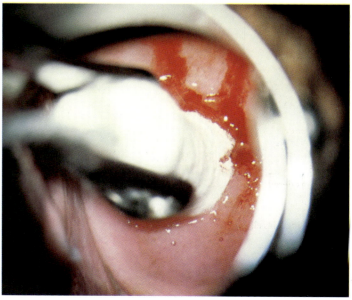

Figura 7.100 Um tamponamento está sendo colocado na área.

Manejo das lesões pré-malignas de câncer cervical 177

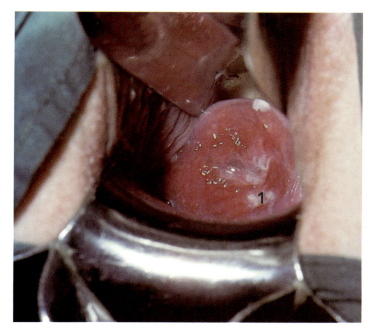

Figura 7.101

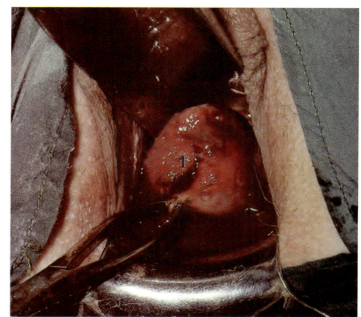

Figura 7.103

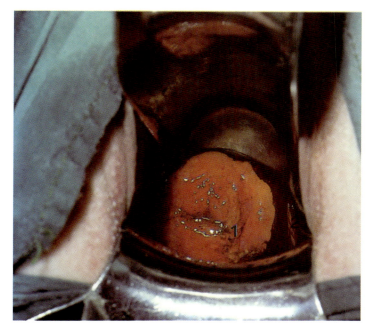

Figura 7.102

Figuras 7.101-7.105 Estas figuras mostram a excisão do epitélio atípico em uma mulher de 32 anos, com um esfregaço discariótico grave no início da gravidez. Na Figura 7.101, o colposcópio (com aplicação de solução salina em vez de ácido acético) exibe um epitélio anormal (atípico) se estendendo sobre a ectocérvice e para a região posterior da endocérvice (1). Esta última área foi considerada suspeita de câncer invasivo, e uma biópsia em cunha foi realizada. Na Figura 7.102, a solução iodada de Schiller foi aplicada, e o epitélio atípico pode ser visto em (1), com epitélio normal em (2). Na Figura 7.103, duas incisões elípticas foram realizadas para envolver toda a área atípica; a incisão foi aprofundada em 2 mm até o estroma para garantir uma remoção adequada da lesão. Na Figura 7.104, uma sutura com pontos separados usando fio 3.0 é realizada. Se o sangramento for excessivo, uma sutura em "figura de oito" hemostática pode ser inserida; a Figura 7.105 mostra a sutura. Neste exemplo, outro fio de sutura foi necessário para completar sutura e hemostasia.

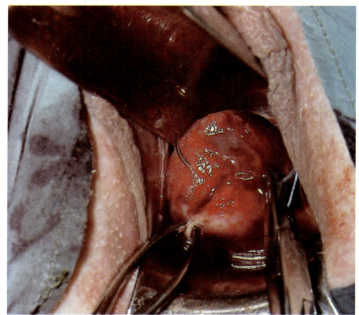

Figura 7.104

Biópsia em cunha é realizada sob controle colposcópico e com a paciente anestesiada, a amostra obtida tem um formato de cunha. Com esta técnica de biópsia, é retirado com precisão o tecido suspeito, e o material pode ser enviado ao patologista para um diagnóstico satisfatório. O procedimento pode ser observado nas Figuras 7.101-7.105. No entanto, mesmo que a doença microinvasiva tenha sido excluída na amostra em cunha, ainda há a possibilidade de esta estar presente no tecido cervical restante. A biópsia em cone está associada a uma maior incidência de compli-

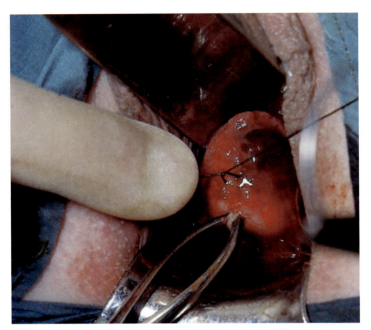
Figura 7.105

Se houver qualquer sugestão colposcópica ou citológica de invasão, a biópsia em cone ou em cunha deve ser realizada, com a paciente anestesiada, para excluir invasão. A confirmação histológica de uma lesão de CIN3 ou inferior é indicativa de um manejo conservador, porém qualquer evidência de invasão precoce na amostra coloca o obstetra frente a uma decisão difícil.

Se a penetração da lesão invasiva no estroma for inferior a 3 mm e o comprimento for inferior a 7 mm, com envolvimento mínimo dos espaços endoteliais e com margens livres, então o manejo conservador pode ser adotado. A paciente pode realizar um parto vaginal e seria monitorada durante o período pós-parto com exames citológicos e colposcópicos. No entanto, se a profundidade da lesão for superior a 3 mm e inferior a 5 mm, com um comprimento linear superior a 7 mm e com infiltração do espaço endotelial, então, a remoção radical do útero e o parto devem ser realizados. É essencial que cada caso seja considerado individualmente, e a habilidade dos patologistas, especialistas em medicina fetal, radiologistas e pediatras é importante. Ocasionalmente, é necessário sacrificar o feto (Figura 7.95).

Interpretação da biópsia durante a gravidez
Alterações epiteliais típicas durante a gravidez incluem a hiperplasia microglandular da endocérvice. Esta é uma combinação de alterações celulares na endocérvice e resulta da influência progestogênica sobre o epitélio. Essa condição é observada predominantemente na gravidez, mas pode ocorrer em mulheres tomando pílulas anticoncepcionais. É produzida pela formação glandular secundária com desenvolvimento das criptas endocervicais. Entre os elementos epiteliais glandulares, pode haver células com a aparência de células de reserva que, ocasionalmente, podem estar associadas a um processo de metaplasia escamosa imatura. Um exemplo de uma biópsia em cunha obtida durante a gravidez é demonstrado na Figura 7.106a.

cações hemorrágicas, tanto primárias como secundárias. Um aumento na mortalidade perinatal também tem sido atribuído diretamente à conização realizada durante a gravidez. As histerectomias realizadas após o parto estão associadas a uma incidência alta de tumor residual de até 50%. Os procedimentos de LEEP/LLETZ parecem oferecer uma alternativa mais precisa e relativamente atraumática à biópsia em cone. A curetagem endocervical é contraindicada na gravidez, em razão do risco de ruptura prematura de membranas, parto prematuro e hemorragias.

> **Manejo da neoplasia intraepitelial cervical (CIN) na gravidez**
> - O manejo conservador da CIN de baixo e alto grau na gravidez é seguro.
> - O monitoramento pós-parto é essencial.
> - O principal objetivo da colposcopia e da biópsia na gravidez é a exclusão de câncer invasivo.
> - Nos casos em que microinvasão é suspeita, biópsias por punção colposcopicamente dirigidas apresentam pouco valor.
> - Uma amostra de tamanho e profundidade razoável é necessária para avaliação histológica, que pode ser obtida por biópsia em cunha, biópsia em cone com alça ou biópsia em cone com bisturi a frio.

Tratamento
Sem colposcopia, é necessário recorrer para uma biópsia em cone "cega" com sua morbidade associada. Se a colposcopia sugerir apenas a presença de lesão pré-maligna, o manejo pode ser conservador. A qualificação do colposcopista é importante. Se a biópsia revelar a presença de uma lesão de CIN3 ou inferior e a invasão for excluída, a paciente pode ter uma parto vaginal e ser submetida a um exame de revisão na 10ª semana de pós-parto.

7.17 Rastreamento de lesões pré-malignas na paciente HIV-positiva

A infecção pelo vírus da imunodeficiência humana (HIV) alcançou proporções endêmicas em todo o mundo, com uma estimativa de 34 milhões de adultos vivendo com HIV/síndrome da imunodeficiência adquirida (AIDS), em 2010, 50% dos quais eram mulheres.

O câncer cervical invasivo é uma condição relacionada com a AIDS e associada a condições, como infecções oportunistas, patologias do sistema nervoso central e tumores, como o sarcoma de Kaposi, linfoma não Hodgkin primitivo do sistema nervoso central e linfomas de células V com histologia desfavorável.

A infecção pelo HIV causa um impacto no colo do útero em três áreas principais:
1 As mulheres infectadas pelo HIV apresentam uma alta incidência de exames de Papanicolaou anormais, infecção por HPV e CIN. Ocorre uma aumento da prevalência associado ao agravamento da imunodeficiência.

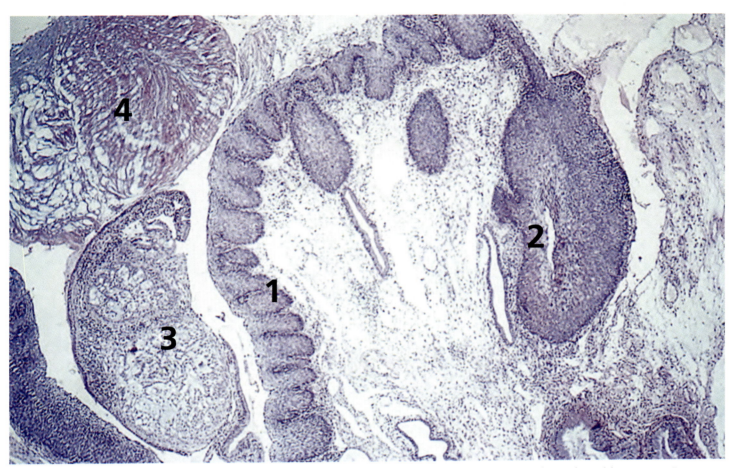

Figura 7.106 Uma amostra de biópsia em cunha feita durante a gravidez. Neoplasia intraepitelial cervical (CIN) 3 é observada em (1), com extensão para uma cripta glandular em (2). O aspecto da última é facilmente confundido com doença invasiva precoce, especialmente quando CIN3 foi identificada, em razão do plano de corte da amostra. Isto é o que aconteceu em (3), mas representa apenas uma extensão da CIN3 para a cripta glandular. No entanto, não se observou nenhuma ruptura da membrana basal, que poderia sugerir câncer precoce, em qualquer local deste corte. Hiperplasia microglandular está presente em (4).

2 As mulheres infectadas pelo HIV apresentam uma prevalência mais alta de infecção por HPV e de neoplasia intraepitelial, envolvendo não apenas o colo do útero, mas também o restante do trato genital inferior, ou seja, a vagina, a vulva, o períneo e o ânus.

3 As mulheres infectadas pelo HIV com CIN apresentam índices mais altos de doença persistente e recorrente após o tratamento e uma frequência maior de progressão, se a doença não for tratada.

Vários estudos mostraram uma associação clara entre a infecção por HIV e a CIN/SIL. Há uma prevalência de 52 a 63% de exames de Papanicolaou anormais entre as mulheres HIV-soropositivas. A prevalência de anormalidades citológicas no grupo HIV-soropositivo pode ser até 12,5 vezes maior do que aquela observada entre as mulheres HIV-soronegativas.

Fatores de risco para o desenvolvimento de neoplasia intraepitelial cervical em mulheres infectadas pelo HIV

A CIN está significativamente associada à soropositividade para HIV, à contagem de linfócitos T CD4+ inferior a 200 células/mL, ao histórico de tratamento para CIN, um histórico de verrugas genitais, à detecção de DNA do HPV e uma idade superior a 34 anos. A análise multivariada mostrou quatro variáveis associadas à CIN: infecção cervicovaginal por HPV, soropositividade para HIV, contagem de linfócitos T CD4+ inferior a 200 células/mL e idade > 34.

Coinfecção entre papilomavírus humano e HIV

Vários estudos demonstraram uma incidência crescente de lesões citológicas e/ou histológicas relacionadas com a presença de HPV no trato genital inferior de mulheres infectadas pelo HIV, quando comparadas a mulheres HIV-negativas. Isto não é surpresa considerando os fatores epidemiológicos análogos em ambas as doenças. No entanto, é incerto se a alta incidência de lesões genitais relacionadas com o HPV em mulheres HIV-positivas for uma consequência da infecção pelo HPV. Em mulheres infectadas pelo HIV, a prevalência da infecção por HPV varia de acordo com a presença de infecção sintomática pelo HIV. Vários estudos usando diversas técnicas para o diagnóstico de infecção por HPV demonstraram que sua prevalência era similar em mulheres HIV-negativas e naquelas com infecção assintomática por HIV (20% comparado a 27%), enquanto que a prevalência em mulheres com infecção sintomática por HIV era de 79%. A taxa de infecções latentes por HPV é significativamente maior em mulheres HIV-soropositivas, quando comparado a mulheres HIV-soronegativas.

Triagem para doença cervical em mulheres afetadas pelo HIV

Em razão da alta prevalência de precursores de câncer cervical, e o proposto maior risco futuro de desenvolver câncer invasivo encontrado nas mulheres infectadas pelo HIV, é evidente que estas mulheres precisam realizar a triagem de doença cervical. Todavia, há muita controvérsia a respeito da melhor técnica para triagem, especialmente porque alguns estudos relataram uma alta taxa de exames citológicos falso-positivos.

Tratamento da neoplasia intraepitelial cervical em mulheres infectadas pelo HIV

A biópsia dirigida por colposcopia tem mostrado um valor preditivo fraco para a detecção de CIN nas mulheres infectadas. Isto ocorre em decorrência da intensa reação inflamatória associada no epitélio cervical. A conização seria um indicador mais preciso de doença, porém somente quando indicada adequadamente pela citologia. Existe também um risco elevado de complicações após o tratamento padrão, seja por vaporização a *laser* ou conização.

A recorrência da CIN após o tratamento de mulheres infectadas pelo HIV é, por conseguinte, elevada. Até 60% de mulheres HIV-positivas não tratadas ou tratadas de forma inadequada podem desenvolver CIN recorrente após o tratamento. O risco de progressão para uma neoplasia de maior grau também é mais elevado nesse grupo. Nas pacientes tratadas por excisão, foi demonstrado que os fatores preditivos de recorrência incluem a infecção ativa pelo HIV, a baixa contagem de CD4+ e CIN residual após o tratamento.

Manejo de mulheres infectadas pelo vírus da imunodeficiência humana (HIV)

- Devem ser realizadas a citologia anual e uma colposcopia inicial, se os recursos locais permitirem. O acompanhamento citológico regular permite detectar a progressão.
- O manejo das mulheres com HIV deve ser feito em conjunto com a equipe médica que acompanha a infecção pelo HIV.
- Apesar da alta taxa de falha do tratamento, a neoplasia intraepitelial cervical (CIN) de alto grau deve ser tratada do mesmo modo que as mulheres HIV-negativas.
- As lesões menos severas que a CIN2 não devem ser tratadas, pois elas podem representar uma infecção persistente por papilomavírus humano.

7.18 Manejo do carcinoma escamoso invasivo precoce do colo uterino (FIGO estágio I)

O carcinoma escamoso invasivo precoce do colo do útero recebeu várias denominações, incluindo carcinoma microinvasivo, carcinoma oculto, carcinoma pré-clínico e carcinoma invasivo questionável ou precoce. Variações nas características morfológicas estão associadas à variação na nomenclatura, a característica mais importante é a profundidade de penetração do câncer precoce no estroma subjacente. Com tantas variáveis, ficou difícil obter parâmetros objetivos para o manejo destas lesões.

História da "microinvasão"

Em 1985, a Federação Internacional de Ginecologia e Obstetrícia (FIGO) emitiu uma recomendação para a subdivisão do carcinoma escamoso invasivo precoce, previamente classificado como estágio Ia, em dois tipos. Estas categorias foram denominadas estágio Ia1, que anteriormente era chamado de invasão precoce, e o estágio Ia2, chamado de microinvasão. Dessa forma, os termos como câncer oculto foram abandonados e foram incluídos na categoria de doença clínica de estágio I, ocorrendo à reintrodução do termo invasão pré-clínica colposcópica, câncer invasivo evidente/suspeito, e alguns destes casos eram na verdade estágio Ia ou Ib. Modificações adicionais desta subdivisão foram realizadas em outubro de 1988 (FIGO, 1988), quando medidas exatas foram estabelecidas para as lesões de estágios Ia e Ib. Estas dimensões incluíram a profundidade de invasão e de disseminação horizontal. Em 1994, no 14º Simpósio Anual da FIGO, a definição de câncer cervical estágio I foi revisada. A classificação recente da FIGO é demonstrada na Tabela 7.3.

Tabela 7.3 Carcinoma do colo do útero: estadiamento da Federação Internacional de Ginecologia e Obstetrícia (FIGO) (FIGO, 2009)

Estágio 0	Tumor primário não pode ser avaliado. Não há evidência de tumor primário. Carcinoma *in situ*. Nota: o estágio 0 não está incluído no estadiamento FIGO
Estágio I	Carcinoma cervical está estritamente confinado ao colo do útero (extensão para o corpo deve ser desconsiderado)
Estágio Ia	Câncer invasivo identificado somente microscopicamente. Todas as lesões visíveis sem microscópio, mesmo com invasão superficial, são classificadas no estágio IB. A invasão é de no máximo 5 mm de profundidade e uma extensão não maior que 7 mm de largura. A profundidade da invasão não deve ser superior a 5 mm, medida desde a base do epitélio escamoso ou glandular, onde se origina. Não houve disseminação para espaço vascular, venoso ou linfático
Estágio Ia1	Invasão com profundidade não superior a 3 mm e extensão não superior a 7 mm de largura
Estágio Ia2	Invasão com profundidade superior a 3 mm e inferior a 5 mm e extensão não superior a 7 mm de largura
Estágio Ib	Lesões clínicas confinadas ao colo do útero ou lesões pré-clínicas maiores que IA
Estágio Ib1	Lesões clínicas de tamanho igual ou inferior a 4 cm
Estágio Ib2	Lesões clínicas de tamanho superior a 4 cm

Parâmetros histológicos importantes para a tomada de decisão terapêutica

Profundidade da invasão

A literatura está repleta de publicações atestando a suposta profundidade de invasão que deveria ser classificada como microinvasão. O problema da definição é confundido ainda mais por duas questões: o plano de corte da amostra e o achado de criptas profundamente envolvidas que, aparentemente, não possuem uma conexão evidente com a superfície nos cortes oblíquos. A reação inflamatória intensa que geralmente acompanha qualquer penetração na membrana confunde o quadro histológico, bem como a crescente diferenciação das células escamosas, penetrando no sítio de invasão. É difícil determinar a frequência de metástase linfonodal com uma patologia tão variável.

A frequência de envolvimento linfonodal variou de 0 a 7% na microinvasão definida histologicamente. Uma revisão da literatura mostra que as metástases linfonodais são muito incomuns, quando a penetração é igual ou inferior a 3 mm. Quando a penetração se estende entre 3 e 5 mm, a incidência pode ser de 8%. Portanto, o novo estadiamento da FIGO leva em conta esses dados (ver Tabela 7.3).

Envolvimento do espaço linfovascular

Parece que, quando as células tumorais estão presentes nos espaços endoteliais dos linfáticos e do sistema vascular, o risco de metástase linfonodal aumenta. No entanto, isto, como o parâmetro anterior da profundidade de invasão, também apresenta um quadro confuso para tomada de decisão terapêutica. Existe uma correlação entre a profundidade e o envolvimento do espaço linfovascular. Nos casos em que a profundidade é inferior a 1 mm, o envolvimento ocorre em uma frequência entre 0 e 10%. Quando a invasão é de 3 a 5 mm, a frequência varia entre 6 e 43%.

Determinando um protocolo correto de manejo

Deve ser óbvio para o leitor que, em relação ao tratamento de carcinoma cervical escamoso invasivo precoce, existe um paradoxo, onde a ocorrência pouco frequente de metástase linfonodal, a recorrência de lesões e a subsequente mortalidade por câncer são difíceis de equilibrar em relação à morbidade e mortalidade secundária a procedimentos cirúrgicos radicais recomendados para essa condição.

Terapia recomendada

Usando a colposcopia e a histologia, é possível definir parâmetros objetivos para determinar a terapia. Uma biópsia adequada é essencial nesta avaliação, e *uma amostra em cone ou excisional grande deve ser obtida*. A colposcopia é inestimável no direcionamento desta biópsia. Raramente, uma histerectomia vaginal pode ser substituída por uma biópsia em cone, especialmente se a indicação para conização for feita para uma mulher na pós-menopausa.

O manejo conservador somente pode ser empregado com segurança, após a exclusão por colposcopia de lesão invasiva evidente e após a exclusão de câncer no canal endocervical por curetagem endocervical. Não deve haver suspeita de carcinoma na biópsia e no material de curetagem. Os métodos terapêuticos conservadores são realizados por (i) conização com bisturi a frio, LLETZ, *laser* ou amputação cervical parcial, ou (ii) histerectomia.

Conização

A conização ou a amputação do colo do útero é especialmente adequada em mulheres jovens com lesões invasivas precoces ou quando a histologia demonstrou doença de estágio Ia1 ou de invasão inferior a 3 mm, sem envolvimento do espaço linfovascular e com margens livres de doença. Atualmente, recomenda-se que quando estas duas medidas são utilizadas, com limites de 5 mm para profundidade e de 7 mm para disseminação horizontal, pode ser feito o manejo conservador para tratar lesões de estágio Ia2. As lesões que se encontram dentro destes parâmetros são tratadas por conização ou amputação cervical, porém todas as lesões mais avançadas devem ser tratadas por medidas mais radicais. Atualmente, o oferecimento de uma conização com alça diatérmica grande, combinada com linfadenectomia laparoscópica na doença microinvasiva de estágio Ia2, é uma prática aceitável em muitas unidades, possibilitando, assim, a preservação do útero.

Histerectomia

A histerectomia é geralmente realizada quando os critérios para um manejo conservador não se aplicam. Por exemplo, no caso de envolvimento vascular extenso e profundidade de invasão de 3-5 mm, deve-se recomendar uma histerectomia conservadora acompanhada de linfadenectomia pélvica sem remoção do tecido parametrial ou dissecção uretérica. Certamente, a conservação dos anexos é importante, especialmente na mulher antes da menopausa. De modo ideal, a histerectomia deve ser realizada pela via vaginal, exceto naqueles casos em que a linfadenectomia é considerada necessária, quando há extenso envolvimento vascular. Alguns autores acreditam que o envolvimento parametrial pode ser desconsiderado no carcinoma microinvasivo, e que a extensão vaginal incomum deve ser reconhecível colposcopicamente. Isto permitiria o emprego seguro da via vaginal. Alguns defendem o uso de uma histerectomia laparoscópica ou abdominal modificada em pacientes apropriadamente selecionadas. Neste procedimento, a porção medial do paramétrio é incluída de forma a incluir os linfonodos paracervicais e a cúpula vaginal com ressecção dos ligamentos uterossacros.

A histerectomia vaginal de Schauta assistida por laparoscopia ou LTH, com amostragem dos linfonodos, está se tornando reconhecida como uma opção terapêutica viável nesta condição.

Para o estágio Ia1, com menos de 3 mm de invasão, o risco de metástase linfonodal é muito próximo de zero. Portanto, para estas pacientes, uma terapia adicional não é necessária, quando o procedimento diagnóstico (biópsia em cone etc..) conseguiu fazer a ressecção completa da lesão. A terapia conservadora na forma de conização com *laser* de Nd-YAG é uma terapia apropriada e eficaz. Entretanto, quando a paciente apresenta outras complicações ginecológicas com indicação para histerectomia, um procedimento cirúrgico vaginal ou de acesso minimamente invasivo é ideal. Quando a excisão da lesão de estágio Ia1 é incompleta, uma avaliação adicional é necessária. Isto pode ser realizado por avaliação colposcópica com conização ou biópsia com alça diatérmica, de modo que as margens incompletas possam ser revisadas. Geralmente, as margens relatadas como envolvidas foram, na verdade, tratadas eficazmente pelo procedimento inicial. No entanto, é fundamental eliminar o risco de um câncer invasivo maior situado além da biópsia diagnóstica inicial, "o fenômeno da ponta do iceberg".

Quando a lesão se estende entre 3 e 5 mm, o risco de metástase linfonodal aumenta para porcentagens de um único dígito. Se após a conização diagnóstica, o laudo histológico é de excisão completa da lesão, uma LAVH com avaliação dos linfonodos pélvicos poderá fornecer informações importantes e tratar efetivamente o carcinoma invasivo precoce do colo uterino. Além disso, o procedimento permite um delineamento adequado de qualquer extensão da doença para a porção externa do colo uterino ou vagina, reduzindo, assim, o risco de esfregaços anormais persistentes.

O câncer invasivo precoce se dissemina por embolização do canal linfático e não por permeação, deixando livre os tecidos entre o tumor primário e os linfonodos primários. A conservação deste tecido não compromete o prognóstico da paciente.

Desse modo, para a paciente com câncer de estágio Ia1, que solicita uma histerectomia, a realização de uma LAVH ou LTH com ou sem remoção dos ovários, dependendo do desejo da paciente, é a medida recomendada.

Para o estágio Ia2, permanece a questão sem resposta definitiva: se uma LAVH, com ou sem remoção dos ovários e amostragem linfonodal, ou uma linfadenectomia abrangente deve ser realizada. Este dilema estava presente muito antes da chegada da cirurgia de mínimo acesso.

Tratamento do câncer cervical microinvasivo

- Estágio IA1
  - Tratamento com preservação da fertilidade: conização grande com margens livres de doença com envolvimento do espaço linfovascular, se as margens da conização estiverem seguramente livres, não há necessidade de terapia adicional (histerectomia abdominal ou vaginal simples).
  - Sem intenção de ter mais filhos: histerectomia extrafascial (laparoscópica, abdominal ou vaginal).
- Estágio 1A2
  - Tratamento com preservação da fertilidade: conização grande com margens livres de doença, com dissecção do linfonodo pélvico; traquelectomia radical, abdominal ou vaginal, com dissecção dos linfonodos pélvicos.
  - Sem intenção de ter mais filhos: procedimento laparoscópico Celio-Schauta é ideal; histerectomia radical tipo 2 com dissecção dos linfonodos pélvicos.

Adenocarcinoma *in situ* e adenocarcinoma invasivo precoce do colo uterino

Estas condições – antes consideradas relativamente raras – são atualmente encontradas com relativa frequência nas clínicas colposcópicas, particularmente com o retorno do uso disseminado de métodos excisionais de avaliação e manejo (conização com alça diatérmica e biópsia excisional).

Ao contrário da CIN, que ocorre geograficamente no colo do útero como uma lesão contígua, a neoplasia intraepitelial glandular pode ser multifocal. Estas são chamadas de lesões "descontínuas", o que significa que mesmo se a margem de um cone for relatada como negativa, ainda pode haver doença persistente na porção superior do canal endocervical ou útero. A prevalência destas lesões "descontínuas" é menor do que era antes considerado, tendo sido relatada em torno de 5-15%. Lesões intraepiteliais escamosas podem coexistir em, aproximadamente, 65% dos casos de AIS. Embora o tratamento tradicional de AIS seja a histerectomia, o papel da terapia conservadora é bem reconhecido. A maioria das pacientes com AIS pode ser tratada com eficácia por conização com alça diatérmica. No entanto, vários estudos compararam a conização com bisturi a frio à LEEP/LLETZ e constataram que a frequência de margens endocervicais positivas nas amostras excisadas foi significativamente mais alta nas amostras de LEEP/LLETZ do que nas amostras de biópsia em cone com bisturi a frio (62% comparado a 38%). A incidência de AIS residual pode ser de até 54%, mesmo quando a conização com bisturi tenha sido realizada. Uma margem positiva na conização endocervical é um forte indicador de doença persistente e, em alguns casos, até mesmo de doença invasiva. De acordo com alguns estudos de séries de casos, o adenocarcinoma invasivo pode ser encontrado em um de cada seis casos. Portanto, pacientes com AIS e uma margem positiva na biópsia em cone endocervical devem repetir a biópsia em cone para excluir doença invasiva. Mulheres que desejam manter a fertilidade e que tenham sido tratadas com uma biópsia em cone com margens negativas podem ser acompanhadas de modo conservador, porém devem provavelmente ser submetidas à histerectomia após o término da idade reprodutiva.

Muitos clínicos não se sentem confortáveis com a natureza potencialmente discrepante da condição e com a sua tendência à invasão no plano profundo do colo uterino, resultando em tumores grandes antes que o diagnóstico clínico possa ser estabelecido. Se não for realizada uma biópsia em cone com extensão suficientemente longa, existe o risco significativo de subdiagnóstico da real extensão da doença, com consequente subtratamento, se uma histerectomia não radical ou uma LAVH for empregada.

Entretanto, vários autores propuseram uma cirurgia não radical para pacientes com adenocarcinoma microinvasivo que preenchem os requisitos da FIGO de lesão em estágio Ia1, ou seja, lesões microscopicamente identificáveis com invasão de até 3 mm de profundidade e até 7 mm de largura. Naquelas que atendiam os critérios da FIGO de carcinoma cervical em estágio Ia1, com doença limitada ao colo do útero, uma cirurgia conservadora, como a biópsia em cone ou histerectomia simples, pode oferecer o tratamento definitivo.

Houve certo grau de incerteza quanto ao risco verdadeiro de metástase para os ovários e, portanto, a questão de conservação dos ovários é objeto de debate. Considera-se que o risco seja de, aproximadamente, 1-1,5% para carcinomas escamosos e adenocarcinomas. De modo inverso, a pressão para manter a função ovariana é reduzida, pois os receios a respeito do uso de terapia de reposição hormonal após tratamento de adenocarcinoma do colo uterino são infundados, auxiliando na decisão de remover os ovários como parte do manejo definitivo.

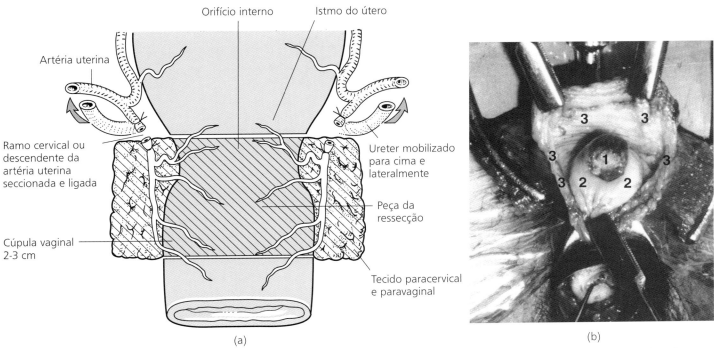

Figura 7.107 (a) Um desenho demonstrando a área que é removida (sombreada) durante uma traquelectomia radical. Em (b), esta área excisada pode ser vista com o câncer cervical (estágio Ib1) em (1), ectocérvice em (2) e cúpula vaginal em (3).

Câncer de colo uterino de estágio Ib

Cirurgia conservadora

A abordagem tradicional do câncer cervical tem sido a realização de uma histerectomia, geralmente radical. No entanto, atualmente, a pressão é significativa para preservar a fertilidade, geralmente de mulheres na faixa dos 30 ou 40 anos que com diagnóstico de câncer cervical. Em 1994, Daniel Dargent em Lyons, França, descreveu pela primeira vez a técnica de traquelectomia vaginal radical com dissecção laparoscópica de linfonodos como uma técnica de preservação da fertilidade. O colo do útero é removido com os tecidos de suporte paracervicais e vaginais superiores até o orifício interno (Figura 7.107a, b). Foi demonstrado que este procedimento localmente radical, combinado com uma linfadenectomia pélvica, é bem-sucedido não apenas no tratamento de câncer, como também na preservação de fertilidade em um grupo selecionado de pacientes. Esta técnica foi posteriormente modificada pelo oncologista ginecológico inglês, Professor John Shepherd, em Londres. Uma experiência considerável em cirurgia vaginal radical e tratamento de câncer cervical são essenciais antes de realizar estes procedimentos. Os resultados a longo prazo estão começando a aparecer para este tipo de cirurgia no tratamento de câncer. O maior estudo realizado até hoje relatou um sucesso gestacional de 43% em mulheres que tentaram conceber após a traquelectomia. Quase 70% das mulheres podem alcançar o terceiro trimestre de gestação após a traquelectomia. Os índices de aborto espontâneo no primeiro trimestre (16%) e no segundo trimestre (4%) são similares àquelas da população em geral de gestantes.

Cirurgia radical

A classificação de Piver-Rutledge-Smith de cinco tipos de histerectomia radical está desatualizada e costuma criar confusão entre os ginecologistas. O Grupo de Câncer Ginecológico da *European Organization for Research and Treatment of Cancer* (EORTC) produziu uma nova classificação de Piver revisada. De acordo com a classificação da EORTC, as histerectomias radicais são subdivididas em cinco tipos:

Tipo I (histerectomia simples).

Tipo II (histerectomia radical modificada): o útero, tecidos paracervicais e vagina superior (1-2 cm) são removidos após dissecção dos ureteres até a sua entrada na bexiga urinária.

Tipo III (histerectomia radical): remoção em monobloco do útero, com o terço superior da vagina, bem como dos tecidos paravaginais e paracervicais. Os vasos uterinos são ligados em sua origem, e toda a largura do tecido parametrial é ressecada bilateralmente. A maior quantidade possível dos ligamentos uterossacros é removida.

Tipo IV (histerectomia radical estendida): três quartos da vagina e o tecido paravaginal são excisados.

Tipo V (exenteração parcial): o ureter terminal ou um segmento da bexiga ou do reto é removido junto com o útero e tecido parametrial (supraelevador).

Histerectomias dos tipos II-V são concluídas com uma linfadenectomia pélvica bilateral sistemática.

Resultados do tratamento

A taxa de recorrência é de 1,3 para o estágio Ia1 e 4,2% para o estágio Ia2. Estes números representam todos os tipos de terapia, desde a mais conservadora até a mais radical.

Biópsia em cone para o tratamento da doença de estágio Ia1 parece razoável em razão da baixa taxa de recorrência, porém algumas restrições devem existir para seu uso no tratamento da doença de estágio Ia2. Esta taxa de recorrência na mais avançada destas lesões invasivas precoces não é surpreendente, em razão da frequência conhecida de envolvimento do espaço linfovascular em relação à profundidade da invasão. Quando a doença penetra menos que 1 mm, o envolvimento do espaço linfovascular pode ser tão baixo quanto 8,6%, e quando a invasão é entre 3,1 e 5 mm, o envolvimento do espaço linfovascular pode ser de até 22,3%.

> **Resumo**
> - A colposcopia desempenha um papel principal na decisão sobre o tratamento específico de uma neoplasia intraepitelial cervical (CIN).
> - Antes de considerar o tratamento, o colposcopista deve examinar os limites e a natureza do epitélio anormal (atípico); o risco e extensão do envolvimento da cripta glandular; e a extensão da CIN na endocérvice.
> - Existem duas modalidades principais de tratamento da CIN: métodos destrutivos e métodos excisionais.
> - *Métodos destrutivos:* estes são métodos eficazes de tratamento das doenças persistentes de baixo grau e podem ser oferecidos para tratamento da CIN de alto grau com uma zona de transformação pequena, tipo 1. Os seguintes métodos são amplamente utilizados para tratar a CIN: (i) crioterapia, (ii) coagulação a frio, (iii) eletrodiatermia e (iv) vaporização a *laser* de dióxido de carbono. É importante excluir a presença de câncer microinvasivo ou invasivo, ou de adenocarcinoma *in situ* antes de realizar qualquer tratamento destrutivo. A zona de transformação e a lesão devem ser totalmente visíveis.
> - *Métodos excisionais:* excisão da zona de transformação é recomendada quando a ectocérvice é substituída pela CIN de alto grau, quando uma alteração colposcópica de baixo grau está associada a uma lesão intraepitelial escamosa de alto grau ou quando uma lesão se estende para o canal. O procedimento pode ser realizado por (i) alça diatérmica grande, (ii) conização a *laser*, (iii) excisão da zona de transformação com agulha/eletrodo reto, (iv) biópsia com bisturi a frio ou (v) histerectomia, abdominal ou vaginal. Histerectomia é oferecida em casos selecionados como (i) doença glandular, (ii) condições ginecológicas benignas preexistentes, (iii) onde a realização de uma conização diagnóstica pode ser difícil ou (iv) quando há dúvidas sobre a adesão ao acompanhamento regular para vigilância.
> - Complicações comuns associadas aos procedimentos excisionais são (i) sangramento, (ii) infecção, (iii) parto prematuro, (iv) estenose cervical e (v) falha terapêutica (recorrência da doença).
> - Acompanhamento padrão: geralmente seis meses após o tratamento. A exigência mínima é de citologia ou de citologia com teste para detecção de DNA do papilomavírus humano (HPV) (teste de cura). Mulheres que não apresentam um resultado negativo após o tratamento devem ser submetidas a uma colposcopia. Se a citologia e o teste de DNA do HPV forem negativos, as mulheres podem ser monitoradas a cada 3-5 anos.

7.19 Leitura complementar

Arbyn M, Kyrgiou M, Simoens C, *et al.* Perinatal mortality and other severe adverse pregnancy outcomes associated with treatment of cervical intraepithelial neoplasia: meta-analysis. *BMJ* 2008;337:a1284.

Costa S, Venturoli S, Negri G, *et al.* Factors predicting the outcome of conservatively treated adenocarcinoma in situ of the uterine cervix: an analysis of 166 cases. *Gynecol Oncol* 2012;124:490–5.

Hunter MI, Monk BJ, Tewari KS. Cervical neoplasia in pregnancy. Part 1. Screening and management of preinvasive disease. *Am J Obstet Gynecol* 2008;199:3–9.

Jordan J, Arbyn M, Martin-Hirsch P, *et al.* European guidelines for quality assurance in cervical cancer screening: recommendations for clinical management of abnormal cervical cytology, part 1. *Cytopathology* 2008;19:342–54.

Jordan J, Martin-Hirsch P, Arbyn M, *et al.* European guidelines for clinical management of abnormal cervical cytology, part 2. *Cytopathology* 2009;20:5–16.

Kyrgiou M, Koliopoulos G, Martin-Hirsch P, *et al.* Obstetric outcomes after conservative treatment for intraepithelial or early invasive cervical lesions: systematic review and meta-analysis. *Lancet* 2006;367(9509):489–98.

Kyrgiou M, Tsoumpou I, Vrekoussis T, *et al.* The up-to-date evidence on colposcopy practice and treatment of cervical intraepithelial neoplasia: the Cochrane Colposcopy & Cervical Cytopathology Collaborative Group (C5 group) approach. *Cancer Treat Rev* 2006;32:516–23.

Legood R, Smith M, Lew JB, *et al.* Cost effectiveness of human papillomavirus test of cure after treatment for cervical intraepithelial neoplasia in England: economic analysis from NHS Sentinel Sites Study. *BMJ* 2012;345:e7086.

Massad LS, Einstein MH, Huh WK, *et al.* 2012 update consensus guidelines for the management of abnormal cervical cancer screening tests and cancer precursors. *J Low Genit Tract Dis* 2013;17:S 1–S27.

Mota F, Vergote I, Trimbos JB, *et al.* Classification of radical hysterectomy adopted by the Gynecological Cancer Group of the European Organization for Research and Treatment of Cancer. *Int J Gynecol Cancer* 2008;18:1136–8.

NHS Cancer Screening Programmes. *Colposcopy and Programme Management: Guidelines for the NHS Cervical Screening Programme*, 2nd edn. NHSCSP publication no. 20. Sheffield, UK: NHSCSP, 2010.

Prendiville W. The treatment of CIN: what are the risks? *Cytopathology* 2009;20:145–53.

Prendiville W, Cullimore J, Norman S. Large loop excision of the transformation zone (LLETZ). A new method of management for women with cervical intraepithelial neoplasia. *Br J Obstet Gynaecol* 1989;96:1054.

Santesso N, Schünemann H, Blumenthal P, *et al.*; World Health Organization Steering Committee for Recommendations on Use of Cryotherapy for Cervical Cancer Prevention. World Health Organization guidelines: use of cryotherapy for cervical intraepithelial neoplasia. *Int J Gynaecol Obstet* 2012;118:97–102.

Shepherd JH, Crawford RAF, Oram DH. Radical trachelectomy: a way to preserve fertility in the treatment of early cervical cancer. *Br J Obstet Gynaecol* 1998;105:912–16.

Wright TC Jr, Massad LS, Dunton CJ, *et al.*; 2006 American Society for Colposcopy and Cervical Pathology-sponsored Consensus Conference. 2006 consensus guidelines for the management of women with abnormal cervical screening tests. *J Low Genit Tract Dis* 2007;11:201–22.

Wright TC Jr, Massad LS, Dunton CJ, *et al.*; American Society for Colposcopy and Cervical Pathology-sponsored Consensus Conference. 2006 consensus guidelines for the management of women with cervical intraepithelial neoplasia or adenocarcinoma in situ. *J Low Genit Tract Dis* 2007;11:223–39.

CAPÍTULO 8
Neoplasia intraepitelial vaginal

8.1 Introdução

O câncer da vagina é uma condição rara e representa, aproximadamente, 1-3% de todas as malignidades ginecológicas. A maioria destas malignidades são lesões de células escamosas, porém algumas condições mais raras, como adenocarcinoma de células claras e melanomas, ocorrem eventualmente. A maioria das lesões invasivas só é diagnosticada após apresentar sintomas clínicos e, raramente, ocorre após o tratamento das lesões pré-invasivas verdadeiras. O estágio pré-canceroso da doença de células escamosas invasiva ocorre na forma denominada neoplasia intraepitelial vaginal (VAIN). Recentemente (2012), a *International Federation of Cervical Pathology and Colposcopy* atualizou a terminologia dos achados colposcópicos normais e anormais na vagina, o último incluindo a VAIN (Tabela 8.1).

8.2 História natural da neoplasia intraepitelial vaginal

VAIN é incomum, sendo responsável por, aproximadamente, 0,4% das doenças intraepiteliais do trato genital inferior, porém, assim como a neoplasia intraepitelial vulvar (VIN), a sua frequência tem aumentado nos últimos anos. Atualmente, é encontrada em mulheres mais jovens, e este aumento está associado à maior prevalência de infecções do trato genital pelo papilomavírus humano (HPV). Estima-se que sua incidência seja de 0,2/100.000, comparada à taxa de neoplasia intraepitelial cervical (CIN) de 36,4/100.0000.

Parece haver quatro populações de mulheres que apresentam um risco maior de desenvolver VAIN.

O primeiro grupo, que representa a maioria das mulheres, inclui aquelas que foram submetidas a um tratamento de um pré-câncer cervical (CIN). O tratamento pode ter sido na forma de um procedimento conservador local, com o uso de *laser*, alça diatérmica ou crioterapia. Estima-se que 1-3% das pacientes com neoplasia cervical possui uma VAIN coexistente ou irá desenvolvê-la posteriormente. O período de tempo em que isso ocorrerá pode ser tão curto quanto dois anos ou pode-se estender até 17 anos. Também parece haver um maior risco de VAIN naquelas que possuem VIN.

A segunda população compreende as mulheres submetidas à radioterapia para câncer cervical. A VAIN pode demorar de 10-15 anos para se manifestar após a radioterapia inicial. É possível que o epitélio da vagina pode ser sensibilizado por baixas doses de radiação, com o subsequente desenvolvimento de neoplasia.

A terceira população consiste naquelas mulheres que foram submetidas a uma histerectomia para tratamento da CIN, e a anormalidade vaginal é diagnosticada durante o acompanhamento. Cerca de 70% das mulheres com VAIN foram submetidas à histerectomia. Esta situação era mais comum no passado, quando um número relativamente pequeno de pacientes tinha a vantagem de uma avaliação colposcópica da CIN antes de realizar a histerectomia. Em muitos casos, parte da lesão cervical preexistente se estendia para o fórnice vaginal e não era incluída na ressecção cirúrgica. As lesões intraepiteliais cervicais e vaginais, do fórnice coexistem em cerca de 1 a 6% dos casos e, em torno de 67% delas, pode existir uma confluência entre as duas áreas. A incidência de VAIN dez anos após a histerectomia é de 0,9%. É nesta área de epitélio anormal (atípico), com a extensão da CIN, que uma VAIN e o câncer invasivo parecem se desenvolver.

A idade do aparecimento da VAIN varia de 24 a 80 anos, com uma idade média estimada em torno de 50 anos. No grupo mais jovem, há um aumento acentuado na associação a outras lesões epiteliais do trato genital, e isto pode estar relacionado com a presença elevada de HPV.

O quarto grupo consiste em mulheres imunodeprimidas que desenvolvem a doença após um transplante renal ou outros, idiopaticamente ou em associação à infecção pelo vírus da imunodeficiência humana.

O exato potencial maligno da VAIN ainda é desconhecido. Presume-se que a VAIN progride para doença invasiva, em razão da sua similaridade com a doença intraepitelial do colo uterino, mas, infelizmente, é difícil determinar o número ou o tipo de lesões VAIN que de fato progredirão. O risco relatado de progressão maligna da VAIN está em torno de 10%, embora mais de três quartos das lesões VAIN possam regredir.

Além disso, a VAIN não associada à CIN ou VIN tende a ter uma maior taxa de regressão (91%) do que aquela associada à CIN/VIN.

Tabela 8.1 Terminologia clínica e colposcópica das lesões vaginais pela *International Federation of Cervical Pathology and Colposcopy*

Classificação	Padrão
Avaliação geral	Adequado ou inadequado, explicar a razão p. ex., inflamação, hemorragia, cicatrizes na zona de transformação
Achados colposcópicos normais	Epitélio escamoso: maduro ou atrófico
Achados colposcópicos anormais	Princípios gerais: Terço superior ou 2/3 inferiores Anterior, posterior ou lateral (direita e esquerda) Grau 1 (menor): Epitélio acetobranco fino, pontilhado fino, mosaico fino Grau 2 (maior): Epitélio acetobranco denso, pontilhado grosseiro, mosaico grosseiro Suspeita de invasão: Vasos atípicos Sinais adicionais: vasos friáveis, superfície irregular, lesão exofítica, úlcera necrótica, tumor ou neoplasia macroscópica Inespecífico: Epitélio colunar (adenose) Lesão cora-se com a solução de Lugol (teste de Schiller): corada ou não corada, leucoplasia
Achados diversos	Erosão (traumática), condiloma, pólipo, cisto, endometriose, inflamação, estenose vaginal, zona de transformação congênita

De Bernstein J, Bentley J, Bösze P, *et al.* 2011 Colposcopic Terminology of the International Federation for Cervical Pathology and Colposcopy. *Obstet Gynecol* 2012;120:166-72. Com permissão.

Com o advento da vacina profilática quadrivalente contra lesões do trato genital inferior induzidas pelo HPV, já existem evidências de sua capacidade em reduzir a taxa das lesões da VAIN.

História natural da neoplasia intraepitelial vaginal (VAIN)

- Carcinoma vaginal é raro (taxa de 0,5/100.000).
- A VAIN é responsável por, aproximadamente, 0,4% das doenças intraepiteliais do trato genital inferior.
- A incidência está aumentando em mulheres mais jovens.
- O risco de VAIN é maior nas mulheres:
  - com neoplasia intraepitelial cervical (CIN)/neoplasia intraepitelial vulvar prévia;
  - previamente submetidas à radioterapia;
  - previamente submetidas à histerectomia para CIN;
  - que são imunodeprimidas.
- A maioria das lesões é multifocal no terço superior da vagina.

8.3 Etiologia

Não existem evidências diretas, mas considera-se que as neoplasias cervical e vaginal compartilham uma etiologia comum. No entanto, as evidências indiretas provêm de várias associações. As mais importantes incluem a ocorrência sincrônica das neoplasias vaginal e cervical, o aumento do risco de desenvolver neoplasia vaginal, primária ou secundária, entre as sobreviventes do câncer cervical e apresentam o mesmo agente viral, o HPV, envolvido na patogênese do desenvolvimento da neoplasia. Um estudo de caso-controle multicêntrico de carcinoma *in situ* e carcinoma invasivo vaginal constatou que algumas características do comportamento sexual estavam apenas moderadamente relacionadas com o risco de câncer vaginal e que, mesmo em mulheres que relataram cinco ou mais parceiros sexuais ao longo da vida, o risco da doença era somente 1,4 vez maior. Não foi constatada a associação entre a idade precoce do primeiro intercurso sexual e o risco de VAIN, e estes achados contrastam com a associação encontrada de forma consistente entre estes fatores e o câncer cervical. No entanto, foi constatado naquele estudo que mulheres que relataram um histórico de doenças sexualmente transmissível, geralmente relatado como verrugas genitais, apresentavam excesso de risco de tumores vaginais. Acredita-se que 70% dos tumores sejam induzidos pelo HPV, principalmente associado ao HPV tipo 16.

8.4 Apresentação clínica

Vaginoscopia

A vaginoscopia é a visualização magnificada e iluminada da mucosa vaginal com o uso de um colposcópio. Antes de descrever os aspectos vaginoscópicos da VAIN, é importante enfatizar a distribuição das lesões de VAIN na vagina. A maioria delas ocorre no terço superior, e os terços médio e inferior apresentam menos de 10% das lesões. A maioria das lesões é multifocal. Quando encontradas após uma histerectomia para CIN, estão normalmente associadas às dobras da cúpula vaginal nas posições de 3 e 9 horas, o assim chamado "orelha de cachorro" dos fórnices vaginais.

Colposcopicamente, estas lesões são geralmente acetobrancas com bordas proeminentes e uma aparência superficial granular. Ocasionalmente, há um pontilhado fino, mas a imagem de mosaico ou leucoplasia raramente é encontrada. Em razão da natureza frouxa da mucosa vaginal, os contornos das lesões são irregulares, ocasionalmente, dificultando o diagnóstico. A vaginoscopia deve ser realizada após aplicar uma solução de ácido acético a 5% em toda a mucosa vaginal. O excesso de líquido deve ser secado, para reduzir a sensação de queimação na vagina produzida pelo contato com o ácido acético. As pregas da mucosa vaginal podem dificultar a visualização das lesões. Ao realizar um exame, é importante girar o espéculo em 360° com as lâminas completamente abertas, especialmente, à medida que ele é retirado da vagina. Pode ser necessário o uso de ganchos para expor as áreas da cúpula vaginal, que podem apresentar lesões.

A aplicação de solução iodada de Lugol é mais importante, pois as lesões de VAIN apresentam uma coloração amarelo-clara, e suas bordas proeminentes serão acentuadas. Devem ser realizadas biópsias de todas estas lesões, embora aquelas presentes na cúpula, especialmente na ausência do colo uterino, possam ser dolorosas. É importante fazer uma infiltração com anestésico local antes da biópsia. Em pacientes na pós-menopausa, existe uma atrofia acentuada da mucosa vaginal, e a interpretação pode ser difícil. Pode ocorrer um sangramento logo após a aplicação do ácido acético, e uma sensação de queimação pode ser induzida. Recomenda-se o uso de um creme tópico de estrogênio por até 3-4 semanas antes da repetição do exame.

Neoplasia intraepitelial vaginal como extensão da zona de transformação atípica do colo do útero

As lesões de VAIN que aparecem no terço superior da vagina tem origem, com alta probabilidade, nas lesões de CIN. Uma lesão de VAIN na vagina superior coexiste com uma lesão de CIN em, aproximadamente, 3% das mulheres e, em torno de dois terços delas, as lesões são confluentes. O diagnóstico da extensão da lesão CIN para o fórnice vaginal pode ser difícil, especialmente se houver um pregueamento da mucosa vaginal cobrindo o fórnice. As Figuras 8.1-8.3 mostram exemplos destas lesões no fórnice vaginal e associadas à zona de transformação cervical. Na Figura 8.1, uma área de epitélio acetobranco com superfície papilar está presente em (1), no alto do fórnice vaginal à esquerda. Esta lesão ocorreu em uma mulher de 64 anos onde era difícil de diferenciar a zona de transformação cervical do epitélio cervical original e do epitélio vaginal. O canal está em (3), e a ectocérvice em (2), apresentando a mesma configuração e relevo da superfície que o epitélio vaginal em (4). Inicialmente, a impressão é de que um novo epitélio anormal (atípico) em (1) se desenvolveu no fórnice vaginal. No entanto, com o deslocamento do colo do útero para o lado direito da paciente, foi possível ver uma área extensa ocupando as margens laterais da ectocérvice, a cúpula vaginal e uma pequena parte da parede vaginal.

Um caso similar pode ser visto na Figura 8.2, onde o epitélio anormal (atípico) está presente no fórnice vaginal esquerdo. Originalmente, o epitélio fazia parte da zona de transformação cervical atípica, e a extensão lateral para a ectocérvice pode ser observada em (2). A endocérvice está em (3), e o epitélio vaginal em (4).

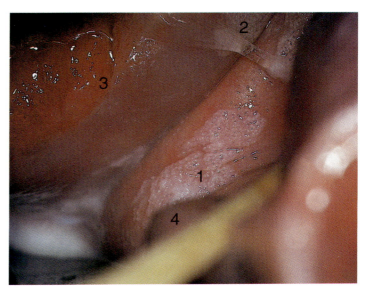

Figura 8.2

Na Figura 8.3, uma lesão acetobranca e com uma granulação acentuada (1) está presente na ectocérvice e se projeta para o fórnice vaginal. Todas as lesões demonstradas nas Figuras 8.1-8.3 foram comprovadas por biópsia, como sendo VAIN de alto grau.

Neoplasia intraepitelial vaginal associada às lesões causadas pelo papilomavírus humano

Não é incomum a associação de VAIN à infecção da vagina por HPV. Ocasionalmente, o diagnóstico de VAIN pode ser difícil de ser feito, em razão do aumento das rugosidades vaginais e pela presença de estruturas papilares superficiais das lesões. Nas Figuras 8.4 e 8.5, podemos ver exemplos destas alterações. Na Figura 8.4, uma área acetobranca com uma superfície papilar é observada em (1); a ectocérvice está em (2) e o epitélio vaginal normal em (3).

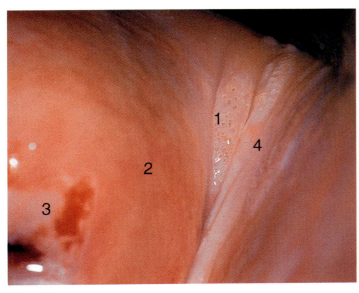

Figura 8.1

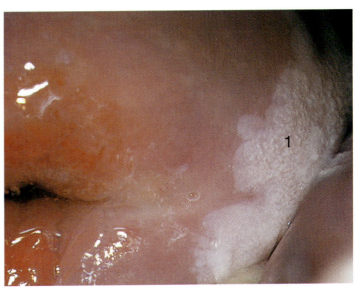

Figura 8.3

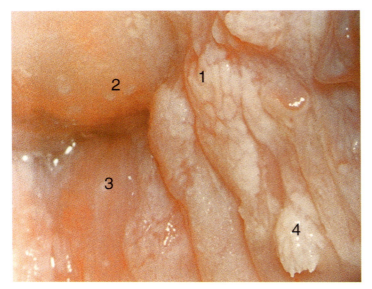

Figura 8.4

Uma lesão condilomatosa evidente é observada em (4) e pode ter a mesma etiologia que a lesão em (1), embora a biópsia por punção da região (1) tenha mostrado uma lesão composta de VIN3 com evidências de infecção por HPV. A biópsia da região (4) mostrou aspectos típicos de condiloma.

A Figura 8.5 mostra a natureza multifocal da VAIN. As três lesões marcadas em (1) também apresentam uma aparência típica de infecção papilomatosa. É impossível um diagnóstico sem biópsia. A aplicação de solução iodada de Lugol (Figura 8.6) pode auxiliar na diferenciação. A absorção parcial do corante de iodo pela lesão sugere que esta lesão apresenta um grau menor de atipia epitelial, pois as lesões de maior grau apresentam uma borda mais proeminente com uma coloração iodo-negativa intensa (Figura 8.8). A biópsia por punção da lesão, lavada com ácido acético na Figura 8.5 e corada com solução iodada de Lugol na Figura 8.6, demonstrou ser uma VAIN de baixo grau.

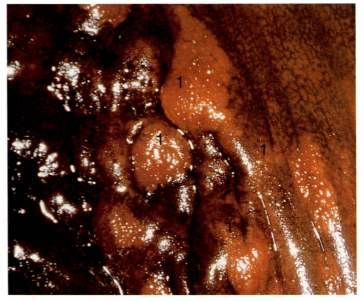

Figura 8.6

A vaginoscopia é essencial para determinar a distribuição da VAIN na vagina. O maior espéculo possível deve ser utilizado para realizar o exame e deve ser frequentemente reposicionado para possibilitar a inspeção de todas as superfícies da mucosa vaginal. O exame das quatro paredes da vagina, iniciando no ápice e descendo para o introito, deve ser realizado separada e sequencialmente. O espéculo deve ser aberto completamente e girado em um círculo de 360°, especialmente se as pregas vaginais forem proeminentes. O uso de cotonetes ou ganchos também é importante para determinar a posição dos lóculos multifocais dispersos da VAIN.

O emprego de dispositivos para auxiliar a visualização durante o exame pode ser observado na Figura 8.7, onde um coto-

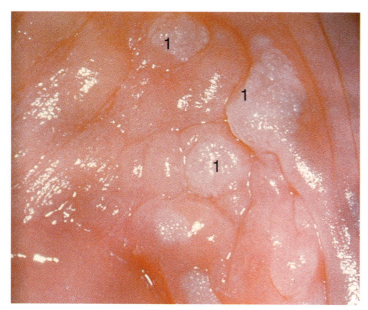

Figura 8.5

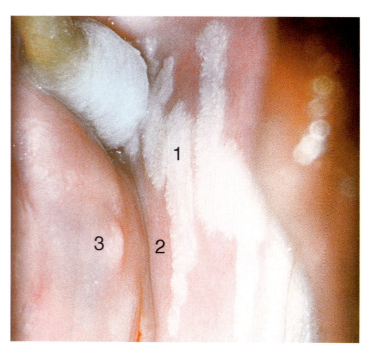

Figura 8.7

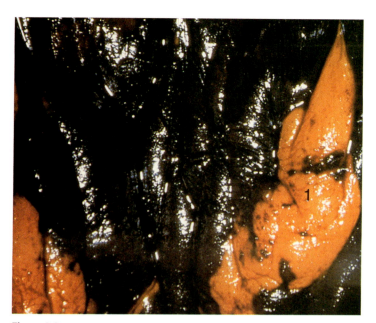
Figura 8.8

nete foi inserido entre a parede vaginal lateral e o colo do útero. Uma lesão acetobranca, com bordas proeminentes e uma superfície granular evidente, é observada na parede lateral (1) com epitélio vaginal escamoso normal em (2). A área de infecção subclínica pelo papilomavírus (SPI) é observada em (3). O cotonete foi utilizado para expor a área entre a última lesão e o epitélio vaginal anormal (atípico), sem essa manobra a imagem teria sugerido uma extensão da lesão cervical para o fórnice vaginal. A extensão total da lesão não seria visualizada. A aplicação de solução iodada de Lugol (Figura 8.8) caracteriza a natureza de uma lesão de alto grau. As bordas são proeminentes, e nenhum iodo foi absorvido na área central. Uma biópsia por punção desta área pode agora ser realizada. Entretanto, pode ser necessário retirar parcialmente o espéculo até o terço médio ou inferior da vagina e fechar um pouco as suas lâminas para que as dobras da mucosa, com a VAIN associada, adotem um formato convexo, tornando mais fácil a realização da biópsia. Quando a lesão de VAIN é plana, como na Figura 8.7, é mais difícil obter uma amostra de epitélio com a pinça de biópsia, que tende a deslizar na superfície. Portanto, é importante reposicionar o espéculo, como descrito anteriormente. O uso de um gancho para elevar os tecidos pode ser útil.

8.5 Neoplasia intraepitelial vaginal pós-histerectomia

A ocorrência de VAIN após uma histerectomia para tratamento da CIN é pouco frequente. Vários autores citam uma prevalência de recorrência vaginal após a histerectomia entre 1 e 3%, quando uma lesão similar existia previamente no colo uterino. Alguns autores citam uma prevalência maior de 20% em pacientes previamente tratadas para CIN. Embora a taxa de recorrência de VAIN, a longo prazo, seja incerta, muitos autores sugerem que a excisão incompleta da cúpula vaginal durante a histerectomia para tratamento da CIN poderia explicar estas recorrências precoces. O aparecimento deste tipo de lesão na área da cúpula vaginal antes de um ano após a realização da histerectomia, geralmente, representa uma falha no diagnóstico do componente vaginal e consequente falha no tratamento primário. Em muitos casos, o exame histológico da peça uterina original revela a doença nas margens cirúrgicas excisadas.

O processo neoplásico pode estar presente nos cistos de inclusão preexistentes na cúpula vaginal. Todos os nódulos e distorções encontrados na cúpula vaginal durante a histerectomia devem ser retirados, não apenas para tratar a VAIN, mas para excluir a presença de um câncer invasivo oculto nestas lesões.

Embora a maioria destes casos seja diagnosticada alguns anos após a cirurgia, um padrão diferente é observado nas pacientes com um histórico de radioterapia prévia. Isto levanta a possibilidade de que uma dose subletal de radiação, suficiente para causar dano, porém não a morte celular, possa estar implicada na etiologia.

Uma colposcopia pré-operatória, com a aplicação da solução iodada de Lugol no terço superior da vagina, pode evidenciar a extensão de epitélio cervical anormal (atípico) no fórnice vaginal. Dessa forma, é possível determinar com precisão a quantidade de cúpula vaginal que deve ser removida, durante uma histerectomia para tratamento de CIN, independentemente do tipo de abordagem abdominal, laparoscópica ou vaginal. Na verdade, a realização de histerectomia para tratamento da CIN é incomum nos dias atuais. A Figura 8.9a mostra uma representação diagramática da falha na avaliação pré-operatória da extensão da CIN. Um clampeamento vaginal foi colocado sobre uma área de CIN que se estende para o fórnice vaginal direito. Essa extensão da lesão não foi totalmente reconhecida na avaliação pré-operatória. Isto resultou em lesão residual no ângulo da vagina (Figura 8.9b). Estas pinças anguladas devem ser fechadas, a cúpula vaginal pode ser deixada aberta, e suturas com pontos de colchoeiro devem ser evitadas na ressutura da cúpula. A hemostasia pode ser feita com uma sutura simples das bordas vaginais. Nenhum ensaio clínico prospectivo foi realizado para avaliar a eficácia deste procedimento.

Citologia e teste do papilomavírus humano para avaliação após a histerectomia

Uma anormalidade celular persistente no esfregaço vaginal deve alertar o ginecologista sobre a possibilidade de uma doença residual. Portanto, será necessária a realização de uma vaginoscopia. É importante recordar que, no pós-operatório, a cúpula vaginal geralmente apresenta áreas cicatriciais nas posições de 3 e 9 horas, que podem ter uma porção de epitélio anormal (atípico) com doença residual. Na mulher após a menopausa, a visualização dessas áreas ou "orelhas de cachorro" pode ser extremamente difícil e, neste caso, o procedimento deve ser realizado sob anestesia leve. Será necessário o emprego de vários instrumentos auxiliares, como um dispositivo em garra ou uma pinça de Desjardins ou de Kogan, assim como a aplicação de solução iodada de Lugol. Também é importante prestar especial atenção naquelas mulheres com uma citologia anormal, após a radioterapia para carcinoma cervi-

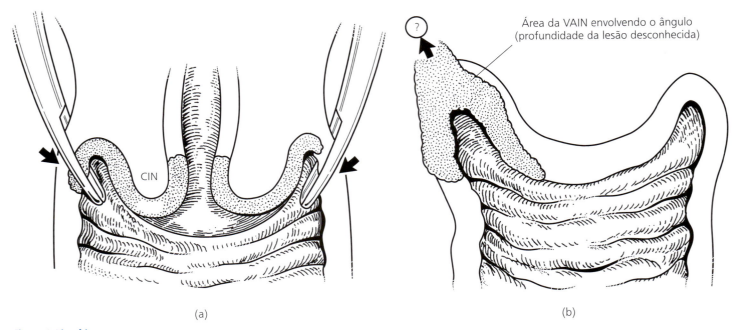

Figura 8.9(a e b)

cal. Mulheres tratadas desta maneira podem apresentar um risco alto de progressão para câncer invasivo de vagina ao longo de um período variado de acompanhamento. A radiação induz alterações na mucosa vaginal, que tornam difícil a sua avaliação, sendo muitas vezes necessário realizar biópsias múltiplas de qualquer alteração suspeita.

Nas Figuras 8.10-8.13a, a presença de VAIN é buscada em uma paciente que apresentou uma citologia anormal dois anos após ter feito uma histerectomia abdominal total para tratamento de CIN3. Na Figura 8.10, a área cicatricial na cúpula vaginal pode ser observada em (1) e (4), e a cúpula vaginal pode ser vista na área (2). A área cicatricial no lado esquerdo da paciente é proeminente, enquanto que o do lado direito se apresenta como uma fenda longitudinal. A abertura dessa fenda deve ser realizada com pinças de Desjardins para que um exame completo possa ser feito. O epitélio escamoso normal está presente naquele sítio, mas duas áreas adjacentes, marcadas (3) e (3), sugerem a presença de doença de maior grau. Na Figura 8.11, foi feito o exame da área cicatrial à esquerda. Uma pequena lesão acetobranca focal é visível em (1), com a cúpula vaginal na área (2). A continuação da área cicatricial é observada em (3). Na Figura 8.12, a área cicatricial à direita foi aberta, e sua extensão superior pode ser observada em (1), com o epitélio da cúpula vaginal em (2). A pinça de Desjardins foi gentilmente inserida na fenda e, na Figura 8.13a, estas pinças foram

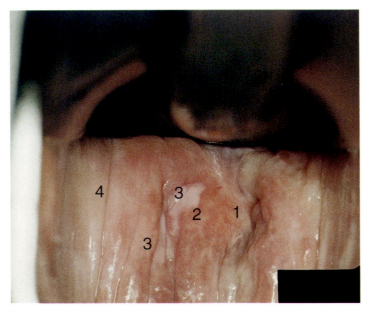

Figura 8.10

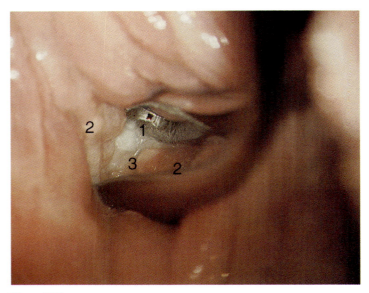

Figura 8.11

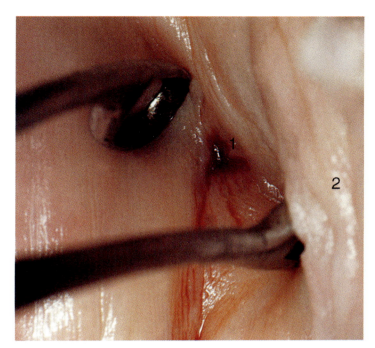

Figura 8.12

abertas, e a base da cicatriz foi corada com solução iodada de Lugol. Há absorção completa do iodo e, portanto, nenhuma anormalidade existe no ápice da área cicatricial. Obviamente, é crucial a realização de uma biópsia excisional de qualquer anormalidade encontrada nessa área.

Uma fonte de confusão no diagnóstico de uma possível VAIN surge com a presença de tecido de granulação após a histerectomia. A diferenciação pode algumas vezes ser difícil, especialmente em razão da existência de vascularização anormal em granulações benignas e naquelas associadas a um tipo polipoide de VAIN. Na Figura 8.13b, c, houve o desenvolvimento de granulações na cúpula vaginal (1) e nos ângulos vaginais (1) após uma histerectomia com CIN persistente. Vasos anormais (setas) podem ser observados na Figura 8.13b e, em ambos os casos, a biópsia foi essencial para excluir a presença de neoplasia. No entanto, no caso exibido na Figura 8.13d, podemos ver uma área de granulações suspeitas em (1) no corno vaginal esquerdo, em uma situação em que a paciente tinha sido submetida a quatro tentativas de destruição local de uma CIN3 e que terminou realizando uma histerectomia abdominal. Na Figura 8.13d, vasos muito anormais (setas) são observados e, quando o ácido acético é aplicado, a vascularização fica obscurecida, e o tecido adquire uma coloração acetobranca densa (1). A biópsia destas lesões exibiu a presença de VAIN3 com invasão precoce.

O papel do teste de HPV ainda deve ser avaliado. Todavia, vários autores sugerem que o teste para detecção de DNA do HPV é mais eficaz do que a citologia na detecção de VAIN residual. Embora o valor preditivo negativo alto do teste de DNA do HPV seja importante nos casos de anormalidade citológica leve (células escamosas atípicas de significado indeterminado/lesão intraepitelial escamosa de baixo grau (LSIL)), o seu valor, para uso isolado, no acompanhamento destas mulheres precisa ser definido. Por exemplo, se estas mulheres tiverem um resultado positivo no teste de HPV, seria difícil descobrir a fonte de uma anormalidade residual, pois isto poderia ocorrer em decorrência da presença do vírus em qualquer local do trato genital inferior e não necessariamente na cúpula vaginal. Entretanto, a necessidade de esfregaços citológicos da cúpula após a histerectomia, em razão do maior risco de VAIN primária, ainda é discutível. Após uma histerectomia para tratamento de doença benigna, certamente não existem motivos válidos para a realização de uma citologia da cúpula. O programa de triagem do Reino Unido recentemente recomendou um acompanhamento com citologia em 6 e 18 meses para as pacientes que realizaram uma histerectomia para CIN com excisão completa da lesão. No entanto, esta recomendação pode ser alterada no futuro, com a introdução do teste de HPV no acompanhamento.

8.6 Biópsia da lesão de neoplasia intraepitelial vaginal

Após a avaliação e com a lesão definida, é importante obter uma biópsia para uma confirmação histológica. Ocasionalmente, na paciente previamente submetida a uma histerectomia e na pós-menopausa, será difícil o acesso à vagina superior. O uso de ácido acético ou de iodo pode produzir um desconforto adicional considerável à paciente, em razão do adelgaçamento e alteração atrófica do epitélio vaginal. É geralmente conveniente o uso de um creme de estrogênio durante 2-4 semanas, antes do retorno à clínica colposcópica para um novo exame. Após esse período, o epitélio vaginal apresenta um espessamento considerável. Algumas vezes, pequenas anormalidades epiteliais terão desaparecido, e uma identificação segura para a obtenção de biópsia de lesões VAIN de maior grau será muito mais fácil.

Na mulher pós-menopáusica, pode ser extremamente difícil a obtenção de uma amostra citológica adequada do epitélio da cúpula vaginal, decorrente das alterações atróficas acentuadas. As tentativas para realizar um esfregaço adequado pode induzir um sangramento e o obscurecimento da amostra citológica. Nestes casos, é crucial o uso de estrogênios na forma de creme colocado na porção superior da vagina para facilitar o exame posterior e a coleta de um esfregaço satisfatório e a realização de uma biópsia por punção.

As pinças de biópsia utilizadas na vagina dependem da preferência pessoal do clínico. Já foi mencionada a necessidade de reajustar o espéculo vaginal para tornar a superfície mucosa e seu epitélio anormal (atípico) acessível ao instrumento de biópsia. Este tipo de situação pode ser observado na Figura 8.14, em que uma pinça de biópsia de Eppendorfer está sendo usada para biopsiar uma área de tecido iodo-negativo (1) presente na porção proximal da parede vaginal posterior (2). Um bloco de tecido de espessura total pode ser satisfatoriamente excisado, e o patologista pode identificar qualquer lesão de VAIN associada. Sangramento de qualquer grau significativo é incomum e, quando ocorre, pode ser facilmente hemostasiado pela rápida aplicação de nitrato de prata ou da solução de *Monsel (subsulfato férrico).

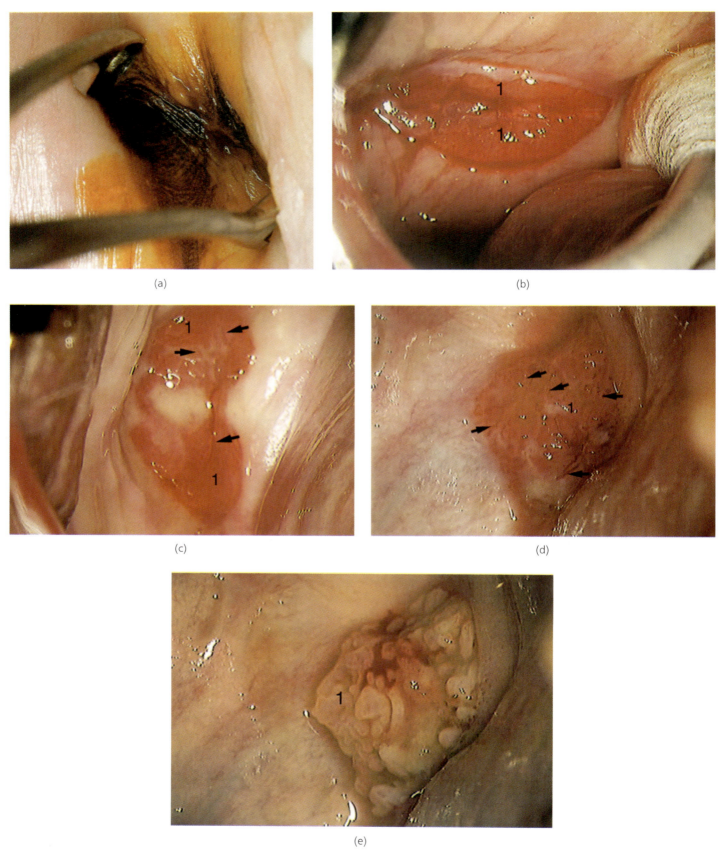

Figura 8.13(a-e)

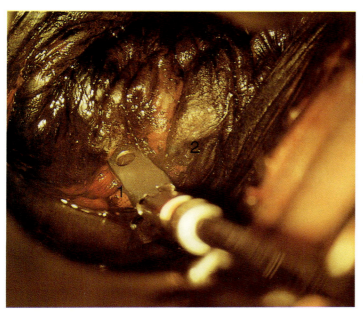

Figura 8.14

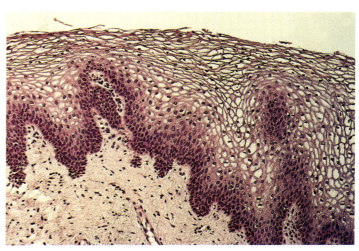

Figura 8.15

Avaliação colposcópica da neoplasia intraepitelial vaginal (VAIN)

- Esfregaço vaginal anormal persistente em casos após uma histerectomia indica a possível presença de doença residual.
- VAIN é diagnosticada com maior frequência por colposcopia.
- Toda a área superficial da vagina (girando o espéculo a 360°) deve ser examinada com uma avaliação completa.
- Após uma histerectomia para neoplasia intraepitelial cervical, as dobras na cúpula vaginal nas posições de 3 e 9 horas precisam ser minuciosamente avaliadas.
- As lesões são geralmente acetobrancas (discretas com bordas ligeiramente elevadas) e têm uma aparência granular na superfície.
- Pode haver um padrão vascular bem estabelecido, caracterizado por pontilhado e mosaico.
- A biópsia (punção) é importante para confirmar a patologia.

ety for Colposcopy and Cervical Pathology, examinaram a questão da terminologia do trato anogenital inferior. Em um relatório detalhado, eles declararam que "a terminologia recomendada para lesões associadas ao HPV é LSIL e HSIL [lesão intraepitelial escamosa de alto grau], que pode ainda ser classificada pela subcategorização aplicável IN (lesão intraepitelial), identifica uma localização específica, como, neste caso, a vagina".

É importante reconhecer que o epitélio vaginal de aparência normal sofre maturação e glicogenação à medida que se diferencia (Figura 8.15), e isto deve ser contrastado com a diminuição na maturação da superfície que acompanha a crescente gravidade da lesão de VAIN. Na Figura 8.16, por exemplo, uma lesão VAIN3 típica é vista com mínima maturação da superfície, e quase toda a espessura do epitélio (1) é ocupada por células atípicas.

Na Figura 8.17, uma área de carcinoma invasivo evidente é observada em uma faixa superficial de uma VAIN3 preexistente (1). Uma área de invasão é visualizada em um plano mais profundo do estroma (2).

8.7 Patologia da neoplasia intraepitelial vaginal: é uma lesão pré-cancerosa?

Foi previamente proposto que os tipos histológicos da doença pré-cancerosa da vagina sejam classificados de modo similar àqueles da CIN. Displasia leve (VAIN1) caracteriza-se pelo desenvolvimento de atipia no terço inferior da camada epitelial, enquanto que na displasia moderada (VAIN2), a anormalidade alcança o terço superior. Na displasia grave e no carcinoma *in situ* (CIS) (VAIN3), existe uma atipia completa que se estende da membrana basal até a camada superficial. O epitélio vaginal não contém epitélio glandular, e o diagnóstico destas lesões não representa um problema para o patologista. Recentemente, entretanto, um grupo de patologistas eminentes, colposcopistas e ginecologistas, copatrocinados pelo *College of American Pathologists* e pela *American Soci-*

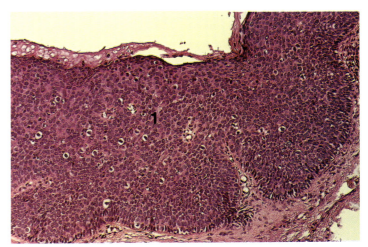

Figura 8.16

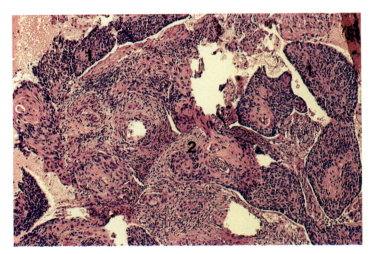
Figura 8.17

O diagnóstico histológico de LIS/VAIN e HSIL/VAIN parece ser simples, embora haja considerável discussão a respeito dos aspectos histológicos e do potencial maligno da previamente definida VAIN2. Portanto, seu significado é controverso. No entanto, não há falta de evidências, tanto circunstanciais como indiretas, de que a HSIL/VAIN é, na verdade, uma condição pré-cancerosa como discutido anteriormente.

8.8 Síndrome neoplásica do trato genital inferior: as lesões pré-malignas e câncer de vagina

O carcinoma vaginal foi descrito em até 8% dos casos de carcinoma vulvar. Todavia, estes carcinomas vaginais são primários e satisfazem os critérios da *International Federation of Gynecology and Obstetrics* (FIGO) para a designação de tumor primariamente vaginal. Estes critérios incluem o desenvolvimento primário na vagina e ausência de evidências clínicas de envolvimento do colo do útero e de doença metastática. Foi proposto que a presença de múltiplas lesões pré-malignas e de câncer no trato anogenital feminino deve ser classificada como parte de uma síndrome neoplásica do trato genital inferior. A evidência sugere que existe uma via neoplásica comum e que isto provavelmente está associado à infecção pelo HPV. Estes tumores compartilham uma origem comum que se desenvolve do seio urogenital. A ocorrência de pré-câncer vaginal em hospedeiras incomuns, como nas pacientes com imunossupressão, também deve alertar o clínico à possibilidade de um carcinoma vaginal coexistente.

Patologia

As malignidades vaginais primárias podem ser de origem epitelial mista, mesenquimal ou germinativa. As lesões epiteliais são essencialmente aquelas do tipo escamoso, porém o adenocarcinoma e os melanomas podem ocorrer ocasionalmente. Evidências sugerem que as lesões escamosas se originam a partir de lesões do VAIN, tal como foi discutido anteriormente (Figura 8.17). Sua ocorrência em mulheres previamente submetidas a uma histerectomia é bem documentada. Parece que as malignidades vaginais que se originam a partir da VAIN primária aparecem em um estágio mais tardio do que aquelas que ocorrem após a CIN, ou seja, pós-histerectomia.

Um caso ilustrando isto é exibido na Figura 8.18a, b. A imagem mostrada é a cúpula vaginal de uma mulher de 46 anos que tinha sido submetida a uma histerectomia abdominal para tratamento de CIN3 cerca de 3 anos antes. Na Figura 8.18a, pode-se ver a colposcopia da cúpula vaginal, realizada em razão de um resultado anormal de citologia, exibe uma área de epitélio acetobranco denso em (1), epitélio vaginal normal em (2), fórnices vaginais em (3) e a parede vaginal em (4). Hemorragia subepitelial e ulceração podem ser observados na cúpula, e um pontilhado também é evidente. A aplicação de solução iodada de Lugol, como observado na Figura 8.18b, sugere a presença de uma lesão de alto grau, com as bordas proeminentes e que não se corou com solução de iodo na área anormal (atípica). A biópsia excisional desta área revelou a presença de um carcinoma invasivo precoce com uma profundidade de 4 mm. No caso exibido na Figura 8.18ci-iii, uma lesão invasiva precoce similar é observada na cúpula vaginal no exame realizado 4 anos após uma histerectomia simples para tratamento de doença microinvasiva do colo do útero. Epitélio acetobranco denso se estende para as superfícies anterior e posterior do terço superior da vagina (Figura 8.18ci). A pinça de Desjardins expõe o ápice da cúpula (Figura 8.18cii), onde pode ser visto o epitélio com vasos anormais (Figura 8.18ciii). A biópsia deste epitélio revelou a presença de carcinoma invasivo precoce.

Nas Figuras 8.19 e 8.20, o carcinoma vaginal aparece como lesões ulcerativas em mulheres que tinham sido submetidas a uma histerectomia prévia, respectivamente 3 e 8 anos antes, para tratamento de CIN3. Nenhuma paciente estava sendo seguida com monitoramento citológico. Em ambas, a lesão ulcerada (1) se caracterizava pelas margens erosadas. Tem sido relatado que mais da metade dos casos de carcinoma escamoso vaginal apresenta ulceração e margens erosadas e estão associadas à lesão invasiva. Nestas lesões, é o uso do corante de Lugol que pode auxiliar para delinear o epitélio anormal (atípico). Na Figura 8.21, o corante não foi absorvido pela área maligna central (1). Nas Figuras 8.19-8.21, o fórnice vaginal está localizado em (2). Uma biópsia excisional é necessária para confirmar o diagnóstico, pois, ocasionalmente, uma lesão no epitélio causado pelo uso de um absorvente interno pode ser confundida com um carcinoma vaginal ulcerativo precoce.

A Figura 8.22 exibe um carcinoma vaginal (1) em uma prega vaginal profunda, da vagina, em uma mulher previamente submetida a uma histerectomia para remoção de uma lesão de CIN no colo uterino. Esta figura mostra a importância do exame pós-histerectomia das pregas da cúpula vaginal.

Aproximadamente 1/3 dos cânceres vaginais ocorre nos 2/3 superiores da parede vaginal posterior ou lateral. Muitas destas lesões são pequenas, macias e podem facilmente passar despercebidas na palpação. Os artigos científicos têm relatado que até

Neoplasia intraepitelial vaginal 195

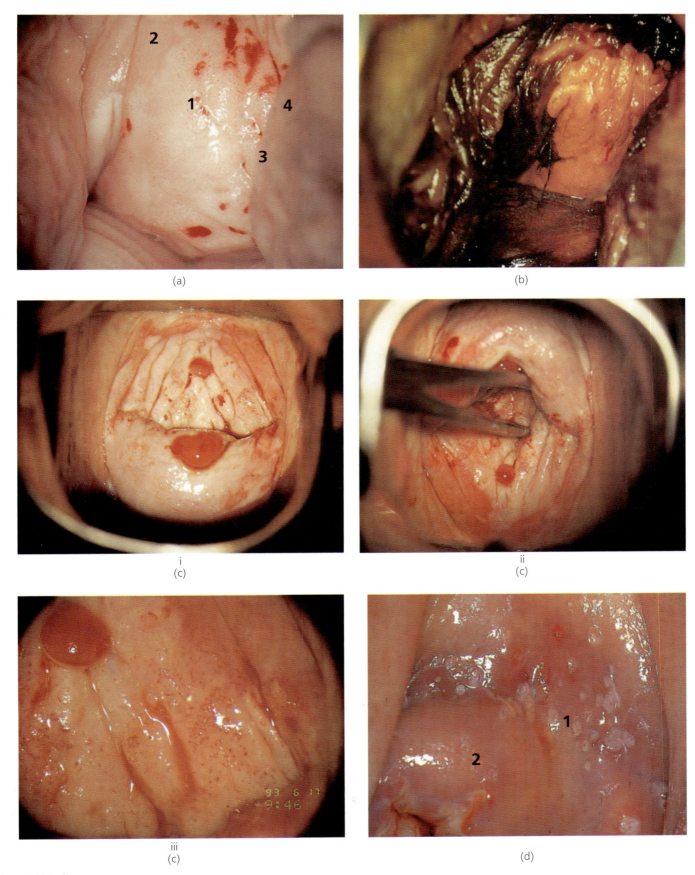

Figura 8.18(a-d)

196 CAPÍTULO 8

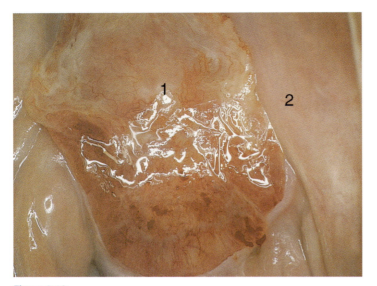

Figura 8.19

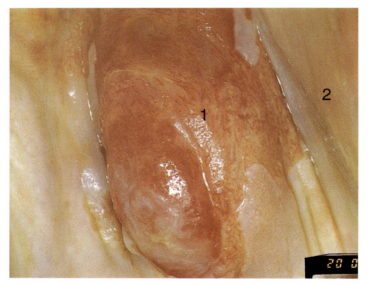

Figura 8.20

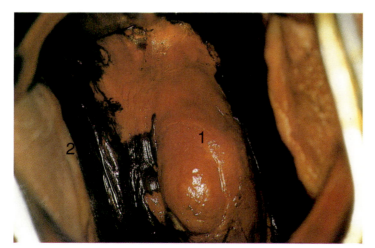

Figura 8.21

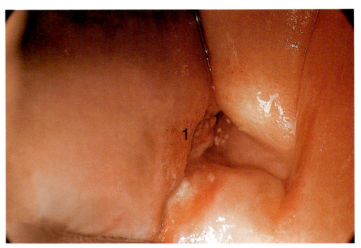

Figura 8.22

metade das lesões se desenvolve no terço superior da vagina, aproximadamente 30% se apresentam no terço inferior e 20% no terço médio. O envolvimento da parede vaginal posterior ocorre em 60% dos casos, e o envolvimento da parede anterior em 25%, e da parede lateral em, aproximadamente, 15% dos casos.

A Figura 8.23 mostra uma peça cirúrgica, em que uma histerectomia radical com vaginectomia total foi realizada em uma

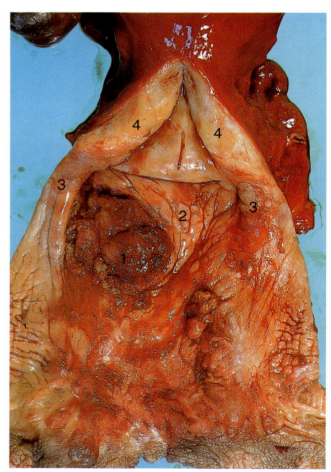

Figura 8.23

mulher com doença neoplásica do trato genital inferior. Um carcinoma vaginal primário está presente em (1), porém existem lesões adicionais de natureza menos neoplásica em (2) na vagina superior. Existem algumas áreas polipoides elevadas (3) na vagina, e a biópsia demonstrou não apenas infecção por HPV, mas também uma VAIN3. Uma CIN3 estava presente no colo do útero (4). VIN3 estava presente em diversos sítios, esta mulher tem a condição denominada "síndrome neoplásica do trato genital inferior". Aproximadamente 1/3 das pacientes com doença vulvar maligna primária pode apresentar um ou mais tumores primários diferentes, originando-se principalmente no trato genital inferior. Cerca de um décimo destes ocorreu como carcinomas vaginais primários.

> **Manejo da neoplasia intraepitelial vaginal (VAIN)**
> - Na maioria dos casos, a VAIN regride; em menos de 10% dos casos, a VAIN progride para câncer invasivo.
> - Lesões menores podem ser cuidadosamente controladas de modo conservador.
> - Lesões de alto grau requerem tratamento.
> - A sensibilidade do diagnóstico colposcópico de lesões de alto grau é variável.
> - Biópsia é recomendada antes do tratamento.
> - Tratamento é realizado apenas para VAIN2 e/ou 3 (lesão intraepitelial escamosa de alto grau).

Lesões não malignas que podem mascarar uma neoplasia vaginal

Existem várias lesões vaginais que podem mimetizar uma neoplasia. Somente a biópsia dirigida pela colposcopia pode determinar a real natureza destas lesões e excluir uma neoplasia.

As lesões que precisam de diagnóstico diferencial são as seguintes:

1. A cúpula vaginal atrófica pós-radioterapia.
2. Adenose vaginal.
3. Extensão da zona de transformação congênita cervical.
4. Ulceração causada pela retenção de um absorvente vaginal interno.
5. Alterações causadas pelo uso de dietilestilbestrol em mulheres jovens.

O aspecto *pós-irradiação*, especialmente na vagina atrófica, sugere a presença de carcinoma vaginal. As alterações e a atrofia grave que ocorrem após irradiação podem estar associadas a uma citologia anormal e a uma colposcopia atípica com imagem de vasos bizarros. O epitélio branco fino e vascularizado é extremamente vulnerável a qualquer trauma, complicando o quadro diagnóstico. A biópsia de qualquer área de epitélio anormal (atípico) ou com vascularização atípica é mandatória para excluir a presença de doença invasiva. A Figura 8.24 mostra a cúpula vaginal após irradiação para tratamento de um carcinoma cervical em uma mulher na pós-menopausa. Os vasos exibem irregularidades no calibre e na ramificação e não são diferentes daqueles observados

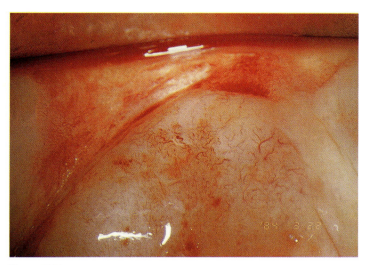

Figura 8.24

no câncer invasivo. Uma biópsia desta área pode ser difícil, e o uso de uma pinça em garra para fixar a mucosa vaginal pode ser útil.

A Adenose vaginal é uma condição em que ocorre o desenvolvimento de epitélio colunar na vagina. O exame colposcópico da maioria destas áreas mostra apenas epitélio colunar puro ou epitélio colunar e metaplásico associados. A adenose vaginal com epitélios colunar se desenvolve em mulheres tratadas com creme vaginal tópico à base de 5-fluorouracil e ocorre na superfície vaginal onde previamente existia epitélio escamoso estratificado. Estas alterações podem ser decorrentes do processo metaplásico, onde o epitélio escamoso estratificado é substituído por colunar ou podem representar uma metaplasia de células colunares ou uma adenose vaginal adquirida.

A adenose pode ocorrer na zona de transformação ou fora dela. Em aproximadamente 3% das mulheres, existe alguma extensão da zona de transformação típica para a cúpula vaginal. Em geral, a metaplasia converte o epitélio glandular, presente nessas extensões para o fórnice vaginal em epitélio escamoso. Mas, em alguns casos, em que a cúpula vaginal é frouxa e o pH vaginal não atinge nestas áreas, o epitélio colunar pode permanecer inalterado, sem sofrer nenhuma metaplasia. Na Figura 8.25a, pode-se ver um exemplo em que a zona de transformação está presente em (1) e o epitélio colunar e escamoso metaplásico em (2) se estende para o fórnice vaginal lateral em (3, setas). Uma prega da mucosa vaginal aberta é exibida em (4); esta prega normalmente cobriria a área em (2), evitando que o pH vaginal ácido desencadeasse o processo de metaplasia. Sem fazer a colposcopia e a biópsia, esta área estava aparentemente associada a uma neoplasia vaginal.

A presença de áreas isoladas de adenose vaginal no interior da vagina é incomum, porém, quando ocorre, também pode ser difícil de diferenciar de um carcinoma vaginal primário. A colposcopia com biópsia é indicada. Uma série destas lesões é ilustrada na Figura 8-25b-f.

A ulceração vaginal pode, obviamente, ser causada por câncer (Figuras 8.19, 8.20), porém também é causada pela retenção de um absorvente vaginal interno (Figura 8.25g). O corrimento vaginal com um odor fétido não é incomum e, após a remoção do

198 CAPÍTULO 8

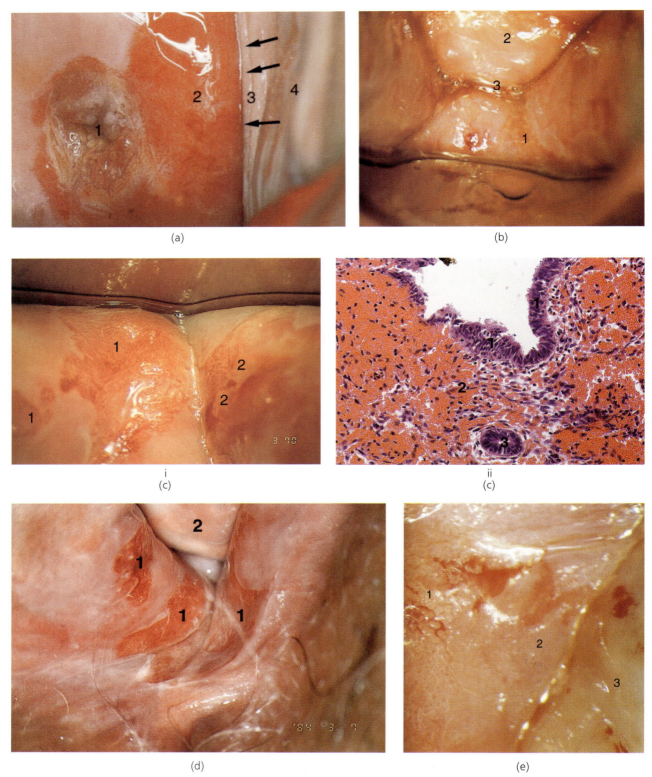

Figura 8.25 (a) Ver texto. (b) Colposcopia de uma mulher de 32 anos que apresentou sangramento pós-coito. Uma área de epitélio colunar existe em (1), o fórnice vaginal anterior está localizado em (2) e o colo do útero está em (3). Este é um exemplo de adenose vaginal, e o diagnóstico somente foi possível após a colposcopia e biópsia. (ci) Uma visão magnificada da área (1) em (b); esta fotografia mostra claramente estruturas similares a vilosidades se estendendo na cúpula vaginal posterior (1) e para o fórnice vaginal lateral em (2). A biópsia confirma a natureza benigna deste tecido (cii), com epitélio colunar (1) na superfície vaginal, onde epitélio estratificado seria esperado. Um estroma extremamente vascularizado existe em (2), com a presença de uma pequena glândula em (3). (d) O introito vaginal de uma mulher de 30 anos de idade com adenose vaginal (1) no introito. Esta situação não é incomum, e uma biópsia é indicada. Líquen plano e uma neoplasia devem ser excluídos por essa biópsia. A parede vaginal anterior está em (2). (e) Colposcopia de uma mulher de 32 anos com sangramento pós-coito, exibindo uma área epitelial colunar típica em (1) na cúpula vaginal posterior. Uma área de epitélio escamoso metaplásico está localizada em (2), e a parede lateral da vagina está em (3). Novamente, esta área de adenose vaginal poderia ser confundida com neoplasia. Sua destruição com o uso de *laser* de CO_2 é exibida em (f).

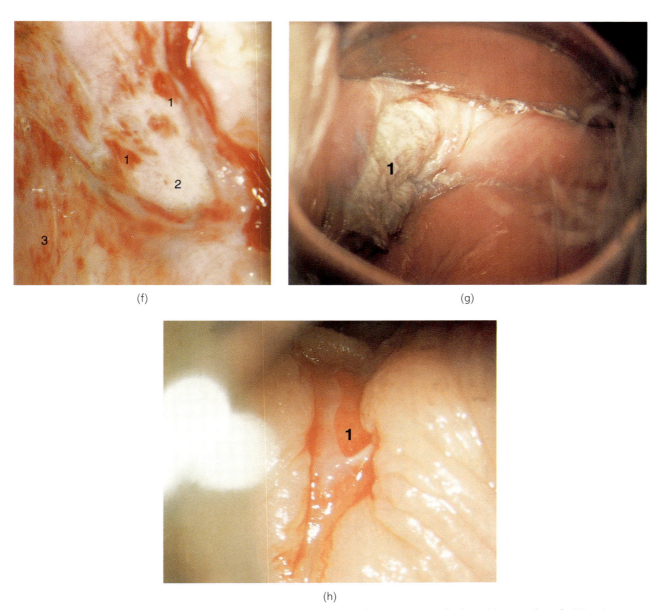

Figura 8.25 (*Continuação*) (f) A lesão da adenose vaginal exibida em (2), presente no fórnice posterior, foi destruída com o *laser* de CO$_2$ seis semanas antes. A área cicatrizada é vista com novo epitélio escamoso em (1) e (2); este novo epitélio mais maduro é visto em (2). A parede vaginal lateral está em (3). O *laser* de CO$_2$ destruiu a área alterada com eficácia e segurança. O tecido glandular pode-se estender por 1-1,5 mm no estroma vaginal. A identificação visual das glândulas durante a vaporização (observada como "borbulhamento" do tecido) é necessária para garantir a remoção segura do tecido com adenose. Acompanhamento em intervalos de 4-6 semanas após o tratamento é importante para desfazer as aderências e evitar a constrição da vagina.

absorvente interno, uma ulceração pode ser vista, como na Figura 8.25h. A resolução desta lesão pode demorar várias semanas, e o período pode ser mais prolongado em mulheres perimenopáusicas. Uma biópsia é necessária para afastar a dúvida em relação à natureza benigna desta condição, e já foi feita referência para sua diferenciação de câncer vaginal nas Figuras 8.19 e 8.20.

8.9 Tratamento da neoplasia intraepitelial vaginal

Atualmente, existe uma ampla gama de terapias para tratar a VAIN. Antes de instituir qualquer tratamento, deve ser feita uma vaginoscopia e uma biópsia da lesão. As terapias disponíveis são as seguintes:

1. Excisão local (biópsia).
2. Quimioterapia (5-fluorouracil (5FU) intravaginal).
3. Métodos de destruição física:
   (a) *laser* de CO$_2$;
   (b) criocirurgia;
   (c) eletrocirurgia;
   (d) aspiração cavitacional ultrassônica cirúrgica.
4. Radiação.
5. Procedimentos cirúrgicos de grande porte (vaginectomia parcial, vaginectomia total com enxerto).
6. Remoção cirúrgica conservadora.

Parece prudente tratar apenas aquelas lesões com diagnóstico de VAIN2 e/ou 3 ou aquelas classificadas na categoria de HSIL. As lesões menores, como HPV e LSIL/VAIN1, não apresentam potencial pré-canceroso. Uma opção seria o adiamento de qualquer interferência ativa até que os resultados da biópsia estejam disponíveis sejam obtidos, com revisão em intervalos regulares.

Uso de *laser* de dióxido de carbono

Para lesões localizadas e comprovadas histologicamente como sendo HSIL/VAIN, o *laser* de CO_2 é uma forma muito eficaz de terapia. Obviamente, por ser uma forma de ablação local, é crucial que não exista qualquer evidência de malignidade, tanto citológica como histologicamente. Com o uso de energia de baixa potência, ou seja, metade daquela utilizada no colo do útero, o epitélio pode ser vaporizado a uma profundidade não superior a 1 mm. A lesão de VAIN é superficial e não penetra nas estruturas glandulares, que estão ausentes na vagina. Antes de iniciar o tratamento, a lesão deve ser infiltrada com uma mistura de solução salina e anestésico local à base de xilocaína a 2%. Esta solução atua como um tamponamento que previne a penetração do feixe de *laser* a uma profundidade maior que a necessária.

A vaporização a *laser* de CO_2 pode ser realizada após a infiltração com anestésico local ou, quando existem lesões mais extensas, um anestésico geral será necessário. Se este for o caso, solução salina em vez de anestésico local pode ser utilizada para proteger a superfície subjacente. Durante o procedimento, o espéculo deve ser mobilizado nos planos horizontal e vertical da vagina para expor as áreas da superfície vaginal. Ocasionalmente, o feixe de *laser* pode ser disparado pelas aberturas laterais do espéculo. Seu emprego para vaporização da doença localizada nos fórnices da cúpula vaginal, onde o acesso é restrito, deve ser limitado, sendo, em geral, inapropriado.

O contorno da lesão é demarcado pela aplicação de ácido acético, seguida pela aplicação de solução iodada de Lugol. O feixe atravessa rapidamente a lesão, e a profundidade de destruição pode ser mensurada visualmente. A correta profundidade é alcançada, quando as fibras lisas da lâmina própria da vagina são visíveis (Figura 8.27). Na Figura 8.26, uma lesão multifocal, demarcada com a solução iodada de Lugol, está presente na parede vaginal posterior (1). Uma biópsia pré-operatória mostrou uma VAIN2 e 3 com alterações virais verrucosas. Para esse tipo de lesão multifocal, o tratamento ideal é a vaporização com *laser* de CO_2 e, na Figura 8.27, este procedimento foi empregado. O *laser* de CO_2 foi utilizado para evaporar o tecido a uma profundidade de, aproximadamente, 1 mm. A lesão foi contornada, e a vaporização deixou partículas carbonizadas na região da epiderme vaporizada (1). Uma limpeza suave removeu estas partículas em (2), permitindo que as fibras lisas subjacentes da lâmina própria fossem visualizadas. As pontes de epitélio escamoso normal da vagina (3) devem ser preservadas, pois a regeneração epitelial ocorre a partir delas.

O tratamento da VAIN com vaporização a *laser* de CO_2 a uma profundidade de 2-3 mm é considerado eficaz. Múltiplas passagens do feixe de *laser* podem ser necessárias para alcançar a profundidade ideal. Alguns relatos clínicos citam taxas de sucesso

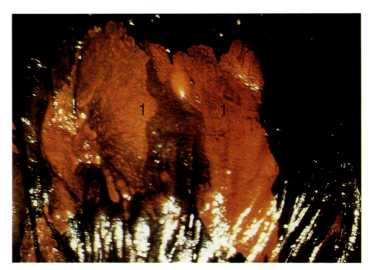

Figura 8.26

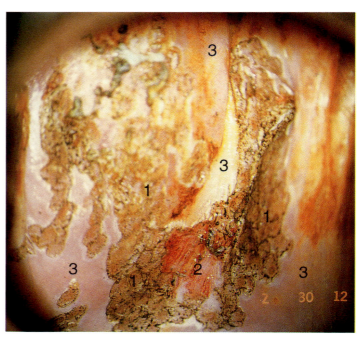

Figura 8.27

entre 69 e 87% após a ablação, com taxas de recorrência em torno de 33%.

Vaginectomia parcial

A colpectomia parcial é a recomendação universal para tratamento da lesão de HSIL/VAIN que se localiza na cúpula, após uma histerectomia realizada para tratamento de CIS cervical. Essa cirurgia pode ser realizada por *via vaginal* ou *abdominal*, e não apresenta uma morbidade significativa. A remoção extensa resulta no encurtamento e estreitamento da vagina.

Alguns autores descreveram o achado de cistos de inclusão na cúpula vaginal e recomendam que a colpectomia superior seja utilizada para remover os cistos de inclusão.

Neoplasia intraepitelial vaginal 201

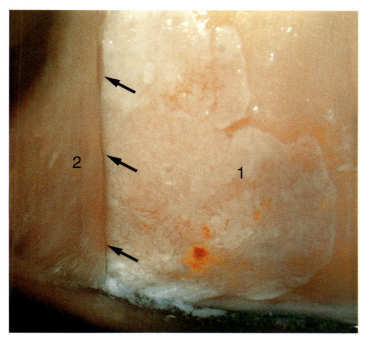

Figura 8.28 Pode-se observar uma área de neoplasia intraepitelial vaginal 3 (1) na cúpula de uma paciente, que foi submetida a uma histerectomia abdominal para carcinoma cervical *in situ* cinco anos antes. A margem lateral (setas) não era visível inicialmente, porém a retração inferior com uma pinça de garra expôs a sua extensão total. A parede vaginal lateral nesta mulher pós-menopáusica está em (2).

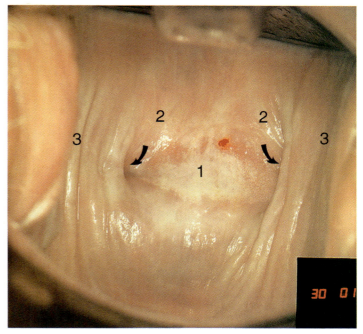

Figura 8.29 Pode ser vista uma área pequena de doença de baixo grau na cúpula vaginal (1), sem extensão para os ângulos vaginais (2, setas). A parede vaginal está em (3). Como era uma lesão de baixo grau (neoplasia intraepitelial vulvar 1), nenhum tratamento adicional foi realizado, exceto o monitoramento regular com esfregaço citológico. O laudo citológico indicou uma doença de baixo grau, porém ocorrendo uma alteração citológica de alto grau, exames adicionais e, provavelmente, uma biópsia desta área são necessários.

Excisão local

Pequenas áreas de VAIN3 devem ser tratadas com excisão local com o uso de *laser* de CO_2. Esta abordagem pode ser realizada com anestesia local, como já foi descrito ou, quando há grandes áreas, com anestesia geral. A infiltração da mucosa vaginal distende os tecidos, possibilitando o abaulamento dos ângulos laterais dos fórnices da vagina e do tecido cicatricial naquela área. Além disso, a mucosa vaginal fica posicionada em ângulo reto para o feixe de *laser*.

O autor prefere o uso de uma técnica de excisão local nos casos em que uma HSIL/VAIN residual é completamente visualizada na cúpula vaginal, após a realização de uma histerectomia abdominal para uma CIN de alto grau. Um exemplo de um caso como este é mostrado na Figura 8.28. Uma mulher na pós-menopausa se apresentou 5 anos após uma histerectomia abdominal para CIN3 cervical, com uma região de VAIN3 (3) se estendendo para a cúpula vaginal (2, setas); a margem lateral da área não pôde ser definida na inspeção inicial. No entanto, essa margem pode ser visualizada com o uso de uma pinça em garra, como mostra a Figura 8.30. Após isto ter sido realizado, a área pode ser ressecada usando o *laser* de CO_2. Esta técnica é descrita adiante.

A extensão total da lesão deve ser avaliada antecipadamente. Isto inclui a visualização detalhada dos ângulos da cúpula vaginal nas posições de 3 e 9 horas, observadas em (2) e (2) na Figura 8.29, que mostra esta situação em uma paciente que realizou uma histerectomia prévia. Neste caso, uma área com uma lesão de menor grau existe em (1), porém sem extensão para a cúpula. As paredes vaginais laterais estão localizadas em (3). No entanto, em outro caso (Figura 8.30 com visão magnificada desta lesão na Figura 8.31), uma área de VAIN3 é visualizada se estendendo para a cúpula vaginal. Com o uso de um gancho de três garras (2) para efetuar a retração inferior na linha da seta, sua margem lateral direita pode ser facilmente visualizada nas Figuras 8.30 e 8.31, a

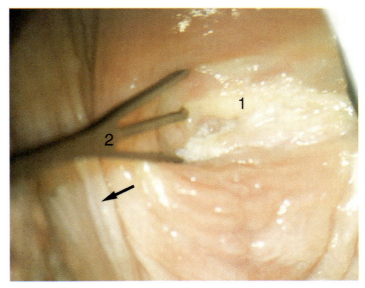

Figura 8.30 Pode ser vista uma área de neoplasia intraepitelial vaginal (VAIN) 3 (1) localizada na cúpula vaginal de uma mulher que tinha sido submetida a uma histerectomia abdominal total para neoplasia intraepitelial cervical 3. Uma pinça de três garras (2) foi utilizada para retrair inferiormente a parede vaginal lateral direita (seta), dessa forma pode ser evidenciada a margem lateral direita da VAIN3.

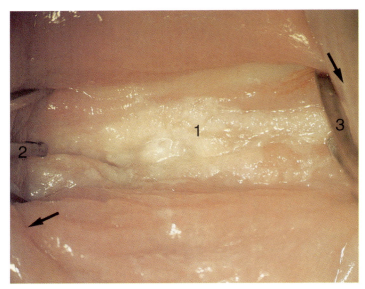

Figura 8.31 Uma visão magnificada da Figura 8.30, exibindo uma região de neoplasia intraepitelial vaginal 3 (1); pinças de duas garras (2) e (3) estão distendendo a cúpula (na direção indicada pelas setas). A extensão total da lesão em ambos os ângulos vaginais pode ser visualizada.

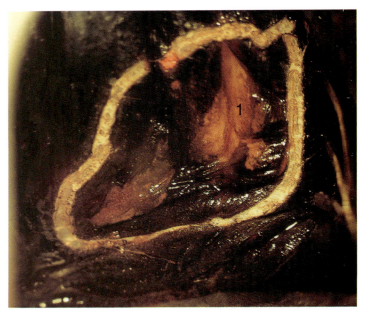

Figura 8.32

visualização de sua extensão para o fórnice esquerdo também é facilitada pelo uso de uma pinça com garras (3). Esta área é adequada para excisão local.

Um grande estudo retrospectivo, agrupado, demonstrou que o tratamento com excisão local ampla teve sucesso no tratamento das lesões de VAIN3, com 44% das pacientes livres da doença aos 44 meses de acompanhamento, porém com quatro malignidades ocorrendo naquele período.

Excisão local de lesões na cúpula vaginal (colpectomia parcial)

A excisão local pode ser usada para remover lesões na cúpula vaginal, como aquelas observadas nas Figuras 8.28-8.31. Na sequência demonstrada nas Figuras 8.32-8.34, pode-se observar uma área de VAIN3 (1), confirmada histologicamente, localizada na cúpula vaginal de uma mulher de 54 anos, que havia realizado há 4 anos, uma histerectomia abdominal para CIN3. A área foi demarcada com a solução iodada de Lugol (Figura 8.32). Sua extensão para os ângulos vaginais laterais foi excluída.

Com o uso de um *laser* de CO_2 no modo de superpulso (utilizando densidades de potência de 750-1200 W/cm^2), foi realizada uma incisão ao redor da área anormal a uma profundidade de aproximadamente 2-3 mm. Com uma pinça de três garras (Figura 8.30) foram feitas a tração medial e, depois, uma tração lateral da área delineada (Figura 8.33), e o feixe de *laser* foi utilizado para recortar a área que deve ser removida. Previamente, foi feita uma infiltração com uma solução salina para intumescer os tecidos e prevenir uma penetração mais profunda do feixe. Com uma forte retração, é possível realizar este procedimento "superficial" com mínima perda sanguínea. Após a remoção do tecido alterado, a área (1) foi deixada aberta (Figura 8.34), e a paciente recebeu antibióticos. Em um período de seis semanas após o procedimento, a área estava epitelizada a partir da mucosa vaginal adjacente. A dilatação vaginal regular é encorajada para prevenir o encurtamento ou estreitamento e para garantir a elasticidade da vagina com mínima constrição. Recomenda-se a observação em intervalos regulares de 6-8 semanas por até seis meses.

Uma inspeção completa e detalhada da peça cirúrgica deve ser realizada, da mesma forma. como se fosse de uma amostra de conização cervical. Esta técnica de excisão local é essencialmente uma grande biópsia excisional. O *laser* de CO_2 permite uma remoção bastante precisa do tecido anormal, e seu uso deve ser considerado como uma alternativa às formas mais radicais de tratamento, como a colpectomia parcial e a radioterapia. Um trata-

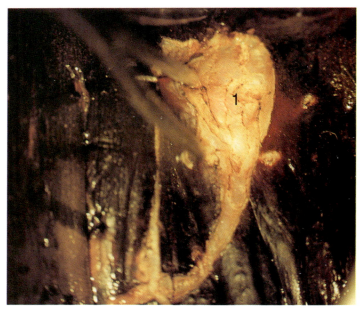

Figura 8.33

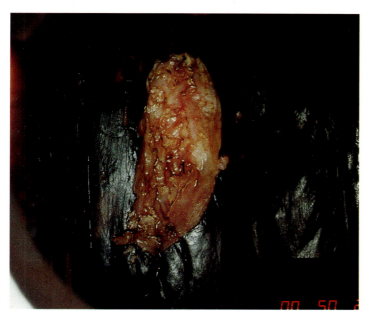

Figura 8.34

mento mais radical é necessário em qualquer achado de doença invasiva precoce na amostra removida. Evidentemente, o achado de remoção incompleta demanda o acompanhamento frequente ou, quando possível, uma remoção mais extensa. Esta técnica de colpectomia parcial a *laser* foi utilizada com sucesso por um dos autores (A.S.) em 22 mulheres ao longo de um período de nove anos. Em um caso foi encontrado câncer invasivo precoce (menos de 2 mm), porém em todos os outros casos, uma VAIN3 foi confirmada. Em outro estudo, após uma colpectomia parcial cirúrgica para VAIN residual, não houve recorrências.

Colpectomia

O procedimento alternativo ao descrito anteriormente é a colpectomia. Esta é geralmente seguida por resconstrução vaginal com um enxerto cutâneo de espessura parcial, realizado imediatamente ou após alguns dias. Esta é uma cirurgia extremamente difícil de ser realizada e está associada a uma morbidade significativa e ao risco de encurtamento e estreitamento da vagina. Era um procedimento comum para lesões de VAIN de alto grau, localizadas no terço superior da vagina com uma baixa recorrência (12%). A colpectomia pode ser parcial ou total. O procedimento realizado com bisturi a frio ou com eletrocirurgia está associado à formação de fístulas na bexiga e/ou intestino. Quimioterapia local com 5FU tem sido utilizada no pós-operatório.

Cirurgia aspirativa ultrassônica

Esta técnica se caracteriza pela remoção seletiva de tecido alterado, com mínima lesão ao tecido saudável adjacente. Vários estudos demonstraram sua eficácia no tratamento da VAIN. Um estudo de 4,5 anos, envolvendo 92 mulheres, demonstrou uma taxa de recorrência de 20%, sem desenvolvimento de câncer, com taxas similares encontradas em outros estudos e sem diferença na eficácia, quando comparado a um estudo randomizado, realizado com ablação a *laser*.

Modalidades de tratamento para neoplasia intraepitelial vaginal

- Excisão local (biópsia).
- Quimioterapia (5-fluorouracil (5FU) intravaginal).
- Métodos de destruição física:
  - *laser* de CO_2;
  - criocirurgia;
  - eletrocirurgia;
  - cirurgia aspirativa cavitacional ultrassônica.
- Radiação.
- Procedimentos cirúrgicos de grande porte (colpectomia parcial, colpectomia total com enxerto).

Radiação (braquiterapia)

Esta técnica envolve a aplicação de uma fonte de radiação próxima à região da VAIN. Uma dose média na faixa entre 48-60 Gy é geralmente empregada em intervalos de uma semana, com duas aplicações. Em diversos estudos, as taxas de recorrência variaram entre 93 e 100%. O acompanhamento durante 25 anos de 28 mulheres tratadas com doses mais elevadas revelou uma taxa de recorrência de apenas 7%. Radiação também tem sido utilizada para recorrências pós-histerectomia com o emprego de cilindros vaginais de rádio (30 µg) durante 120 horas. Surpreendentemente, a taxa de morbidade foi mínima em todos os estudos.

Controle clínico

Vários agentes tópicos têm sido utilizados para tratar a VAIN, com graus variáveis de sucesso. O ácido tricloroacético (TCA) e o 5FU são utilizados desde o início da década de 1980. Em um estudo limitado de VAIN de baixo grau, uma solução de TCA a 50% foi utilizada em intervalos semanais durante 1-4 semanas, com completa remissão da lesão. Queimação vaginal mínima foi relatada. Em relação ao 5FU, houve ensaios clínicos com acompanhamento de 2 a 4 anos, com taxas de sucesso superiores a 90%, porém com um caso progredindo para câncer. A dose utilizada foi de 2 g semanais por 10-12 semanas. Queimação vaginal com ulceração, ocasionalmente necessitando de remoção cirúrgica, são efeitos colaterais comuns. Nos últimos dez anos, o imunomodulador imiquimode localmente ativo tem sido utilizado com resultados encorajadores. Uma solução de 5% é aplicada uma vez por semana durante 3 semanas com boa tolerância, porém ocorrem queimação local e dor. Estudos recentes avaliaram os efeitos colaterais locais e a tolerabilidade. Em alguns casos, aplicações crescentes de uma a três vezes por semana durante 12 semanas têm sido recomendadas.

Resumo

- Carcinoma vaginal e neoplasia intraepitelial vaginal (VAIN) são condições incomuns.
- A maioria das lesões de VAIN está relacionada com o papilomavírus humano de alto grau, afetando a faixa etária mais jovem.
- Existem fatores predisponentes, especialmente histerectomia prévia para neoplasia intraepitelial cervical e a imunossupressão.
- Aspectos colposcópicos de acetobranqueamento, mosaico, vascularização atípica e coloração negativa pelo Lugol, podem ser visíveis.

- A comprovação do diagnóstico de VAIN de alto grau com uma biópsia é necessária antes de oferecer qualquer tratamento.
- Lesões de baixo grau podem ser controladas de modo conservador.
- Lesões de alto grau (VAIN2-3) necessitam de tratamento.
- Terapias variam de conservadora à cirúrgica radical.

8.10 Leitura complementar

Aho M, Vesterinen E, Meyer B, *et al.* Natural history of vaginal intraepithelial neoplasia. *Cancer* 1991;68:195–7.

Bornstein J, Bentley J, B¨osze P, *et al.* Colposcopic terminology of the International Federation for Cervical Pathology and Colposcopy. *Obstet Gynecol* 2012;120:166–72.

Darragh TM, Colgan TJ, Cox JT, *et al.* The Lower Anogenital Squamous Terminology Standardization Project for HPV-Associated Lesions: background and consensus recommendations from the College of American Pathologists and the American Society for Colposcopy and Cervical Pathology. *J Low Genital Tract Dis* 2012;16:205–42.

FUTURE I/II Study Group; Dillner J, Kjaer SK, Wheeler CM, *et al.* Four year efficacy of prophylactic human papillomavirus quadrivalent vaccine against low grade cervical, vulvar, and vaginal intraepithelial neoplasia and anogenital warts: randomised controlled trial. *BMJ* 2010;341:3493.

Guramurthy M, Cruickshank ME. Management of vaginal intraepithelial neoplasia. *J Low Genital Tract Dis* 2012;16:306–12.

Schmidt WA, Pathology of the vagina. In: Fox H, Wells M (eds) *Haines and Taylor, Obstetrical and Gynaecological Pathology*, 5th edn. Edinburgh, UK: Churchill Livingstone, 2003, p. 147.

CAPÍTULO 9
Neoplasia intraepitelial vulvar

9.1 Introdução

O conceito de neoplasia intraepitelial da vulva está presente desde sua descrição no início do século passado. Nos últimos anos, desenvolveu-se um maior conhecimento das características da neoplasia intraepitelial vulvar (VIN), à medida que surgiram mais informações sobre a epidemiologia, patologia e controle clínico. Um dos progressos mais importantes dos últimos anos foi a revisão da classificação da condição, como resultado das recomendações do comitê de nomenclatura da *International Society for the Study of Vulvovaginal Disease* (ISSVD), em 2004 (Tabela 9.1). Esta classificação foi confirmada pelo comitê de classificação histológica de tumores e distrofias vulvares da *International Society of Gynaecological Pathologists*. Estas ilustres sociedades defendem o uso do termo VIN, que, em 1987, tinha sido recomendado para substituir a grande variedade de termos utilizados, como doença de Bowen, leucoplasia, papulose bowenoide, carcinoma de células escamosas *in situ* e distrofia hiperplásica.

Na classificação de 2004, a VIN foi dividida em duas categorias, denominadas *usual* e *diferenciada*. O tipo usual foi subdividido em três tipos, denominados: (1) verrucoso, (ii) basaloide e (iii) misto (verrucoso/basaloide). O motivo que determinou essa nova classificação foi a compreensão universal derivada de muitos estudos clínicos de que a VIN1 não é um precursor de câncer, nem faz parte de um espectro contínuo neoplásico de alteração epitelial progressiva. Finalmente, houve um consenso de que a VIN1 não necessitava ser tratada e, portanto, não precisava ser reconhecida como um subgrupo da VIN. Todas as lesões previamente classificadas como VIN2,3 são atualmente classificadas como VIN e devem ser consideradas de alto grau. Como será discutido a seguir, o tipo usual está associado, principalmente, ao papilomavírus humano (HPV) de alto risco, enquanto que o tipo diferenciado não está associado ao HPV, sendo encontrado adjacente ao câncer vulvar queratinizante e associado ao líquen escleroso em muitos casos. Além disso, os termos "usual" e "diferenciado" foram considerados termos universais e de fácil compreensão.

A VIN de modo similar à neoplasia intraepitelial cervical (CIN) é composta por células neoplásicas confinadas aos limites do epitélio. A VIN, se não tratada, progride para câncer invasivo da vulva, da mesma forma que a CIN de alto grau. A VIN também pode apresentar uma regressão espontânea (discutido adiante em detalhes).

9.2 Epidemiologia e patogênese

Prevalência e incidência

É difícil estimar a prevalência ou a incidência da VIN em uma população, pois não existe um programa organizado de triagem para a identificação destas condições. No entanto, alguns estudos relataram um aumento de carcinoma escamoso vulvar em mulheres mais jovens, que tendem a ter um histórico de HPV e VIN. Um estudo da incidência de VIN tipo usual, VIN tipo indiferenciado e carcinoma escamoso vulvar, realizado na Holanda, durante um período de 14 anos, demonstrou que a incidência da VIN usual quase dobrou de 1,2/100.000 pacientes, em 1992, para 2,1/100.000, em 2005, e a incidência da VIN indiferenciada aumentou nove vezes de 0,013/100.000 pacientes para 0,121/100.000, enquanto que a incidência do carcinoma escamoso vulvar permaneceu estável. A incidência de carcinoma escamoso vulvar invasivo aumenta com a idade, e um índice maior de carcinoma escamoso vulvar foi observado em mulheres brancas do que em mulheres de outras raças.

Este aumento na frequência das lesões pré-malignas não se observa em relação ao câncer invasivo, e isto pode ser explicado pelo tempo prolongado que transcorre desde a infecção por HPV até a transformação em doença maligna. Outras explicações podem estar relacionadas com o fato de que raramente as lesões pré-invasivas do HPV se desenvolvem em câncer invasivo e geralmente permanecem como uma lesão *in situ* ou desaparecem. Alguns estudos mostram que as lesões de VIN3 (agora classificadas como VIN) têm um potencial maligno, pois aproximadamente 3,4% dessas lesões progridem para câncer, mesmo quando tratadas.

Associação entre neoplasia intraepitelial vulvar e neoplasia intraepitelial cervical

A associação entre VIN e CIN é próxima. A doença multicêntrica, acometendo o colo do útero e vulva e, ocasionalmente, a vagina, está bem demonstrada (Figuras 9.1, 9.2). Na Figura 9.1, podemos observar em uma mulher de 48 anos a presença de VIN (1) e de doença intraepitelial similar do colo uterino e da vagina. Em uma mulher de 27 anos, cujas áreas vulvar e perianal estão ilustradas na Figura 9.2, podemos ver uma doença intraepitelial e invasiva precoce, afetando o colo do útero, a vagina e as áreas vulvar (1) e perianal (2). Ela não estava imunodeprimida, era uma fumante pesada e tinha um longo histórico (> 10 anos) de infecção do trato genital

Tabela 9.1 Classificação da *International Society for the Study of Vulvovaginal Disease* (ISSVD) e da *International Society of Gynaecological Pathologists* (ISGYP)

Distúrbios epiteliais não neoplásicos da pele e mucosa vulvar
- Líquen escleroso (LS)
- Líquen simples crônico
- Outras dermatoses

Distúrbios epiteliais mistos podem ocorrer. Recomenda-se que ambas as condições sejam relatadas. Por exemplo: LS com líquen simples crônico associado deve ser relatado como LS e líquen simples crônico. Líquen simples crônico com neoplasia intraepitelial vulvar associada deve ser diagnosticado como VIN.
Líquen simples crônico é utilizado para os casos em que a hiperplasia não é atribuível a outra causa. Dermatoses ou lesões específicas envolvendo a vulva (p. ex., psoríase, líquen plano, infecção por *Candida*, condiloma acuminado) podem incluir o líquen simples crônico, porém, devem ser especificamente diagnosticadas e excluídas desta categoria.

Neoplasia intraepitelial vulvar (VIN)
- Neoplasia intraepitelial escamosa
- Tipo usual: basaloide, bowenoide (verrucoso)
- VIN do tipo indiferenciado

Neoplasia intraepitelial não escamosa
- Doença de Paget
- Melanoma

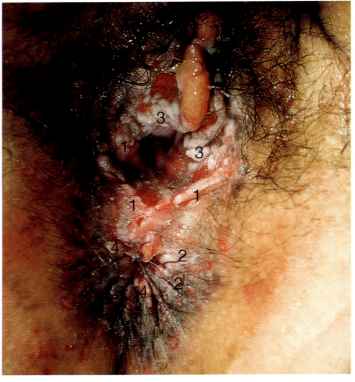

Figura 9.2

por HPV. Na verdade, ainda pode ser observado um condiloma acuminado nas áreas vulvar (3) e perianal (4).

A frequência de lesões multicêntricas diminuiu de modo significativo com a idade, e as pacientes com doença multicêntrica (envolvendo a vagina e/ou o colo do útero, e vulva) apresentam uma frequência significativamente maior de doença multifocal, envolvendo mais de um sítio na vulva e de doença recorrente em comparação às pacientes sem doença multicêntrica. A condição pode ser sincrônica ou metacrônica. Portanto, é importante que todas as pacientes com doença vulvar façam o rastreamento padrão de doença cervical. Uma inspeção visual detalhada deve ser realizada, e quaisquer lesões suspeitas devem ser biopsiadas. A faixa de idade das pacientes que desenvolvem VIN é muito ampla, variando desde 15 anos até 90 anos. Na maioria das séries de casos publicados, a idade média da paciente para o desenvolvimento de VIN é na faixa dos 30 anos de idade. Pode haver uma diferença de até 30 anos na idade média entre as lesões pré-cancerosas (VIN) e câncer.

Etiologia viral

A VIN do tipo usual está associado a uma etiologia viral, enquanto que a VIN diferenciada e alguns cânceres vulvares invasivos possuem uma etiologia não viral. Com as técnicas atuais de detecção de HPV por reação em cadeia da polimerase (PCR), ficou demonstrado que os tipos oncogênicos de HPV de alto risco na VIN usual estão presentes em 72 a 100% dos casos, e a maioria é de HPV do tipo 16.

Geralmente, as mulheres HPV-positivas são mais jovens do que as HPV-negativas. Histologicamente, as lesões verrucosas (bowenoides) estão associadas à maior frequência à infecção viral do que as lesões de VIN basaloides (65% comparado a 30%). A probabilidade de progressão da VIN para carcinoma é mais elevada nas mulheres infectadas pelo HPV dos tipos 16 e 18 presente nas fases inicial e tardia da lesão. A VIN parece afetar duas populações de pacientes: aquelas com HPV coexistente são geralmente mais jovens e têm doença multifocal e aquelas com um histórico variável de infecção pelo HPV são mais velhas e apresentam

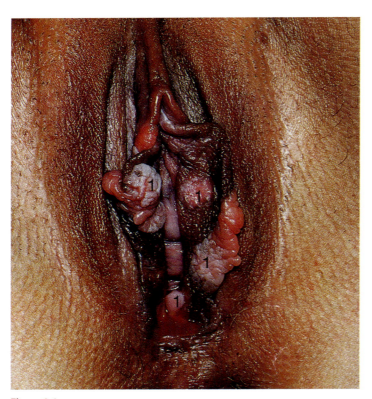

Figura 9.1

doença unifocal. Portanto, é possível que existam dois processos genéticos envolvidos no desenvolvimento de VIN em mulheres mais jovens e no desenvolvimento de VIN e câncer em mulheres mais velhas.

É atualmente reconhecido que o carcinoma vulvar existe em duas categorias: (i) um carcinoma de células escamosas queratinizante, que é o tipo morfológico clássico, que raramente está associado a HPV e predomina em mulheres mais velhas, e (ii) um câncer verrucoso ou basaloide, geralmente relacionado com o HPV, encontrado em mulheres mais jovens e que está frequentemente associado à VIN, predominantemente nas mulheres fumantes e em pacientes imunodeprimidas, que também possuem uma alta taxa de lesões neoplásicas cervicais associadas.

Terminologia e etiologia
- A terminologia da neoplasia intraepitelial vulvar foi reclassificada (2004).
- Há duas categorias: tipos *usual* e *diferenciado*.
- *Usual*: três subdivisões: verrucoso, basaloide e misto (verrucoso/basaloide).
- O tipo *usual* tem uma etiologia viral.
- O tipo *diferenciado* e alguns cânceres invasivos têm uma etiologia não viral.

Doenças sexualmente transmissíveis como fatores etiológicos

Parece haver uma forte relação entre determinadas doenças sexualmente transmissíveis (STDs) e a VIN. As STDs mais comumente associadas são: condiloma acuminado, herpes simples, gonorreia, sífilis, tricomoníase e vaginose bacteriana. Na verdade, um estudo demográfico demonstrou que mulheres com câncer vulvar relataram um maior número de parceiros sexuais do que os controles, e o risco de câncer vulvar estava aumentado entre as mulheres com história prévia de condiloma e gonorreia. As mulheres soropositivas para o herpes-vírus simples tipo 2 (HSV2) também apresentam um risco maior de VIN3 (risco relativo (RR) = 2). O HPV pode exercer um papel no desenvolvimento de câncer vulvar. É possível que a VIN de baixo grau represente uma condição clínica associada à atividade sexual em pacientes mais jovens. É atualmente aceito que uma infecção prévia com agentes sexualmente transmissíveis diferentes do HPV seja apenas um marcador indireto de exposição do HPV, sem uma importância etiológica independente.

Existe um maior risco de desenvolvimento de VIN em pacientes imunodeprimidas, como aquelas sendo submetidas a um transplante renal ou aquelas com distúrbios linfoproliferativos ou lúpus eritematoso sistêmico.

Vírus da imunodeficiência humana e neoplasia intraepitelial vulvar

Foi mencionado anteriormente que havia um aumento do risco de desenvolvimento de VIN em pacientes imunodeprimidas. Desde 1989, sabe-se que as mulheres infectadas pelo vírus da imunodeficiência humana (HIV) apresentam uma alta incidência de neoplasia cervical, como descrito no Capítulo 7. Entretanto, está se tornando evidente que há um maior risco de desenvolvimento de neoplasia intraepitelial vulvar neste grupo, especialmente naquelas com uma infecção por HPV simultânea. Em 1993, foi publicado o primeiro relato de um caso de neoplasia ginecológica primária múltipla em associação ao HIV, detalhando a história do desenvolvimento de carcinoma microinvasivo do colo uterino e de neoplasia intraepitelial da vulva simultâneo em uma jovem mulher. Desde então, vários estudos enfatizaram o risco maior de HIV na presença de VIN3.

A prevalência de condiloma vulvovaginal pode ser maior em mulheres infectadas pelo HIV e, neste grupo, um pequeno número de VINs de alto grau também existe. Mulheres infectadas pelo HIV ou com imunossupressão iatrogênica apresentam um risco aumentado de desenvolver lesões de VIN3 e de lesões pré-malignas e malignas do colo do útero.

A neoplasia cervical e a neoplasia vulvar bowenoide/basaloide (agora agrupadas como o tipo usual) têm supostamente uma origem similar relacionada com o HPV, e isto pode indicar a presença de alguma disfunção da resposta imune celular, que parece ser um cofator na gênese da neoplasia associada ao HPV no colo do útero e na vulva.

Ainda é difícil determinar a extensão da prevalência de VIN na população infectada pelo HIV, porém um estudo retrospectivo de 38 mulheres, infectadas pelo HIV examinadas com colposcopia, demonstrou que 14% delas apresentavam VIN na biópsia, e outras 50% apresentavam um exame de Papanicolaou anormal, com 24% demonstrando evidência de CIN na biópsia. Este estudo demonstrou a prevalência relativamente alta de VIN em mulheres infectadas pelo HIV.

Risco do tabagismo

Como na CIN, as fumantes parecem ter um risco maior de desenvolver VIN e câncer invasivo da vulva. Vários estudos sugerem que este risco elevado pode ser o resultado de, ou mediado por, um mecanismo de imunovigilância reduzido que ocorre em mulheres fumantes.

9.3 História natural da neoplasia intraepitelial vulvar: base racional para o tratamento?

A relação entre a VIN e o câncer vulvar invasivo não está definida, dificultando qualquer consideração sobre a história natural e uma subsequente recomendação para o manejo da VIN. O problema de muitos estudos da VIN que pretendem demonstrar a progressão para malignidade é que o acompanhamento é realizado em pacientes que já foram tratadas e, como tal, não se esperaria encontrar progressão. No entanto, em um estudo realizado por Jones e McLean, em 1986, na Nova Zelândia, onde as pacientes do estudo do Professor Green foram acompanhadas durante as décadas de 1960 e 1970, quando a VIN não era tratada, constataram progressão em quatro de cinco destas pacientes, que foram acompanhadas durante um período de 7 a 8 anos, com VIN de alto grau não tratada (Figura 9.3a-d).

A considerável disparidade espacial entre o pico da incidência de VIN (35 anos) e o pico da incidência de carcinoma invasi-

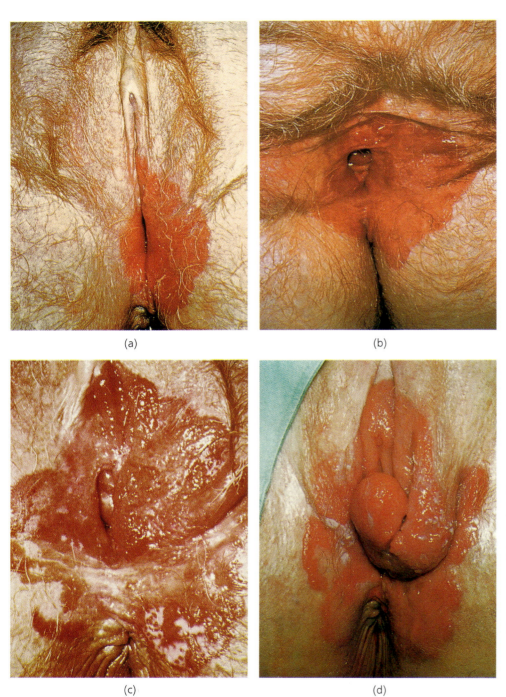

Figura 9.3 Série de quatro fotografias, cortesia do Dr. Ron Jones de Auckland, Nova Zelândia, demonstrando o desenvolvimento de câncer invasivo ao longo de um período de quatro anos a partir de uma lesão evidente de neoplasia intraepitelial vulvar (VIN). (a) A vulva (abril de 1972) exibe uma lesão vermelha nos pequenos lábios e porção posterior dos grandes lábios. (b) Em dezembro de 1973, a lesão estava maior, e uma biópsia exibe a presença de VIN. (c) Em janeiro de 1975, a biópsia revela a presença de VIN e, possivelmente, doença invasiva precoce. (d) Em setembro de 1976, houve o desenvolvimento de um câncer evidente, e a total progressão de uma lesão intraepitelial para uma lesão maligna poder ser observada.

vo da vulva (68 anos) leva à conclusão de que estas duas condições podem não estar diretamente relacionadas com todas as circunstâncias. Também é observado que a VIN é comumente multifocal, enquanto que as condições cancerosas da vulva na paciente mais velha são frequentemente unifocais. Quando ocorre em mulheres mais jovens, o câncer tende a ser multifocal, sugerindo o desenvolvimento a partir da VIN3 e uma associação ao HPV.

É evidente que o comportamento da VIN não é comparável àquele da CIN3, a progressão para malignidade é baixa. Uma porcentagem menor (2-4%) de mulheres pode desenvolver doença invasiva após um tratamento bem-sucedido com excisão local ou vulvectomia simples.

A regressão espontânea da VIN3 ocorre: a taxa de regressão é citada como sendo entre 10 e 38% nas pacientes com menos de 35 anos de idade, particularmente naquelas com lesões multifocais ou pigmentadas ou que estejam grávidas. Foi relatado que, nos casos de regressão, até 80% das pacientes estavam grávidas no momento do diagnóstico. Estas lesões eram definitivamente uma neoplasia intraepitelial e aneuploides, mas com a regressão, reverterem para um padrão normal de ploidia. Foi demonstrado que as lesões aneuploides de VIN3 apresentam um risco maior de progressão para câncer e uma probabilidade reduzida de regressão espontânea.

A dificuldade em estimar a história natural para a elaboração de protocolos de manejo se torna ainda mais problemática com o achado de doença invasiva oculta em biópsias obtidas durante o tratamento cirúrgico nos casos em que o diagnóstico inicial tinha demonstrado apenas VIN. Na verdade, a invasão precoce do estroma vulvar pode ser mais comum do que se pensa. A incidência de invasão oculta durante o tratamento excisional é de 6-9,5%. Na maioria dos casos, a lesão invasiva era de um carcinoma de células escamosas "precoce", com uma profundidade de invasão inferior a 5 mm. Portanto, seria prudente, em razão do risco limitado de progressão, que os protocolos de tratamento favorecessem os métodos conservadores, porém ênfase deve ser dada às técnicas excisionais, que possibilitam a obtenção de material para exame histológico, de modo a evitar a falha na detecção da doença invasiva oculta.

Evidências de diferentes estudos sugerem que o risco de invasão pode ser mais elevado do que previamente previsto e, embora o conservadorismo seja defendido, o risco de falha em detectar uma lesão oculta deve sempre ser considerado.

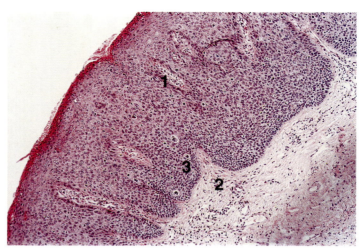

Figura 9.4 Exemplo de uma neoplasia intraepitelial vulvar tipo basaloide, caracterizada por células pleomórficas (1), que se estendem da camada epitelial profunda para a superfície, com uma cobertura menor de células hiperqueratóticas. Há um pouco de hialinização subdérmica (2) com mitoses observadas em (3) nos níveis inferiores do epitélio.

Relação entre a neoplasia intraepitelial vulvar (VIN) e o câncer invasivo

- A relação entre a VIN e o câncer invasivo é incerta.
- Progressão pode ocorrer em 2-14% das pacientes.
- Regressão espontânea da VIN3 pode ocorrer (10-38%).
- Regressão geralmente ocorre em pacientes mais jovens com doença multifocal.

9.4 Histologia

Histologicamente, as VINs apresentam um exagero da proliferação epitelial (acantose), resultando no aparecimento de excrescências minúsculas na superfície do epitélio. Estas são representadas clinicamente pela superfície papilar ou granular das lesões de VIN. Outros processos que agravam a aparência clínica da VIN são a hiperqueratose e a paraqueratose, que estão normalmente associadas a essas lesões e são responsáveis pelo branqueamento acentuado. Os núcleos celulares são hipercromáticos com perda da organização, maturação e coesão. As figuras de mitose são geralmente numerosas, e formas anormais estão frequentemente presentes. Menos comumente, as células neoplásicas podem ser uniformes, mas, geralmente, são multinucleadas, pleomórficas e contêm DNA nuclear aglutinado, as chamadas "estruturas arredondadas". Em muitas delas, também há evidência de infecção por HPV com coilocitose, onde as células apresentam uma cavitação citoplasmática e atipias nucleares, bem como queratinização citoplasmática, chamada de disqueratose.

Anormalidades de maturação e distúrbios da estratificação celular normal são característicos da atipia no epitélio escamoso vulvar. Dois tipos morfológicos básicos de VIN são observados. Um envolve a proliferação de células basais e parabasais que se estendem para as camadas superiores da epiderme; a chamada *VIN basaloide*. O outro tipo, caracterizado pela maturação celular prematura, geralmente ocorrendo em associação à multinucleação epitelial, com estruturas arredondadas e coilocitose, é uma caracterísitica da infecção por papilomavírus. Este segundo tipo é chamado de VIN tipo *verrucoso*, anteriormente denominado de *VIN bowenoide*. Nos tipos basaloide e verrucoso, que atualmente fazem parte do tipo usual, todas as características de figuras de mitose anormais e bizarras podem ser encontradas, bem como os pleomorfismos celular e nuclear, aglutinação irregular de queratina nuclear, e paraqueratose ou hiperqueratose. Por conseguinte, a VIN do tipo verrucoso é comum em mulheres com infecções virais verrucosas da vulva prévias ou atuais. Não é incomum a coexistência de ambos os padrões de VIN.

As Figuras 9.4 e 9.5a, b são exemplos típicos da histologia da VIN, exibem uma VIN com a característica perda da arquitetura, hiperqueratose superficial de grau variado, pleomorfismo nuclear e citoplasmático acentuado, maturação alterada, núcleos hipercromáticos e figuras de mitose anormais e estruturas arredondadas. Cristas interpapilares muito hipertróficas ou ligeiramente acantóticas são comumente encontradas (Figuras 9.4, 9.5a), embora não seja incomum a observação de uma banda uniforme de células pleomórficas se estendendo da superfície do epitélio até a base das cristas interpapilares. Graus variados de diferenciação ocorrem com níveis amplamente variáveis de queratose nas camadas superficiais.

Referência já foi feita ao segundo tipo de neoplasia intraepitelial, ou seja, a variedade diferenciada. No início da década de 1960, o tipo diferenciado foi descrito como carcinoma *in situ* simples, porém foi posteriormente referido como uma variedade bem diferenciada de neoplasia intraepitelial. Na Figura 9.5c, as células epiteliais são maduras e situadas profundamente nas dobras epiteliais, e queratinização anormal das células é observada. Na Figura 9.5d, esta ceratinização formou uma estrutura em forma de pérolas (setas). O tipo diferenciado é geralmente uma lesão agressiva, com uma rápida progressão para câncer invasivo.

Diagnóstico diferencial da neoplasia intraepitelial vulvar histologicamente confirmada

Muitas condições podem apresentar uma aparência similar às lesões vulvares pré-neoplásicas ou neoplásicas. O diagnóstico dife-

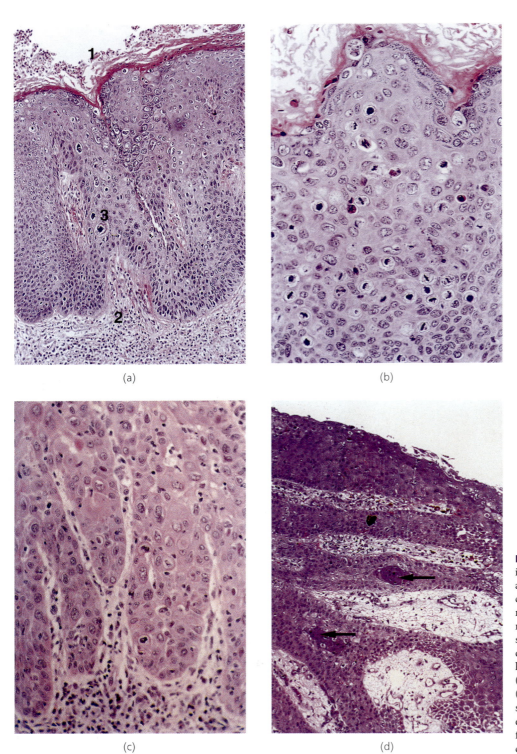

Figura 9.5 (a) Exemplo de uma neoplasia intraepitelial vulvar tipo *bowenoide*, com a atipia celular caracterizada pela presença de coilócitos, estruturas arredondadas e frequentes mitoses. As diferenças em relação a lesão mostrada na Figura 9.4 são de que as camadas superficiais tem uma camada muito mais desenvolvida da queratinização (1) e infiltração linfocítica acentuada nas camadas subdérmicas (2). Há estruturas arredondadas presentes em (3). (b) Magnificação de (a), exibindo a superfície com hiperqueratose e presença de estruturas arredondadas no epitélio com muitas figuras de mitoses anormais e múltiplas células com hiperqueratose e disqueratose.

rencial pode ser difícil de ser feito entre o condiloma plano ou papular e o líquen simples crônico (previamente denominado de hiperplasia de células escamosas) da VIN. Outras condições que podem causar confusão são aquelas relacionadas com a VIN que se estende para as unidades pilossebáceas, uma VIN com secção tangencial para exame histológico, queratose seborreica e carcinoma de células basais.

A queratose seborreica e o carcinoma de células basais do tipo superficialmente invasivo se originam de células basais em um epitélio normal. As células são uniformes com formação em paliçada no carcinoma de células basais, enquanto que a queratose seborreica contém vários cistos de queratina que estão ausentes na VIN. Finalmente, a VIN pode apresentar cristas interpapilares alongadas com formações escamosas de aspecto perolado nas pontas, e isto pode dificultar a determinação de quando uma lesão é completamente intraepitelial, pois os cortes histológicos oblíquos e transversos podem dar a impressão de que existe invasão. Orientação cuidadosa da amostra de biópsia é essencial, e, na dúvida, uma amostra maior deve ser obtida para avaliação.

9.5 Exame clínico em geral

O diagnóstico de VIN não é simples. A VIN não tem uma apresentação clínica única, pode-se apresentar com vários sintomas e tem um aspecto diferente de uma paciente para outra. Além disso, a superfície vulvar úmida e quente pode favorecer a maceração das lesões, dificultando o reconhecimento morfológico da lesão.

Os principais pontos a serem considerados são:
- Um alto índice de suspeita é mandatório, mesmo na mulher assintomática.
- Para cada lesão vulvar, os seguintes aspectos clínicos devem ser avaliados: número de lesões, espessura, superfície e cor. Estes aspectos serão descritos em detalhes mais adiante, relacionados com cada tipo clínico específico.
- Os fatores de risco devem ser avaliados: lesões concomitantes ou um histórico de lesões causadas por HPV, tabagismo, STDs etc.

Relação entre a terminologia e o diagnóstico

A terminologia atual da ISSVD, de 2004, descreve dois tipos de VIN: VIN usual e VIN diferenciada. A divisão se baseia em características histopatológicas. Uma característica adicional é a associação ao HPV: a VIN usual está comumente associada a um tipo de HPV de alto risco, enquanto que a VIN diferenciada está associada à persistência de um prurido vulvar crônico, como aquele do líquen escleroso.

A terminologia também relacionada com a *apresentação clínica*:

1. A VIN *usual*, relacionada com o HPV, é geralmente multifocal e pode ser vista em mulheres com menos de 50 anos de idade. As lesões podem ocorrer em qualquer local da vulva. Muitas vezes, as lesões são elevadas e possuem uma superfície áspera. A coloração pode ser marrom, branca, cinza ou vermelha.
2. A VIN *diferenciada*, por outro lado, ocorre em mulheres mais velhas e, muitas vezes, está associada a distúrbios epiteliais não neoplásicos, como líquen escleroso ou líquen plano. Portanto, as pacientes podem ter um longo histórico de prurido e de ardência vulvar.

Diagnóstico precoce

Como já foi mencionado, a VIN pode ser assintomática. Portanto, em todos os exames pélvicos, antes da inserção do espéculo, é necessário examinar a vulva, períneo e regiões perianais.

Infelizmente, a maioria dos ginecologistas ignora a vulva no exame pélvico de rotina e não presta atenção a este órgão, deixando de detectar a VIN assintomática. É essencial que os ginecologistas sejam ensinados sobre o exame vulvar para reconhecimento das características da doença vulvar. O ginecologista deve valorizar alguns sinais clínicos que podem estar presentes na paciente assintomática, como um exame de Papanicolaou anormal ou um histórico de verrugas genitais. Ambos devem induzir a uma avaliação minuciosa da pele e da mucosa vulvar, do períneo e das regiões perianais, mesmo em uma mulher assintomática.

Uma anamnese abrangente pode indicar a necessidade de uma avaliação detalhada da vulva, como a história de tabagismo, de STD genital prévia, de tratamento de neoplasia intraepitelial ou cervical invasiva prévio e de um teste de DNA do HPV positivo.

Sintomas

A VIN não tem um padrão clínico exclusivo, mas o principal sintoma de apresentação da VIN é o prurido vulvar, descrito em, aproximadamente, 60% das pacientes. No entanto, em 18-40% dos casos, a VIN pode ser assintomática, pode estar associada à dor e ardor ou à sensação de uma massa ou ulceração. A VIN pode ser descoberta de forma acidental durante o exame ginecológico de rotina ou pode ser diagnosticada durante um exame vulvar para sintomas não relacionados.

A VIN diferenciada ocorre em uma idade mais avançada do que a VIN do tipo usual, sendo frequentemente observada próxima ou em áreas de líquen escleroso ou líquen plano. Por esta razão, as pacientes com VIN do tipo diferenciado, geralmente, apresentam um histórico longo de prurido e ardor.

Gostaríamos de enfatizar que, embora o prurido vulvar seja frequente, o clínico deve estar ciente de que se a terapia para prurido vulvar não resolve os sintomas e os achados locais, uma biópsia da lesão refratária ao tratamento deve ser realizada sem atraso.

Sinais e avaliação clínica

A VIN pode-se apresentar com manifestações e sinais de variadas características. Pode apresentar-se com lesões pequenas e discretas, mas as lesões pode envolver toda a vulva e mais além. Pode-se manifestar como lesão única ou em múltiplos centros. As seguintes características devem ser avaliadas no exame de uma lesão suspeita de VIN: classificar quatro a seguir:

1. *Número de focos:* unifocal ou multifocal.
2. *Espessura:* plana ou espessa.
3. *Superfície:* lisa ou áspera.
4. *Cor*: branca, marrom ou vermelha.

O *teste com azul de toluidina* (teste de *Collins*) é um corante nuclear, que utiliza uma solução aquosa de azul de toluidina a 1-2%. Esta solução é colocada sobre o epitélio, por um período de alguns minutos e, em seguida, deve ser lavada com uma solução de ácido acético a 1%. Nas lesões de VIN com paraqueratose e com núcleos abundantes, a toluidina adere aos núcleos, e a lesão adquire uma coloração azul que pode identificar a VIN. Disposto na área onde o corante persiste após a lavagem, a biópsia deve ser realizada. No entanto, recentemente, este teste tem-se tornado menos popular em razão da alta frequência de resultados falso-positivos, que podem ser observados com ulcerações, erosões e reações inflamatórias. Embora Joura tenha relatado uma sensibilidade para a detecção de VIN de 92% e uma especificidade de 88% com a coloração pelo azul de toluidina, quando seguido pelo exame colposcópico da vulva, ele também constatou que, aproximadamente, 50% das mulheres com hiperplasia benigna de células escamosas apresentavam um resultado positivo com o teste de azul de toluidina.

Áreas de paraqueratose e focos suspeitos com aumento de atipias nucleares reterão o corante e adquirirão uma coloração azul escura. O tecido normal retém pouco ou nenhum corante. O problema é que as lesões hiperqueratóticas, embora geralmente neoplásicas, são fracamente coradas, enquanto que as lesões benignas, decorrente de escoriações, geralmente, são fortemente coradas com um alto índice de resultados falso-positivos e fal-

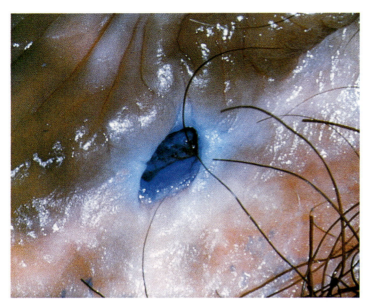

Figura 9.6

so-negativos. Na Figura 9.6, podemos observar uma área ulcerada no centro da figura de coloração azul brilhante, gerando um quadro falso-positivo.

A Figura 9.7 mostra alguns dos problemas que podem ser encontrados com a aplicação de azul de toluidina. Nesta paciente, múltiplos condilomas acuminados e algumas áreas de VIN estavam presentes em torno do introito e fúrcula vaginal. Uma solução aquosa de azul de toluidina a 1% foi aplicada na vulva com um *swab* de algodão grande. Após lavar com uma solução de ácido acético a 1%, corante permanece na região. Este foi teste com resultado falso-positivo, pois as condições que envolvem uma rápida reepitelização com paraqueratose associada, como o condiloma acuminado neste caso, retêm o corante nuclear e adquirem uma coloração azul.

As características dos dois tipos clínicos de VIN são descritas abaixo.

Neoplasia intraepitelial vulvar usual

Número de focos
A VIN usual é frequentemente multifocal na vulva e multicêntrica no colo do útero, vagina e ânus. Os sítios mais frequentemente afetados são os grandes lábios, pequenos lábios e fúrcula posterior. Outros sítios menos frequentes incluem o clitóris, monte púbico e áreas perianais. A localização das lesões deve ser documentada, pois nas áreas pilosas a VIN pode-se estender profundamente e nas regiões sem pelos, a VIN é geralmente superficial. A multicentricidade da VIN também está relacionada com a idade: diminui de 60% nas mulheres entre 20-34 anos para 10% nas pacientes com mais de 50 anos de idade.

Superfície
A lesão é geralmente maculopapular, variando desde pápulas pequenas até placas sésseis. Há um aumento da queratinização superficial, de coloração esbranquiçada e, às vezes, descamativa. Algumas vezes ocorre uma hipervascularização com uma coloração avermelhada. As áreas com erosões e fissuras são frequentes. Podem ocorrer espontaneamente ou pelo ato de coçar.

Espessura
A VIN usual é uma lesão elevada, bem demarcada e assimétrica, geralmente com grandes placas esbranquiçadas ou eritematosas.

Cor
As lesões da VIN usual são pigmentadas. Podem ser de cor marrom, branca, cinza ou avermelhada.

Em alguns casos, a lesão de VIN se apresenta na forma de pápulas castanhas, descritas por Wade e Ackerman que as nomearam de papulose bowenoide para enfatizar o baixo potencial maligno destas lesões e a possibilidade de regressão. Essas pápulas podem-se desenvolver durante a gravidez e apresentar o aspecto de uma pápula seborreica. Algumas vezes são múltiplas, principalmente na fúrcula e na superfície interna dos pequenos lábios. O termo "papulose bowenoide" não é mais utilizado. Estas lesões são atualmente denominadas de VIN multifocal.

Casos assintomáticos
Visto que está relacionada com o HPV, a VIN usual pode ser diagnosticada durante um exame clínico em uma paciente com um exame de Papanicolaou positivo, um teste de DNA do HPV positivo ou em uma paciente com verrugas genitais.

Neoplasia intraepitelial vulvar diferenciada

Número de focos
A VIN diferenciada é geralmente uma lesão solitária, adjacente ao líquen escleroso ou ao carcinoma de células escamosas. A localização mais frequente da lesão distinta ocorre na face posterior dos pequenos lábios.

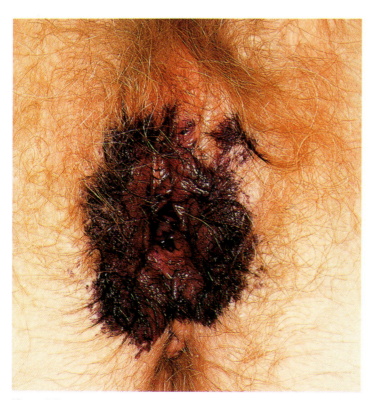

Figura 9.7

Espessura
A presença de nodularidade ou de uma área infiltrada é suspeita de invasão.

Superfície
As margens são bem demarcadas, apresenta uma superfície elevada, áspera e irregular com hiperqueratose e, ocasionalmente, com aspecto de verrugas planas. Se houver uma área de ulceração, deve-se suspeitar de invasão.

Cor
Cinza, branca ou avermelhada.

Diagnóstico diferencial
Muitas condições vulvares apresentam um aspecto similar à VIN, como o condiloma acuminado, o carcinoma de células basais, a hiperpigmentação pós-inflamatória, os cistos de inclusão epidérmica, as lesões de lentigos, o cisto do ducto de Bartholin, o acrocórdone, os cistos mucosos, os hemangiomas, as lesões seborreicas queratóticas, varizes e hidradenomas. Além destas as placas e nódulos, lesões pruriginosas, como o líquen escleroso e as infecções por *Candida*, também podem estar na lista de diagnóstico diferencial.

Vulvoscopia: iluminação magnificada da vulva com um colposcópio ou com visão magnificada direta
O papel da colposcopia na avaliação da vulva, em geral e, em particular, nos casos com VIN é controverso. Há um consenso geral de que a colposcopia é essencial para a avaliação do colo do útero, quando o exame de Papanicolaou é anormal. A colposcopia cervical se concentra em descrever as alterações na zona de transformação, como o epitélio acetobranco e os padrões vasculares anormais, após a aplicação de ácido acético a 3-5%. Entretanto, não existe zona de transformação na vulva, e os padrões vasculares associados à neoplasia intraepitelial são menos distintos. Além disso, os oponentes da colposcopia da vulva (vulvoscopia) referem que o branqueamento visualizado com ácido acético é comum em muitas mulheres saudáveis e sem queixas vulvares e, portanto, podem levar a resultado falso-positivo, especialmente quando o exame é por clínicos inexperientes.

Todavia, em nossa opinião, após a identificação de uma lesão suspeita, um colposcópio é uma ferramenta útil para caracterizar a lesão e delinear suas margens. Os estudos, que descrevem uma baixa correlação entre o acetobranqueamento vulvar com o uso de ácido acético e uma patologia subjacente, foram realizados em populações assintomáticas saudáveis, o que pode ter influenciado os resultados.

É importante avaliar a vulva minuciosamente para identificar lesões esbranquiçadas com hiperqueratose, antes de aplicar o ácido acético. Após a aplicação do ácido acético, um exame sistemático deve ser realizado com avaliação do introito vaginal, dos pequenos e grandes lábios e do períneo. Finalmente, realiza-se a inspeção do clitóris, uretra terminal, área perianal e canal anal.

Dessa forma, aceitamos que o colposcópio não apresenta vantagens em comparação ao exame feito com uma lente de magnificação simples na triagem de mulheres assintomáticas para lesões vulvares. Entretanto, a aplicação de uma solução acética a 5% na vulva e o exame com o uso de um colposcópio podem claramente demarcar áreas epiteliais acetobrancas densas. Na superfície mucosa, os padrões vasculares anormais, como mosaico e pontilhado, podem ser identificados. O ácido acético transforma um foco discreto de VIN em um epitélio claramente acetobranco. Também é útil na avaliação das margens da lesão e auxilia o planejamento do tratamento excisional ou de vaporização por *laser* de CO_2. Mesmo utilizado como uma ferramenta de magnificação, o colposcópio é valioso, pois apresenta diversos graus de magnificação e possui uma boa fonte de luz e, geralmente, dispõe de uma câmara ou gravador de vídeo acoplado.

O efeito da aplicação de ácido acético pode ser observado nas Figuras 9.8 e 9.9. A Figura 9.8 exibe uma imagem clínica da vulva onde algumas regiões (1) apresentam áreas circunscritas elevadas com pontilhado fino, causado pela distensão dos vasos superfi-

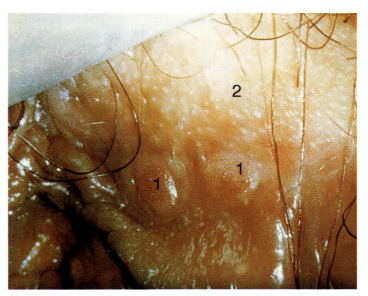

Figura 9.8

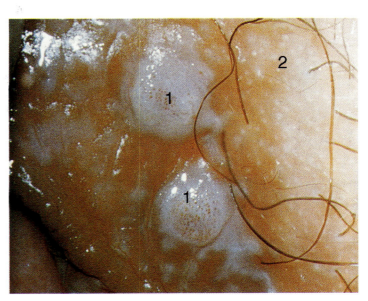

Figura 9.9

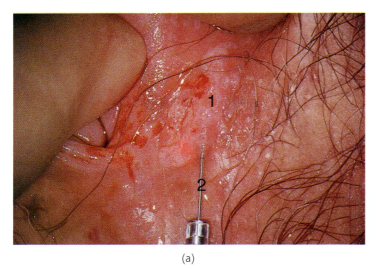 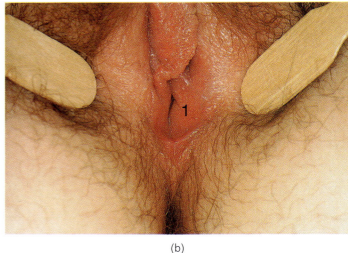

Figura 9.10(a e b)

ciais. A área (2) exibe hiperqueratose e uma imagem esbranquiçada, característica da hiperqueratose superficial. Na Figura 9.8, após a aplicação do ácido acético, as áreas (1) mostram uma coloração esbranquiçada com pontilhado fino, confirmando o pontilhado, observado na Figura 9.9. A área (2) permanece essencialmente a mesma, com seu padrão hiperqueratótico típico. As áreas marcadas com (1) exibem evidência histológica de VIN.

Uma vantagem adicional do colposcópio na clínica vulvar é que o exame de uma paciente com VIN também deve incluir a avaliação do colo uterino, da vagina e do ânus, pois existem relatos de doença multicêntrica em pacientes com VIN. Até 50% das mulheres com VIN apresentarão neoplasia intraepitelial cervical, vaginal ou anal concomitante ou precedente.

Também deve ser levado em consideração que, além do colposcópio, existem apenas alguns testes que auxiliam o clínico no diagnóstico de doença vulvar. Embora a avaliação do colo uterino possa incluir o esfregaço citológico, a análise de DNA do HPV, a colposcopia com aplicação de ácido acético, a biópsia e a excisão com alça diatérmica para a vulva, existem apenas a visualização da lesão e a biópsia.

Biópsia da vulva

Uma biópsia pode ser realizada com anestesia local. Todos os casos com suspeita de câncer invasivo ou com lesões pré-clínicas de VIN identificadas por vulvoscopia ou por inspeção visual devem ser biopsiadas. Os aspectos sugestivos de câncer invasivo e que justificam uma biópsia são os seguintes:

1. Lesões de crescimento rápido.
2. Áreas de ulceração ou sangramento.
3. Tecido exuberante com vascularização anormal.

Em todos esses casos, deve ser feita uma biópsia do tecido suspeito, com uma profundidade de, no mínimo, 5 mm.

Pode ser feita a infiltração prévia do local com lidocaína ou xilocaína a 1% subepitelial ou subepidérmica. A aplicação de EMLA (creme de lidocaína-prilocaína) pode ser feita na pele 10-15 minutos antes da biópsia, reduzindo a sensibilidade para a infiltração do anestésico. Com a infiltração ocorre uma pequena elevação da pele, facilitando a biópsia. Nas Figuras 9.10-9.12 podemos ver uma biópsia sendo realizada.

Na Figura 9.10a, uma técnica simples ambulatorial, com infiltração de anestésico local, está sendo usada para realizar a biópsia de uma lesão (1). Nestas circunstâncias, uma agulha fina (2) é inserida abaixo da lesão a ser biopsiada e 1-2 mL de anestésico local é injetado com abaulamento do epitélio, após confirmar que nenhum vaso sanguíneo foi perfurado. O creme EMLA foi aplicado antes da infiltração. Em seguida, uma pequena biópsia foi retirada. A Figura 9.10b exibe uma área hiperqueratótica suspeita (1) que pode ser biopsiada rapidamente e relativamente sem dor, usando uma pinça de biópsia cortante, como demonstrado na Figura 9.11. Uma pinça de biópsia de Kevorkian ou de Eppendorfer (2) (na Figura 9.11) alcança uma profundidade adequada de 2-5 mm. No entanto, esta abordagem pode, algumas vezes, provocar uma dobra do tecido, que pode prejudicar os cortes com micrótomo para exame histológico.

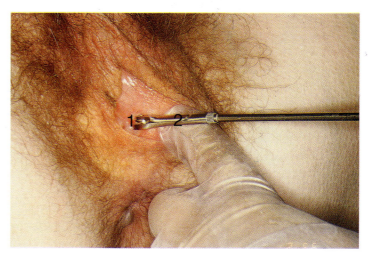

Figura 9.11

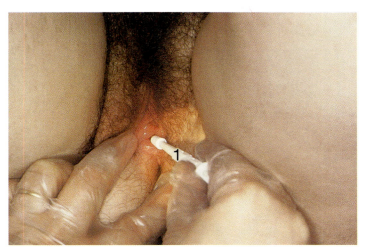

Figura 9.12

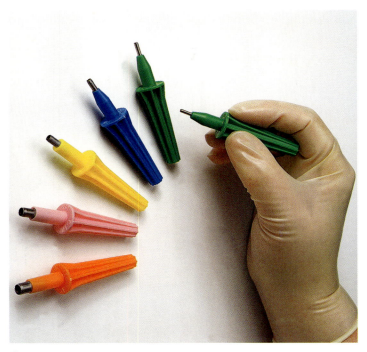

Figura 9.13

Uma escara de 0,5-1 cm pode ficar aberta para cicatrização por granulação ou pode ser fechado com um único ponto com fio de sutura 3.0. Nitrato de prata ou uma solução de Monsel (subsulfato férrico) pode ser aplicado. Geralmente, a resolução completa ocorre em, aproximadamente, duas semanas. Após a retirada da amostra, alguns autores sugerem que a peça seja colocada sobre um papel toalha com lado da derme sobre o papel e a superfície epitelial posicionada para cima. Para que a amostra fique aderida, pode ser usada uma fina camada de lubrificante (K-Y Jelly) no papel toalha ou Teflon. Após este procedimento a amostra deve ser colocada em solução de formalina tamponada a 10% ou em uma solução fixadora de Bouin. É muito importante orientar o posicionamento da amostra para evitar que um corte tangencial para exame histológico dificulte o diagnóstico.

O Punch Keyes é o instrumento de eleição para realizar as biópsias vulvares por punção. A punção deve ser feita após a aplicação do creme EMLA e a infiltração com anestésico local. O Punch Keyes (Figuras 9.12, 9.13) funciona de modo similar a um saca-rolha e remove um tampão cutâneo circunscrito, e o diâmetro da amostra varia de acordo com o diâmetro escolhido do *punch*. Nas Figuras 9.12 e 9.13, podemos observar *punch* com vários diâmetros, mas, em geral, os mais utilizados retiram uma porção cutânea de 4-5 cm ((1) na Figura 9.12); a profundidade do tecido removido depende da pressão empregada e da afiação do instrumento.

Na Figura 9.12, observamos uma biópsia circular sendo realizada. O clínico mantém a pressão e faz uma rotação até alcançar o tecido subcutâneo. A profundidade da biópsia também depende da espessura epidérmica e dos fatores mencionados anteriormente. Quando a derme é atingida, a sensação de resistência diminui. Se a biópsia penetrar muito profundamente, poderá ocorrer um sangramento excessivo. E se uma biópsia for muito superficial, a amostra pode ficar fragmentada e inadequada para exame.

Após sua remoção, a amostra é apreendida com uma pinça de dente fino, e o tecido dérmico cortado com um bisturi pequeno ou com tesoura. Após a biópsia, observa-se uma pequena escara circular ou elíptica e, ocasionalmente, pode haver algum sangramento, que pode ser controlado com o uso de nitrato de prata ou solução de Monsel ou com um ponto de sutura com fio 3.0.

9.6 Exame clínico (específico)

As manifestações clínicas das lesões de VIN na vulva são muito variadas. Estes aspectos clínicos foram definidos na revisão da terminologia clínica e colposcópica da vulva, incluindo o ânus, que foi realizada em, 2011, pela *International Federeation for Cervical Pathology and Colposcopy* (IFCPC). A revisão abrange os achados normais e anormais (Tabela 9.2). Aproximadamente 70% das lesões são multifocais. A coloração varia desde branca até preta, com tonalidades diversas entre vermelho e rosa. Estima-se que, aproximadamente, 1/3 das pacientes com essa doença apresente lesões hiperpigmentadas com bordas elevadas. As lesões também podem ser secas ou úmidas e não é raro apresentarem um aspecto similar ao de condiloma acuminado, com o qual estão frequentemente associadas. As lesões são caracteristicamente papulares, com elevações do epitélio adjacente, e mais da metade delas apresentam paraqueratose superficial, que podem ser coradas com o teste de azul de toluidina. Estruturas contíguas, como o epitélio perineal e o canal anal, podem apresentar lesões superficiais em 14 a 35% dos casos. Isto é mais frequente, quando a região posterior da vulva é afetada mais gravemente. As características da lesão dependem da espessura do epitélio vulvar, e a espessura interfere com opacidade do epitélio. A espessura pode variar entre as lesões e entre as áreas. Por exemplo, a pele queratinizada pilosa dos grandes lábios é mais espessa do que aquela dos pequenos lábios sem pelos. Quando há uma lesão de VIN, ocorre um aumento da espessura e da opacidade, que podem ficar acentuados decorrente da paraqueratose, acantose ou espessamento. A infecção viral verrucosa e a papilomatose associada interferem com a imagem colposcópica.

Tabela 9.2 Terminologia clínica/colposcópica da vulva (incluindo o ânus) realizada, em 2011, pela *International Federeation for Cervical Pathology and Colposcopy*

Classificação	Padrão		
Definições básicas	**Várias estruturas:** uretra, aberturas dos ductos de Skene, clitóris, prepúcio, frênulo, púbis, grandes lábios, pequenos lábios, sulcos interlabiais, vestíbulo, aberturas do ducto vestibular, aberturas dos ductos de Bartholin, hímen, forquilha, períneo, ânus, junção escamocolunar anal (linha denteada) **Composição:** epitélio escamoso: com/sem pelos, mucosa		
Achados normais	Micropapilomatose, glândulas sebáceas (grânulos de Fordyce), rubor vestibular		
Achados anormais	Princípios gerais: tamanho em cm, localização		
	Tipo de lesão: • Mácula • Mancha • Pápula • Placa • Nódulo • Cisto • Vesícula • Bolha • Pústula	**Cor da lesão:** • Cor de pele • Vermelha • Branca • Escura	**Morfologia secundária:** • Eczema • Liquefação • Escoriação • Púrpura • Cicatrização • Úlcera • Erosão • Fissura • Verruga
Achados diversos	• Trauma • Malformação		
Suspeita de malignidade	Neoplasia macroscópica, ulceração, necrose, sangramento, lesão exofítica, hiperqueratose; Com ou sem alteração da coloração: branca, cinza, vermelha ou castanha		
Achados colposcópicos anormais/outros achados magnificados*	Epitélio acetobranco, pontilhamento, vasos atípicos, irregularidades de superfície Junção escamocolunar anal anormal (observar a localização em relação à linha denteada)		

*Ver texto explicativo.
Fonte: Bornstein J, Sideri M, Tatti S *et al.* 2001 terminology of the vulva of the International Federation for Cervical Pathology and Colposcopy. *J Low Genital Tract Dis* 2012;16:290-5.

Como foi previamente mencionado, a tonalidade das lesões é variável, e muitas lesões serão colposcopicamente indistintas antes da aplicação do ácido acético. Este produz um acetobranqueamento evidente, que pode identificar a lesão (Figuras 9.8, 9.9). As alterações na angioarquitetura não estão tão bem definidas como aquelas descritas para as lesões do colo uterino. O pontilhado e mosaico podem ocorrer nas lesões de vulva. O pontilhado pode ser observado na superfície interna dos pequenos lábios em algumas mulheres com condições benignas, como nos processos irritativos da vulva.

A inspeção visual detalhada ajuda a determinar a localização exata das lesões pré-cancerosas, mas uma bióspia deve ser feita para determinar o grau de alteração epitelial provocada pela VIN. As alterações na espessura e na coloração são as características visuais mais específicas associadas à VIN. Uma alteração acetobranca sem espessamento e sem alteração de coloração tem pouco valor para definir um diagnóstico de VIN e pode, em muitos casos, estar associada a infecções subclínicas por papilomavírus ou pode ser uma consequência de trauma no coito ou do ato de coçar.

Nas seções a seguir, as lesões de VIN de diferentes cores, ou seja, brancas, vermelhas e escuras, serão consideradas individualmente.

Lesões brancas

As lesões brancas na vulva não são necessariamente pré-cancerosas (VIN). Três fatores estão envolvidos no aparecimento de lesões brancas:
1 Formação de queratina na superfície cutânea.
2 Despigmentação de qualquer grau.
3 Falta de vascularização.

Quando a superfície queratinizada fica úmida, torna-se opaca com uma coloração branca ou cinza. Quanto mais espessa a camada de queratina, mais pronunciado será esse efeito. Este é um dos motivos pelo qual a vulvoscopia não é específica no exame das lesões vulvares, assim como é na avaliação da vagina e do colo do útero. A despigmentação do epitélio ocorre quando os melanócitos da camada basal são perdidos ou destruídos ou quando são incapazes de produzir o pigmento, melanina, como no caso do vitiligo. A falta relativa de vascularização dos tecidos ocorre quando os vasos superficiais se contraem, e quando a distância entre eles e superfície aumenta, como nos processos escleróticos do líquen escleroso.

Uma biópsia deve ser realizada para diferenciar as lesões de VIN de outras lesões brancas que ocorrem na vulva. No passado, estas lesões brancas, incluindo a VIN, eram classificadas em três grupos principais, de acordo com a morfologia histológica. Estes três grupos de lesões são:
1 VIN.
2 Distúrbios epiteliais não neoplásicos.
3 Infecções pelo HPV.

Os distúrbios epiteliais não neoplásicos compreendem aquelas lesões descritas, como líquen escleroso, líquen simples crônico (antigamente hiperplasia de células escamosas, distrofia hiperplásica) e outras dermatoses, como a psoríase. As Figuras 9.14-9.20 mostram exemplos de lesões brancas com lesões pré-cancerosas associadas. A Figura 9.14 mostra um exemplo de uma lesão branca espessada (2) associada a uma lesão de condiloma acuminado (1), atingindo uma grande área da vulva, incluindo os pequenos e grandes lábios, o clitóris e as áreas periuretrais. Uma biópsia (Figura 9.15) da área em (2), como mostrou uma VIN com uma popula-

Neoplasia intraepitelial vulvar

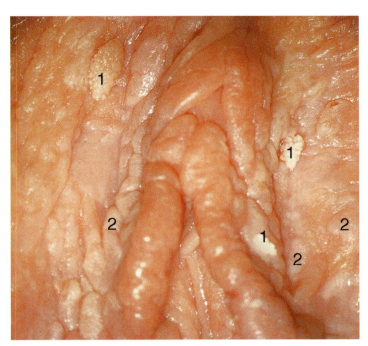

Figura 9.14

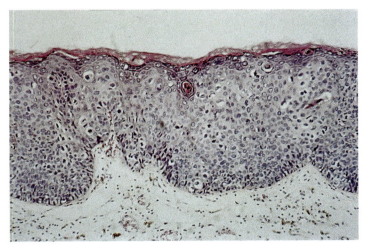

Figura 9.15

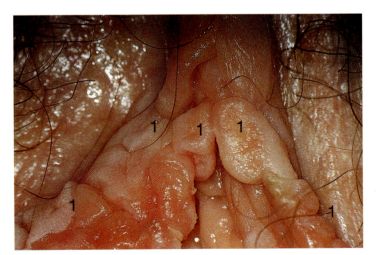

Figura 9.16

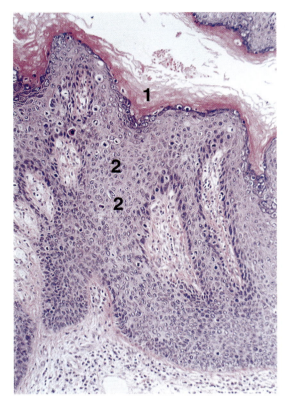

Figura 9.17

ção celular, uniforme, tipicamente neoplásica com hiperqueratose e cristas epiteliais acantóticas com diversas figuras de mitose. A Figura 9.16 mostra a natureza multifocal da VIN, com uma superfície espessa e granular. A patologia associada (Figura 9.17) apresenta uma camada muito hiperqueratótica (1) cobrindo as células neoplásicas, que exibem distúrbios da maturação com núcleos pleomórficos e hipercromáticos, figuras mitóticas anormais e estruturas arredondadas evidentes (2). A superfície ondulada da biópsia corresponde ao quadro clínico, que poderia ser confundi-

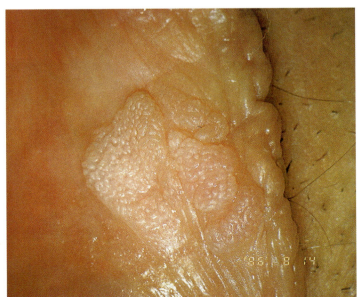

Figura 9.18

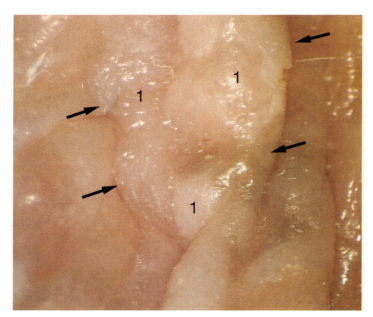

Figura 9.19

Lesões vermelhas

A coloração avermelhada normal da pele se deve à vascularização da superfície epitelial que reflete a luz. O aumento do leito capilar resultará em um tecido de aparência eritematosa. Esta aparência pode ser modificada pela espessura do epitélio, como discutido no Capítulo 3. A vasodilatação dos vasos pode ser uma resposta inflamatória ou imune local a condições como infecções por *Candida*, respostas alérgicas, dermatite seborreica, foliculite e adenite vestibular.

As lesões vermelhas pré-cancerosas apresentam um aumento da vascularização e devem ser diferenciadas de outras lesões, como aquelas associadas à psoríase e vulvite reativa aguda. O rubor dessas lesões torna-se acentuado em razão de um número reduzido de camadas celulares entre a superfície e a rede vascular aumentada nas papilas dérmicas. Conforme já foi referido, há um padrão histológico característico evidente nestas lesões vermelhas, com proliferação das papilas e poucas células entre a zona granular e o estrato córneo. Na superfície das alças capilares torcidas e dilatadas no ápice das papilas. Este padrão não é característico apenas da VIN de cor avermelhada, mas também está presente na psoríase, onde é responsável pelo sinal de Auspitz característico (indução de pontos de sangramento capilar na superfície da lesão, após esta ter sido raspada com um instrumento rombo).

As Figuras 9.21 e 9.22 apresentam imagens de baixa e alta magnificações de uma lesão vermelha localizada na porção média da vulva (1), que é elevada e tem um aspecto similar a um veludo vermelho. Há placas brancas elevadas ([2] na Figura 9.22a) e, mais perifericamente, existem áreas pigmentadas na região superior dos grandes lábios e na parte inferior esquerda

do com as lesões do condiloma acuminado. É evidente o valor de uma biópsia para o estabelecimento de um diagnóstico correto destas lesões.

Nas Figuras 9.14 e 9.16, o envolvimento do clitóris e do prepúcio pode ser observado. Com uma visão magnificada e iluminada, este envolvimento pode ser avaliado com precisão.

As Figuras 9.18-9.20 mostram exemplos adicionais de lesões brancas granulares que parecem ser de natureza condilomatosa, embora, sejam lesões de VIN. A Figura 9.18 mostra a porção externa dos pequenos lábios de uma mulher, cuja suposta lesão condilomatosa tinha sido tratada com podofilina durante anos. A verdadeira natureza da lesão (VIN) foi determinada, somente quando uma biópsia foi obtida.

Nas Figuras 9.19 e 9.20, lesões condilomatosas evidentes (1) (setas na Figura 9.19) são observadas, porém a biópsia revelou a presença de VIN. Na Figura 9.20, o clitóris e o prepúcio estão envolvidos pela VIN (como nas Figuras 9.14, 9.16).

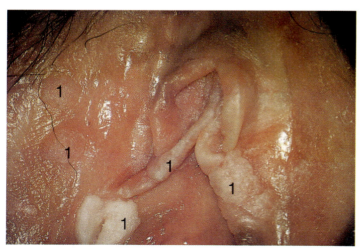

Figura 9.20

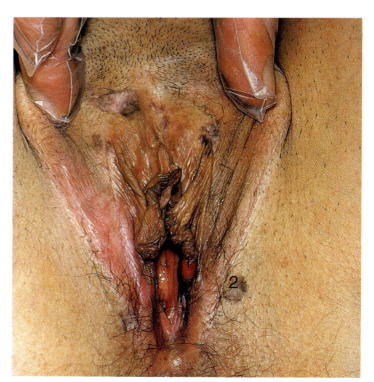

Figura 9.21

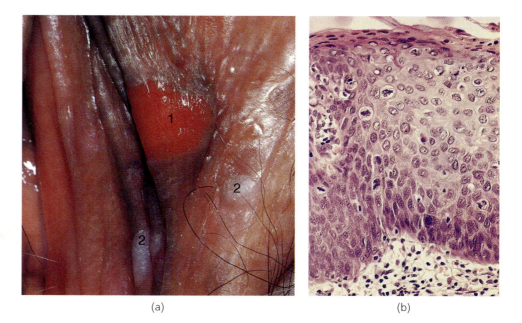

Figura 9.22(a e b) (a) (b)

da vulva ([2] na Figura 9.21). Essas alterações clínicas foram biopsiadas para obter um laudo abrangente das condições da vulva. A lesão vermelha foi confirmada como VIN (Figura 9.22b), assim como as lesões brancas e pigmentadas. Quando a lesão é extensa e difusa, como neste caso, deve-se tomar um cuidado especial ao realizar a biópsia excisional para garantir que não haja falha na detecção de um câncer invasivo precoce. A histologia da lesão de VIN, exibida na Figura 9.22b, mostrou uma camada fina de paraqueratose superficial, que resultou na aparência clínica de cor vermelha deste tipo de neoplasia intraepitelial. As células neoplásicas contêm núcleos pleomórficos, e existem diversas figuras mitóticas anormais.

Muitas destas lesões vermelhas são sintomáticas e induzem prurido, dor e sangramento ocasional em razão da fragilidade dos capilares superficiais. Uma alteração eritematosa difusa da vulva está geralmente associada a um processo benigno, porém uma lesão vermelha localizada, como aquela observada nas Figuras 9.21 e 9.22, é suspeita de neoplasia. Estas lesões devem ser diferenciadas de uma dermatite de contato desencadeada por um agente específico. Pode ser necessário recorrer ao uso do teste de contato para excluir um número variado de substâncias químicas e minerais que possam estar envolvidas nessa sensibilização. Outras causas de lesões vulvares vermelhas, como a psoríase, dermatite seborreica e candidíase cutânea, devem ser excluídas.

Lesões escuras

Em muitas lesões de VIN, a melanina intraepitelial, a melanina intradérmica, ou ambas, estão presentes, resultando em uma lesão de coloração castanho-escura ou negra (Figura 9.23). Estas lesões podem ser múltiplas, discoides, planas ou castanho-acinzentadas e

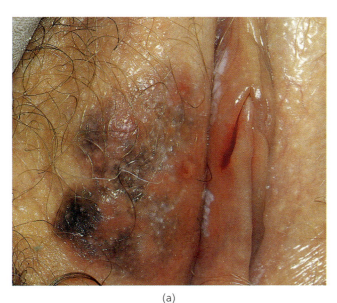
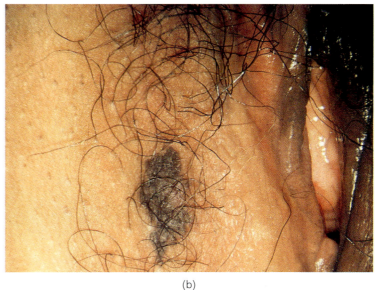

(a) (b)

Figura 9.23

podem ser lesões elevadas hiperpigmentadas, lesões verrucosas castanho-avermelhadas ou lesões papilares. A síntese de melanina está geralmente elevada nos melanócitos epidérmicos, e o excesso de melanina se deposita nas papilas da derme papilar, onde é absorvido (fagocitado) por melanófagos. Este mecanismo é chamado de "incontinência de melanina" e resulta na aparência pigmentada de muitas lesões de VIN.

Algumas lesões escuras de condiloma do tipo papilomatoso foram descritas no passado, como doença de Bowen pigmentada multicêntrica ou papulose bowenoide (Figura 9.24a-d). Atualmente, são chamadas simplesmente de VIN. Estas lesões possuem uma forma papular discreta e preservam os aspectos histológicos da doença de Bowen do epitélio cutâneo. Neste tipo de lesão predominam a multinucleação, disqueratose, queratinização celular individual, mitose anormal e estruturas arredondadas (Figura 9.25). Existe atipia coilocitótica, porém, ao contrário daquela observada no condiloma, os coilócitos estão confinados às camadas mais superficiais do epitélio, são em menor número, e o halo perinuclear delicado é substituído por espaços claros concêntricos compactos em torno dos núcleos evidentemente anormais. Essas

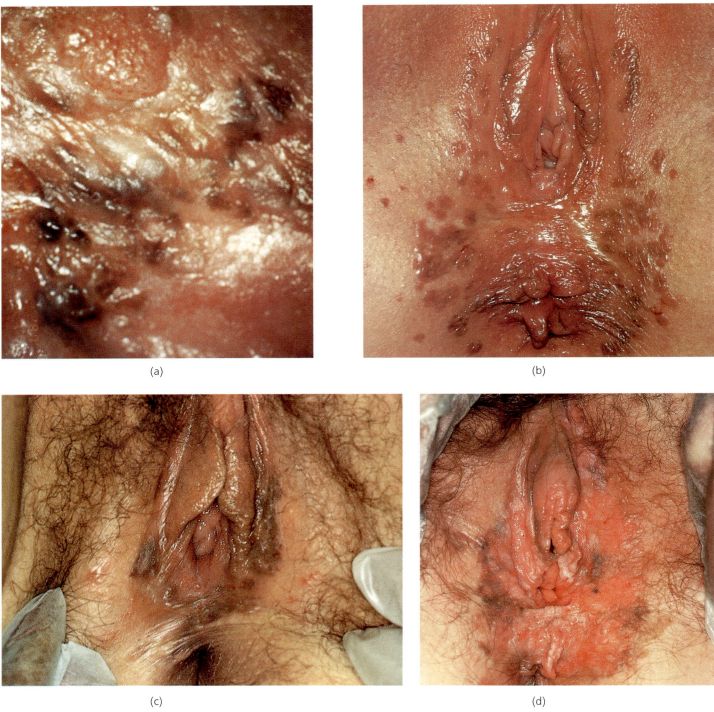

Figura 9.24

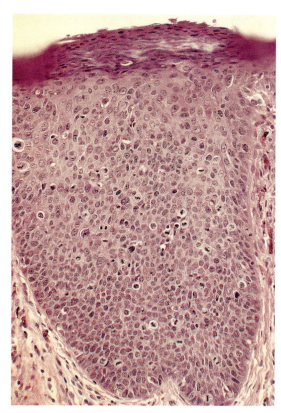

Figura 9.25
Figuras 9.23-9.25 Na Figura 9.23a e b, existe uma área extensa com alterações melanocíticas localizada nos grandes lábios. A biópsia excisional mostrou uma neoplasia intraepitelial vulvar (VIN). A Figura 9.24a exibe as alterações escuras características da VIN, porém podem, algumas vezes, ser confundidas com alterações melanocíticas. Este aspecto também tem sido denominado de papulose *bowenoide*. Uma excisão local ampla é necessária, e uma análise minuciosa pelo patologista é indicada para diferenciar a VIN de uma lesão melanocítica mais grave. A histologia de uma lesão similar àquela exibida na Figura 9.24a está presente na Figura 9.25b, e esta lesão é uma VIN3 de um tipo descrito por alguns autores como sendo característico da papulose *bowenoide*. A histologia dessa lesão (Figura 9.25) se caracteriza por uma distribuição uniforme de células neoplásicas em todo o epitélio acantótico, com muitas figuras mitóticas em todos os níveis do epitélio neoplásico. Além da superfície paraqueratótica, podem ser vistos muitos melanófagos no estroma adjacente (direita e esquerda) e estes são responsáveis pela aparência clínica pigmentada deste tipo de VIN (também chamado de papulose bowenoide).

lesões aparecem primariamente em indivíduos jovens e foram consideradas clinicamente inócuas. Existem relatos de regressão espontânea dessas lesões após a biópsia. No entanto, alguns autores sugerem que a papulose bowenoide não pode ser excluída do espectro de lesões vulvares pré-cancerosas. As lesões escuras também estão associadas à ocorrência simultânea de lesão intraepitelial cervical, de mesmo modo que a VIN.

Atualmente, o termo papulose bowenoide é raramente utilizado, e estas lesões são classificadas como lesões da VIN. Este termo foi utilizado por vários clínicos para descrever uma lesão pigmentada predominantemente multifocal, de evolução benigna, encontrada, principalmente, em mulheres jovens sexualmente ativas e com uma proporção de remissão espontânea de 60%. Clinicamente, como pode ser observado na Figura 9.24b, há lesões dispersas ou de coloração variada cobrindo o períneo, parecem aderidas à pele e muitas apresentam uma superfície "verrucosa". Ocasionalmente, estas lesões podem ser lisas e brilhantes, como observado na Figura 9.24a. Na Figura 9.24c, áreas localizadas são visualizadas em ambos os lados dos pequenos lábios em uma mulher de 19 anos de idade. Há uma apresentação incomum com lesões muito rosadas, como observado na Figura 9.24d, em que toda a vulva é coberta por lesões hiperqueratóticas verrucosas que variam em cor, algumas áreas brancas, algumas vermelhas e outras de coloração castanho-escura. Estas lesões são descritas como confluentes e ocorrem em pacientes imunocomprometidas. Devem ser investigadas, pois comumente ocorrem em associação a uma doença microinvasiva precoce.

O termo doença de Bowen era utilizado no passado para descrever as lesões em placas solitárias, que geralmente ocorriam em mulheres mais velhas. Estas lesões são, na verdade, VIN. Em geral são pigmentadas, mas podem, ocasionalmente, ser brancas ou vermelhas, e a remissão espontânea não ocorre. Este tipo de lesão solitária pode progredir para doença invasiva. Esta lesão é observada na Figura 9.23a, b.

Melanomas da vulva são responsáveis por 10% de todos os cânceres vulvares. A vulva constitui apenas 1% da superfície cutânea total, porém, aproximadamente, 5% de todos os melanomas em mulheres se originam nessa região. Os melanomas podem-se apresentar como uma lesão difusa superficial (Figura 9.26a) que ocupa uma área extensa. Podem-se desenvolver em qualquer local da vulva, porém são mais prováveis de ocorrer em áreas não pilosas, especialmente em torno dos pequenos lábios e clitóris (Figura 9.26b). Os melanomas também podem-se desenvolver na área do meato uretral e/ou vagina, e isto, no passado, resultou na classificação errônea de um pequeno número de casos. Aproximadamente 10% destas lesões não são pigmentadas. Uma apresentação incomum ocorre na forma de uma lesão nodular elevada e com superfície irregular. Esta lesão apresenta um prognóstico ominoso (Figura 9.27a). O prognóstico está diretamente relacionado com a profundidade ou com o grau de invasão cutânea (Figura 9.27b), e não com o tamanho da lesão.

O manejo cirúrgico do melanoma cutâneo está com base no grau de invasão, de acordo com a classificação de Clark *et al.*, e na medida da espessura do tumor proposta por Breslow. Breslow mensurou a espessura do tumor desde a camada granular até o ponto mais profundo de invasão. As medidas de Clark e Breslow parecem ser os indicadores mais confiáveis de recorrência local e de disseminação para linfonodos regionais.

O diagnóstico depende da compreensão de que qualquer lesão pigmentada da vulva pode ser maligna. Visto que a maioria dos nevos vulvares é juncional, recomenda-se a remoção profilática. No entanto, as características da malignidade iminente em uma lesão pigmentada incluem aquelas de crescimento recente e rápido, alteração na cor, sangramento ou prurido. A biópsia deste tipo de lesão deve ser excisional, com uma margem de pele normal; porém, se a lesão for extensa, uma biópsia em cunha deve ser realizada. Com respeito a estas lesões, não há lugar para qualquer medida localmente destrutiva.

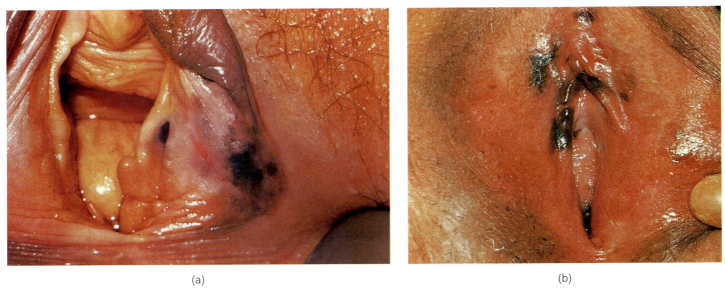

Figura 9.26 (a) Um melanoma *in situ* com o epitélio negro denso, claramente demarcado. Esta lesão deve ser biopsada com margens amplas e excisão profunda. (b) Um melanoma invasivo precoce foi diagnosticado pela biópsia extensa das áreas pigmentadas.

9.7 Neoplasia intraepitelial vulvar afetando a unidade pilossebácea

O epitélio da vulva se apresenta em regiões com e sem pelos. É importante ter isso em mente ao considerar o envolvimento das unidades pilossebáceas que estão associadas, pois é no interior destas unidades que a VIN pode ser encontrada.

O monte púbico, a região lateral e as superfícies expostas dos grandes lábios e do epitélio perianal são revestidos por epitélio piloso. Os folículos pilosos, o pelo e as glândulas sebáceas e as glândulas apócrinas formam uma unidade funcional distinta nestas áreas da pele perianal. Além disso, as glândulas sudoríparas écrinas são encontradas nos grandes lábios.

Áreas não pilosas são geralmente aquelas relacionadas com as superfícies internas dos grandes lábios, bem como com a área total dos pequenos lábios, o frênulo e o prepúcio do clitóris. Nestas áreas, existem glândulas sebáceas que se abrem diretamente na pele. Entretanto, estão raramente envolvidas com glândulas apócrinas ou écrinas.

A VIN em unidades pilossebáceas tem sido estudada extensivamente. Quando se estende para os folículos pilosos subjacentes e/ou para as glândulas sebáceas, A VIN é similar à CIN em todos os aspectos, penetrando nas glândulas endocervicais. Na vulva, a lesão pode estar em direta continuidade histológica com o sistema pilossebáceo subjacente. Na Figura 9.28, uma lesão papu-

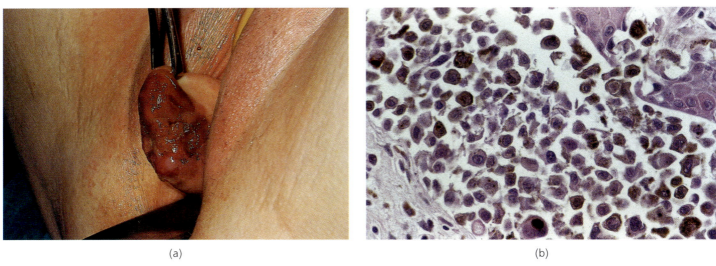

Figura 9.27 (a) Um melanoma se apresentando como uma pequena lesão nodular, com uma superfície irregular atingindo a base do pequeno lábio esquerdo. (b) A histologia exibe invasão cutânea até o nível 3 (classificação de Clark), que foi determinada pela medida da camada granular da pele vulvar ou da camada epitelial mais externa da mucosa escamosa até a profundidade de invasão. O nível 3 corresponde a um envolvimento da derme de, aproximadamente, 1-2 mm.

Neoplasia intraepitelial vulvar

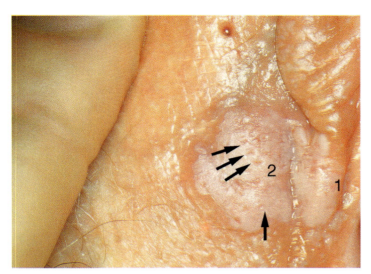

Figura 9.28

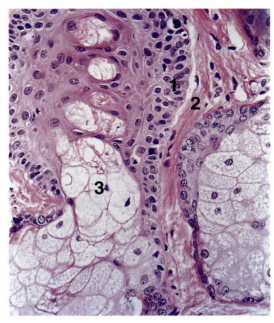

Figura 9.30

lar elevada de cor branca perolada se estende da borda inferior dos pequenos lábios (1) para a superfície interna dos grandes lábios (2). Após remoção dos pelos com lâmina de barbear, a entrada dos folículos pilosos (setas) pode ser claramente visualizada nesta lesão de VIN, que se estendeu na unidade pilossebácea a uma profundidade de, aproximadamente, 1,5 mm. A Figura 9.29 mostra uma lesão neoplásica intraepitelial se estendendo para uma unidade pilossebácea (seta). A Figura 9.30 mostra as dificuldades que podem complicar o diagnóstico da VIN em apêndices cutâneos. Nesta figura, as anormalidades epiteliais são mínimas (1) com células escamosas hiperplásicas, que se estendem profundamente nos apêndices (2) (3) e que poderia ser interpretada como VIN.

Apresentação clínica
- As lesões devem ser avaliadas de acordo com o número de focos, e de acordo com a espessura, superfície e cor.
- Os tipos usual e diferenciado têm uma apresentação clínica variável.
- A apresentação clínica e a sintomatologia são variáveis.
- Prurido, dor e ardor são sintomas comuns (60%).
- As lesões são assintomáticas em 18-40% das mulheres.
- A biópsia sob anestesia local deve ser realizada em lesões suspeitas.

9.8 Carcinoma superficialmente invasivo da vulva

O termo "carcinoma microinvasivo" foi originalmente proposto, em 1981, para definir "um carcinoma de células escamosas com diâmetro igual ou inferior a 2 cm, com invasão estromal de até 5 mm, em que a profundidade da invasão é a máxima mensurada em um campo de grande aumento. A presença de confluência, permeação vascular ou neoplasia celular não exclui o caso desta categoria."

A profundidade máxima de microinvasão de 5 mm foi com base em um estudo realizado, em 1974. No entanto, o limite de 5 mm tem sido questionado, pois metástases para o linfonodo inguinal podem ser encontradas em 12% das pacientes com invasão tumoral com profundidade de até 5 mm. Ridley sugeriu que o único conceito realmente válido para definir o carcinoma microinvasivo vulvar "é aquele em que, embora histologicamente tenha ultrapassado os limites do epitélio, a profundidade de invasão do estroma não aumenta o risco de metástase linfonodal. Portanto, uma definição de 5 mm como máxima profundidade de invasão não é rigorosa e está associada a índice de envolvimento linfonodal inaceitavelmente alto". Outros estudos demonstraram que apenas os tumores com uma profundidade de invasão igual ou inferior a 1 mm estão associados a uma ausência virtual do envolvi-

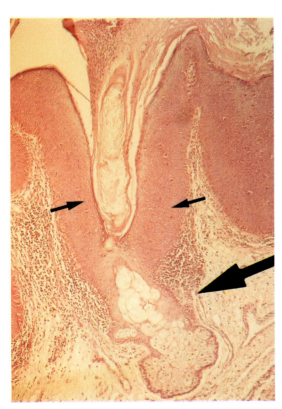

Figura 9.29

mento linfonodal. A *International Federation of Gynecology and Obstetrics* introduziu uma classificação para essas lesões designada como estágio I, que identifica os tumores que invadem a uma profundidade de até 1 mm. Este subestágio, denominado "carcinoma vulvar superficialmente invasivo", é designado estágio Ia, sendo identificado como um carcinoma escamoso solitário de até 2 cm de diâmetro e com uma profundidade de invasão igual ou inferior a 1 mm. A profundidade de invasão é definida pela medida do tumor desde a junção epitelial-estromal das papilas dérmicas adjacentes mais superficiais até o ponto mais profundo de invasão. Tumores com e sem envolvimento do espaço vascular são inclusos nesta definição.

Tem sido relatado um aumento na porcentagem destas lesões superficialmente invasivas. Isto provavelmente reflete o aumento na incidência relatada de VIN e o reconhecimento crescente dos patologistas e dos ginecologistas da existência destas lesões precoces.

Aspectos clínicos

Os aspectos clínicos do carcinoma vulvar superficialmente invasivo são os mesmos daqueles descritos para VIN, com a exceção de que algumas destas lesões superficialmente invasivas podem ser mais elevadas, ásperas e pigmentadas. As lesões são multifocais em até 30% dos casos, e tanto quanto cinco lesões macroscópicas e até mesmo microscópicas, separadas, foram relatadas em uma vulva. Não é incomum encontrar outras condições, como o líquen escleroso ou o líquen simples crônico, ocorrendo em conjunto com a invasão precoce. Em um estudo, 62% dos casos apresentaram essas condições associadas, e um adicional de 24% apresentava VIN com ou sem alterações provocadas pelo HPV.

As lesões exibidas nas Figuras 9.31 e 9.32 estão associadas à doença superficialmente invasiva. Em cada caso, houve uma história de irritação prolongada e crônica com hipertrofia acentuada

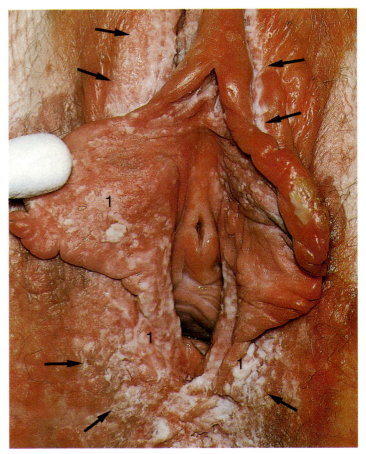

Figura 9.32

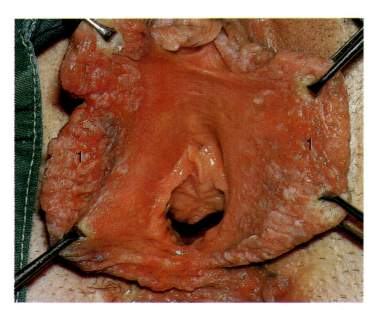

Figura 9.31 Uma neoplasia intraepitelial vulvar extensa (1), com áreas de invasão precoce (< 1 mm) envolvendo os lábios e se estendendo para a área perianal.

de todas as estruturas vulvares. A Figura 9.31 mostra uma lesão grande que afeta os lábios (1) e se estende para a região perianal. Esta lesão está causando uma hipertrofia acentuada em ambos os sítios. Na Figura 9.32, a extensão da lesão para os grandes lábios e mais lateralmente é demonstrada com setas. A lesão se projeta para a área perianal. Nestes casos, é mandatória uma avaliação minuciosa do trato genital restante e do ânus. Biópsias excisionais extensas foram realizadas nestas duas pacientes, que mostraram VIN com invasão inferior a 1 mm em múltiplos sítios da vulva.

Risco de disseminação linfonodal: profundidade e volume

A partir de muitos estudos, pressupõe-se que o volume do tumor esteja relacionado com o risco de metástase linfonodal, assim como a profundidade da invasão tumoral. Muito pouco se sabe sobre o volume da doença invasiva precoce da vulva e sua correlação com a profundidade e invasão. Em lesões extensas, como as observadas nas Figuras 9.33-9.35b, várias áreas de microinvasão podem estar presentes quando uma eventual excisão é realizada.

É extremamente difícil mensurar o exato volume tumoral de muitas lesões, e foi sugerido que o diâmetro máximo de um carcinoma invasivo superficial seria o melhor indicador de disseminação linfonodal. Alguns autores sugeriram que 1 cm deve ser o limite de um "carcinoma superficial", enquanto outros observa-

Neoplasia intraepitelial vulvar 225

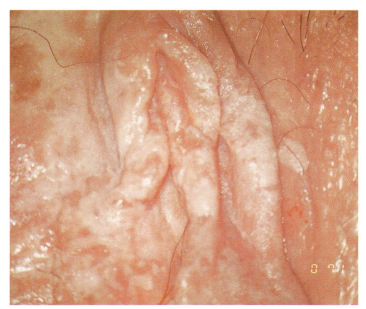

Figura 9.33 Uma área extensa de tecido branco hiperqueratótico envolvendo a área periclitoriana, os grandes lábios e os pequenos lábios. Um procedimento excisional grande foi realizado, e um pequeno foco de carcinoma invasivo precoce (< 1 mm) foi encontrado na área periclitoriana.

ram que 10% das pacientes com tumores de até 1 cm de diâmetro apresentaram metástase linfonodal. Em uma série, houve uma incidência de 4% de envolvimento linfonodal e uma incidência de 16% de recorrência local associada a neoplasias de até 1 cm de diâmetro. Outros consideram que a profundidade de invasão é um indicador mais adequado de envolvimento linfonodal do que o diâmetro, e que o volume tumoral é irrelevante.

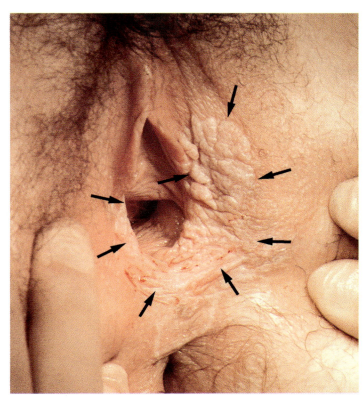

Figura 9.34 Uma grande área de tecido hiperqueratótico e ligeiramente pigmentado (setas) se estende pelos grandes e pequenos lábios em ambos os lados. Uma pequena área de invasão (< 1 mm) foi encontrada após a realização de um procedimento excisional local extenso.

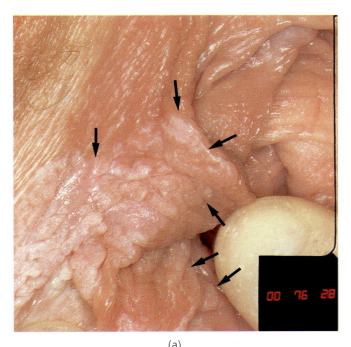
(a)

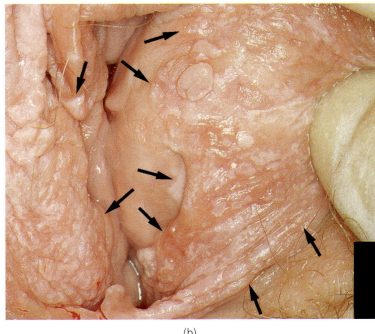
(b)

Figura 9.35 Uma área branca hiperqueratótica extensa (setas) existia nas faces externa (a) e interna (b) dos pequenos lábios, com extensão para os grandes lábios (setas). Três focos pequenos de malignidade invasiva precoce (< 1 mm) foram encontrados após a realização de uma excisão local ampla.

Avaliação histológica

No exame da amostra excisada, deve ser medida a profundidade de invasão e os aspectos como envolvimento do espaço vascular, confluência, grau de diferenciação tumoral e, se possível, o volume tumoral deve ser estimado para que um prognóstico preciso possa ser fornecido. A invasão dos espaços vasculares supostamente aumenta o risco de metástase linfonodal em lesões superficiais invasivas. Em um estudo, 40% das pacientes com envolvimento do espaço vascular apresentaram metástase linfonodal, enquanto que somente 3% sem este envolvimento apresentaram disseminação para os linfonodos. Em outros estudos, a relação entre a metástase linfonodal e o envolvimento do espaço vascular em lesões precoces não foi bem estabelecida. A relação entre a diferenciação tumoral e o risco de metástase também é controversa, com alguns autores demonstrando que não existe uma associação entre estes dois parâmetros.

Diagnóstico

O diagnóstico não pode ser estabelecido clinicamente, pode apenas ser suspeito a partir dos aspectos descritos anteriormente (Figuras 9.31-9.35b). A confirmação histológica é feita após a biópsia. Uma biópsia excisional deve ser realizada, incluindo uma margem de 1-2 cm de pele vulvar normal ou aparentemente normal. Estas biópsias excisionais locais amplas apresentam poucas dificuldades nas lesões solitárias isoladas ou bem definidas, porém nas lesões extensas, múltiplas biópsias são necessárias. Uma vulvectomia superficial eletiva (descrita a seguir) seria uma alternativa eficaz e satisfatória.

Na Figura 9.36, uma área queratinizada muito densa pode ser observada ao redor do clitóris (1) e porção superior dos pequenos lábios (2). Uma biópsia obtida da área (2) exibiu a presença de VIN (Figura 9.37). No entanto, um exame da área à esquerda do clitóris demonstrou uma pequena área com um padrão vascular ligeiramente anormal (3). Lateral a esta região, havia outra área com uma vascularização anormal mais evidente (Figura 9.38).

É difícil visualizar o padrão vascular nas áreas queratóticas densas, porém a aplicação de uma fina camada de lubrificante pode ajudar a individualização da vascularização. Na CIN ou na doença cervical invasiva precoce e neoplasia intraepitelial vaginal (VAIN), os vasos podem ser visualizados nos padrões usuais de pontilhado e mosaico. É incomum visualizá-los nas lesões vulvares em razão da presença de epitélio espessado. Em lesões invasivas superficiais, algumas vezes é possível visualizar não apenas os padrões em pontilhado e mosaico, como também os vasos con-

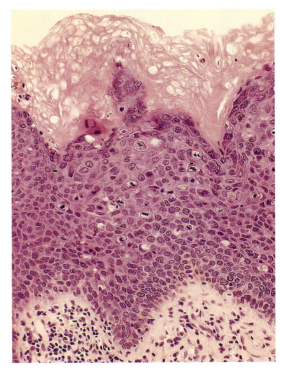

Figura 9.37 Neoplasia intraepitelial vulvar com extensa hiperqueratose superficial e, por isso, a aparência clínica branca da lesão. Note as numerosas figuras mitóticas, que possuem uma distribuição transepitelial e pleomorfismo nuclear.

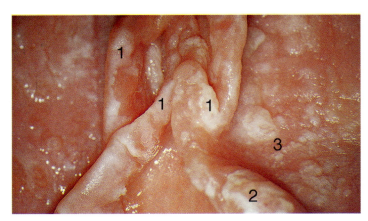

Figura 9.36

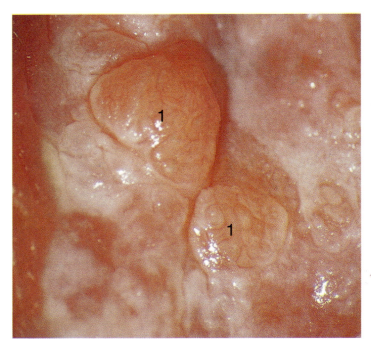

Figura 9.38

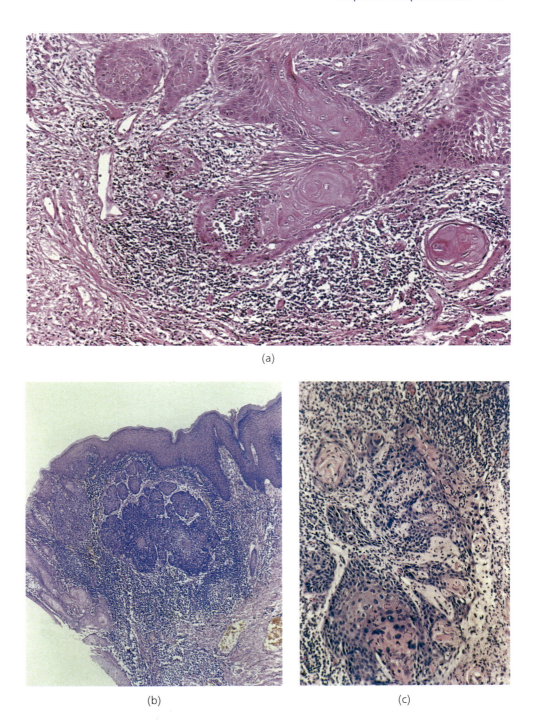

Figura 9.39(a-c)

torcidos que podem existir e correr paralelo à superfície epitelial sobrejacente. A dilatação irregular desses vasos pode indicar a presença de câncer superficialmente invasivo.

Na Figura 9.38, os vasos podem ser visualizados em duas áreas papulares. Uma biópsia excisional da área marcada (1) na Figura 9.38 e região adjacente demonstrou a existência de câncer invasivo muito superficial, penetrando a uma profundidade de 0,8 mm. A Figura 9.39a-c apresenta casos similares e mostra uma invasão superficial. Na Figura 9,39a, b, a invasão é inferior a 1 mm, enquanto que na Figura 9.39c, a profundidade de penetração é de 1,5 mm.

Recorrência do carcinoma vulvar invasivo superficial

Uma das características do câncer vulvar invasivo superficial é a frequência de recorrência da doença. Esta recorrência pode ocorrer em um ou dois anos após o procedimento inicial ou, às vezes, até 15 anos depois. Foi sugerido por alguns autores que a palavra "recorrência" deve ser utilizada apenas para lesões que recorrem em um período de até dois anos, após o tratamento primário e que "reocorrência" deve ser usada para se referir ao "aparecimento pós-operatório de um segundo carcinoma vulvar *in situ* ou carcinoma invasivo em tempo ou local remoto do processo original para ser considerado como não relacionado". Outros autores sugerem que os termos "segundo" ou "novo" devem ser utilizados para aqueles tumores que recorrem três ou mais anos após o tratamento primário.

A taxa de recorrência pode ser de, aproximadamente, 15%, e o tempo de recorrência durante o acompanhamento pode ser de 1 a 15 anos. Pela análise de muitos estudos, supõe-se que nem o tamanho da lesão original, nem o grau de anaplasia, permeação vascular linfática, confluência microscópica ou a extensão da cirurgia primária para a lesão invasiva precoce inicial estão correlacionados com o desenvolvimento precoce ou tardio de invasão ou pré-câncer vulvar. No entanto, o sítio do tumor pode estar correlacionado com o desenvolvimento. Doença na área do clitóris ou uretra é mais provável de estar associada à recorrência.

Outros fatores que podem indicar uma predisposição para recorrência incluem metástases linfonodais, encontradas durante a cirurgia e profundidade da invasão estromal, especialmente se a profundidade de invasão for superior a 2 mm. A presença de HPV associada à VIN3 também é um forte indicador para o desenvolvimento tardio de doença recorrente.

Como previamente discutido na seção 9.3, as pacientes com câncer superficialmente invasivo da vulva podem ser tratadas com segurança por excisão local sem recorrer à linfadenectomia, porém a recidiva após o tratamento primário é comum e parece haver um pequeno, porém significativo, risco de progressão para carcinoma invasivo.

9.9 Líquen escleroso

Não é incomum que uma área adjacente a uma lesão vulvar pré-cancerosa ou cancerosa exiba evidências de um distúrbio epitelial crônico de líquen escleroso. Muitas destas mulheres apresentarão sintomas nas áreas adjacentes à doença neoplásica e não é incomum um histórico de tratamento para líquen escleroso. O líquen escleroso é classificado como um distúrbio epitelial não neoplásico da pele e da mucosa vulvar. O achado desta condição em relação à doença neoplásica originou a hipótese de que poderia ser pré-cancerosa. No entanto, não há evidência de que o líquen escleroso seja, de fato, uma condição pré-cancerosa, embora, em um estudo realizado na década de 1970, a incidência de neoplasia de vulva em pacientes com líquen escleroso ultrapassou aquela esperada para a população normal.

Apresentação clínica

O líquen escleroso pode ocorrer em sítios extragenitais, como a pele do tronco, mas em, aproximadamente, 60% dos casos de mulheres com lesões vulvares, a condição é confinada apenas às áreas vulvar e perianal. No estágio inicial, o líquen escleroso é assintomático, com mínimos achados clínicos, porém com a evolução se desenvolvem pápulas poligonais planas, cor de marfim e ligeiramente eritematosas, que, eventualmente, se tornam confluentes, formando placas maiores associadas à atrofia. O epitélio desenvolve um aspecto de papel apergaminhado, fino, com sufusões hemorrágicas e pode formar púrpuras e petéquias associado a

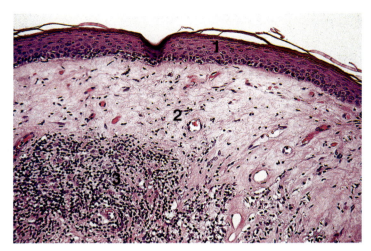

Figura 9.40

trauma e coçadura, em razão do intenso prurido. Ocasionalmente, há hiperqueratose e podem ocorrer atrofia epidérmica acentuada e erosão local.

Histopatologia

Na Figura 9.40, os aspectos histológicos clássicos do líquen escleroso podem ser visualizados. Estes incluem uma zona ampla de hialinização e edema nas dermes papilar e reticular. Na ausência de cristas interpapilares, a epiderme (1) é achatada e, ocasionalmente, pode haver hiperqueratose. A derme (2), além de ser edematosa e hialinizada, geralmente, contém algumas células inflamatórias em sua borda inferior (3). Atrofia também pode-se estender para a derme e tecidos subcutâneos.

Manejo

O controle das pacientes com líquen escleroso deve ser feito com a inspeção regular minuciosa e com indicação de biópsia das úlceras que não cicatrizam e das lesões hiperqueratóticas recentes. Dessa maneira, é possível detectar o aparecimento de um carcinoma em estágios inicial e tratável. Deve-se enfatizar que pode ser extremamente difícil reconhecer o desenvolvimento de câncer em pacientes com líquen escleroso, em razão das úlceras e fissuras associadas.

Nas figuras a seguir, o desenvolvimento de malignidade é mostrado junto às alterações existentes, causadas pelo líquen escleroso. A Figura 9.41a mostra uma vulva com um foco de câncer invasivo (1) em uma paciente com líquen escleroso extenso (2). Há uma fusão acentuada das pregas do clitóris e atrofia dos lábios vaginais, típico do líquen escleroso. É preciso enfatizar que, apesar da coexistência, estas lesões não estão etiologicamente relacionadas. Na Figura 9.41b, c, uma lesão maligna se apresenta como uma área regular, nodular e vermelha na superfície do pequeno lábio direito. Há líquen escleroso associado na região dos lábios e clitóris e, na Figura 9.41c, a lesão foi tracionada para mostrar sua inserção interna, que se localiza imediatamente lateral à uretra.

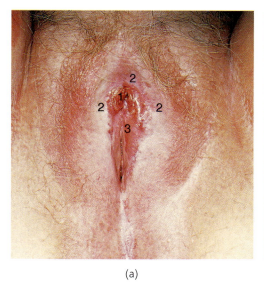 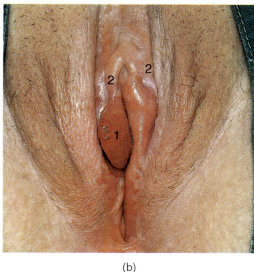 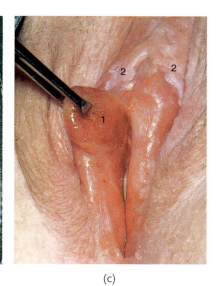

(a)   (b)   (c)

Figura 9.41(a-c)

O prurido acompanha quase todos os casos de líquen escleroso. O prurido induz o coçar vigoroso, com subsequente ulceração e formação de equimoses. Isto pode dificultar o diagnóstico e um exemplo é mostrado na Figura 9.42. Esta mulher de 68 anos de idade foi tratada com aplicações locais de esteroides e testosteronas durante vários anos para controle de um líquen escleroso extremamente sintomático e progressivo. Uma pequena área ulcerada em (1) foi observada sem ser biopsiada por mais de um ano, pois foi considerada decorrente do ato de coçar. A biópsia realizada revelou a presença de câncer invasivo precoce. Outros sinais de líquen escleroso estão presentes, podemos observar a fusão das pregas labiais internas sobre a uretra (2) e a virtual obliteração do clitóris em (3). Na Figura 9.43, o aspecto macroscópico do líquen escleroso pode ser observado nesta peça de vulvectomia simples, que dá a impressão, à primeira vista, de um câncer invasivo precoce. No entanto, esta paciente sofreu por muitos anos com líquen escleroso progressivo, e uma vulvectomia simples foi realizada para alívio sintomático. As alterações macroscópicas são similares a de um câncer invasivo, mas o exame histológico não mostrou câncer. As alterações foram induzidas pelo trauma continuado pelo ato de coçar.

Nos três casos seguintes (em que as figuras foram gentilmente cedidas pelo falecido Professor Raymond Kaufman), uma malignidade sobreposta está presente sobre um plano de fundo com líquen escleroso. Na Figura 9.44, uma lesão elevada e avermelhada (1) está situada na região direita do grande lábio de uma mulher na pós-menopausa em que o líquen escleroso é evidente. Um tecido muito delgado e atrófico reveste a face interna do pequeno lábio (2), e o clitóris está completamente coberto pela aglutinação do prepú-

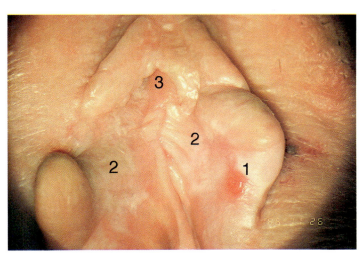

Figura 9.42

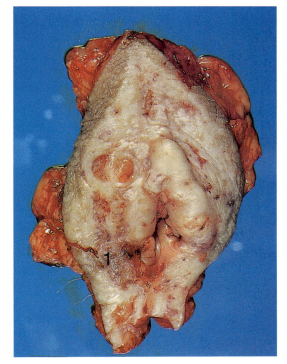

Figura 9.43

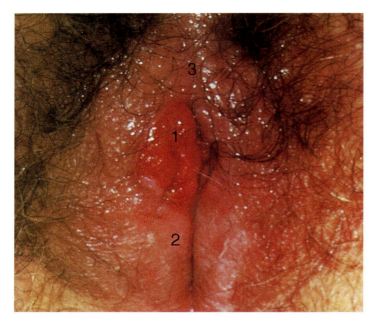

Figura 9.44

cio (3). Uma biópsia da área (1) revelou um carcinoma de células escamosas. Na Figura 9.45, uma lesão ulcerativa superficial (1) encontra-se em uma área da pele perineal muito atrófica, áreas hiperqueratóticas são evidentes em (2) e estão associadas à superfície lisa dos pequenos lábios (3). A lesão em (1) é um carcinoma de células escamosas que se desenvolveu 15 anos após a excisão de uma área de VIN. A tipificação viral demonstrou que esta lesão invasiva contém DNA do HPV 16 e 18.

Na Figura 9.46, uma lesão ulcerativa evidente e histologicamente confirmada como maligna (1) envolve o pequeno e grande lábio esquerdo e as áreas do pequeno lábio e clitóris no lado direito em uma mulher na pós-menopausa, cuja vulva exibe aspectos típicos de líquen escleroso. Há um epitélio atrófico muito branco em (2), e a área do clitóris foi completamente obliterada pela fusão das estruturas sobrejacentes (3).

A Figura 9.47 mostra uma biópsia obtida da margem da área ulcerativa em (1) da Figura 9.46. Existe um padrão evidente de carcinoma de células escamosas invasivo. A tipificação viral desta malignidade demonstrou a presença de DNA do HPV 16 e 18.

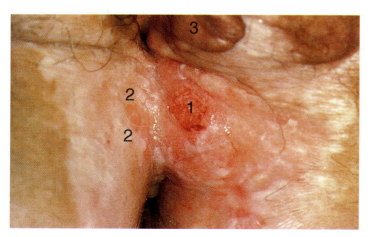

Figura 9.45

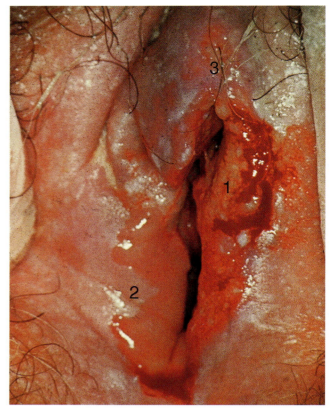

Figura 9.46

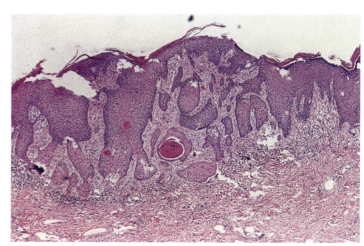

Figura 9.47

9.10 Doença de Paget (neoplasia intraepitelial não escamosa)

Em 1874, Sir James Paget publicou a primeira descrição desta doença. Seus casos originais foram de doenças, envolvendo o mamilo e a aréola, associados ao câncer de mama. Casos posteriores, associados à doença da vulva, também foram relatados. Uma grande proporção destes casos está associada ou precede uma malignidade clinicamente evidente. A associação mais comum é com carcinoma de anexos da vulva ou com outros tumores locais, como na glândula de Bartholin. Dentre as neoplasias mais distantes, o câncer de mama é o mais comum, seguido pelo câncer de vulva, colo do útero e vagina. Em aproximadamente 20-30% das mulheres com uma neoplasia invasiva associada da vulva ou de órgãos adjacentes, acredita-se que as células tenham migrado ou metastatizado a partir de um tumor na epiderme adjacente. A grande maioria das lesões vulvares na doença de Paget parece ser do tipo autóctone. Todavia, algumas se desenvolvem a partir de glândulas sudoríparas ou dos remanescentes embrionários. Estas lesões intraepiteliais podem permanecer confinadas à epiderme ou podem invadir a derme, tornando-se câncer invasivo.

Evidências de várias séries retrospectivas de pacientes com doença de Paget sugeriram que aproximadamente um quinto dos casos está associado à malignidade não vulvar, e cerca de um terço apresenta recorrência em um período médio de três anos.

Apresentação clínica
O aspecto clínico característico (Figura 9.48a, bi-biii) é de uma "doença de Paget exsudativa" clássica, envolvendo uma vulva úmida com placas de tecido hiperqueratótico (1) intercaladas com faixas de tecidos avermelhado e cruento (2). Há intenso ardor e irritação. Quando a doença ocorre em áreas pilosas da vulva, a lesão é geralmente tratada como se fosse uma infecção local, resultando em um consequente atraso no diagnóstico. Na Figura 9.48bii, biii, a natureza variável da doença de Paget pode ser observada. As lesões perianais exibem uma superfície eczematoide eritematosa com crostas.

Histopatologia
A histopatologia é absolutamente característica, um bom exemplo pode ser observado na Figura 9.48c, em que a camada superficial do epitélio hiperqueratótico é revestida por uma camada de células de Paget redondas (1) que seguem em uma linha ou se acumulam próximo à camada basal. Ocasionalmente, podem-se apresentar amontoadas, mas frequentemente as células se dispõem em uma fila única ao longo desta camada. As células também podem ser encontradas nos folículos pilosos e nos ductos das glândulas apócrinas e écrinas. À medida que ocorre a maturação do epitélio, as células são encontradas em níveis progressivamente mais altos e, quando alcançam a superfície, são descamadas ao longo do epitélio escamoso queratinizado. As células de Paget são coradas positivamente por mucicarmina, aldeído, fucsina e ácido periódico de schiff, a última reação permanece positiva após digestão por diástase. A coloração imunopatológica específica com o uso de imunoperoxidase demonstrou positividade citoplasmática para o antígeno carcinoembrionário (CEA), antígeno de membrana epitelial (EMA), determinadas queratinas de baixo peso molecular (LMKs) e GCDFP (do inglês *gross cystic disease fluid protein*). A imuno-histoquímica pode ser útil na avaliação das margens cirúrgicas do tecido excisado com doença de Paget da vulva. Margens negativas histologicamente comprovadas, geralmente, reagem ao CEA, EMA ou LMK. No entanto, o CEA parece ser um marcador valioso de doença de Paget extramamária, e EMA e LMK também são expressos na maioria destes casos. Estes marcadores são importantes na identificação de células de Paget nas margens cirúrgicas, quando estas aparecem normais na coloração por hematoxilina-eosina de rotina.

Manejo
Antes do tratamento, uma avaliação meticulosa de outros sítios para câncer deve ser realizada, mas o manejo da doença local consiste essencialmente na realização de uma excisão ampla. Se houver evidência de câncer invasivo, procedimentos radicais com linfadenectomia femoral/inguinal podem ser necessários. A doença é frequentemente multifocal, e uma avaliação minuciosa deve ser feita da vulva, porção inferior da vagina e períneo.

9.11 Lesões vulvares que podem simular lesões de pré-câncer ou câncer
Diversas lesões vulvares apresentam um aspecto similar ao câncer ou VIN. Estas lesões são principalmente de natureza infecciosa, estando predominantemente relacionadas com infecções por HPV e sendo frequentemente relatadas como secundárias ao câncer vulvar. Outras condições infecciosas específicas e associadas incluem o granuloma venéreo e sífilis. Foi enfatizado que estas infecções apresentam fatores de confusão geográficos, étnicos e socioeconômicos na associação ao câncer vulvar.

Sífilis
O período de incubação desta doença infecciosa, causada pelo *Treponema pallidum*, varia entre 10 e 90 dias, em média é em torno de duas semanas, e o estágio primário não tratado pode persistir por 3 a 8 semanas. A primeira lesão a aparecer é uma mácula que logo se torna papular com ulceração, formando um cancro primário. A úlcera endurecida dolorosa com uma base vermelha fosca, como observado em (1) na Figura 9.49, é a apresentação clássica de um cancro. Os linfonodos regionais aumentam de volume em uma semana após o aparecimento da lesão. Estes linfonodos são geralmente indolores, firmes e lisos. No entanto, os sintomas e sinais da sífilis recente são variáveis, e pode haver mais de um cancro presente (Figura 9.49). Variações geralmente ocorrem em consequência de uma infecção secundária sobreposta. Os grandes lábios são um sítio comum de apresentação do cancro primário. Na série original de Fournier (1906), 46% dos casos ocorreram nessa região, 22% ocorreram nos pequenos lábios, e apenas 5% no colo do útero.

O cancro pode ser confundido não apenas por um carcinoma de células escamosas, mas também com outras lesões, como o herpes genital, lesões piogênicas, lesões infectadas, cancro mole, linfogranuloma venéreo e donovanose. Erupções induzidas por medicamentos e a doença de Behçet (Figura 9.50a, b) também devem ser consideradas.

Os exames laboratoriais para o diagnóstico de sífilis recente dependem do exame de microscopia de campo escuro para *Treponema pallidum* e dos testes sorológicos. Quando há úlceras ou lesões papulares da pele ou membranas mucosas, a microscopia de campo escuro é uma técnica precisa e específica. Para a realização deste teste, a área deve ser primeiramente limpa com soro fisiológico. Se estiver seca, a lesão é escarificada nas margens para causar sangramento e, após a coagulação do sangue, uma gota da secreção é examinada. Se a lesão estiver úmida o bastante, a secreção pode ser colhida com um pouco de pressão. Magnificação de 400x ou 900x com iluminação de campo escuro possibilitará a

232 CAPÍTULO 9

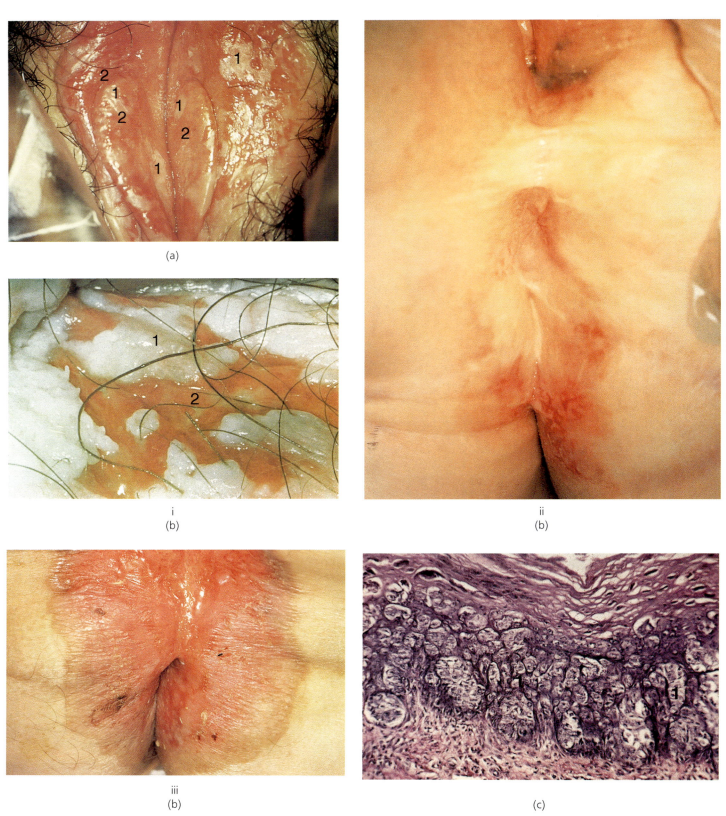

Figura 9.48(a, bi-biii e c)

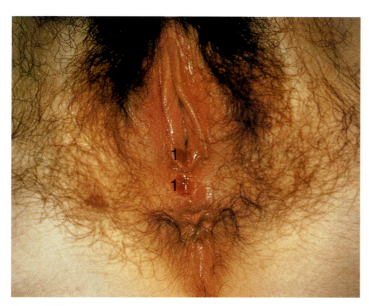

Figura 9.49

detecção dos treponemas. Se, no exame de uma lesão suspeita, nenhum microrganismo é observado, a microscopia deve ser repetida diariamente por 2-3 dias. Testes sorológicos para sífilis, como o VDRL (*Veneral Disease Research Laboratory*) e a reagina plasmática rápida, também devem ser realizados e fornecem resultados positivos em até 70% das pacientes com sífilis primária. Estes testes também são positivos com altos títulos na sífilis secundária. Após este período, os títulos diminuem lentamente, porém se tornam novamente positivos na sífilis tardia. O teste treponêmico específico, como a absorção de anticorpo treponêmico fluorescente, é reativo em até 90% das pacientes com sífilis primária. A reação de hemaglutinação para *Treponema pallidum* também é reativa em até 87% dos casos. Ambos os testes são positivos em quase todos os casos de sífilis secundária e permanecem positivos indefinitivamente em mais de 95% das pacientes não tratadas. Um ensaio de PCR multiplex foi desenvolvido, para detectar simultaneamente o *Treponema pallidum*, o *Haemophilus ducreyi* e o herpes simples.

Doença de Behçet

A ocorrência de ulceração genital, que pode ser confundida com câncer ou pré-câncer vulvar, também está associada à inflamação oral e ocular. A doença de Behçet foi descrita pela primeira vez pelo dermatologista turco Behçet, em 1937, e foi associada a condições, como artrite, tromboflebite, erupções cutâneas acneiformes, anormalidades neurológicas e colite ulcerativa.

Existe a hipótese de que a doença represente uma resposta imunopatológica a uma infecção por HSV tipo 1, visto que imunocomplexos circulantes foram encontrados no sangue.

As lesões genitais são geralmente notáveis e altamente destrutivas, resultando em fenestração e cicatrização com perda progressiva de tecido vulvar. Mesmo quando pequenas, as lesões são notáveis pela profundidade, e muitas são relativamente macias. Estas lesões vulvares são geralmente indolores, e as úlceras podem ser de tamanho variado e persistirem por semanas ou meses. Cicatrização com fibrose é comum, porém não inevitável. O pequeno lábio é um sítio de envolvimento comum, e uma lesão típica incluindo todos os aspectos descritos é exibida em (1) na Figura 9.50a, b. Culturas bacterianas e virais são negativas, bem como o exame de microscopia de campo escuro. Os testes sorológicos para sífilis (mencionados anteriormente) serão não reativos. A biópsia pode exibir um processo inflamatório crônico inespecífico, com vasculite associada. As lesões orais ocorrem nos lábios, língua, mucosa da tonsila e do palato e são similares a úlceras aftosas comuns.

É importante excluir um câncer escamoso invasivo, usando os testes descritos anteriormente para excluir sífilis. Herpes recorrente e sífilis recorrente não tratada devem ser considerados, bem como pênfigo, que pode causar lesões na genitália e na boca. O pênfigo pode ser excluído pelo uso de corantes imunofluorescentes específicos em amostras de tecido fresco.

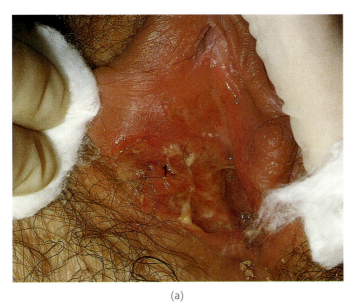

(a)

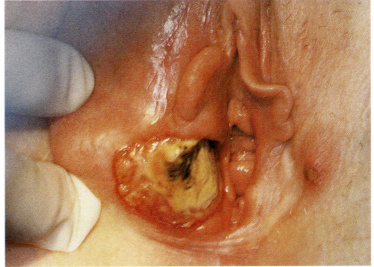

(b)

Figura 9.50(a e b)

Condiloma acuminado

A associação entre infecção por HPV e neoplasia cervical, vaginal e vulvar já foi descrita no Capítulo 2. A presença de lesões causadas por este vírus na vulva pode dificultar o diagnóstico não apenas de lesão pré-cancerosa, de VIN, como também de câncer invasivo.

Aspectos clínicos

O condiloma acuminado pode apresentar múltiplas lesões papilares ou verrucosas, ou pode-se apresentar na forma de placas sésseis de superfície áspera na pele ou na mucosa da vulva, períneo e região perianal. Frequentemente aparece nas margens dos pequenos lábios, podendo se estender para o sulco interlabial ou ao redor do introito vaginal. A cor varia enormemente, desde lesões cor de pele até lesões pigmentadas castanho-acinzentadas ou quase pretas.

Na Figura 9.51, múltiplos condilomas planos e papilomatosos, em grande parte pigmentados, podem ser visualizados se estendendo por toda a vulva e incluindo a área perianal. Os condilomas também se estendem para o sulco interlabial. Um exame mais detalhado revelará variações na configuração superficial, porém é quase impossível determinar se estas lesões são de um condiloma acuminado pigmentado, de uma forma pigmentada da VIN ou se são lesões pigmentadas descritas previamente, como papulose bowenoide (ver seção sobre Lesões Escuras). É evidente que uma biópsia deve ser realizada em todas as lesões pigmentadas para excluir a variedade hiperpigmentada multifocal da VIN e, em alguns casos, malignidade invasiva precoce. A Figura 9.52a mostra um condiloma acuminado exuberante típico que, na biópsia (Figura 9.52b), apresentou alterações típicas do HPV com coilocitose, alongamento das cristas interpapilares, acantose acentuada e aumento da atividade mitótica. No entanto, as figuras mitóticas não eram anormais e núcleos hipercromáticos, pleomórficos com corpúsculos arredondados associados característicos da VIN, estão ausentes nesta lesão. A papilomatose é comum em muitos condilomas, porém a natureza plana desta lesão específica é evidente. Isto contrasta com o tipo de condiloma papilomatoso observado na Figura 9.53a e sua patologia associada na Figura 9.53b.

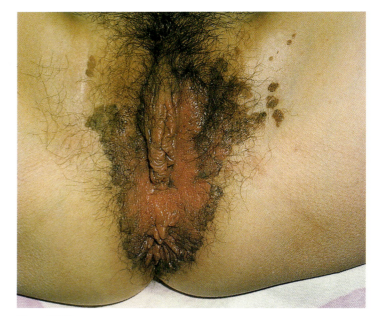

Figura 9.51

Na Figura 9.54a, a dificuldade em diagnosticar uma VIN na presença de condiloma acuminado é evidente. Embora alguns condilomas acuminados clássicos estejam presentes nas áreas externas dos lábios vaginais (1), a região do introito e a fúrcula apresentam lesões brancas densas que são indistinguíveis das lesões de VIN (2) previamente descritas. A diferenciação pode ser feita somente com a biópsia e, neste caso específico, múltiplas áreas de VIN foram encontradas em associação ao condiloma acuminado. Ocasionalmente, também podem ser encontradas outras lesões infecciosas difíceis de diferenciar de verrugas, e que incluem molusco contagioso, as pápulas e condilomas da sífilis secundária e as lesões vulvares da donovanose. A diferenciação da sífilis já foi descrita. O molusco contagioso tem uma aparência diferente da lesão condilomatosa. Apresenta-se como uma pápula, de consistência firme, coloração perolada, umbelicada e pequena, com um diâmetro de 2-5 mm e com uma depressão na área central. A pressão sobre essa área pro-

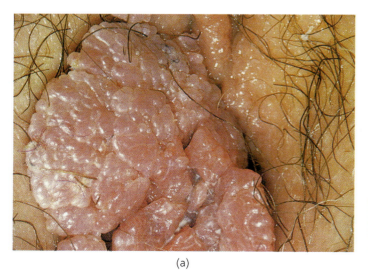

(a)

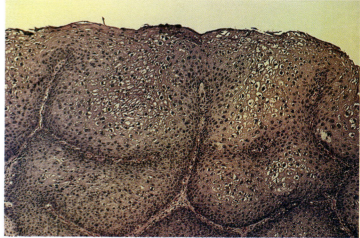

(b)

Figura 9.52(a e b)

Neoplasia intraepitelial vulvar **235**

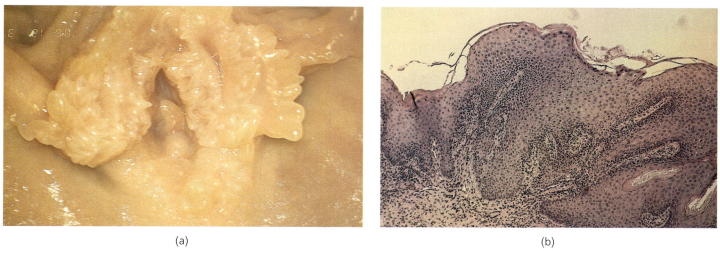
Figura 9.53(a e b)

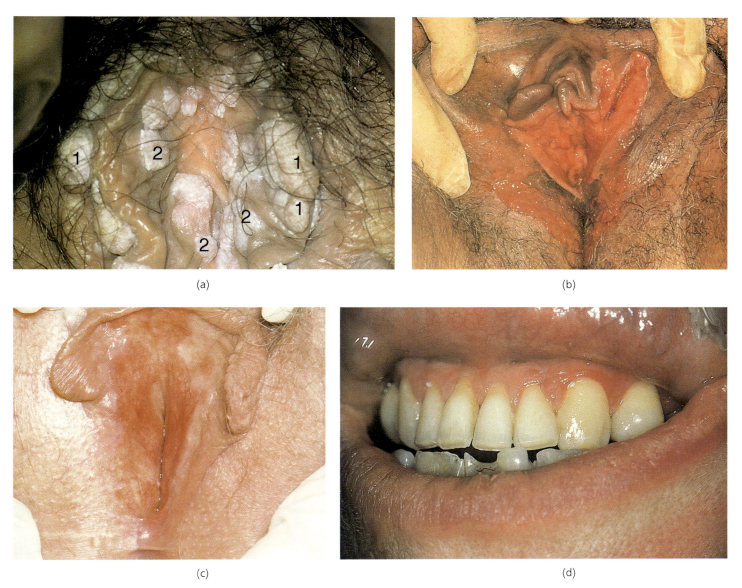
Figura 9.54(a-d)

voca a vazão de material caseoso. Pode haver múltiplas lesões que infectam a vulva, o abdome inferior, o púbis e a pele adjacente. As lesões solitárias de molusco contagioso podem simular um carcinoma de células basais da vulva. O diagnóstico pode ser estabelecido com base no exame clínico, mas se houver alguma dúvida, uma biópsia mostrará um epitélio acantótico com corpos de inclusão no citoplasma das células. Um exame descrito para diagnóstico desta lesão envolve uma curetagem da região central, e este material raspado deve ser misturado com uma gota de hidróxido de potássio a 10% e depois espalhado sobre uma lâmina de citologia. Com uma magnificação de 400×, o molusco contagioso aparece como uma massa irregular de, aproximadamente, 35 mm de diâmetro.

É muito importante fazer a distinção entre as lesões condilomatosas e a VIN e o câncer invasivo e sempre que houver qualquer dúvida sobre a natureza e características da lesão, é necessário fazer uma biópsia. Além disso, deve-se enfatizar que qualquer condiloma acuminado que não responde ao tratamento deve ser biopsiado. Todas as lesões papulares devem ser examinadas com suspeita, e uma biópsia deve ser obtida antes de iniciar o tratamento.

Uma biópsia do condiloma acuminado clássico (Figuras 9.52b, 9.53b) mostra papilomatose com acantose, cristas epiteliais alongadas, coilocitose e um denso infiltrado inflamatório dérmico. Paraqueratose estará presente, especialmente na superfície do epitélio e, menos frequentemente, haverá hiperqueratose. As anormalidades nucleares não são evidentes nesses casos, os núcleos não exibem hipercromasia e têm uma estrutura uniforme. A atividade mitótica está aumentada, porém as figuras de mitose não são do tipo anormal, como as encontradas na VIN.

Granuloma inguinal

Esta condição, que ocorre em pessoas que vivem em países tropicais e subtropicais, apresenta-se como uma lesão vulvar muito similar a uma doença maligna. O microrganismo causador do granuloma inguinal é uma bactéria encapsulada, Gram-negativa, a *Calymmatobacterium granulomatis*, com bacteriologia incerta. O diagnóstico pode ser feito por esfregaços do tecido, em que o microrganismo pode ser encontrado no citoplasma das células mononucleares grandes e, ocasionalmente, em leucócitos polimorfonucleares. A doença causada por esta bactéria é conhecida como donovanose.

A lesão ocorre após um período de incubação de 7-30 dias e se apresenta como uma lesão papular ou nodular nos pequenos lábios, na fúrcula ou no monte púbico. Os nódulos ou as lesões papulares situadas no tecido subcutâneo se desenvolvem lentamente e erosionam, formando uma úlcera macia e granulomatosa que se espalha progressivamente e pode envolver o períneo e o ânus (Figura 9.54b). Há linfedema associado. As granulações podem-se estender no trato genital inferior e podem atingir o colo uterino, e lesões granulomatosas podem ocorrer no epitélio que recobre os linfonodos.

O diagnóstico é estabelecido pela demonstração da presença do agente infeccioso nos esfregaços de tecido. A coleta de material pode ser feita com mais eficácia por "biópsia ou curetagem da base da úlcera, que deve ser corada com o corante de Leishman ou Giemsa". Um exame histológico também é importante para excluir a presença de malignidade. Como previamente mencionado, estas lesões podem apresentar um aspecto similar ao do condiloma da sífilis secundária, e esta condição deve ser excluída por teste sorológico.

Líquen plano

O líquen plano é outra condição que deve ser diferenciada de neoplasia. O líquen plano provoca uma ulceração orogenital simultânea e afeta mulheres de 30 a 60 anos de idade. Em 25% dos casos, a lesão é limitada às mucosas e caracteristicamente envolve a vagina e o vestíbulo, causando uma vaginite descamativa. Provoca uma inflamação aguda da vagina, que apresenta um epitélio erosado. A biópsia deste tecido mostra liquefação das células basais na junção dermoepidérmica, com forte infiltração linfocítica subepidérmica. Um tipo de líquen escleroso mais erosivo tem sido descrito em associação ao líquen plano gengival, sendo chamado de síndrome de Hewitt-Pelisse. Neste estágio, vacuolização de todas as células basais e formação bolhosa incipiente são características deste tecido sobreposto na histologia clássica do líquen plano.

Aderências começam a se formar na porção superior da vagina, e uma pseudomembrana acinzentada também pode ser visualizada na superfície. À medida que a doença evolui, a vagina pode-se tornar totalmente obliterada. A mucosa vestibular está frequentemente erosada, como observado na Figura 9.54c, provocando ardor, dispareunia e sangramento no contato.

As manifestações orais exibem o padrão entrelaçado e reticulado de cor cinza, chamado *estrias hiperqueratóticas de Wickham da mucosa bucal*. Os tecidos gengivais apresentam edema com aumento do volume interdental ou aparecem áreas erosadas, com bordas onduladas vermelhas nas margens gengivais dos dentes, como observado na Figura 9.54d.

As lesões vulvovaginais geralmente precedem em meses ou, até mesmo, anos as lesões erosivas ou ulcerativas da boca e cerca de um terço das pacientes com doença vulvovaginal não apresentam lesões orais. As lesões que envolvem a vulva são geralmente encontradas na superfície interna dos pequenos lábios, onde os feixes entrelaçados branco-acinzentados da hiperqueratose de Wickham também podem ser observados e possuem um aspecto similar àqueles descritos para a mucosa bucal.

Uma biópsia é importante para diferenciar estas lesões, não apenas de neoplasia como também do líquen escleroso hiperqueratótico. A vaginite inflamatória descamativa tem uma apresentação similar ao líquen plano erosivo.

Alterações epiteliais subclínicas

Existem várias alterações epiteliais subclínicas que podem ser visualizadas apenas com magnificação e que podem causar confusão com o diagnóstico de VIN. Uma biópsia é necessária para determinar a natureza exata do epitélio. Estas alterações epiteliais são de três tipos:
1 Acetobranqueamento do epitélio.
2 Lesões filamentosas.
3 Microcondiloma acetobranco.

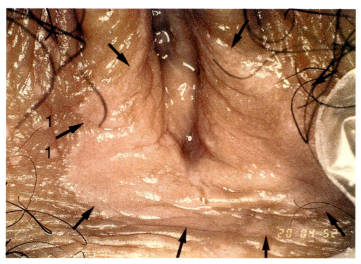
Figura 9.55

Epitélio acetobranco

Com a aplicação de ácido acético, o epitélio vulvar pode-se tornar esbranquiçado, conhecido como epitélio acetobranco. Esta alteração frequentemente é vista no introito vaginal e no períneo. A VIN de alto grau produz uma coloração branca muito intensa após a aplicação de ácido acético a 5%. Estas alterações acetobrancas, especialmente se houver espessamento e alterações na tonalidade cutânea, são significativas e podem indicar uma VIN, porém existem outras alterações acetobrancas sem essas características que são muito pouco significativas. Vários estudos demonstraram que apenas algumas destas alterações estão associadas a infecções pelo HPV. Muitas são causadas pelo ato de coçar e esfregar constante, que produz liquefação da pele com escoriação. Um exemplo de uma alteração acetobranca inespecífica é mostrado na Figura 9.55. Esta alteração tem uma imagem característica em forma de ferradura, em torno da face interna dos pequenos lábios e da face posterior do introito vaginal e períneo (setas). Frequentemente, estas alterações acetobrancas podem-se estender para a vagina, misturando-se indistintamente com o epitélio vaginal normal ou podem-se estender ao longo do comprimento da vagina. Em outros casos, o epitélio acetobranco pode ser observado na porção anterior da uretra, no clitóris ou no monte púbico. Como mencionado anteriormente, são alterações variadas no epitélio normal, porém, em alguns casos, podem estar associadas à infecção viral verrucosa.

Lesões papilomatosas

As lesões papilomatosas podem ser encontradas ao redor da área do introito vaginal e podem ser confundidas com um condiloma ou, ocasionalmente, uma VIN. Tais lesões podem ser multipapilares ou viliformes e podem ser encontradas em mulheres virgens. São chamadas de papilas vestibulares ou micropapiloma labial (Figura 9.56a). Em mulheres sexualmente ativas, estas lesões podem ser extensas e envolver completamente o introito (Figura 9.56b, c). No passado, alguns autores acreditavam que estas lesões estavam associadas ao HPV. A histologia destas lesões é típica, apresenta um capilar central coberto por uma camada de células escamosas que reagem ao ácido acético com branqueamento intenso. Na Figura 9.56d, o núcleo capilar central está marcado (1), e a extremidade apical das células escamosas está em (2). Estas lesões são classificadas como achados normais na terminologia da vulva da IFCPC.

Microcondiloma acetobranco

Estas lesões são um exemplo de uma forma subclínica de infecção viral pelo papilomavírus da região anogenital. Na Figura 9.57a em (1), podemos ver placas acetobrancas discretas, que aparecem após a aplicação de ácido acético ((1)) e na Figura 9.75a, b vemos um microcondiloma acetobranco (2). A biópsia mostrou os sinais típicos de HPV (Figura 9.58a, b). As lesões podem-se apresentar em pequeno número ou podem ser muitas lesões e podem-se estender por toda a área do introito vaginal e região perianal, algumas vezes se estendendo para o clitóris, grandes lábios e pele adjacente. Ocasionalmente, são observadas na região interglútea. Em um exame mais detalhado, observam-se placas acetobrancas discretas que podem estar associadas aos folículos pilosos, causando um prurido intenso. Sugere-se que estas lesões e os microcondilomas representam um estado latente ou um estado de portador da infecção viral, sendo frequentemente encontrados quando existem alterações similares provocadas pelo HP na vagina e colo uterino. Sua ocorrência pode ser relatada em conjunto com a VIN.

Esses três tipos epiteliais são classificados como lesões subclínicas, pois só podem ser visualizados com magnificação da imagem e após a aplicação de ácido acético. Podem ser assintomáticas, porém, em muitas mulheres, sua presença está associada a prurido e ardor. Muitas destas pacientes apresentam-se com candidíase vaginal recorrente e geralmente com outros sintomas, como dispareunia. A área é completamente normal no exame a olho nu e, normalmente, os esfregaços vaginais e culturas não demonstram qualquer infecção fúngica. Estima-se que, aproximadamente, metade destas lesões regredirá, e uma abordagem conservadora é recomendada. No entanto, a paciente gravemente sintomática necessitará de tratamento, especialmente se as infecções por papilomavírus evoluírem para um condiloma clinicamente evidente. Ocasionalmente, podem ser necessárias biópsias para excluir a presença de VIN.

9.12 Apêndices cutâneos relevantes no manejo da neoplasia intraepitelial vulvar

O epitélio vulvar é do tipo escamoso estratificado altamente especializado e é composto por epiderme, derme papilar e derme reticular, com gordura subcutânea sobreposta. O epitélio da vulva possui diversos apêndices, incluindo glândulas sudoríparas superficiais, ductos pilossebáceos que direcionam os folículos pilosos para um plano profundo na derme reticular e camadas adiposas, glândulas sebáceas e outras estruturas especializadas, como as glândulas e ducto de Bartholin. A Figura 9.59a, b mostra estas estruturas e a profundidade correspondente desde a superfície. Na Figura 9.59b, o envolvimento pela VIN foi mensurado.

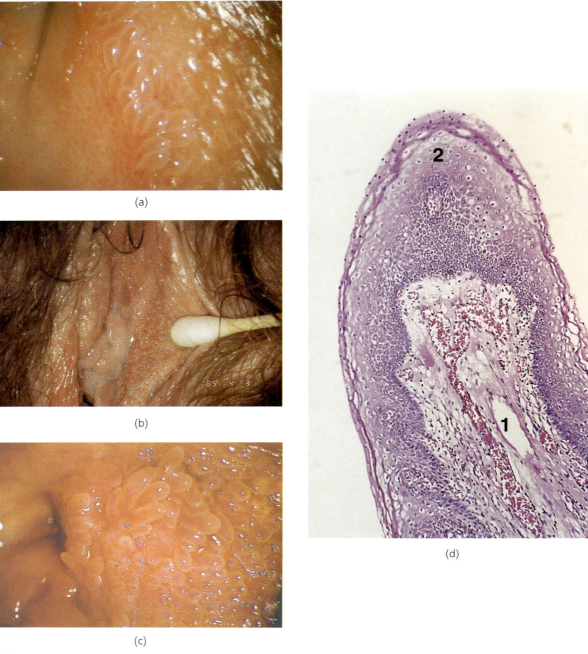

Figura 9.56(a-d)

É importante avaliar a extensão da VIN nos apêndices cutâneos, pois a falha do tratamento destrutivo da VIN nestes apêndices apresenta um risco teórico de recorrência. A VIN pode penetrar até 4,6 mm, com uma profundidade média de 1,2-2,5 mm, quando envolve os folículos pilosos. Este envolvimento está relacionado com a gravidade da doença. Quando a VIN3 está presente com microinvasão, pode-se estender até 3 mm.

Diversas publicações demonstraram que a VIN3, com envolvimento dos apêndices cutâneos, pode penetrar a uma profundidade média de 1,53 mm (± 0,77 mm). Portanto, a técnica de vaporização a *laser* deve incluir uma profundidade de 2,5 mm para eliminar os apêndices com VIN3 em 95% das pacientes. Pode ocorrer uma necrose térmica além do previsto. Os sítios mais comuns de envolvimento de apêndices cutâneos são os grandes e pequenos lábios e as pregas interlabiais. A remoção da VIN com uma profundidade de 1 e 2 mm na pele não pilosa e pilosa, respectivamente, é apropriada para o sucesso do tratamento. Se a biópsia inicial mostrar envolvimento de folículos pilosos ou das glândulas sebáceas adjacentes, uma destruição mais profunda de tecido será necessária para alcançar, teoricamente, uma eliminação superior a 90% da doença.

De um ponto de vista terapêutico, alguns autores acreditam que a diferença na espessura entre os vários graus de VIN não tem um significado clínico. As medidas sugeriram que a vaporização com *laser* a uma profundidade de apenas 1 mm, incluindo a zona de necrose térmica, é suficiente para destruir lesões epidérmicas com envolvimento do apêndice cutâneo.

Neoplasia intraepitelial vulvar 239

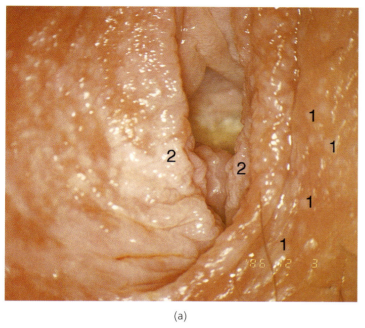
(a)

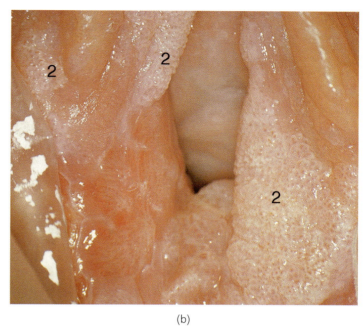
(b)

Figura 9.57

Carcinoma superficialmente invasivo da vulva
- Invasão igual ou inferior a 1 mm de profundidade representa um carcinoma superficialmente invasivo (estágio 1a).
- As características clínicas são as mesmas descritas para neoplasia intraepitelial vulvar (VIN).
- As lesões podem ser elevadas, ásperas e pigmentadas.
- As lesões são multifocais em até 30% dos casos.
- Diversas condições são confundidas com a VIN/câncer precoce.
- É importante identificar qualquer extensão da VIN para os apêndices cutâneos.
- Há risco de recorrência se houver falha no tratamento destrutivo da VIN nos apêndices cutâneos.

9.13 Tratamento da neoplasia intraepitelial vulvar

Várias opções de tratamento, variando desde conservador até radical, serão discutidas aqui. Deve ser lembrado que muitas pacientes são jovens e que o trauma emocional de qualquer procedimento é considerável. A distribuição da própria doença induz um elemento de variabilidade. Sua presença em áreas pilosas ou não pilosas tem uma influência no tipo de procedimento que deve ser realizado. Dessa forma, é muito importante conhecer a distribuição e anatomia das estruturas discutidas na seção 9.12.

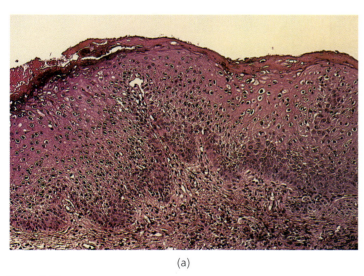
(a)

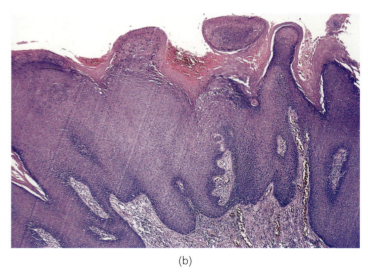
(b)

Figura 9.58

Figuras 9.57 e 9.58 Na Figura 9.57, (a) exibe placas acetobrancas discretas em (1), com áreas de microcondilomas acetobrancos densos (2); os últimos também estão presentes na Figura 9.57b, onde o contorno de sua superfície está acentuado. As Figuras 9.58a, b são biópsias obtidas das áreas microcondilomatosas na Figura 9.57a, b, respectivamente; (a) mostra alterações provocadas pelo papilomavírus humano, enquanto (b) exibe aspectos similares, porém com hiperqueratose associada e projeções superficiais, correspondendo ao contorno da superfície.

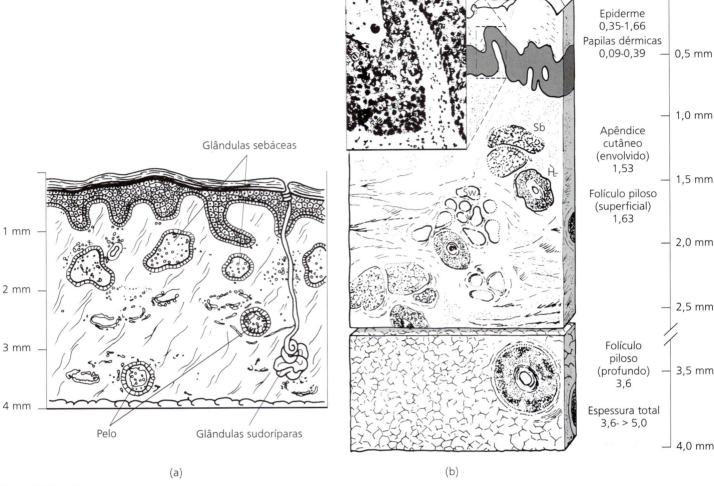

Figura 9.59(a e b)

Base racional que fundamenta o tratamento

O manejo das pacientes com VIN é geralmente difícil e representa um desafio para o ginecologista. A maioria das pacientes com diagnóstico de VIN procura assistência médica em razão de sintomas crônicos, como prurido e ardor. Até 70% das mulheres com VIN3 apresentam um prurido vulvar grave. Embora uma cirurgia extensa, como a vulvectomia, fosse anteriormente uma opção de tratamento frequente para a VIN, a sua indicação para remoção extensa de tecido vulvar ainda é feita para tratamento de áreas sintomáticas. Mesmo com a realização de procedimentos cirúrgicos extensos, a recorrência de VIN é comum. Os índices de recorrência podem ser de até 60%, especialmente se as margens da área excisada estiverem envolvidas com a doença. Índices de recorrência de até 40% na doença multifocal foram relatados em algumas séries. Além das dificuldades do procedimento cirúrgico extenso, há o risco de desenvolvimento de doença psicossexual. As bases fundamentais para o tratamento incluem:

1. O alívio dos sintomas.
2. Evitar recorrências e o risco de câncer invasivo.

Ao longo dos últimos 30 anos, tem havido uma mudança gradual de conduta para uma terapia conservadora, que inclui a preservação da função e anatomia normal da vulva. Quando as lesões envolvem o períneo ou a área perirretal, é fundamental que o canal anal seja examinado, visto que até 20% das mulheres com VIN apresentam uma doença associada no canal anal. A individualização do tratamento com base na localização e extensão da lesão é essencial para o alcance de resultados ideais.

Opções de tratamento e procedimentos

Diversas opções de tratamento serão discutidas, e os resultados de cada técnica, apresentados. As opções que serão consideradas são as seguintes:

1. Manejo conservador.
2. Excisão local ampla com bisturi, *laser* ou agulha diatérmica.
3. Vulvectomia superficial e enxerto cutâneo.
4. Vulvectomia simples.
5. Excisão local ampla com extensão vaginal.
6. Tratamento com *laser*.
7. Terapia clínica (5-fluorouracil (5FU), imiquimode a 5%).
8. Terapia fotodinâmica (PDT) tópica.
9. Vacinas terapêuticas.

Antes de considerar qualquer opção terapêutica, uma biópsia e a inspeção visual detalhada pré-operatória são essenciais para

ajudar na decisão de qual método será empregado para tratar a VIN. A inspeção visual e a biópsia permitem:
1. Definir a extensão da doença.
2. Direcionar as biópsias para a área mais grave de anormalidade.
3. Excluir a presença de câncer invasivo.
4. Direcionar, se necessário, o tratamento a *laser* através da visualização de referências anatômicas, possibilitando, assim, que a profundidade de vaporização seja determinada.

Manejo conservador

A questão inicial é se "o tratamento é necessário?" Um estudo da história natural da VIN mostrou que existe um baixo risco de progressão e existem relatos de casos de regressão espontânea da VIN em mulheres jovens. Atualmente, o tratamento conservador é utilizado pela maioria dos ginecologistas e inclui a excisão local ampla e a vaporização a *laser*. Os índices de recorrência, na comparação entre os métodos, não apresentam uma diferença significativa.

Convém recordar que as mulheres jovens sujeitas a estas formas de tratamento apresentam o risco de sequelas psicossexuais. Existem evidências suficientes que mostram um aumento significativo no estresse psicológico, ajuste social pós-operatório e disfunção sexual associados ao manejo das lesões de pré-câncer cervical e vulvar. Quando o manejo expectante é realizado, a paciente precisa concordar com o acompanhamento a longo prazo, que geralmente envolve a inspeção visual detalhada e biópsias frequentes para excluir a malignidade. A paciente deve estar ciente do compromisso necessário para essa observação conservadora da lesão.

Um mapeamento visual da lesão deve ser realizado em cada consulta, com a obtenção de uma biópsia em lesões novas ou em lesões existentes com qualquer alteração na aparência. A significância da VIN e sua relação com a malignidade vulvar não estão claramente definidas para que um tratamento seja recomendado em todos os casos. Talvez o tratamento seja reservado para os casos considerados de alto risco para transformação maligna, que incluem a paciente idosa e a imunodeprimida. Em mulheres mais jovens, o tratamento pode ser reservado para a doença sintomática, quando a biópsia sugere qualquer alteração de uma patologia mais avançada, ou naquelas lesões em que a camada de queratina sobrejacente seja muito espessa, dificultando a avaliação da patologia subjacente. Obviamente, nestes casos, a biópsia frequente ajudará a tomar a decisão correta.

Excisão local ampla (com o uso de bisturi, *laser* ou agulha diatérmica)

A excisão cirúrgica local ampla é utilizada para tratar lesões unifocais ou multifocais em áreas pilosas e não pilosas. O fechamento primário deve ser feito. No entanto, nas lesões localizadas na região perianal, onde os tecidos apresentam menor elasticidade, a ferida operatória pode ser deixada aberta para cicatrizar por segunda intenção ou para ser feito um enxerto, como será discutido mais adiante. A excisão ampla com extensão vaginal também pode ser considerada. Os índices de recorrência relatados ficam entre 12 e 30% com a excisão local ampla. A doença recorrente está geralmente associada à presença de margens comprometidas, e tem sido sugerido que uma margem de 0,8 e 1,0 cm seja deixada livre. Mesmo com a margem anterior, um índice de recorrência de 18% foi relatado.

Quando excisão cirúrgica é realizada, em circunstâncias ideais, a amostra removida deve ser enviada ao laboratório para um exame de congelação com identificação das margens, pois, apesar da remoção de até um centímetro da pele e mucosa adjacente de aparência normal, as margens ainda podem estar comprometidas com neoplasia intraepitelial. O índice de recorrência, como mencionado anteriormente, pode ser de até 60%. É reconhecido que a doença multifocal, quando comparada à doença unifocal, está associada a um maior índice de recorrência.

O impacto do estado das margens sobre a recorrência da doença e a incidência de câncer oculto em mulheres com VIN foi enfatizado em diferentes estudos de séries de casos retrospectivos. Câncer vulvar escamoso subjacente com uma profundidade média de invasão de 1 mm foi encontrado em, aproximadamente, 1/5 das pacientes diagnósticas com VIN no pré-operatório. Mais da metade das mulheres com margens cirúrgicas positivas para VIN de alto grau podem desenvolver recorrência. Se as margens cirúrgicas forem livres de doença, menos de 1/5 apresenta recorrência.

O falecido Professor Kaufman reforçou a importância da biópsia de congelação para avaliação das margens do tecido excisado, de forma a orientar uma remoção adicional nos casos de margens positivas. Excisão local ampla com o uso de um *laser* é uma técnica popular, pois emprega as propriedades únicas desta modalidade, que permite a remoção precisa do tecido com VIN, causando mínimo trauma. Baggish *et al.* (1989) popularizaram a chamada técnica de vulvectomia superficial no final da década de 1980, que também é utilizada para o tratamento de VAIN e é descrita na seção "Vulvectomia superficial com enxerto cutâneo". A técnica inicia pelo delineamento da área afetada pela VIN, como demonstrado nas Figuras 9.60a (ver setas) e 9.60b. Em seguida, é feita a incisão com uma profundidade de 2,5 mm, incluindo a epiderme e a derme (Figura 9.60c, d). Quando o *laser* é utilizado no modo de superpulso rápido ou de onda cortada, a lesão térmica é lesão térmica. Na Figura 9.60d, há uma borda estreita e bem delimitada de coagulação em razão da sobrecarga de energia radiante. A escara não apresenta áreas de carbonização, exceto onde um pequeno capilar foi coagulado. O processo de corte demonstrado na Figura 9.60c resultou na remoção de uma pequena área de VIN. As bordas da ferida podem ser aproximadas com um fio de sutura absorvível fino (Figura 9.60e).

Na Figura 9.61a-d, uma técnica de remoção da superfície vulvar com excisão local ampla pode ser observada. Na Figura 9.61a, uma área extensa de pele hiperqueratótica se estende ao longo da superfície externa do pequeno lábio direito (1) até a pele do grande lábio em (2). Uma área ulcerada é observada em (3) na base do pequeno lábio. Na Figura 9.61b, podemos ver uma técnica de excisão superficial, com o uso do *laser* de CO_2 no modo superpulso rápido ou com uma agulha diatérmica de ponta fina, a excisão pode ser feita para descolar lateralmente o epitélio afetado na direção das setas, com subsequente remoção da área alterada com margem livre ampla, como marcado na figura (linha pontilhada).

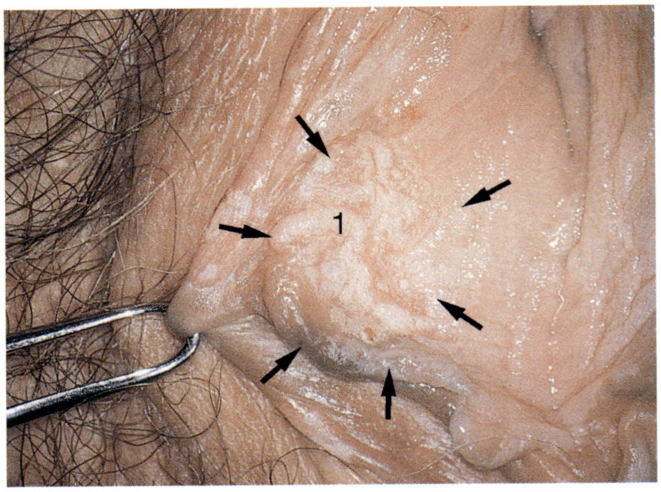

Figura 9.60(a-e)

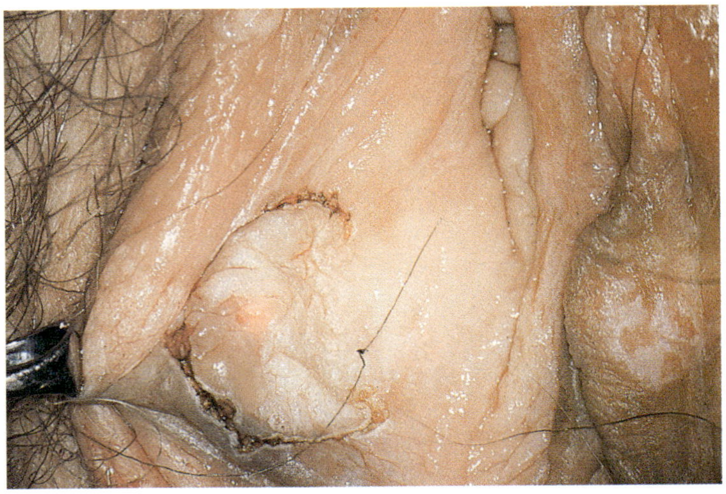

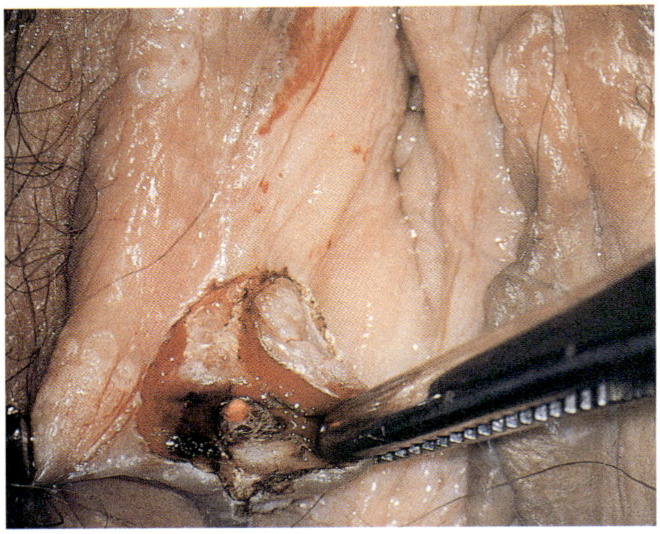

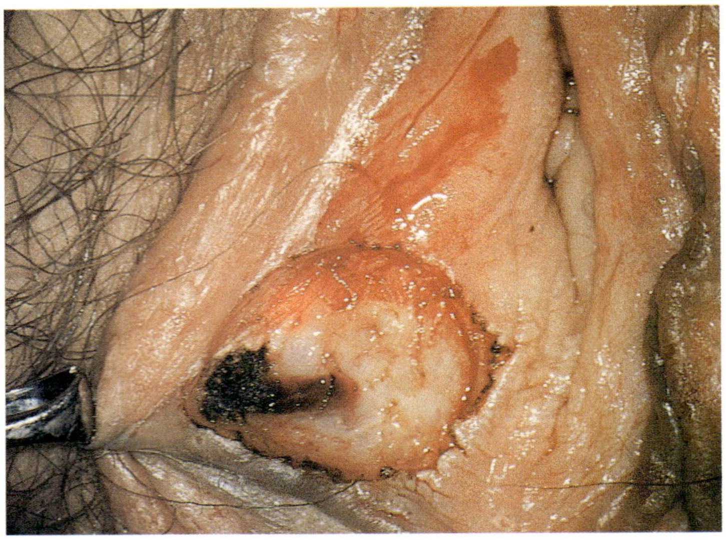

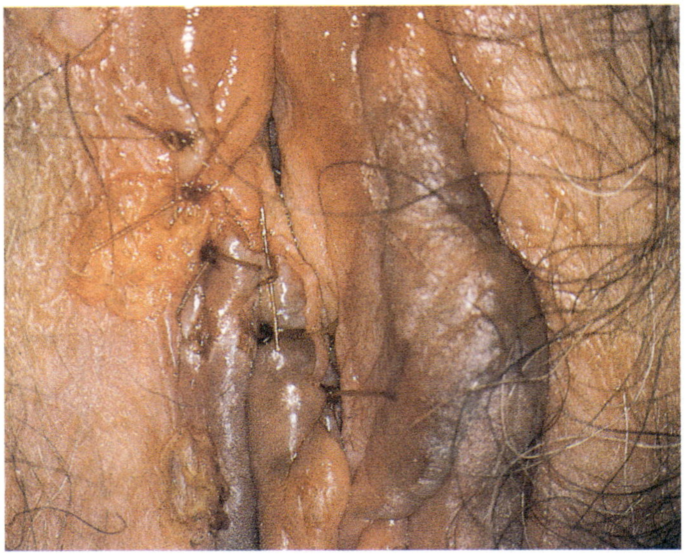

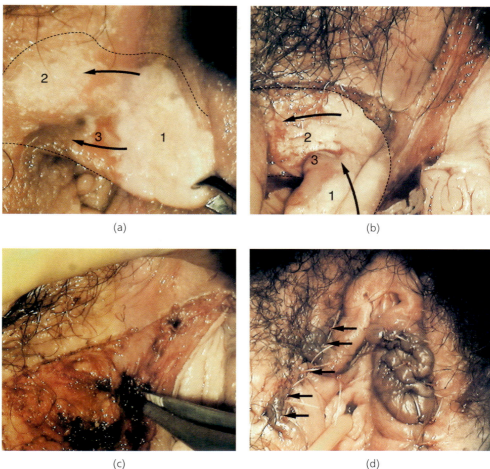

Figura 9.61(a-d)

Mínima lesão aos tecidos foi infligida pelo *laser*, como observado pela nitidez da linha de incisão. Na Figura 9.61c, a área alterada foi removida, e o fechamento primário pode ser iniciado. Na Figura 9.61d, foi realizado o fechamento primário da ferida no lábio direito (setas). No lado esquerdo, uma área hiperqueratótica similar àquela no lado direito estava presente nas faces interna e externa dos pequenos lábios. Com a técnica de vulvectomia superficial foi removida toda a doença, e o resultado pode ser observado. No pós-operatório, poderá haver edema, que pode persistir até 4-6 semanas. A área excisada mostrou uma VIN, porém na área marcada (3) na Figura 9.61a, havia um foco muito pequeno de carcinoma microinvasivo precoce.

Recentemente, tem sido utilizada uma agulha afiada ou um eletrodo reto para os procedimentos excisionais do colo do útero. Com o uso cauteloso, este equipamento pode ser utilizado para excisar áreas na vulva, lembrando que a diatermia unipolar tem o potencial de estender a área de destruição para além do ponto da agulha. Alguns cuidados são necessários para evitar lesão aos tecidos adjacentes e para prevenir a fibrose, em consequência dos danos, as margens do tecido em decorrência da diatermia.

Vulvectomia superficial com enxerto cutâneo

Uma vulvectomia superficial com enxerto cutâneo de espessura parcial e preservação do clitóris foi descrita pela primeira vez, em 1968, por Rutledge e Sinclair. A taxa de recorrência relatada após este procedimento é de 12 a 30%. A falha está associada primariamente à presença de margens cirúrgicas comprometidas. O enxerto do sítio doador é integrado ao sítio receptor em mais de 85% das pacientes, e a atividade sexual com coito pode ser reiniciada em até oito semanas.

O monte púbico tem sido descrito como um excelente sítio doador de enxerto. A técnica de enxerto cutâneo foi recomendada primariamente para uso em mulheres jovens com doença multicêntrica com extensão para as áreas pilosas, que não podem usar o *laser*, pois a profundidade necessária para tratamento produziria um resultado estético desfavorável. Este tipo de lesão pode ser observado na Figura 9.62, em que uma área extensa de VIN, previamente confirmada por biópsia, está delineada por setas. Esta técnica pode ser usada nos casos de doença unifocal extensa, onde o fechamento primário de uma excisão ampla seria tecnicamente difícil. O procedimento exige um tempo de hospitalização mais prolongado, pois uma segunda ferida cirúrgica se forma em consequência da remoção de enxerto da face medial da coxa ou da parede abdominal anterior. O processo de cicatrização pode trazer algumas complicações, porém apresenta um melhor resultado funcional e cosmético.

A reconstrução vulvoperineal é possível após a excisão de grandes áreas comprometidas com doença intraepitelial multifocal na região anogenital. Em um estudo de série de casos, um grupo de mulheres foi monitorado durante sete anos após a realização cirúrgica radical para tratamento de doença extensa. Nas Figuras 9.62a, b e 9.63a-d. mostramos um destes casos. Uma equipe multidisciplinar,

244 CAPÍTULO 9

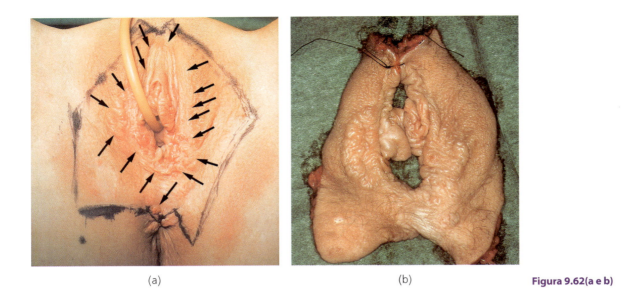

Figura 9.62(a e b)

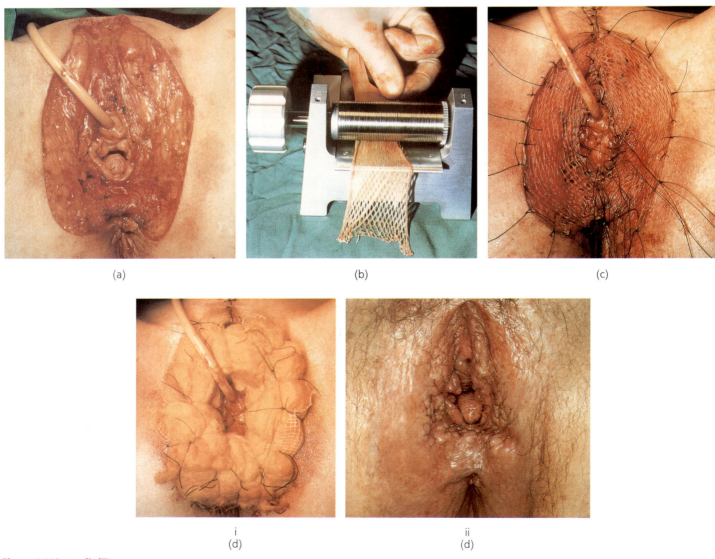

Figura 9.63(a-c e di-dii)

envolvendo ginecologistas, cirurgiões gerais e cirurgiões plásticos, trabalhou em conjunto para a realização de uma colostomia inicial, seguida da ressecção vulvoperineal definitiva e reconstrução vulvar, usando enxerto cutâneo em malha de espessura parcial ou uma combinação de enxertos cutâneos e retalhos locais, como observado na série de fotografias nas Figuras 9.62a, b e 9.63a-d. Dezessete reconstruções vulvoperineais foram realizadas em 12 pacientes, três das quais apresentaram remissão histológica incompleta na cirurgia inicial. Outra paciente apresentou recorrência somente dos sintomas, sem qualquer evidência de doença intraepitelial multifocal, que provavelmente ocorreram em decorrência da infecção por HPV. Uma paciente apresentou doença escamosa maligna com invasão quatro anos após a cirurgia e foi tratada com excisão e reconstrução cirúrgica e ficou curada. O fechamento da colostomia foi realizado após o controle local da doença. O estudo sugere que esta abordagem em estágios atinge os objetivos de eliminação da doença, alivia os sintomas, proporciona uma alta satisfação da paciente, preserva a função e tentativa em reconstruir a anatomia normal (como observado na 10ª semana do pós-operatório na Figura 9.63diii) sem comprometer os princípios da oncologia cirúrgica.

Entretanto, um cenário alternativo será apresentado mais adiante, afirmando que um procedimento menor é um procedimento muito melhor e mais satisfatório para a paciente. Este manejo envolve a inspeção visual detalhada combinada com o mapeamento específico para detectar câncer cervical superficialmente invasivo em pacientes assintomáticas, com VIN multifocal, e sem evidência preliminar de invasão superficial.

Os autores acreditam que, embora possa haver uma indicação para essa técnica, um método alternativo, envolvendo excisão local por *laser*, oferece uma taxa maior de sucesso e menor morbidade. Esta técnica é descrita abaixo e utiliza a excisão local ampla com avanço vaginal.

Vulvectomia simples

Uma vulvectomia simples é um procedimento mutilante e não reduz de modo significativo a frequência de recorrência. Está associada a uma alta incidência de problemas psicossexuais pós-operatórios e tem sido menos aceita. Muitas mulheres poderão dizer que "preferem ter uma vulva deformada a nenhuma vulva". O manejo conservador é utilizado em mulheres jovens com VIN, porém este procedimento pode ser utilizado em mulheres mais velhas com VIN extensa e sintomática. Nestes casos, será utilizado para aliviar os sintomas e excluir a presença de invasão oculta.

Excisão local ampla com avanço vaginal

Em muitos casos, as técnicas excisionais descritas anteriormente estão associadas a uma morbidade significativa com respeito à cicatrização pós-operatória, dor, hospitalização e o resultado estético. A técnica com excisão local e ampliada da lesão e com o avanço na mucosa vaginal para cobrir o defeito apresenta muitas vantagens. Com base na técnica original de avanço vaginal, descrita por Woodruff e Parmley (1983), o procedimento é realizado em duas etapas, primeiro a área da VIN é contornada com vulvoscopia e excisada, e depois são feitos a secção e avanço vaginal.

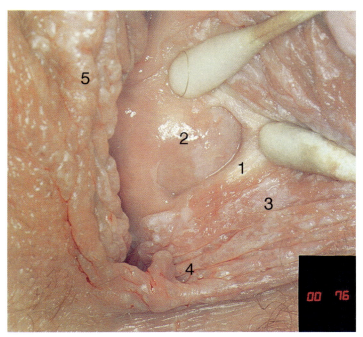

Figura 9.64

A técnica é especialmente adequada para lesões que envolvem o introito vaginal, a fúrcula e os pequenos lábios (Figuras 9.34, 9.35a, b, 9.64, 9.65), podendo ser aplicada também nos casos que o períneo está envolvido a uma distância de 1,5 cm da margem anal. Nos dois casos demonstrados, havia prurido severo, e a paciente era jovem. Um exame minucioso da Figura 9.64 mostrará que a lesão se estende para a margem himenal em (1), estando em contato com um cisto de Bartholin distendido (2). A área hiperqueratótica (3), que mostrou VIN em uma biópsia por punção, estende-se posteriormente pelo vestíbulo e fúrcula (4) e

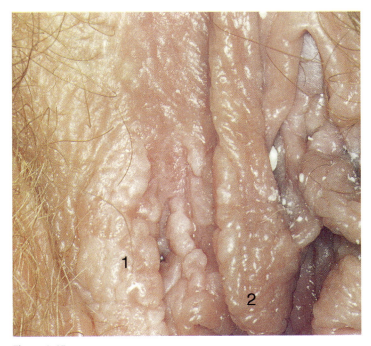

Figura 9.65

envolve os pequenos lábios (5). Estas áreas de invasão precoce (< 1 mm) foram encontradas após a revisão da biópsia com excisão ampla. Na Figura 9.65, a VIN está presente em uma área hiperqueratótica (1) no grande lábio. A lesão também se estende para os pequenos lábios (2), região posterior do vestíbulo e fúrcula.

Técnica

As duas etapas da técnica são: (i) excisão e (ii) corte e avanço vaginal.

Na etapa (i) do procedimento, a excisão é realizada com a precisão do *laser* de CO_2 no modo superpulso, mas é possível utilizar um bisturi se um *laser* não estiver disponível ou uma agulha diatérmica de ponta fina como descrito anteriormente. Deve haver uma margem de, pelo menos, 1 cm ao redor da lesão, e a incisão deve ter uma profundidade de, no mínimo, 10-20 mm. A Figura 9.66 mostra uma grande área sendo removida em uma paciente jovem imunodeprimida com VIN extensa da fúrcula e vulva posterior. O modo superpulso do *laser* deve ser utilizado em 40W. A densidade de potência desenvolvida deve ficar na faixa de 1.500 W/cm^2. As partes inferiores dos pequenos lábios, que estão extensivamente envolvidas pela lesão, também foram removidas.

A etapa (ii) da técnica envolve o corte e avanço da vagina. A secção da vagina deve ser feita 1 a 3 cm acima do anel himenal e, em seguida, deve ser descolada e tracionada para cobrir a área. Pontos superficiais e profundos devem ser feitos com aproximação das bordas, como demonstrado na Figura 9.67. Nessa mulher imunodeprimida, em que existe uma alta probabilidade de deiscência da ferida cirúrgica, foram utilizados fios de sutura de seda preta, não absorvíveis. Na condição clínica usual, podem ser usados fios de sutura de vicryl ou de ácido poliglicólico fino 4-0.

As Figuras 9.68 e 9.69 exibem os resultados pré- e pós-operatórios em uma mulher de 23 anos de idade com VIN extensa. Na Figura 9.68, a VIN pode ser visualizada na porção superior dos

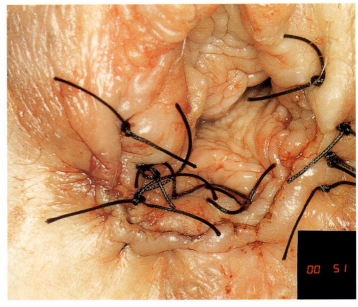

Figura 9.67

pequenos lábios (1), grandes lábios (2) e parte do períneo (3). Seu contorno é demarcado pelas setas. A paciente apresentava condiloma acuminado extenso, e algumas lesões em torno da área perianal são claramente visíveis (4). Não havia doença pré-cancerosa nas últimas lesões. A paciente sofria dores severas, o que impossibilitava o intercurso sexual, e nenhuma forma de tratamento clínico foi eficaz.

A Figura 9.69 demonstra o excelente resultado estético deste procedimento. Uma linha externa de suturas muito finas (1) contorna a área excisada. A vagina (2) foi rebaixada até, aproximadamente, o ponto médio entre a fúrcula posterior e a margem anal. O condiloma anal foi destruído com vaporização a *laser*. No pós-operatório, a mulher recebeu alta hospitalar após 24 horas e

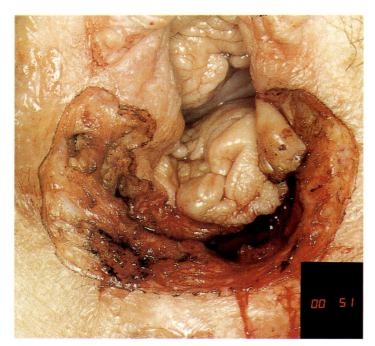

Figura 9.66

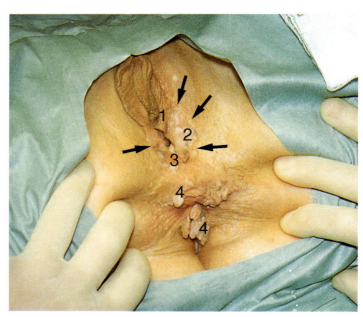

Figura 9.68

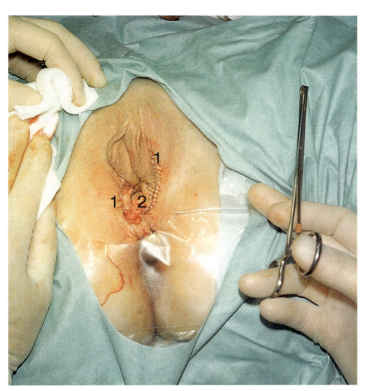

Figura 9.69

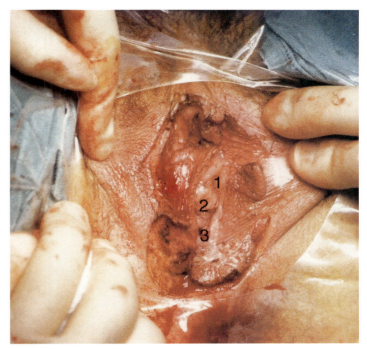

Figura 9.71

foi encorajada a tomar banhos de sal marinho, secando a pele imediatamente após a lavagem. O tempo de recuperação é de, aproximadamente, dez dias, e as pacientes são aconselhadas a evitar ficar na posição ortostática por longos períodos de tempo. Intercurso sexual é desencorajado por, pelo menos, seis semanas.

Na Figura 9.70, observa-se uma lesão muito extensa, envolvendo os pequenos e grandes lábios, e estendendo-se até o períneo. Seu contorno é exibido por setas, e a linha de excisão é indicada pela linha pontilha. Múltiplas biópsias por punção demonstraram a presença de VIN3. Na Figura 9.71, uma remoção extensa já foi realizada. Esta remoção envolveu os grandes lábios direito e esquerdo e uma pequena parte dos pequenos lábios, estendendo-se até o períneo. O clitóris foi preservado em (1), com a uretra em (2) e a vagina em (3). Grande parte do pequeno e grande lábio esquerdo foi preservada, sendo removida apenas a doença e uma margem adjacente de 1 cm. Na Figura

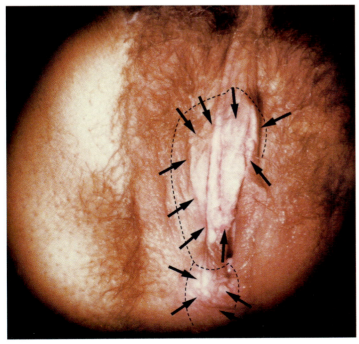

Figura 9.70

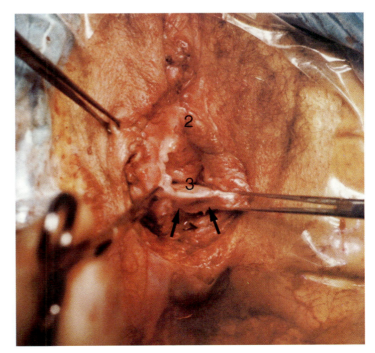

Figura 9.72

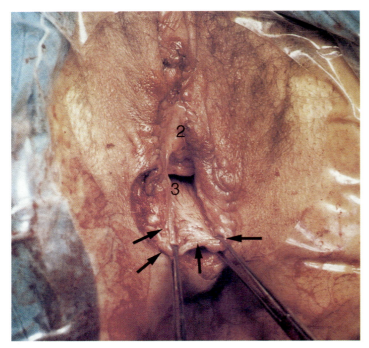

Figura 9.73

9.72, uma ressutura parcial do defeito periclitoriano e dos grandes lábios foi realizada, especialmente no lado direito da paciente. A uretra pode ser visualizada em (2), e a vagina cortada em (3). A superfície inferior é marcada com setas na Figura 9.73, e foi rebaixada para cobrir a área excisada. A Figura 9.74 mostra o resultado final. A vagina (3) foi fixada ao ápice da sutura perineal, e a ferida perineal foi fechada na vertical. Sua extremidade inferior faz limite com a margem anal (4).

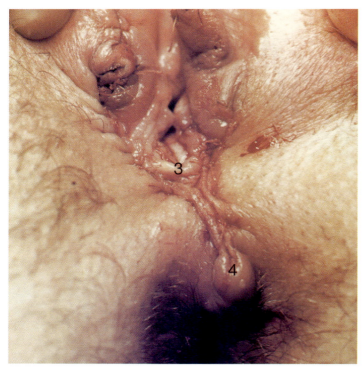

Figura 9.74

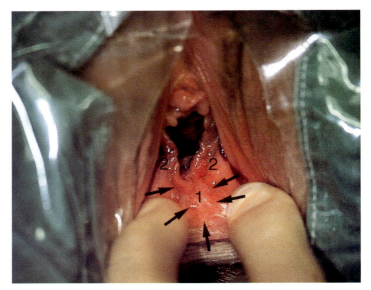

Figura 9.75

Nas Figuras 9.75-9.82, a técnica pode ser vista em detalhes. Segue uma descrição dos vários estágios.

A Figura 9.75 mostra a condição pré-operatória, com uma lesão de VIN3 (confirmada por biópsia) extremamente sintomática na fúrcula posterior (1). As setas indicam sua extensão. Essa mulher de 35 anos apresentava uma vestibulite extensa, e o eritema em torno das glândulas vestibulares pode ser observado em (2) e (2), sendo mais evidente no lado direito do que no esquerdo. A paciente sofria uma dor extrema, quando a área era tocada com uma haste com ponta de algodão. O desconforto causado por essa condição não diminuiu com nenhuma medicação e, na verdade, começou na época em que agentes antimicóticos locais foram recomendados para uma monilíase vulvovaginal associada. As glândulas vestibulares foram removidas juntamente com a lesão de VIN3. Este procedimento é muito similar à vestibulectomia originalmente descrita por Woodruff e Parmley (1983).

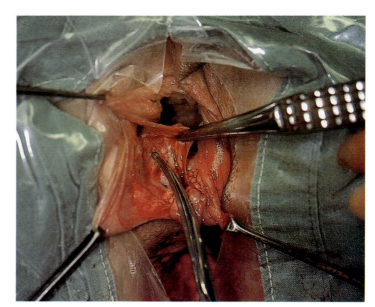

Figura 9.76

Neoplasia intraepitelial vulvar **249**

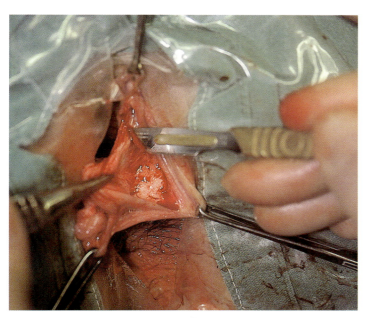
Figura 9.77

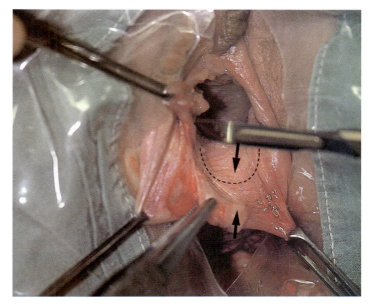
Figura 9.79

A Figura 9.76 demonstra a primeira parte de uma incisão elíptica sendo realizada no lado direito da paciente. A incisão é feita no tecido subcutâneo, descolando-os em uma direção medial. Este procedimento secciona a glândula vestibular e a glândula de Bartholin, que estão próximas.

A Figura 9.77 exibe o mesmo tipo de incisão, sendo realizada no lado esquerdo da paciente; um corte gentil dos ductos e das glândulas é realizado.

A Figura 9.78 mostra a vagina sendo dissecada. O dedo indicador do cirurgião (1) é inserido no reto, enquanto um assistente traciona a mucosa vaginal para cima (2). Pequenos cortes são realizados no tecido entre o reto e a vagina (3), descolando o tecido na direção das setas.

Na Figura 9.79, uma incisão interna é realizada aproximadamente 1,5-2 cm acima do anel himenal (ao longo da linha, como indicado). Neste caso, a incisão se estende do lado direito da paciente para o lado esquerdo. O descolamento da mucosa vaginal pode ser feito pela linha média (setas) para facilitar a excisão. Em seguida, o tecido excisado é removido.

Na Figura 9.80, após a dissecção da mucosa vaginal é feita uma tração para baixo, trazendo a mucosa para cobrir o defeito no vestíbulo e fúrcula posterior. Como pode ser observado, a tração realizada sobre o retalho não deve ser excessiva.

Na Figura 9.81, foi feita uma sutura entre o retalho vaginal e o epitélio vulvar. Foram empregados fios de sutura de vicryl ou de ácido poliglicólico 4-0. A ressutura começa no ápice da ferida, na região

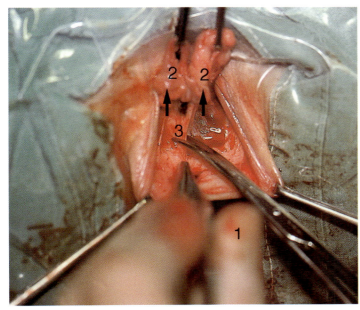
Figura 9.78

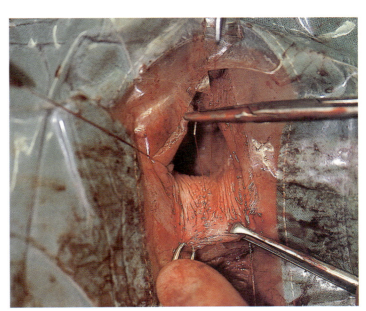
Figura 9.80

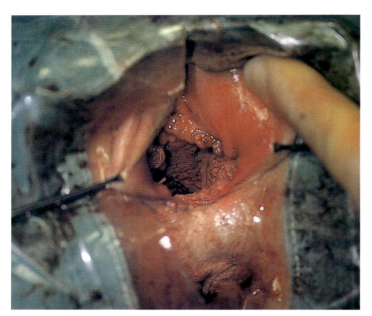

Figura 9.81

das glândulas vestibulares excisadas, imediatamente lateral à parte posterior do pequeno lábio. A sutura continua até as posições de 4 e 8 horas. Neste estágio, algumas suturas profundas podem ser inseridas na linha média para obliterar o espaço entre a vagina e o reto. A hemostasia meticulosa deve ser realizada com pontos profundos, após a hemostasia, o retalho vaginal é suturado aos tecidos vulvares na fúrcula posterior, entre as posições de 4 e 8 horas. O fechamento é feito com sutura contínua, com fio de ácido poliglicólico 4-0, e a sutura na fúrcula pode ser feita com pontos separados.

A Figura 9.82 mostra a área cicatrizada dois meses após a cirurgia; a mucosa vaginal (1) está fixada à fúrcula (2). As suturas laterais (3) e (3) podem ser visualizadas. Os sintomas da paciente foram completamente curados. Embora a glândula de Bartholin tenha sido removida, a queixa de dispareunia superficial é leve.

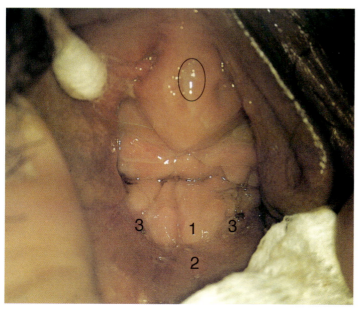

Figura 9.82

Com a excitação sexual, a vagina umedece, e sua posição "evertida" não parece ter nenhuma interferência com o intercurso.

Um de nós (A.S.) realizou 50 destes procedimentos ao longo de um período de nove anos em mulheres com VIN comprovada. A patologia das lesões excisadas revelou a presença de microinvasão em dois casos, com uma profundidade de invasão de 0,4-0,6 mm. Até agora, houve oito áreas pequenas de recorrência, e todas ocorreram na junção da mucosa vaginal com o epitélio vulvar, e todas foram removidas por excisão local.

Vaporização a *laser* de CO_2

O tratamento da VIN com vaporização a *laser* de CO_2 está associado com um índice de recorrência que varia entre 5-40%. A recorrência ocorre em decorrência da falha em alcançar a profundidade ou extensão lateral necessária. É possível que o HPV, um agente etiológico conhecido da VIN3, esteja presente no tecido adjacente à lesão, podendo reinfectar o tecido em cicatrização. Foi demonstrado que a presença de HPV nas margens laterais das lesões condilomatosas, avaliado pela técnica de hibridização molecular para detecção de DNA do HPV, está associada a um maior risco de recorrência do condiloma. Quando uma margem de 15 mm de pele com aparência normal adjacente à lesão foi vaporizada, os índices de recorrência foram inferiores em comparação a uma margem igual ou inferior a 5 mm.

Resultados estéticos e terapêuticos excelentes podem ser obtidos com vaporização a *laser* da pele pilosa e não pilosa atingindo uma profundidade de 2 e 1 mm, respectivamente. Os índices de recorrência pós-*laser* podem ser significativamente reduzidos por procedimentos de vaporização a *laser* estendida (epidermectomia a *laser*) que são atualmente recomendados.

Técnica

A ablação a *laser* envolve o controle microscópico da profundidade, para garantir a erradicação da VIN no epitélio superficial e nos ductos pilossebáceos. O envolvimento geralmente está limitado à região superficial dos ductos pilossebáceos, permitindo que a ablação a *laser* até o nível reticular médio da pele seja um tratamento ideal na maioria dos casos. A profundidade de destruição deve ser individualizada pelo exame de cortes histológicos representativos. No entanto, no raro evento de extensão profunda, um procedimento cirúrgico pode ser mais efetivo do que a vaporização superficial. A biópsia preliminar pode indicar a ocorrência desta extensão rara.

Reid (1992) descreveu a existência de três planos cirúrgicos na vulva, que devem ser identificados para uma vaporização a *laser* eficiente. Cada plano tem características morfológicas específicas.

A destruição do *primeiro plano cirúrgico* remove apenas o epitélio superficial ao nível da membrana basal. O feixe de *laser* é colocado na camada celular espinhosa, e a destruição é feita por rápidas oscilações do micromanipulador, descrevendo com o ponto do *laser* hélio/neônio uma série de linhas ligeiramente paralelas. A cada passagem do feixe de *laser* aparecem bolhas de opalescência prateada abaixo das escamas superficiais carbonizadas, e isto está associado a um som de estalo, à medida que a

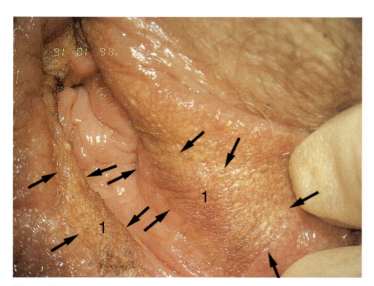

Figura 9.83

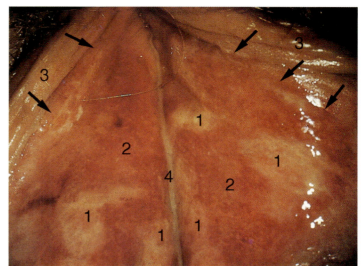

Figura 9.85

camada celular espinhosa é destruída. A penetração na membrana basal pode ser acompanhada pela perda destes dois sinais característicos. Após a destruição da camada celular espinhosa pelo *laser*, as células basais podem ser descoladas da membrana basal (Figura 9.59a), por um plano de clivagem. O desbridamento destas células pode ser feito com gazes úmidas para expor a superfície lisa intacta da derme papilar, como demonstrado nas Figuras 9.83 e 9.84. As papilas dérmicas apresentam uma superfície brilhante e uma coloração rosa difusa. Isto é facilmente visível nestas duas fotografias nas áreas marcadas de (1). A margem da área tratada com *laser* é mostrada nas setas. A cicatrização completa ocorre dentro de 5-14 dias, de acordo com a energia usada e, na Figura 9.85, observamos a lesão em cicatrização sete dias após a ablação a *laser* com uma densidade de potência de 1.000 W/cm². Nesta figura, ilhas de epitélio escamoso (1) já apareceram na área tratada (2). Há um edema mínimo nas margens (setas) e nos tecidos adjacen-

tes (3). O introito vaginal está em (4). Neste caso, a cicatrização completa ficou evidente no 16° dia pós-operatório.

O *segundo plano cirúrgico* envolve a remoção da epiderme e da rede frouxa de fibras elásticas e de colágeno que constituem a derme papilar. Rápidas oscilações, que produzem uma carbonização superficial do córion, sem formar escaras, exibem o revestimento discretamente áspero, amarelado e demarcado, similar a uma camurça, que é a segunda camada cirúrgica. Esta aparência clínica indica que a zona de necrose por coagulação está situada na derme papilar, com mínima lesão térmica à derme reticular subjacente. Em casos de condiloma extenso, uma destruição neste nível é suficiente. Na Figura 9.86, são mostrados os três planos cirúrgicos. O primeiro plano, com algumas papilas dérmicas e sua superfície brilhante, pode ser observado em (1). O segundo plano cirúrgico é encontrado nas áreas mostradas em (2), enquanto que a entrada no terceiro plano, descrito a seguir, está em (3). Uma

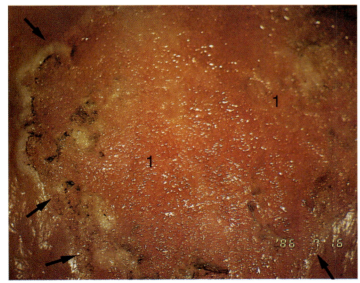

Figura 9.84

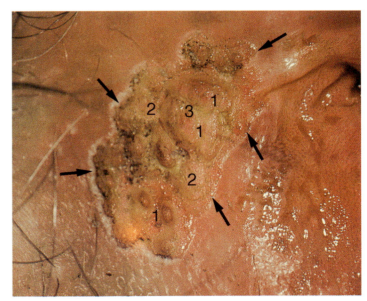

Figura 9.86

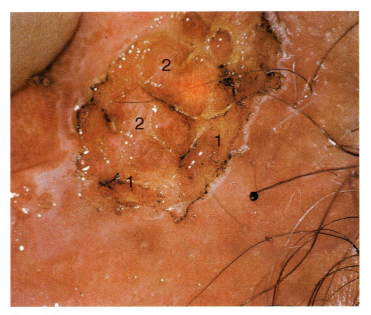

Figura 9.87

linha de demarcação evidente na margem da lesão é indicada pelas setas. Na Figura 9.87, o segundo plano cirúrgico pode ser claramente visualizado (1), as papilas dérmicas foram removidas, e o colágeno denso da porção média da derme reticular, responsável pela cor branca do terceiro plano cirúrgico, é visível em (2).

O *terceiro plano cirúrgico* envolve a destruição da epiderme, das porções superiores dos ductos pilossebáceos e uma parte da derme reticular. Reid, em 1992, descreveu os níveis de profundidade deste plano pelo reconhecimento de três pontos de referência característicos. No primeiro, há a porção média das camadas reticulares com feixes grosseiros de colágeno, que podem ser visualizados pelo microscópio cirúrgico como fibras branco-acinzentadas "similar a fios de algodão saturados por água" ([1] na Figura 9.88). Segundo, após limpeza da área com solução salina gelada, o revestimento branco acetinado brilhante de outras placas basais de colágeno se torna perceptível, revelando também a rede de arteríolas e vênulas proeminentes que percorrem horizontalmente a superfície epitelial (Reid, 1992).

O controle da ablação da terceira camada com o micromanipulador deve ser feito com movimentos muito mais lentos e precisos com o uso do micromanipulador. A movimentação lenta do feixe expõe os apêndices cutâneos na derme reticular profunda e os folículos pilosos e glândulas sebáceas, que são vistos na forma de minúsculos grânulos refrativos similares a grãos de areia. A renovação epitelial ocorrerá a partir dos queratinócitos presentes nos apêndices cutâneos, e o terceiro plano cirúrgico representa o nível mais profundo a partir do qual cicatrização ocorrerá. A vaporização a *laser* do terceiro plano cirúrgico seria certamente suficiente para obliterar a VIN.

Cuidados pós-operatórios

Após o tratamento, a área deve ser infiltrada com bupivacaína. Para prevenir superinfecção, a paciente deve tomar banhos de imersão ou banhos de sal marinho pelo menos três vezes ao dia. Alguns autores recomendam o uso de creme de sulfadiazina de prata ou de curativos com nitrofurazona solúvel para prevenir a aglutinação das superfícies desnudas. Quando áreas extensas são tratadas com *laser*, recomenda-se o uso de um cateter suprapúbico. O uso de antibiótico profilático pode ser feito nestas circunstâncias. Para as pacientes sem cateter suprapúbico, aconselha-se o uso de um gel anestésico local, como a lidocaína a 2%, sobre a região da uretra e áreas adjacentes, 5 minutos antes da micção, para reduzir o desconforto. A lavagem da vulva com água salgada morna ou com banhos de imersão e a aplicação de creme antibacteriano são os métodos mais importantes para redução de infecção pós-operatória, assim como para promover uma cicatrização rápida e satisfatória. Algumas pacientes acham benéfico o uso de uma garrafa de *spray* com água salgada para lavar a vulva durante e após a micção. Este método é popular entre as pacientes, pois elas podem levar a garrafa de spray para uso em banheiros públicos ou no trabalho. As relações sexuais são geralmente difíceis nos primeiros três meses do pós-operatório. Deve ser explicado às pacientes, preferencialmente na presença de seus parceiros, que pode haver algumas dificuldades psicossexuais, quando o intercurso for retomado. As pacientes devem ser vistas a cada duas semanas até a sexta semana de pós-operatório, para avaliar a cicatrização e evitar a formação de aderências ou para liberar as aderências formadas. Após este período, as consultas devem ser realizadas no quarto mês e um ano após a cirurgia e, depois, em intervalos de um ano.

Terapia clínica

A terapia clínica pode preservar a função e a anatomia da vulva. O tratamento tópico é atrativo, pois pode ser aplicado diretamente pela paciente. No entanto, esta metodologia de tratamento impede uma avaliação histológica e a exclusão de invasão. Portanto, é de extrema importância a obtenção de várias biópsias antes do tratamento clínico. A adesão ao uso de 5FU não é alta. A maioria das pacientes pode interromper o tratamento em razão do desconforto e ulceração. Todavia, o uso de creme de imiquimode a 5% tem sido mais bem aceito para o tratamento medicamentoso da VIN.

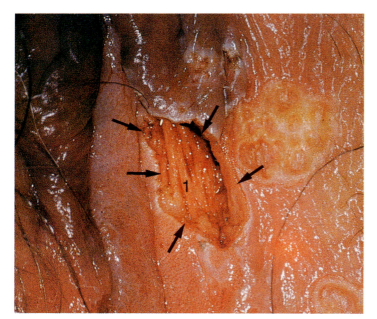

Figura 9.88

O creme de Imiquimode a 5% é imunomodulador tópico que induz a secreção de interferon e outras citocinas pró-inflamatórias. O imiquimode atua por ativação de macrófagos e de outras células, através de sua ligação aos receptores na superfície das células, como o receptor do tipo Toll-7 (TLR-7). Estes receptores agem como sensores primários do sistema imune inato no reconhecimento de patógenos microbianos. O imiquimode é um agonista potente do TLR-7 e, portanto, induz a síntese e liberação de diversas citocinas pró-inflamatórias endógenas das células de Langerhans, monócitos/macrófagos e células dendríticas, como o interferon-α, fator de necrose tumoral-α e interleucina. Além disso, o imiquimode estimula a atividade das células *natural killer* e induzem a proliferação e diferenciação de linfócitos B.

Uma metanálise de ensaios controlados e randomizados revelou que as mulheres tratadas com imiquimode tópico apresentaram uma melhor resposta (RR: 11,95; intervalo de confiança de 95%: 3,21-44,51) do que as mulheres que receberam placebo.

O índice de progressão da VIN3 para câncer vulvar, sem tratamento, é de 9% em um período médio de cinco anos de observação e de 3% com tratamento cirúrgico e de 3,6% com o uso de imiquimode.

As mulheres tratadas com imiquimode tópico têm seis vezes mais chance de efeitos colaterais locais. A maioria das pacientes apresenta uma sensação de ardor local, inchaço e dor. Eritema, prurido e erosão também são efeitos colaterais bem documentados do imiquimode, especialmente quando aplicado durante 5-6 meses. Embora muitas mulheres interrompam o tratamento em razão dos vários efeitos colaterais, a maioria das pacientes tratadas o considera tolerável.

Terapia fotodinâmica tópica

Esta terapia utiliza o ácido 5-aminolevulínico e luz para provocar morte tecidual induzida por oxigênio. Existem poucos estudos sobre a eficácia desta terapia na VIN usual. Os índices de resposta variam amplamente entre 0 e 71%. As lesões unifocais e pequenas, geralmente, respondem à terapia fotodinâmica (PDT). No entanto, as lesões multifocais, pigmentadas e de alto grau têm uma probabilidade menor de responder ao tratamento. A recorrência da doença é similar àquela tratada cirurgicamente. A falha em responder à PDT está associada a níveis detectáveis de HPV.

Os dois tratamentos – imiquimode e PDT – foram combinados em um estudo. O índice de resposta geral foi de 55% em 52 semanas.

Vacinas terapêuticas contra o papilomavírus humano

O princípio de ação destas vacinas é a indução de imunidade celular nas lesões de VIN usual por ativação de uma imunidade específica contra as proteínas E6 e E7 do HPV. TA-HPV, uma vacina de vírus recombinante, causou uma redução no tamanho da lesão superior a 50% em um pequeno ensaio clínico. Em outro estudo, a proteína HPVL2E6E7 combinada com uma dose única de vacina HPV16/18 causou uma redução no tamanho da lesão. Uma mistura de peptídeos longos das oncoproteínas virais E6 e E7 do HPV16 foi utilizada em outro ensaio clínico menor e, após três meses, demonstrou a completa resolução da VIN de alto grau, HPV-positiva, em 1/5 da população do estudo. Uma resposta das células T foi observada em todas as pacientes. As respondedoras completas apresentaram uma resposta proliferativa significativamente mais forte de células T CD4+ associada ao interferon γ e uma ampla resposta de células T CD8+ interferon γ do que as não respondedoras. Entretanto, todos esses ensaios envolveram um tamanho de população de estudo muito pequeno. É muito cedo para recomendar esta vacina para o tratamento da VIN.

Vacinas profiláticas contra o papilomavírus humano

Três ensaios clínicos randomizados de vacinação com a vacina quadrivalente demonstraram, em uma análise combinada, uma taxa de sucesso de 97% na prevenção de VIN usual associada ao HPV16 e HPV18 em uma população nunca exposta a estes vírus no momento da primeira vacinação, e uma eficácia de 100% em uma população não exposta aos vírus durante todo o regime de vacinação. Na avaliação que incluiu a população com intenção de tratar, que incluiu mulheres que, no dia 1, poderiam estar infectadas pelo HPV16 ou HPV18, a eficácia da vacina foi de 71%. Não há dados sobre a prevenção da VIN usual pela vacina bivalente.

Qual abordagem para o tratamento da neoplasia intraepitelial vulvar?

Alguns procedimentos radicais podem não ser bem-sucedidos na eliminação da doença, independente da técnica cirúrgica. Se as margens cirúrgicas forem positivas, como mencionado anteriormente, independente do tipo de procedimento realizado, haverá uma frequência alta de recorrência. Dessa forma, a decisão sobre o manejo deve considerar o risco de margens positivas na doença extensa. Van Beurden e seu grupo sugeriram várias alternativas que devem ser consideradas.

Eles consideram que o manejo das pacientes com VIN deve ser individualizado para cada paciente e de acordo com os sintomas. Desse modo, eles caracterizaram as pacientes pelo número de focos da VIN, pela existência de sintomas e pela presença de câncer superficialmente invasivo. Na VIN unifocal, eles escolheram a excisão local ampla independente dos sintomas, pois a unifocalidade é um fator de risco significativo de progressão para câncer invasivo. Em geral, a cirurgia extensa nessas pacientes não é mutilante, pois a quantidade de pele vulvar envolvida é significativamente menor do que na VIN multifocal. A técnica com remoção extensa, nos casos de VIN multifocal, foi escolhida apenas para as pacientes com sintomas abrangendo toda a pele envolvida ou naquelas em que o câncer superficialmente invasivo foi comprovado. Em todas as outras pacientes com VIN multifocal, sem doença superficialmente invasiva, o tratamento foi feito com a remoção do epitélio vulvar envolvido, que estava causando os sintomas e, dessa forma, promoveram o alívio dos sintomas e evitaram, em muitos casos, os efeitos colaterais psicológicos e sexuais provocados pela cirurgia extensa. Os sintomas, especialmente de dor, puderam ser facilmente localizados pela maioria das pacientes. Quase 75% das pacientes apresentaram bons resultados mesmo após o acompanhamento a longo prazo. O epitélio vulvar foi preservado o máximo possível, ao contrário das pacientes que realizaram a cirurgia extensiva. Em muitas pacientes, que frequentemente apresentavam sintomas graves e crônicos, a cirurgia conservadora foi bem-sucedida no alívio dos sintomas e também evitando os efeitos colaterais psicossexuais, provocados pele cirurgia extensa. Este protocolo de tratamento tem gerado controvérsias, e outros autores sugerem que o período de tempo para observação da progressão da VIN para câncer seja muito pequeno.

Novas terapias, como o ciclovir, que é um dos agentes antivirais mais recentes e potentes, com resultados promissores em ensaios clínicos e que está associado aos benefícios descritos anteriormente da vacina contra o HPV, podem talvez alterar a história natural da VIN e mudar os protocolos futuros de tratamento.

9.14 Tratamento de câncer superficialmente invasivo da vulva

A definição, os aspectos clínicos e o prognóstico, especialmente com respeito à recorrência e reocorrência, do carcinoma superficialmente invasivo já foram discutidos. O manejo dessas lesões sofreu mudanças dramáticas ao longo dos últimos anos, com ênfase no manejo conservador. É adequada a remoção de, pelo menos, 1 cm de pele normal ao redor de qualquer lesão com invasão precoce demonstrada na biópsia. Para um tratamento adequado sem risco de metástase linfonodal, a incisão deve alcançar a fáscia profunda. Na Figura 9.89, este procedimento foi realizado. Uma pequena área de invasão precoce foi diagnosticada por uma biópsia excisional. A profundidade de penetração do tumor penetra é menor do que 1 mm. Uma excisão ampla da área adjacente da VIN, com invasão precoce, foi realizada até a fáscia profunda e inclui uma margem de, no mínimo, 1 cm de pele normal ao redor da área. Foi feita a biópsia de congelação para avaliar as margens. A margem lateral é a prega labiocrural, e a margem medial está no introito.

As incisões devem ser elípticas para possibilitar um fechamento satisfatório. Neste exemplo, um *laser* foi utilizado, porém, um bisturi ou o modo de corte de uma unidade eletrocirúrgica também podem ser empregados. O modo de coagulação é utilizado no restante do procedimento para reduzir a perda sanguínea. Pode ser necessária a identificação do esfíncter anal na presença de uma lesão perineal posterior. Logo após deve ser feita a dissecção distal do reto distal e do espaço retovaginal. Com o auxílio de um assistente, deve ser feita a tração para cima, usando duas pinças de Allis. A dissecção do espaço retovaginal pode ser feita com tesoura. Geralmente, é possível fechar o defeito em duas camadas. Se o defeito perineal for muito grande para um fechamento primário, podem ser utilizados retalhos romboides bilaterais ou retalhos cutâneos locais.

Na presença de lesão nos lábios, a incisão deve ser realizada até a fáscia profunda. A fáscia inferior do diafragma urogenital é composta de duas camadas. A mesma está conectada à fáscia lata da coxa, bem como à fáscia que sobrepõe a sínfise púbica. Quando o plano da fáscia é alcançado, um dedo ou uma pinça hemostática pode ser passado ao longo da fáscia profunda para definir as margens profundas da ressecção. Esta manobra, por sua vez, permite que o tecido seja elevado e removido. As margens medial e lateral podem ser dissecadas com pinça, mantendo, desse modo, a tração. Como com o períneo, o defeito pode ser fechado em duas camadas.

Linfadenectomia é necessária?

Parece que a ressecção glandular pode ser evitada em pacientes com invasão precoce, com profundidade de invasão igual ou inferior a 1 mm. Entretanto, todas as outras pacientes devem, idealmente, ser submetidas à dissecção inguinal unilateral, se o tumor estiver localizado lateralmente ou a dissecção bilateral, se estiver localizado centralmente. Este também é o tratamento recomendado para o carcinoma vulvar de estágio I, com lesões com menos de 2 cm de diâmetro. A dissecção inguinal pode ser realizada por uma incisão de 10 a 12 cm de comprimento, iniciando na borda anterior da espinha ilíaca anterossuperior e se estendendo até um ponto 4 cm abaixo do tubérculo púbico. É importante sempre utilizar referências ósseas.

Os resultados do tratamento conservador para a invasão superficial e para o estágio inicial I do carcinoma da vulva são excelentes. Uma sobrevida de 100% após cinco anos é alcançada na maioria dos casos tratados desse modo conservador. A individualização do tratamento, para as lesões invasivas muito precoces, poupa muitas mulheres da morbidade significativa associada à terapia cirúrgica mais radical utilizada para tratar esta doença precoce.

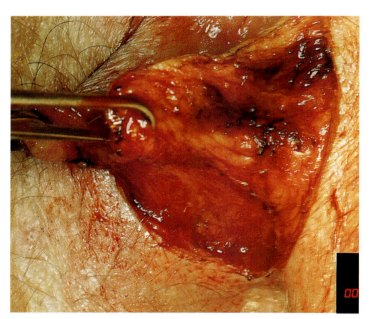

Figura 9.89

Resumo
- Várias opções de tratamento estão disponíveis, desde métodos conservadores até os métodos radicais.
- O fundamento para o tratamento é o alívio sintomático e a prevenção de recorrências/risco de câncer.
- Existe uma tendência para o manejo direcionado para a preservação/função da anatomia normal.
- O manejo inclui cirurgia, local ou radical (incluindo enxerto cutâneo), terapias destrutivas locais e vacinas médicas, incluindo terapêuticas.

9.15 Leitura complementar

Baggish M, Sze E, Adelson M, et al. Quantitative evaluation of the skin and accessory appendages in vulvar carcinoma *in situ*. *Obstet Gynecol* 1989;74:169.

Bornstein J, Sideri M, Tatti S, et al. 2011 terminology of the vulva of the International Federation for Cervical Pathology and Colposcopy. *J Low Genital Tract Dis* 2012;16:290-5.

Breslow A. Thickness, cross-sectional areas and depth of invasion in the prognosis of cutaneous melanoma. *Ann Surg* 1970;172:902.

Clark WH, From L, Bernardino EA, Mihm MC. The histogenesis and biological behaviour of primary human malignant melanomas of the skin. *Cancer Res* 1969;29:705.

De Vuyst H, Clifford GM, Nascimento MC, et al. Prevalence and type distribution of human papillomavirus in carcinoma and intraepithelial neoplasia of the vulva, vagina and anus: a meta-analysis. *In t J Cancer* 2009;124:1626-36.

Elliott PM. Early invasive carcinoma of the vulva: definition, clinical features and management. In: Coppleson M (ed.) *Gynaecological Oncology*, Vol. 1, 2nd edn. Edinburgh, UK: Churchill Livingstone, 1992, p. 465.

Jones RW, McLean MR. Carcinoma in situ of the vulva; a review of 31 treated and 5 untreated cases. *Obstet Gynecol* 1986;68:499.

Joura EA, Losch A, Sator M, et al. Differentiating VIN from nonneoplastic epithelial disorders. The toluidine blue test. *J Reprod Med* 1998;43:671-4.

Joura EA, Garland SM, Paavonen J, et al. Effect of the human papillomavirus (HPV) quadrivalent vaccine in a subgroup of women with cervical and vulvar disease: retrospective pooled analysis of trial data. *BMJ* 2012;344:e1401.

Preti M, van Seters M, Sideri M, van Beurden M. Squamous vulvar intraepithelial neoplasia. *Clin Obstet Gynecol* 2005;48:845–61.

Reid R. Laser surgery in the lower genital tract. In: Coppleson M (ed.) *Gynaecological Oncology*, Vol. 2, 2nd edn. Edinburgh, UK: Churchill Livingstone. 1992, p. 1094.

Ridley CM. General dermatological conditions and dermatoses of the vulva. In: Ridley CM (ed.) *The Vulva*. Edinburgh, UK: Churchill Livingstone, 1988, p. 173.

Rutledge F, Sinclair M. Treatment of intraepithelial carcinoma of the vulva by skin excision and graft. *Am J Obstet Gynecol* 1968;102:806.

Saraiya M, Watson M, Wu X, et al. Incidence of *in situ* and invasive vulvar cancer in the US, 1998–2003. *Cancer* 2008;113(Suppl. 10):2865-72.

Sideri M, Jones RW, Wilkinson E, et al. Squamous vulvar intraepithelial neoplasia: 2004 modified terminology, ISSVD Vulvar Oncology Subcommittee. *J Reprod Med* 2005;50:807-10.

Smith JS, Backes DM, Hoots BE, et al. Human papillomavirus type-distribution in vulvar and vaginal cancers and their associated precursors. *Obstet Gynecol* 2009;113:917-24.

Wade TR, Kopf AW, Ackerman AB. Bowenoid papulosis of the genitalia. *Arch Dermatol* 1979;15:306.

Wilkinson E, Rico M, Pearson K. Microinvasive carcinoma of vulva. *Int J Gynecol Pathol* 1982;1:29.

Woodruff JD, Parmley TH. Infection of the minor vestibular gland. *Obstet Gynecol* 1983;62:609.

CAPÍTULO 10

Neoplasia intraepitelial perianal e anal

10.1 Epidemiologia

A evolução natural da neoplasia intraepitelial *in situ* perianal e anal é incerta quando comparada à neoplasia intraepitelial cervical (CIN), em que a progressão para câncer invasivo ocorre em, aproximadamente, 30-40% dos casos ao longo de um período de 20 anos. Um estágio pré-maligno bem definido do câncer anal é reconhecido como uma lesão neoplásica intraepitelial do ânus. Tem sido denominado de neoplasia intraepitelial anal (AIN) e também chamado de lesão intraepitelial escamosa (SIL) nos EUA. Histologicamente, a lesão é caracterizada por anormalidades nucleares e celulares epiteliais sem ultrapassar a membrana basal. AIN3 é uma alteração epitelial que atinge toda a espessura do epitélio, sendo denominada de displasia de alto grau ou carcinoma *in situ*, do mesmo modo que displasia cervical. A AIN1 e 2 apresentam anormalidades nucleares e celulares que atingem, respectivamente, um 1/3 e 2/3 inferiores. Quando a terminologia de SIL anal é utilizada, o termo LSIL representa uma lesão de baixo grau que é a AIN1, e o termo HSIL refere-se a um conjunto de lesões de alto grau que correspondem à AIN2 e 3. Recentemente, foi proposta uma nova classificação para as lesões escamosas anogenitais.

Estima-se que a prevalência de AIN seja inferior a 1% na população em geral, mas algumas evidências indicam uma incidência crescente associada às mudanças no estilo de vida e comportamentais, como o tabagismo, o aumento da frequência das infecções pelo papilomavírus humano (HPV) e o intercurso anal. Existem vários grupos de maior risco para AIN. No topo da lista estão as pacientes imunodeprimidas, em geral as pacientes com o vírus da imunodeficiência humana (HIV) e com síndrome da imunodeficiência adquirida (AIDS), os pacientes transplantados, os usuários de esteroides cronicamente e aqueles com outras lesões intraepiteliais genitais.

O carcinoma anal é muito menos comum do que o cervical, representando cerca de 4% de todas as malignidades do intestino grosso. No entanto, há evidências de que a incidência de carcinoma anal está aumentando, especialmente nos EUA, onde a incidência aumentou de 0,8 para 1,7 em cada 100.000, durante o período de 1975 a 2002. A única maneira possível de reduzir o risco e a morbidade e mortalidade associadas seria através da instituição de um programa de diagnóstico e erradicação da doença intraepitelial.

Atualmente, existem muitas evidências indicando que as AINs, na forma de uma alteração pré-cancerosa e o carcinoma anal fazem parte de um espectro da doença. Neste capítulo, serão tratados os aspectos clínicos e as características das lesões pré-malignas, bem como as recomendações de manejo apropriado.

> **Classificação histológica da neoplasia intraepitelial anal**
>
> - A evolução natural da neoplasia intraepitelial *in situ* perianal e anal é incerta.
> - Uma lesão neoplásica intraepitelial do ânus é referida como AIN (neoplasia intraepitelial anal). Também é chamada de lesão intraepitelial escamosa (SIL) de baixo (LSIL) ou alto (HSIL) grau.
> - AIN3 apresenta uma alteração que atinge toda espessura epitelial e representa uma displasia de alto grau/carcinoma *in situ* análoga a sua correspondente cervical.
> - AIN2 apresenta anormalidades nucleares e celulares dos 2/3 inferiores do epitélio.
> - AIN2/3 é considerada de alto grau (HSIL), na nova classificação.
> - AIN1 apresenta anormalidades nucleares e celulares no terço inferior e é considerada de baixo grau (LSIL).

10.2 Etiologia

Há alguns anos existem evidências sobre a importância do HPV de tipos 16 e 18, na etiologia da maioria dos cânceres e pré-cânceres do trato genital inferior, incluindo aqueles relacionados com as áreas, perianal e anal. A transmissão do HPV no trato genital pode ocorrer por disseminação direta entre as áreas adjacentes, como da vulva para as áreas perianal e anal. O intercurso anal é uma via de transmissão evidente. A presença de DNA do HPV16 e 18 em lesões pré-neoplásicas perianais e anais foi sugerida no início da década de 1980. Desde então, vários estudos confirmaram uma associação de causalidade entre o HPV e a AIN. Em um estudo recente com genotipagem do HPV, foi constatado que os tipos de HPV de alto risco estavam presentes em 56% das AINs de baixo grau e em 88% das AINs de alto grau. O HPV do tipo 16 pode ser encontrado em 1/3 das lesões de baixo grau e em, aproximadamente, 2/3 das lesões de alto grau. Nove de 10 cânceres anais podem estar associados ao HPV tipo 16. Vários estudos mostraram que a AIN3 (alto grau) é o precursor do câncer escamoso. A AIN2, associada aos tipos 16 e 18, em geral, está associada à progressão, enquanto que a AIN2, associada aos outros subtipos que não o 16 e o 18, apresenta maior frequência de regressão.

Em homens com um histórico de intercurso anal receptivo, há um alto risco de desenvolvimento de neoplasia intraepitelial anorretal. A alta incidência de sinais citológicos de "displasia" do epitélio anorretal está associada à infecção por HPV. Nestes homens, o risco de desenvolver câncer anal é 33 vezes maior do que nos controles com câncer de cólon. A prevalência aumentada de HIV nestes homens é bem conhecida, e o achado de lesões de AIN deve alertar o clínico para o risco de infecção por HIV, em pacientes do sexo masculino ou feminino.

Muitos estudos realizados nas duas últimas décadas demonstraram o risco aumentado para o desenvolvimento de anormalidades anais neoplásicas, entre homens e mulheres com HIV e especialmente se associadas ao HPV. O risco de neoplasia anal está significativamente associado à presença de HPV, e a neoplasia anal é observada quase exclusivamente na presença de HPV. A imunodeficiência e a positividade para HIV aumentam o risco de doença nos pacientes HPV-positivos. Um alto nível de infecção por HPV é importante para o desenvolvimento de lesões intraepiteliais escamosas anais nesta população. A prevalência de AIN em uma população masculina infectada por HIV variou de 26 a 89%.

Em pacientes HIV-positivos, a AIN de baixo grau pode progredir para AIN3 em 60% dos casos no período de dois anos. A progressão de AIN para câncer parece ser de aproximadamente 10% ao longo de um período de cinco anos. No entanto, um estudo recente demonstrou uma progressão de 13% ao longo de cinco anos de monitoramento.

Deve-se ressaltar que, como na neoplasia intraepitelial vulvar (VIN), um câncer precoce preexistente pode existir em associação à AIN. Em um estudo, o câncer precoce foi detectado em 9-26% das biópsias de AIN, e AIN foi encontrada em cerca de 80% dos cânceres anais. Os grupos de alto risco, que incluem os indivíduos com HIV/AIDS, os pacientes transplantados e os pacientes com lúpus eritematoso sistêmico, também apresentam uma alta taxa de progressão, que é estimada em 50% ao longo de cinco anos comparada a um índice insignificante em indivíduos imunocompetentes.

O tabagismo é um fator etiológico importante, em relação à neoplasia do colo do útero e vulva. O risco relativo (RR) para o desenvolvimento de câncer anal é de 9,4 em homens e 7,7 em mulheres em comparação a não fumantes.

10.3 Associação a outras neoplasias intraepiteliais genitais

Sabe-se há muitos anos que as doenças intraepiteliais cervicais, vaginais e vulvares estão ligadas pelo fator etiológico comum de infecções por HPV. Neste livro, falamos sobre isto muitas vezes. O risco de carcinoma anal também parece ser maior nas mulheres com HPV positivo. No entanto, existem poucos estudos de caso-controle com avaliação da prevalência de AIN em mulheres com CIN. Até 1/5 das mulheres com CIN3 pode ter lesões anais similares. Mais da metade das mulheres com neoplasia intraepitelial multifocal, atingindo colo uterino mais vulva, vagina ou ambos também podem ter lesões anais.

O HPV é um fator comum na etiologia das neoplasias anal e cervical. A presença de HIV pode acentuar esta associação, que foi observada pela primeira vez em um estudo realizado no final da década de 1990. Um diagnóstico de SIL/CIN cervical apresenta um risco três vezes maior de um esfregaço anal anormal simultâneo. Muitos estudos subsequentes confirmaram esta associação.

Mulheres com um histórico de CIN3 apresentam um RR elevado de 6,94 para o desenvolvimento de câncer vaginal, e um RR elevado de 2,22 para câncer de vulva e de 4,68 para câncer anal. Também existe uma preocupação crescente com o risco aumentado de neoplasia extragenital em mulheres com lesões pré-malignas no trato genital inferior. Parece que a infecção pelo HPV é um fator comum em todos estes sítios.

10.4 Avaliação

Importância da anamnese

Existem diversos fatores de risco, mencionados anteriormente, que devem ser considerados na anamnese, quando existe uma suspeita de AIN. Primeiro, em razão da associação com HPV, é importante indagar sobre o comportamento sexual, especialmente com referência à preferência sexual e histórico de verrugas genitais. Em um estudo, foi identificada a presença de AIN em 28-35% das pacientes com excisão de condilomas anais. Segundo, é importante avaliar o estado de HIV e se o paciente for soropositivo deve-se fazer uma avaliação da gravidade da doença com contagem de CD4, decorrente do risco aumentado da doença associado ao HIV/AIDS, especialmente porque o câncer anal é 30 vezes mais comum em indivíduos HIV-positivos. Terceiro, a presença de outras lesões pré-malignas do trato genital, como no colo uterino, na vagina e, particularmente, na vulva, deve alertar o clínico para a possibilidade de doença anal, especialmente em fumantes pesados. Finalmente, deve ser lembrado que pacientes com AIN podem apresentar dois sintomas principais: prurido e secreção anal.

Triagem: a detecção de neoplasia intraepitelial anal é relevante?

Na década de 1990, a citologia anal começou a ser indicada como um método para a detecção de doença neoplásica anal. Vários estudos destacaram os benefícios da triagem citológica, particularmente em homens e mulheres infectados pelo HIV. Desde aquela época, há controvérsias em relação à eficácia da triagem por citologia anal. A sensibilidade da citologia anal pode ser de até 83%, com uma especificidade de 38%. Estes resultados são comparáveis à citologia cervical. A citologia anal pode ser empregada em centros selecionados, que lidam com populações de alto risco, por exemplo, homens HIV-positivos que têm relação sexual com homens correm um maior risco de desenvolver neoplasia anal. No entanto, existe muita controvérsia quanto ao valor desta tecnologia na triagem da AIN. Scholefield *et al.* (2011), escrevendo em nome de um prestigioso grupo de colpoproctologistas, declararam que "a triagem para AIN provavelmente não tem nenhuma função, mesmo para grupos de alto risco". Eles afirmam que a citologia anal "não é um teste de triagem sensível e requer citopatologistas treinados".

Anuscopia (colposcopia anal)

A técnica para avaliação desta área é a mesma usada para a vulva, a vulvoscopia. Anuscopia, que é o uso de colposcópio para examinar a área do canal anal é uma técnica extremamente valiosa para definir a extensão e as características da doença intraepitelial do ânus, canal anal e margens perianais. No entanto, deve-se estar ciente que o exame desta área pode ser difícil, além de ser desconfortável para o paciente. A área deve ser embebida com uma solução de ácido acético a 5%, devem-se aguardar pelo menos 2-3 minutos para que ocorra a reação do tecido. Se o ácido acético produzir uma sensação de ardor, deve ser imediatamente removido com água morna. Após a aplicação muitas áreas de acetobranqueamento podem ser visualizadas, como mostrado a seguir, porém nem todas estarão associadas à neoplasia intraepitelial. Anuscopia e proctoscopia geralmente exigem uma biópsia das áreas suspeitas de AIN com o uso de anestésico local.

Fatores de risco relevantes para neoplasia intraepitelial anal

- Papilomavírus humano (HPV) de alto rico, especialmente HPV16 e 18.
- Infecção pelo HIV.
- Imunodeficiência.
- Doenças intraepiteliais cervicais, vaginais e vulvares.

10.5 Quadro clínico

Ao considerar essas condições, é importante lembrar que os três sítios distintos a seguir devem ser examinados:
1 Ânus.
2 O canal anal.
3 Períneo.

O ânus compreende o canal anal e a margem anal, que se estende até a borda anal, onde a junção com a pele pilosa está situada, até uma área circunferencial de 5 cm da mesma. O canal anal, que mede aproximadamente 3,5-5 cm em homens e um pouco menos em mulheres, começa onde o reto termina, correspondendo ao ápice do complexo do esfíncter anal com o epitélio escamoso do canal anal, e continua até se fundir com a pele perianal.

Existem vários sinais clínicos que alertam o clínico para a presença de AIN. Estes incluem placas hiperqueratóticas brancas elevadas ou descamativas. Pode haver lesões eczematosas ou fissuradas, lesões pigmentadas ou eritematosas. As lesões que sofrem alterações físicas rápidas, envolvendo o períneo e a região anal, especialmente quando associadas a áreas pigmentadas ou ulceradas ou a um condiloma ou acrocórdone de aspecto suspeito, devem ser biopsiadas.

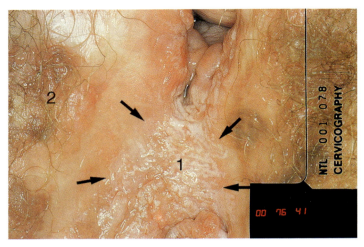

Figura 10.1

Os padrões vasculares, observados quando a colposcopia é utilizada para um exame cervical, não são comumente visualizados na pele perianal, porém são evidentes no canal anal. As apresentações típicas são mostradas nas Figuras 10.1-10.7. Nas Figuras 10.1 e 10.2, podemos ver uma lesão neoplásica intraepitelial contígua, envolvendo o períneo (Figura 10.1) e o ânus (Figura 10.2), a lesão se estende para o canal anal. A biópsia da lesão perineal, delineada por setas na Figura 10.1, apresenta neoplasia intraepitelial de grau 2 na área em (1). Também há uma lesão hiperqueratótica pigmentada em (2) que, na biópsia, mostrou uma VIN3. O exame do canal anal mostrado na Figura 10.2 revelou três tipos morfológicos distintos. Uma biópsia obtida da área (1) mostrou uma infecção por papilomavírus e uma biópsia obtida da área (2), uma área de hiperqueratose densa clinicamente visível, mostrou AIN3. Na área (3), a mesma doença encontrada no períneo estava presente. Obviamente, um exame do canal anal deve ser realizado para determinar a extensão para aquela área, e este exame é mostrado nas Figuras 10.3-10.7. A Figura 10.3 mostra uma área acetobranca extensa em torno do ânus, estendendo-se para o canal

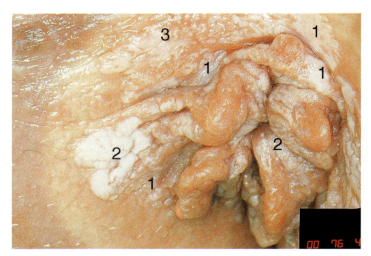

Figura 10.2

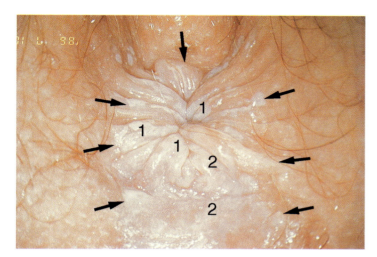

Figura 10.3

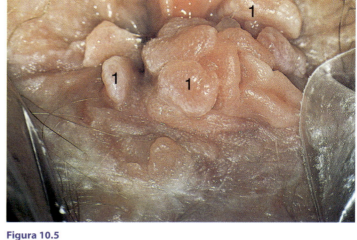

Figura 10.5

anal. O delineamento desta área é indicado por setas. As biópsias obtidas em três locais da região (1) revelaram a presença de AIN3 (Figura 10.4). O exame da amostra demonstrou perda completa da diferenciação, com acentuada acantose. Uma biópsia obtida na região (2) na Figura 10.3 revelou a presença de infecção viral verrucosa. A Figura 10.5 mostra uma lesão hiperqueratótica de superfície irregular que reagiu com a aplicação de ácido acético. Uma biópsia por punção obtida na posição (1) revelou AIN3 (Figura 10.6). Figuras anormais de mitose com "estruturas arredondadas" ocasionais podem ser observadas neste epitélio irregular e espessado. Na Figura 10.7, uma lesão com fissuras e plana (1) pode ser observada, que estava associada a evidências anoscópica e histológica de infecção viral verrucosa na área (2). Uma biópsia obtida na posição (1) exibiu a presença de AIN3.

Em qualquer exame para AIN, um exame digital do reto deve ser realizado para eliminar a possibilidade de câncer anal ou de uma massa pélvica. A necessidade de examinar colposcopicamente o colo do útero, a vagina e a vulva por visão direta ou vulvoscopia para a presença de qualquer lesão pré-cancerosa já foi enfatizada anteriormente.

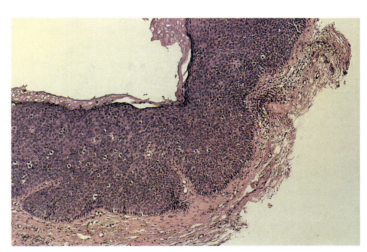

Figura 10.6

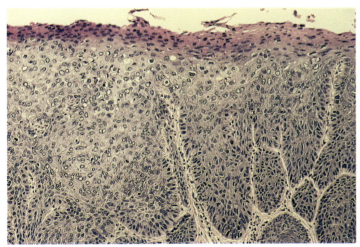

Figura 10.4

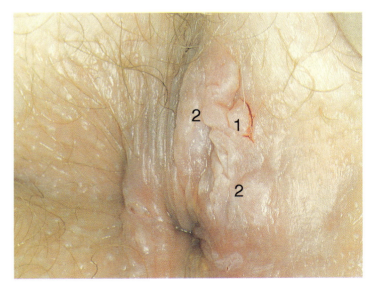

Figura 10.7

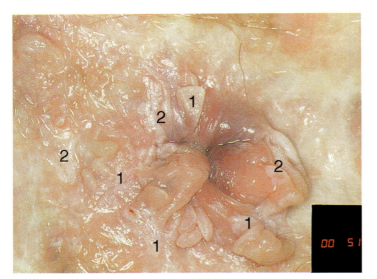

Figura 10.8

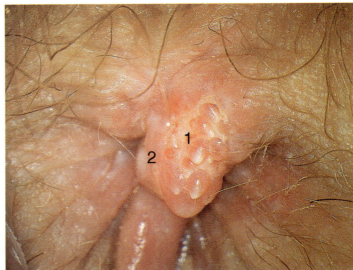

Figura 10.10

10.6 Lesões que podem ser confundidas com neoplasia intraepitelial

Várias lesões podem ser confundidas com as lesões de AIN, a mais comum é causada pelo condiloma acuminado. Na Figura 10.8, pode-se ver uma área acetobranca com placas de hiperqueratose em (1) e um epitélio liso branco em (2). A biópsia dessas áreas mostrou uma infecção viral verrucosa. Na Figura 10.9, podemos ver lesões sugestivas de condiloma acuminado na região do ânus e canal anal. Foram feitas múltiplas biópsias, e o resultado histológico das biópsias feitas em cada lado do canal anal nas posições (1) e (1) confirmou um condiloma acuminado. No entanto, surpreendentemente, nas áreas designadas (2) e (2), AIN3 foi encontrada. Isto ilustra a dificuldade em estabelecer um diagnóstico sem recorrer à biópsia. Na Figura 10.10, podemos ver um pequeno acrocórdone (2) com superfície vesicular (1). Esta paciente tinha apresentado episódios recorrentes de infecção genital por herpes-vírus simples (HSV) do tipo 2. Após uma semana, a lesão tinha se resolvido completamente. O diagnóstico inicial tinha sido de carcinoma invasivo precoce da vulva. Na suspeita de HSV2, é prudente observar e não interferir. As Figuras 10.11 e 10.12 mostram a extensão da doença para a fenda glútea, e as biópsias obtidas das áreas (1) na Figura 10.11 mostram a presença de uma infecção viral verrucosa (setas). Embora a evidência histológica de AIN3 tenha sido encontrada na área perianal, o padrão da doença na região posterior da fenda glútea parecia ser de um grau menor. Biópsias por punção, realizadas nos pontos (1) e (1), revelaram a presença de infecção viral verrucosa, porém as biópsias obtidas em (2) surpreendentemente exibiram a presença de AIN2. Isto novamente ilustra a necessidade de uma

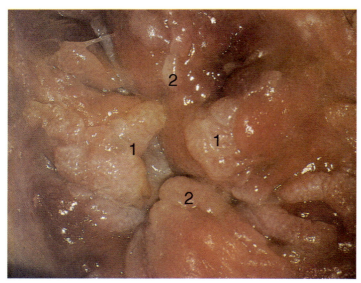

Figura 10.9

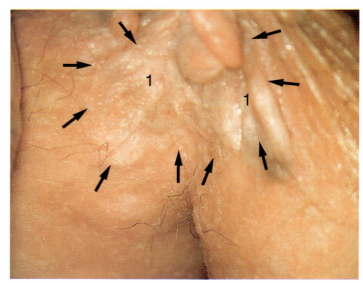

Figura 10.11

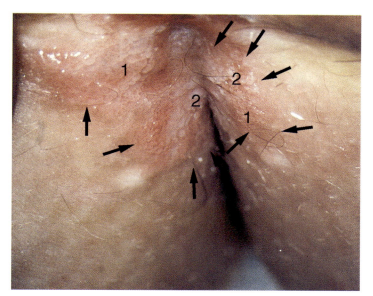

Figura 10.12

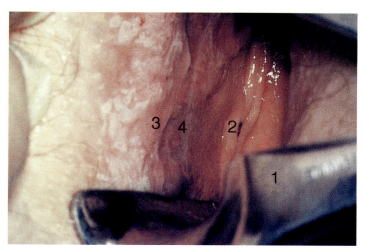

Figura 10.13

biópsia excisional local e a dificuldade de prever a exata natureza da doença epitelial por anuscopia.

10.7 Envolvimento do canal anal

A AIN pode envolver o canal anal de duas maneiras. Primeiro, pode-se estender da pele perianal interna para a linha pectínea (também denominada de linha denteada), com muitas das lesões contíguas com lesões da área vulvar. A segunda maneira é a ocorrência de AIN no canal anal sem uma conexão evidente com a doença vulvar ou perianal.

Se houver alguma evidência de infecção perianal por papilomavírus, a possibilidade de neoplasia intraepitelial no canal anal deve ser investigada. Nas Figuras 10.13-10.17, estes tipos de lesão podem ser observados. Na Figura 10.13, um anuscópio (1) mostra o canal anal (2) com a linha pectínea (denteada) evidente em (3). Distal a esta linha se encontra uma área difusa de epitélio acetobranco. A obtenção de uma biópsia demonstrou que a área (4) apresenta AIN2 com áreas adjacentes de infecção por papilomavírus.

A Figura 8.14a mostra uma lesão papular elevada (1), que foi identificada pelo exame feito com um proctoscópio, e que se destaca sobre a mucosa avermelhada do canal anal. A obtenção de uma biópsia demonstrou que a área (1) é composta de tecido condilomatoso típico. Na Figura 8.14b, um condiloma acuminado típico pode ser observado em (1), porém aquelas lesões nas superfícies superiores aparecem mais acetobrancas que a primeira, e uma biópsia revelou a presença de AIN1/2. A mucosa normal é visível em (3).

Na Figura 10.15, o ácido acético foi aplicado com um *swab* no canal anal normal. Podem-se ver áreas de epitélio metaplásico escamoso na zona de transformação (2). A linha pectínea (denteada) é visualizada em (1), e a mucosa do intestino grosso em (3).

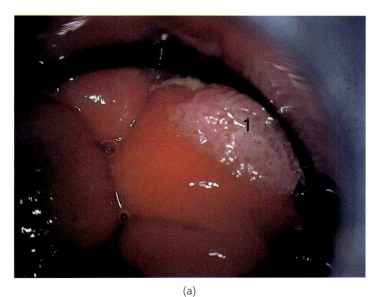

(a)

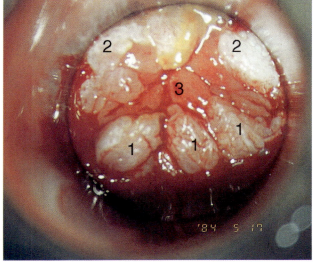

(b)

Figura 10.14(a e b)

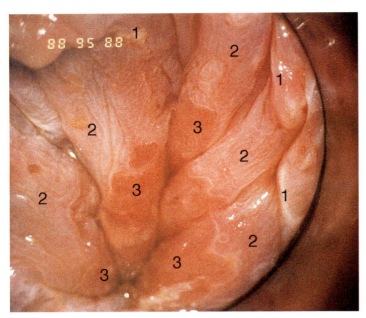

Figura 10.15

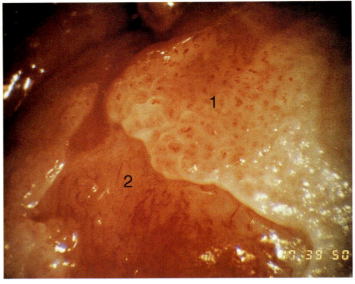

Figura 10.17

A Figura 10.16 mostra regiões de epitélio acetobranco que se estendem até o canal anal (1), uma lesão condilomatosa pode ser vista em (2), e a biópsia confirmou o achado. No entanto, uma biópsia da área (1) demonstrou a presença de AIN1/2. Epitélio normal do intestino grosso pode ser observado em (3).

A Figura 10.17 mostra um epitélio acetobranco espessado com pontilhado, mosaico e vasos irregulares no canal anal (1). Em (2), ocorreu um descolamento do epitélio, formando uma lesão ulcerativa. Uma biópsia obtida do ponto (1) exibiu a presença de AIN3, enquanto em (2), uma lesão invasiva precoce estava presente.

A revisão de todos esses padrões ilustra a dificuldade em estabelecer um diagnóstico através da anuscopia e proctoscopia. Recomenda-se a biópsia por punção de qualquer lesão acetobranca e das lesões com vascularização anormal. Após de realizada a biópsia, pode ser feito o tamponamento da área com um *swab*, mantendo a pressão durante pelo menos 3 minutos para controlar o sangramento.

10.8 Manejo e tratamento

Como fazer o diagnóstico?

Para diagnosticar uma AIN, dois princípios são importantes. O primeiro é levantar a suspeita em mulheres sintomáticas, que apresentam os fatores de risco descritos anteriormente. E o segundo é realizar uma biópsia de todas as áreas suspeitas.

Algoritmo do manejo

As principais metas no manejo e tratamento da AIN são a redução dos sintomas e a prevenção do desenvolvimento de câncer anal, estando ciente, entretanto, das diferentes estratégias existentes atualmente. Um conjunto de estratégias foi recentemente definido por Scholefield *et al.* (2011) em nome da *Association of Coloproctology of Great Britain and Ireland*.

Existem três estágios no algoritmo de manejo/tratamento, como segue:
- *Estágio 1*. Biópsia demonstra AIN1 ou 2.
  - Revisão seis meses após e, então, alta.
- *Estágio 2*. Biópsia demonstra AIN3.
  - Revisão da patologia com equipe multidisciplinar.
  - AIN3 confirmada.
- *Estágio 3A*. AIN3 confirmada.
  - Pacientes HIV-negativos ou homens que não têm relação sexual com outros homens.
  - Se a lesão for *localizada e ocupar menos de 30%* da circunferência da pele perianal/canal anal: excisão local e mapeamento

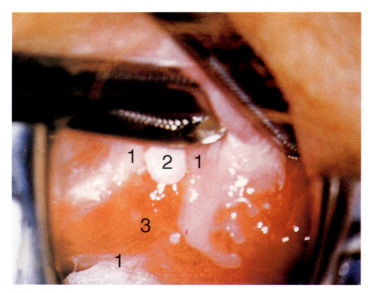

Figura 10.16

- Se a lesão for *multifocal e ocupar mais de 30%* (circunferência): mapeamento e excisão das áreas mais graves.
• *Estágio 3B.* AIN3 confirmada.
  - Exame de HIV quando homem que tem relações sexuais com outros homens.
  - HIV-positivo.
  - Se a lesão for *localizada e sintomática:* excisão e seis meses de monitoramento. Se a lesão for *multifocal e ocupar mais de 30%:* considerar o uso de imiquimode; seis meses de monitoramento.

Opções de manejo/tratamento
Atualmente, existe várias opções de manejo/tratamento para AIN3 comprovada por biópsia, que, apresentamos a seguir.

Observação
Existem evidências que mostram que, em homens e mulheres imunocompetentes, as taxas de conversão de AIN em câncer são muito baixas. Também é sabido que uma alta taxa de recorrência ocorre quando uma cirurgia agressiva é realizada para tratar a AIN. Com base nestas informações disponíveis, parece prudente em casos de doença de baixo grau (AIN2/3) comprovada por biópsia, fazer o monitoramento com observação durante seis meses.

Opções de tratamento

Ablação
Quatro métodos de ablação podem ser empregados para o tratamento de AIN. Estes são: vaporização a *laser* de CO_2, crioterapia, eletrofulguração e coagulador infravermelho.

Vaporização a laser de CO_2 A vaporização a *laser* de áreas pequenas e localizadas pode ser realizada. Como não há elementos glandulares envolvidos, a profundidade de destruição pode ser estendida para o segundo plano cirúrgico, como descrito para o tratamento de lesões vulvares. No tratamento de lesões anais, é aconselhável deixar uma ponte epitelial entre as áreas tratadas com *laser*, para que a regeneração tecidual possa ocorrer. Na Figura 10.18, existiam um condiloma acuminado e uma lesão de AIN1/2 comprovada por biópsia nas lesões localizadas na entrada do canal anal. Foi realizada uma vaporização a *laser*, e uma pequena ponte epitelial pode ser observada em (1). Havia uma área de neoplasia intraepitelial em (2). Um pouco de carbonização está presente, sendo responsável pela coloração escurecida dos tecidos. Na área (3), onde havia um condiloma, uma vaporização foi realizada somente na primeira camada cirúrgica, e as papilas dérmicas com a superfície brilhante podem ser claramente visualizadas.

Os resultados são variados. Em alguns estudos, as recorrências estão associadas à persistência do HPV, em razão do envolvimento profundo da pele e apêndices perianais pela AIN e a incapacidade de eliminação desta lesão por ablação. É importante destacar que a presença de câncer invasivo não pode ser excluída, quando a ablação é empregada sem uma biópsia prévia. É considerado um método útil para eliminação de lesões localizadas e pequenas.

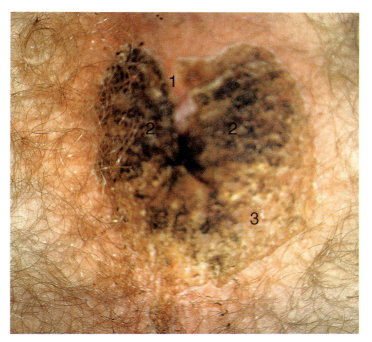

Figura 10.18

Crioterapia e eletrocauterização Muitos estudos com ambos os métodos mostram um alto índice de recorrência e uma morbidade significativa. Em um estudo de homens HIV-positivos tratados com eletrocautério, o índice de recorrência em 12 meses foi de 79%, com todos os pacientes tendo recorrência após um ano. Os mesmos motivos para a falha do tratamento com o uso de vaporização a *laser* de CO_2 se aplicam a este método.

Coagulador infravermelho O coagulador infravermelho (IRC) IRC200 (Redfield Corp., Rochelle Park, NJ) tem sido utilizado desde o final da década de 1990. Infelizmente, esta técnica está associada a uma alta persistência da doença e alta morbidade, com dor pós-operatória significativa. Aproximadamente dois terços dos pacientes apresentam persistência da lesão ou uma nova lesão de AIN3 em até um ano após o uso de IRC. Múltiplos tratamentos podem ser necessários para alcançar a cura ideal. A probabilidade de cura de uma lesão retratada pode ser de 70-75%. Embora atrativa por ser uma técnica ambulatorial, ensaios clínicos a longo prazo são necessários para determinar seu valor no tratamento ablativo da AIN.

Quimiorradioterapia
Embora esta terapia seja empregada para câncer anal invasivo, seu valor no tratamento de grandes lesões de AIN3 é incerto, e seu uso não está descrito na literatura. As áreas de AIN3 adjacentes a um câncer invasivo regridem, quando a técnica é empregada.

Terapias imunomoduladoras
Imiquimode a 5% Este é um nucleosídeo análogo da família imidazoquinolina, com potente função antitumoral e antiviral, além de ser um agente pró-inflamatório, que age através de várias vias subcelulares. Em um ensaio clínico randomizado, duplo-cego, o uso de Imiquimode na forma de creme a 5% induziu a regressão de lesões de AIN3 em 60% dos pacientes acompanhados durante um

período de três anos. Um índice de recorrência de 34% foi relatado neste estudo. Muitos estudos foram feitos com pacientes HIV-positivos, porém o imiquimode parece ser um tratamento tópico seguro e eficaz em pacientes infectados pelo HIV, que apresentam uma alta taxa de recorrência.

Vacina contra papilomavírus humano A vacina contra HPV, com partículas semelhantes ao vírus, pode ser eficaz para as lesões pré-malignas dos cânceres cervical, vaginal e vulvar e para as verrugas anogenitais. A vacina quadrivalente contra os tipos 6, 11, 16 e 18 do HPV futuramente causarão uma dramática redução de AIN3 em indivíduos vacinados. A eficácia da prevenção primária foi demonstrada em um recente estudo realizado com a vacina quadrivalente, em que houve uma redução de 77% de AIN de alto grau incidente entre homens vacinados e não infectados pelo HIV que têm relações sexuais com outros homens, comparado a um grupo placebo, e uma redução superior a 90% na infecção anal persistente por HPV com os tipos contidos na vacina para HPV.

Terapia fotodinâmica

Um fotossensibilizador é empregado antes que a terapia fotodinâmica seja utilizada. É um método doloroso e requer múltiplos tratamentos. Não existem estudos grandes e com acompanhamento a longo prazo para comprovar a sua eficácia.

Cirurgia

Como pode ser visto no algoritmo anterior, a excisão local pode ser utilizada para lesões de AIN3, que atingem menos de 30% da circunferência da pele perianal ou do canal anal. Todos os defeitos podem ser fechados logo após o procedimento ou podem ser deixados abertos para cicatrização por segunda intenção. Um mapeamento pré-operatório antes do procedimento é recomendado, embora isto não previna a recorrência. Para fazer o mapeamento, é necessário realizar de 8 a 12 biópsias da região ao redor da margem e do canal anal. Um registro escrito ou visual dos sítios biopsiados deve ser feito.

Uma excisão local ampla de grandes lesões de AIN3 pode ser realizada, pois, se a área mais comprometida for removida, a maior parte da lesão será reduzida, permitindo a observação das áreas adjacentes. Excisão local ampla com retalhos e reconstrução acarreta uma morbidade significativa, sendo, provavelmente, um tratamento excessivo, pois a evolução natural da AIN3 é incerta. No entanto, como algumas lesões de AIN3 estão associadas à doença vulvar pré-maligna extensa, compondo o quadro de um processo neoplásico intraepitelial multifocal, a cirurgia mais radical é necessária, sendo descrita adiante.

Excisão cirúrgica localizada

A excisão cirúrgica localizada pode ser realizada nas lesões que se estendem da vulva e períneo para as áreas perianal e anal. Nas Figuras 10.19 e 10.20, uma lesão contígua, envolvendo a fúrcula e o períneo, estendeu-se para a borda anal. A biópsia de múltiplos sítios demostrou a presença de AIN3. A paciente apresentava sintomas graves. A técnica descrita no capítulo anterior, envolvendo

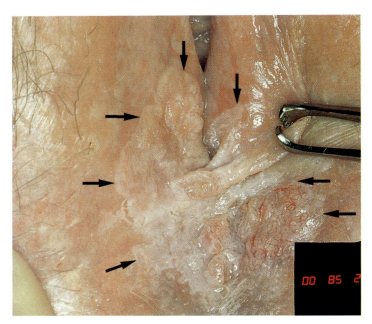

Figura 10.19

ampla excisão com dissecção da vagina, foi empregada. A Figura 10.19 demonstra o contorno (setas) da área anormal e, na Figura 10.20, o resultado cirúrgico final é apresentado. A mucosa da vagina foi deslocada até o ponto (1), imediatamente distal à fúrcula original. O fechamento longitudinal (2) une as margens da área que foi excisada de forma elíptica. A incisão foi realizada até a borda anal (3). O canal anal e uma hemorroida associada foram apreendidos com uma pinça Allis e tracionados para baixo. A secção nos lábios pode ser visualizada em (4).

As Figuras 10.21-10.23 demonstram uma lesão muito extensa, envolvendo os pequenos lábios e a parte interna dos grandes lábios, com extensão distal até a fúrcula e períneo e com uma

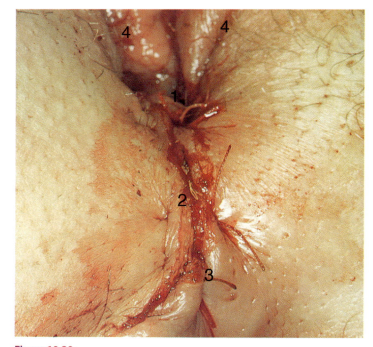

Figura 10.20

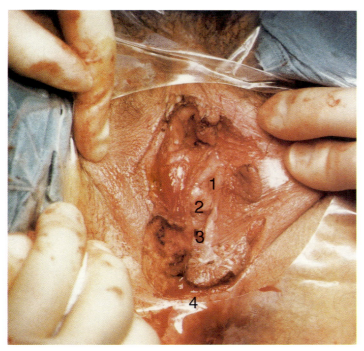

Figura 10.21

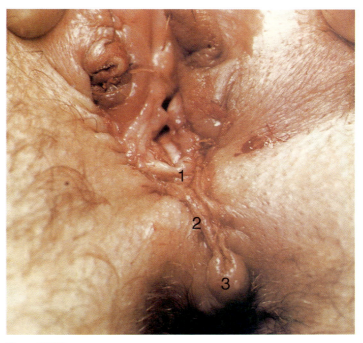

Figura 10.23

extensão caudal adicional até a borda anal. A técnica de excisão ampla com deslocamento de mucosa vaginal também foi empregada neste caso. Na Figura 10.21, podemos ver a incisão ampla, o clitóris e a uretra podem ser visualizados em (1) e (2), respectivamente. A excisão perineal posterior foi realizada até a borda anal (4). Na Figura 10.22, as áreas pré-clitoriana e labial foram unidas em duas camadas neste procedimento. Neste estágio, a vagina foi seccionada e dissecada, e a mucosa foi deslocada até o períneo e tracionada inferiormente. Na Figura 10.23, o resultado final pode ser visualizado com a mucosa vaginal fixada no ponto (1), uma

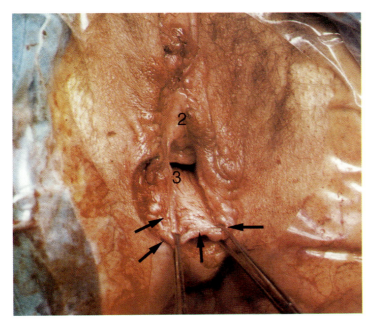

Figura 10.22

incisão longitudinal em (2) une as bordas da região perineal excisada. A borda anal está em (3). Havia três áreas pequenas de AIN3 no canal anal, porém estas foram tratadas com excisão local e vaporização a *laser*.

Após seis meses, o exame demonstrou ausência de neoplasia intraepitelial e com a função sexual preservada nessa paciente de 26 anos de idade. A histologia da porção excisada demonstrou que grandes áreas da vulva, períneo e área perianal apresentavam AIN3.

Uma área extensa, porém localizada, que se estende para o períneo, pode ser amplamente excisada com um bisturi, uma agulha diatérmica fina ou *laser* de CO_2. Na Figura 10.24, esta lesão foi caprichosamente excisada com um *laser* de CO_2. As bordas da ferida podem ser dissecadas para possibilitar o fechamento primário. No entanto, se isto não for possível, um retalho romboide bilateral ou retalhos cutâneos locais podem ser utilizados para cobrir o defeito. Uma ressutura do defeito epitelial não é necessária em excisões localizadas de lesões no ânus ou no canal anal. No pós-operatório, um *swab* impregnado com Tulle Gras ou uma esponja hemostática de gelatina (Spongostan anal; Johnson and Johnson) deve ser inserida no canal anal.

Lesões no canal anal, como aquelas demonstradas nas Figuras 8.14 e 10.16, podem ser tratadas com *laser* de CO_2 após confirmação por biópsia. Em muitos destes casos, é necessário o uso de instrumentos para auxiliar a visualização e exposição. Para lesões localizadas em uma região mais baixa no canal anal, uma tração do ânus pode conseguir uma exposição tão adequada quanto a que se consegue com um instrumento de metal. Obviamente, a paciente deve ser anestesiada. Existe um risco teórico de ignição de algumas bolhas gasosas com o feixe de *laser*, porém, embora relatos casuais estejam disponíveis, nenhum caso comprovado foi documentado.

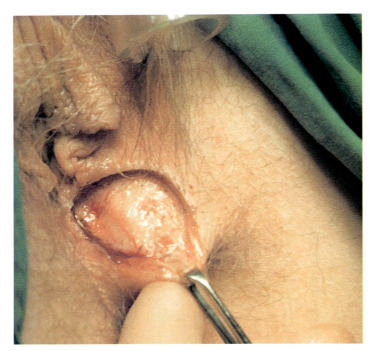

Figura 10.24

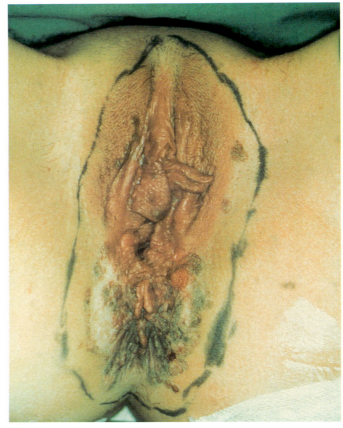

Figura 10.25

Entretanto, o autor (A.S.) tem o hábito de usar um *swab* embebido em solução salina na área a ser tratada pelo *laser*. Em razão do reflexo do feixe, quando entra em contato com instrumentos metálicos, sugere-se o uso apenas de instrumentos de superfície fosca e o uso de óculos por todos os membros da equipe cirúrgica.

Lesões intraepiteliais localizadas em hemorroidas podem ser tratadas por hemorroidectomia. Similarmente, as lesões na fenda glútea são tradadas de forma mais adequada por excisão, em vez de vaporização com *laser* de CO_2. Um longo prazo de acompanhamento é mandatório, visto que a história natural da AIN é incerta.

Excisão cirúrgica extensa

Em algumas mulheres com neoplasia intraepitelial multifocal, envolvendo o períneo e o ânus, é difícil alcançar a remoção com uma excisão cirúrgica localizada. Isto pode levar à realização de uma cirurgia mais extensa, em que a ressecção vulvoperineal é combinada com uma reconstrução vulvar simultânea, usando enxertos cutâneos em malha de espessura parcial ou uma combinação de enxertos cutâneos e retalhos locais. Em tais procedimentos, uma colostomia inicial deve ser realizada, com fechamento somente após o controle local da doença. Muitos cirurgiões acreditam que este tipo de abordagem em estágios alcança os objetivos de eliminação da doença e alívio dos sintomas, ao mesmo tempo em que preserva a função e tenta reconstruir a anatomia normal, sem comprometer os princípios da oncologia cirúrgica.

Este procedimento é observado nas Figuras 10.25-10.28. Na Figura 10.25, uma grande área de neoplasia intraepitelial multifocal é visualizada, envolvendo não apenas a vulva e o períneo, como também as áreas perianal e anal. Uma colostomia foi realizada, e a área a ser removida foi contornada com tinta azul. Na Figura 10.26, a área está exposta com hemostasia completa. Dois retalhos serão dissecados nas áreas (1) e (2) com incisões realizadas ao

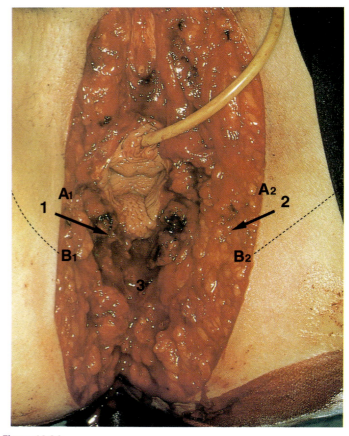

Figura 10.26

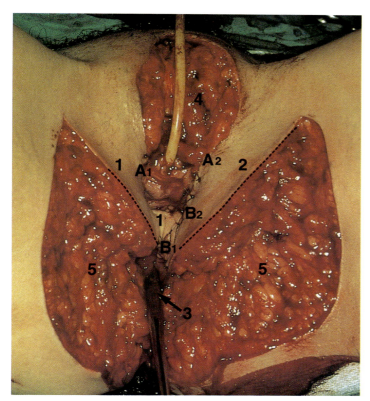

Figura 10.27

longo da linha pontilhada e devem ser dissecados com extensões cranial e lateral até os pontos A, formando a parte superior da banda central de tecido desses dois retalhos e até ponto B formando a parte inferior. A incisão produzirá dois retalhos que serão aproximados e unidos na frente do ânus (3). Na Figura 10.27, este procedimento foi realizado, e dois retalhos (1) e (2) unidos nos pontos B1 e B2. O retalho 1 (1) sobrepõe seu equivalente (2), formando a margem anterior do ânus, que está em (3). As áreas a serem cobertas pelo enxerto cutâneo estão situadas em (4) e (5). A colostomia é fechada após dez semanas. Na Figura 10.28, observam-se a vulva e períneo/área perianal após dez semanas; a área coberta pelo enxerto cutâneo posterior está em (5).

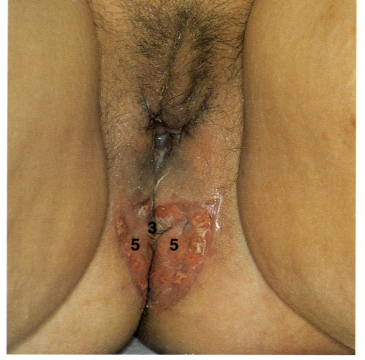

Figura 10.28

- A cirurgia para AIN2/3 pode ser a excisão local das lesões que constituem menos de 30% da circunferência da pele perianal ou do canal anal.
- Excisão local ampla de lesões maiores de AIN3 facilita o acesso para observação da lesão residual.
- Neoplasia intraepitelial multifocal, envolvendo o períneo e o ânus, pode necessitar de uma cirurgia extensa, com ressecção vulvoperineal combinada com enxertos cutâneos e retalhos locais.

Resumo

- O diagnóstico de neoplasia intraepitelial anal (AIN) depende de um alto índice de suspeita em mulheres sintomáticas, com prurido e com fatores de risco; o diagnóstico definitivo depende de uma biópsia de todas as áreas suspeitas.
- As principais metas no manejo e tratamento da AIN são a redução dos sintomas e a prevenção do desenvolvimento de câncer anal.
- Existem três estágios no algoritmo de manejo/tratamento da AIN2/3 comprovada por biópsia.
- Um mapeamento pré-operatório antes do procedimento é recomendado, embora isto não previna a recorrência.
- Destruição local (ablação) pode ser oferecida para o tratamento de AIN2/3.

10.9 Leitura complementar

Darragh TM, Colgan TJ, Cox JT, et al. The Lower Anogenital Squamous Terminology Standardization Project for HPV-Associated Lesions: background and consensus recommendations from the College of American Pathologists and the American Society for Colposcopy and Cervical Pathology. *J Low Genital Tract* 2012;16:205–42.

Palefsky JM, Giuliano AR, Goldstone S, et al. HPV vaccine against anal HPV infection and anal intraepithelial neoplasia. *N Engl J Med* 2011;365:1576–85.

Scholefield JH, Harris D, Radcliffe A. Guidelines for management of anal intraepithelial neoplasia. *Colorectal Dis* 2011;13(Suppl. 1):3–10.

Wong AK, Chan RC, Aggarwal N, et al. Human papillomavirus genotypes in anal intraepithelial neoplasia and anal carcinoma as detected in tissue biopsies. *Mod Pathol* 2010;23:144–50.

CAPÍTULO 11
Adenose do trato genital

11.1 Introdução

Dietilestilbestrol (DES) foi desenvolvido na década de 1940 para prevenir complicações gestacionais, como o aborto espontâneo. No entanto, na década de 1970, foi demonstrada a sua ineficácia para a prevenção do aborto espontâneo e foi constatado que o seu uso em mulheres jovens estava associado à ocorrência de adenose do trato genital e de adenocarcinomas raros da vagina e colo do útero naquelas mulheres expostas intraútero ao DES. Atualmente, quase quatro décadas depois, as complicações do trato genital virtualmente desapareceram, porém problemas genitais e extragenitais ainda ocorrem neste grupo de mulheres que foram expostas intraútero e serão discutidos a seguir.

Dietilestilbestrol (DES)

- DES foi desenvolvido na década de 1940 para prevenir complicações gestacionais.
- Na década de 1970, ficou demonstrado que esta hipótese era falsa.
- Em mulheres jovens, o DES está associado a um adenocarcinoma raro da vagina/colo uterino.
- A ingestão materna de DES resulta em extensa adenose cervicovaginal.
- O desenvolvimento de câncer pode ocorrer nas mulheres expostas intraútero ao DES.

11.2 Desenvolvimento dos genitais femininos

Durante a vida intrauterina do feto feminino, os ductos paramesonéfricos müllerianos se originam das cristas urogenitais, estendem-se caudalmente e se unem ao seio urogenital. Esta coluna de células é substituída por epitélio escamoso que se origina na placa vaginal. A placa vaginal se forma a partir do seio urogenital, estende-se ao longo dos ductos müllerianos, formando a maior parte da vagina e do colo uterino. Na criança recém-nascida do sexo feminino, a junção entre o epitélio glandular mülleriano e o epitélio escamoso, que se estende do seio urogenital, situa-se próximo ao orifício externo do colo do útero. A posição da junção escamocolunar é bastante variável.

Na jovem normal, a vagina não apresenta elementos glandulares, exceto algumas glândulas remanescentes ocasionais que se encontram mais profundamente nos tecidos e podem formar cistos eventualmente (cistos do ducto de Gartner).

Podem ocorrer variações congênitas do desenvolvimento, e remanescentes do epitélio colunar do colo uterino podem ser encontrados na região superior da vagina, geralmente na linha anteroposterior. A metaplasia escamosa ocorre mais tarde nesta área, produzindo a zona de transformação congênita, que se apresenta com alteração acetobranca, que pode ser observada em um pequeno número de indivíduos. Aproximadamente 2,5% das mulheres terão uma junção escamocolunar que se estende do colo uterino para a vagina. A adenose vaginal é outra variação do desenvolvimento, em que o epitélio glandular do tipo endocervical está presente na vagina. O epitélio glandular pode estar na superfície, substituindo o epitélio escamoso normal, ou ocorrer nas criptas e glândulas císticas secretoras de muco na derme. Em 1971, foi reconhecido pela primeira vez que a ingestão materna de DES poderia resultar no desenvolvimento de extensa adenose cervicovaginal e poderia causar um adenocarcinoma da vagina nas mulheres expostas intraútero ao DES. Este medicamento foi produzido pela primeira vez em 1938 e foi utilizado clinicamente em meados da década de 1940. Desde 1971, a adenose vaginal tem sido relatada principalmente em associação à exposição ao DES intraútero, porém também pode ocorrer em mulheres que não foram expostas ao DES. O tipo de adenose encontrado em mulheres nascidas antes da era DES é similar àquele encontrado em mulheres expostas ao DES.

Com o uso disseminado da colposcopia podem-se observar pequenas áreas de adenose superficial em mulheres assintomáticas sem histórico de exposição ao DES. Os sintomas, quando presentes, incluem secreção vaginal mucoide profusa, ardor e/ou sangramento pós-coital decorrente da presença de epitélio glandular frágil e exposto. Os sintomas podem causar ansiedade e preocupação em razão do risco de malignidade. Embora seja uma condição incomum, tem sido observada pelos autores com uma frequência crescente e, em dois casos observados por nós (A.S.), estava associada à gravidez, em que ocorreu uma hemorragia pós-parto que necessitou um tamponamento vaginal. Em ambas as mulheres, houve desenvolvimento de adenose vaginal em seis meses. Em um dos casos, a adenose estava associada ao líquen plano erosivo da vulva e vagina. Líquen plano associado à adenose vaginal também não é muito comum. Os efeitos do DES sobre as mulheres com exposição intraútero causaram um impacto profundo na ginecologia, especialmente nos EUA durante as décadas de 1970 e 1980. Na seção seguinte, serão discutidas as anomalias de desenvolvimento causadas por esta droga, e o manejo clínico também será considerado.

11.3 Anomalias do desenvolvimento causadas pelo dietilestilbestrol

O papel do DES como um teratógeno foi confirmado em outras espécies. O DES pode agir no estroma, e isto pode causar as deformidades morfológicas e as anormalidades do tecido conectivo observadas em mulheres expostas ao DES. O risco elevado de adenocarcinoma de células claras nas mulheres com exposição intraútero, especialmente aquelas que foram expostas no início da gravidez, pode estar associado à presença de áreas extensas de epitélio colunar ectópico na vagina, que sofrem as alterações de metaplasia, como descrito anteriormente.

Epidemiologia

Após sua síntese em 1938, o DES foi utilizado, especialmente no final da década de 1940, para tratar pacientes com aborto habitual, no pressuposto de que a causa de aborto era uma deficiência na produção, materna e placentária, de estrogênio em quantidade adequada para manter a gravidez. Estima-se que 2-4 milhões de mulheres nos EUA foram tratadas com DES para evitar o abortamento. Em 1970, o adenocarcinoma de células claras da vagina foi observado em mulheres com idade entre 14-22 anos. Um sistema de registro especial foi desenvolvido pelo Dr. A. L. Herbst e, desde então, tem sido mantido em Boston, MA. Este registro tem dados coletados de quase 400 casos de adenocarcinoma de células claras da vagina e colo uterino em todo o mundo. A maioria destes casos ocorreu nos EUA, mas um padrão geográfico amplo demonstrou casos da Europa, América Central, África e Ásia.

O adenocarcinoma de células claras do colo uterino e vagina é um câncer raro, mas um aumento acentuado da incidência tem sido observado nos últimos anos, tanto associado ao DES como em pacientes não expostas ao DES. Estes tumores são extremamente raros em mulheres com menos de 14 anos de idade. Após esta idade, observa-se um rápido aumento da incidência até atingir um pico na idade de 22 anos. Depois desta idade, observa-se uma queda aguda da incidência. Atualmente, sabe-se que estes tumores são incomuns, mesmo naquelas mulheres que foram expostas ao DES. Calcula-se que o risco de desenvolvimento de um adenocarcinoma de células claras em mulheres expostas, desde o nascimento até a idade de 34 anos, é de, aproximadamente, um em cada 1.000 casos. A incidência de casos na faixa de idade dos 25 anos é muito difícil de calcular, pois apenas um pequeno número de casos foi relatado. No entanto, parece haver um risco ao longo da vida, pois o adenocarcinoma de células claras da vagina e colo uterino era uma doença de mulheres mais velhas antes do DES, sendo necessário acompanhar mulheres mais jovens para avaliar se no futuro ocorrerão alterações de malignidade.

Achados clínicos

Após o uso de DES durante a gravidez, o desenvolvimento do trato genital do feto feminino é modificado e o epitélio colunar mülleriano persiste na vagina, nos fórnices e no colo do útero. Aparentemente, é necessário que a exposição fetal ocorra durante as primeiras 20 semanas de gestação para que estas anormalidades se desen-

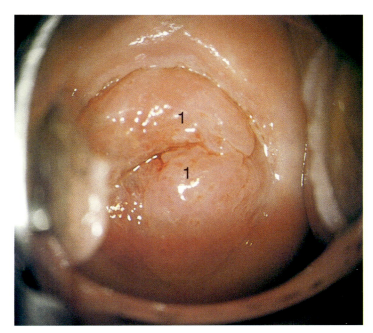

Figura 11.1

volvam. Quando o uso de DES foi iniciado após a 20ª semana de gestação, os riscos das alterações por DES são minimizados. A Figura 11.1 mostra as características do epitélio vaginal com uma ampla área de epitélio colunar na ectocérvice (1). As Figuras 11.2 e 11.3 mostram uma área de relevo característica, que circunda o colo uterino, que está completamente coberto por epitélio colunar. Na Figura 11.4, observa-se a metaplasia escamosa (1) substituindo o epitélio colunar, e existe uma pequena quantidade de epitélio colunar endocervical hipertrofiado em (2). A Figura 11.5 mostra o epitélio colunar (2) se estendendo para o lábio anterior, gerando

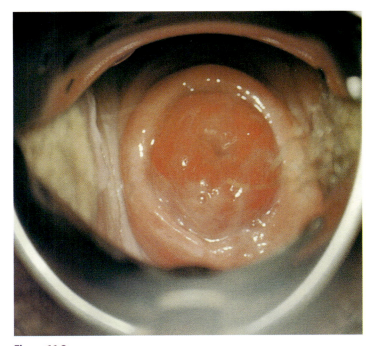

Figura 11.2

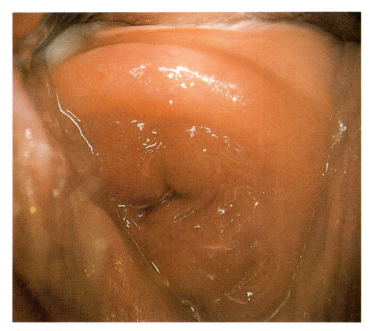

Figura 11.3

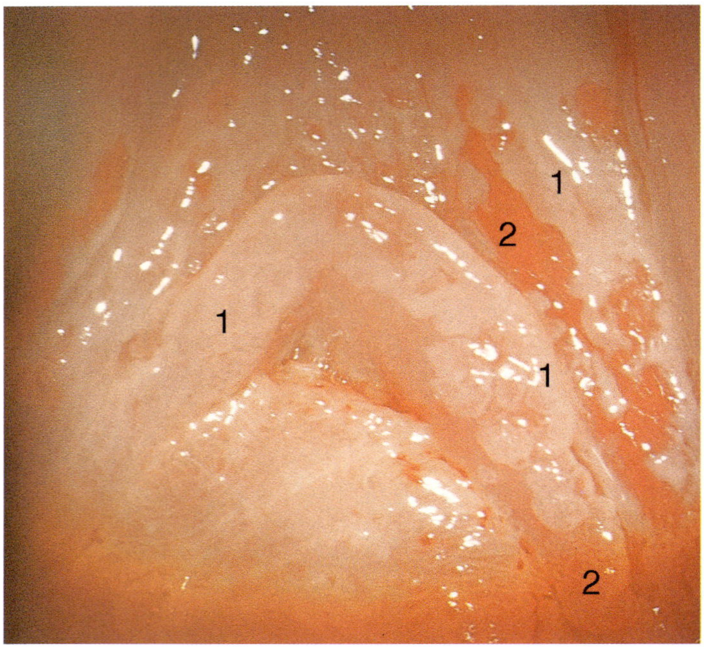

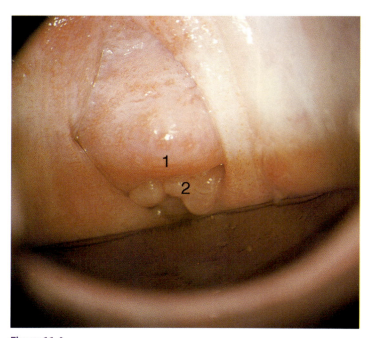

Figura 11.4

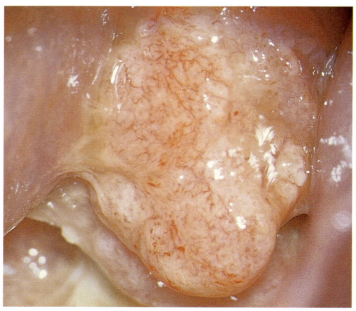

Figura 11.6

um padrão "crista de galo" característico. Há metaplasia escamosa nas áreas (1). Embora, muitas pacientes desenvolvam as alterações associadas ao colo do útero e vagina superior, placas persistentes de epitélio colunar podem ser observadas em outras regiões do colo uterino e da vagina. Estas áreas devem ser monitoradas cuidadosamente.

Se houver dúvidas sobre a natureza destas lesões, uma excisão local ampla deve ser realizada, e o material deve ser submetido a uma avaliação histológica minuciosa. O risco de desenvolver câncer de células claras do colo uterino e vagina na paciente ex-posta ao DES é acentuadamente maior, se a exposição tiver acontecido no início da gravidez (antes de 63 dias), e o risco além de 63 dias é nulo. Nem todos os fetos apresentarão as alterações, e o risco de desenvolvimento foi indicado anteriormente.

O aspecto característico do carcinoma de células claras pode ser hipertrófico, como mostrado no lábio cervical anterior (contorno cervical) na Figura 11.6, ou de uma úlcera invasiva na vagina ou colo uterino (Figura 11.7). O sítio mais comum de ocorrência é o fórnice vaginal posterior. A lesão é comumente diagnosticada acidentalmente durante a avaliação do colo do útero.

Figura 11.5

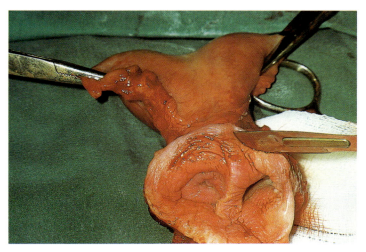
Figura 11.7

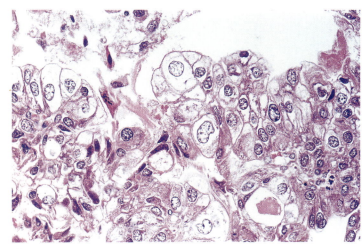
Figura 11.9

Anormalidades do desenvolvimento associado à ingestão materna de dietilestilbestrol (DES)

- Exposição intrauterina ao DES durante as primeiras 20 semanas está associada a anormalidades.
- Um epitélio vaginal exuberante é o aspecto característico.
- Epitélio colunar ectocervical extenso produz o padrão de "crista de galo" característico.
- O risco de câncer de células claras do colo uterino/vagina aumenta com a exposição no início da gravidez (antes de 63 dias).
- Carcinoma de células claras aparece como uma úlcera hipertrófica ou invasiva.
- Câncer comumente ocorre no fórnice vaginal posterior/colo uterino.

Histologia

Os aspectos histológicos do carcinoma de células claras são muito característicos. As Figuras 11.8 e 11.9 mostram o típico carcinoma de células claras em "tacha de sapateiro" com amplos espaços abertos. Os achados histológicos são classificados em três grupos.

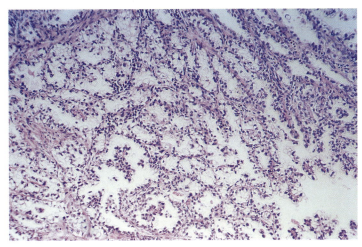
Figura 11.8

1 Um padrão túbulo-cístico, como pode ser visto na Figura 11.8 e na Figura 11.9 com grande aumento.
2 O segundo padrão mais comum é de um tumor sólido com placas ou massas de células neoplásicas com espaços livres entre elas, que representam a falta de glicogênio durante o processo.
3 O padrão menos frequente é de um padrão papilar, com numerosas papilas dentro dos cistos e túbulos.

Tratamento

O tratamento do adenocarcinoma de células claras é similar ao tratamento para câncer de colo do útero e vagina. O estadiamento também é muito similar. A sobrevida é maior nas pacientes com tratamento radical, cirúrgico ou por radioterapia. A terapia conservadora não tem bons resultados, pois a recorrência após terapia local é muito mais frequente. O índice de sobrevida em cinco anos das pacientes com um tumor no estágio 1 é de, aproximadamente, 90%, similar ao carcinoma de colo uterino. A chance de sobrevida diminui para nenhuma sobrevivente em pacientes com doença de estágio 4. Um pequeno número de casos foi identificado durante a gravidez, mas a gravidez não parece influenciar negativamente as características ou o prognóstico da doença. De modo similar, nenhuma associação foi encontrada entre o uso de contraceptivos orais e o desenvolvimento ou o prognóstico desta doença.

Existe muita controvérsia em relação ao risco de as pacientes com adenose vaginal cervical desenvolverem neoplasia intraepitelial cervical (CIN), quando o epitélio colunar sofre metaplasia. Nos EUA, foi iniciado o projeto colaborativo nacional *Diethylstilbestrol Adenosis* (DESAD) e, em 1983, Noller *et al.* relataram que, em uma série de 158 mulheres, não houve um risco significativamente diferente entre os grupos pareados de mulheres expostas e não expostas. Mais recentemente, Hoover *et al.* (2011), em um acompanhamento a longo prazo de mulheres expostas ao DES, relataram uma frequência de 6,9% de CIN de alto grau, comparado a 3,4% em um grupo-controle.

> **Tratamento dos efeitos da ingestão materna de dietilestilbestrol**
>
> - O tratamento do adenocarcinoma de células claras é o mesmo do câncer de colo uterino/vagina.
> - A sobrevida é maior nas pacientes que fazem o tratamento radical por cirurgia ou radiação.
> - A sobrevida em cinco anos na doença de estágio 1 é de, aproximadamente, 90%.
> - Existem dúvidas sobre quais lesões necessitam de uma excisão local ampla.
> - Não há um maior risco de neoplasia intraepitelial cervical neste grupo.

> **Resumo**
>
> - Foi erroneamente pressuposto que o dietilestilbestrol (DES) prevenia complicações gestacionais.
> - O desenvolvimento de câncer ocorre nas mulheres expostas intraútero ao DES.
> - Ocorrem variações congênitas do desenvolvimento vaginal.
> - Exposição intrauterina ao DES durante as primeiras 20 semanas está associada a anormalidades.
> - Em mulheres jovens, a exposição ao DES está associada ao aparecimento do adenocarcinoma de vagina/colo uterino.
> - Há um risco elevado de problemas genitais e reprodutivos com o avanço da idade.
> - Os sintomas de adenose incluem: secreção vaginal mucoide profusa, ardor e/ou sangramento pós-coital.

11.4 Situação atual

Apenas recentemente, tornou-se evidente que as mulheres expostas intraútero ao DES não só apresentam um risco de malignidade genital, como descrito anteriormente, como também apresentam um risco maior de complicações ginecológicas e reprodutivas, à medida que envelhecem. Hoover *et al.* (2011) continuaram o acompanhamento de 4.653 destas mulheres até 45 anos para avaliação de problemas reprodutivos e até 55 anos de idade para outras condições. A comparação foi feita a um grupo-controle de 1.927 mulheres. Eles identificaram 12 condições prevalentes nessas mulheres, que foram correlacionadas com o grau de alterações do epitélio vaginal, que permite uma avaliação semiquantitativa da exposição intrauterina ao DES. O ajuste da razão de risco associada a esta exposição demonstrou que, para infertilidade, foi de 33% comparada a 15% nos controles, para aborto espontâneo, 50% comparada a 38%; para parto prematuro, 53% comparada a 17%; perda de uma gravidez no segundo trimestre, 16% comparada a 2%; gravidez ectópica, 15% comparada a 3%; pré-eclâmpsia, 26% comparada a 14%; natimortos, 9% comparada a 3%; menopausa prematura, 5% comparada a 2%; e para câncer de mama no grupo de 40 ou mais anos de idade, a taxa foi de 3,9% comparada a 2,2%. Os riscos foram mais graves e dependentes da extensão das alterações epiteliais vaginais. É evidente que o acompanhamento a longo prazo destas mulheres é mandatório.

11.5 Leitura complementar

Herbst AL, Cole P, Colton T, *et al.* Age incidence and risk of diethylstilbestrol-related clear cell adenocarcinomas of the vagina and cervix. *Am J Obstet Gynecol* 1977;128:43-50.

Hoover RN, Hyer M, Pfeiffer RM, *et al.* Adverse health outcomes in women exposed in utero to diethylstilbestrol. *N Engl J Med* 2011;365:1304-14.

Kaufman RH, Adam E, Hatch EE, *et al.* Continued follow-up of pregnancy outcomes in diethylstilbestrol-exposed offspring. *Obstet Gynecol* 2000;96:483-9.

Noller K, Townsend M, Kaufman R, *et al.* Maturation of vaginal and cervical epithelium in women exposed to diethylstilbestrol (DESAD project). *Am J Obstet Gynecol* 1983;146:279-85.

Sandberg E. Incidence and distribution of occult vaginal adenosis. *Am J Obstet Gynecol* 1968;101:333.

> **Efeitos a longo prazo da ingestão materna de dietilestilbestrol (DES)**
>
> - Aumento do risco de complicações da saúde reprodutiva e ginecológica com o avanço da idade.
> - Os efeitos estão correlacionados com o grau das alterações epiteliais vaginais.
> - Os efeitos estão correlacionados com o grau de exposição ao DES *in utero*.
> - Aumento da frequência de infertilidade, aborto espontâneo e parto pré-termo.
> - Aumento da frequência de perdas gestacionais de segundo trimestre, de gravidez ectópica e de pré-eclâmpsia.
> - Aumento da frequência de natimortos, de menopausa prematura e de câncer de mama em mulheres com 40 anos ou mais.
> - O acompanhamento dessas mulheres a longo prazo é obrigatório.

CAPÍTULO 12

Doenças infecciosas e não infecciosas que podem causar confusão no diagnóstico das lesões pré-malignas do câncer do trato genital inferior

12.1 Introdução

Existem muitas condições infecciosas e não infecciosas que causam confusão no diagnóstico de câncer e pré-câncer do trato genital. As condições infecciosas podem ser provocadas por protozoários, fungos ou bactérias, e causam uma reação inflamatória generalizada do trato genital. As infecções virais, especialmente as causadas pelo papilomavírus humano (HPV), já foram discutidas em detalhes, porém é importante reconhecer que estes agentes, assim como outros agentes infecciosos, também podem ocasionar dificuldades diagnósticas. As lesões polipoides e as lesões associadas à adenose cervicovaginal na gravidez também causam problemas e todas já foram consideradas.

12.2 Trichomonas vaginalis

Este protozoário flagelado, unicelular e comum infecta o trato genital inferior de homens e mulheres e é a doença sexualmente transmissível mais comum. A transmissão não sexual é incomum, pois é necessário um grande número de microrganismos para produzir sintomas. Não é rara a identificação desta infecção em esfregaços cervicais, e seu aspecto característico (Figura 12.1) é de uma estrutura pequena, de cor azul-acinzentada, com formato mal-definido e com um núcleo alongado (setas).

É importante diferenciar o *Trichomonas* de muco e outros *debris* celulares presentes no esfregaço. Embora o protozoário *Trichomonas* seja facilmente visualizado em uma lâmina corada pelo método de Papanicolaou, é mais bem identificado pelo exame citológico a fresco, em que o *Trichomonas* ativo pode ser facilmente visualizado. Este é o método diagnóstico mais confiável, embora a sensibilidade do teste seja de 60 a 70%. A imunocromatografia de fluxo capilar e as sondas de ácidos nucleicos são métodos recentes de diagnóstico. A sensibilidade relatada do primeiro teste foi de 83%, com uma especificidade de 97%, e os resultados estão disponíveis em 10 minutos no primeiro teste e em 45 minutos no segundo. Estes testes são valiosos para o clínico, quando há dúvidas sobre as condições do colo uterino. No entanto, o câncer e a condição infecciosa frequentemente coexistem.

Algumas mulheres podem ser portadoras da doença, sem apresentar infecção ativa. Os aspectos clínicos e colposcópicos do colo uterino são mostrados na Figura 12.2, onde as imagens características de manchas hiperêmicas, tipo morango, podem ser visualizadas. Estas manchas em forma de morango (1) da cervicite ou vaginite são caracterizadas por um grande número de pontos vermelhos minúsculos, cada um representando a ponta de um capilar subepitelial que alcança a superfície. Nos casos mais graves, a infecção é tão intensa que pequenos traumas, como o esfregaço cervical, podem provocar um sangramento. Quando existe infecção com cervicite causada pelo *Trichomonas*, é importante aguardar o tratamento da infecção antes de indicar um procedimento para o manejo da neoplasia intraepitelial cervical (CIN). O tratamento mais adequado da infecção é feito com metronidazol ou tinidazol. É atualmente aceito que o parceiro seja tratado simultaneamente, evitando-se o intercurso sexual e encorajando o uso de preservativo até a conclusão do tratamento.

A Figura 12.3 ilustra a visualização a olho nu do colo uterino com uma cervicite por *Trichomonas*. O exame a olho nu revela um colo uterino hemorrágico, que poderia ser erroneamente interpretado como um carcinoma invasivo precoce. Entretanto, o exame colposcópico mostra pequenos e múltiplos capilares subepiteliais que produziram o sangramento generalizado na ectocérvice. Não há evidência de câncer invasivo.

> *Trichomonas vaginalis*
> - Cervicite/vaginite com imagens em manchas em forma de morango.
> - Casos extremos podem ser confundidos com doença neoplásica.
> - A secreção é espumosa, esverdeada/odor fétido e pH superior a 5,0.
> - Um exame citológico a fresco exibe o organismo com flagelos móveis.
> - Pode ser facilmente tratado com metronidazol.

12.3 Vaginose bacteriana

Esta condição, previamente chamada de vaginite por *Gardnerella* ou vaginite inespecífica, é extremamente comum em mulheres na idade reprodutiva, e seu efeito na aparência do colo uterino é similar àquele produzido pela vaginite por *Trichomonas*, com um aspecto de manchas em forma de morango ou com uma aparência inflamatória generalizada (Figura 12.3). Em razão desta aparência, um exame a olho nu pode levantar suspeita de uma malignidade cervical, que deve ser excluída. Há uma alteração na flora vaginal

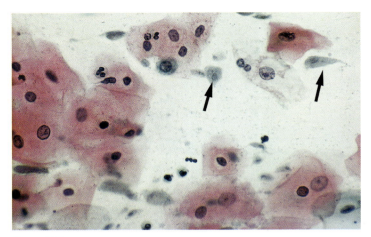

Figura 12.1

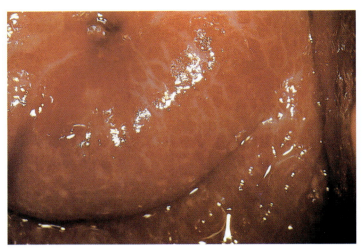

Figura 12.3

normal com redução na concentração dos *Lactobacillus* produtores de peróxido de hidrogênio, resultando no crescimento excessivo de *Gardnerella vaginalis*, bastonetes Gram-negativos e do microrganismo *Mobiluncus*. Isto resulta na produção de uma secreção vaginal homogênea, com um odor de peixe podre característico e um pH superior a 4,5. A secreção espumosa homogênea produz este odor, quando uma solução de hidróxido de potássio é adicionada. O exame microscópico da secreção vaginal revela a presença de células-chave, as "*clue-cells*", que compõem mais de 20% das células epiteliais, número reduzido de lactobacilos e a presença de pequenos bastonetes Gram-negativos.

Vaginose bacteriana
- Aspecto cervical similar ao da vaginite por *Trichomonas*.
- Secreção vaginal homogênea.
- Cheiro de peixe produzido pela adição de hidróxido de potássio às secreções vaginais.
- Microscopia exibe células-chave, "*clue-cells*" (pH superior a 4,5).
- Pode ser tratada com eficácia em 90% dos casos com metronidazol ou outros antibióticos.

12.4 Candidíase

Candidíase é o resultado de um crescimento excessivo de *Candida albicans*, que está naturalmente presente na boca, garganta, intestino grosso e vagina. A candidíase pode-se desenvolver, quando há uma mudança no ambiente da vagina. É comum na gravidez e está associada à diabetes *melito*, à infecção pelo vírus da imunodeficiência humana (HIV), à obesidade e ao tratamento medicamentoso com contraceptivos orais, corticosteroides e antibióticos que destroem as bactérias naturais da vagina, responsáveis por manter um epitélio vaginal ácido. Os esporos e as pseudo-hifas (filamentos) da *Candida albicans* podem ser facilmente visualizados nos esfregaços cervicais, como linhas vermelhas finas (Figura 12.4). Também são bem demonstradas por um exame microscópico da secreção branca cremosa, característica em uma preparação salina ou misturada com uma solução de hidróxido de potássio (10%). As secreções vaginais também podem ser cultivadas. As pseudo-hifas podem, ocasionalmente, ser incolores ou azul-pálidas, porém são geralmente laranjas ou vermelhas. A *Candida* produz

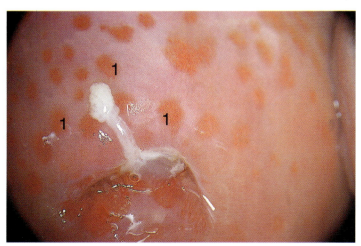

Figura 12.2

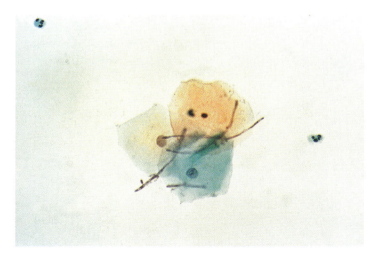

Figura 12.4

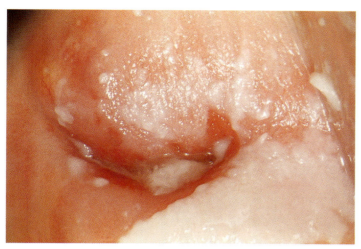
Figura 12.5

uma resposta inflamatória intensa, e o epitélio do colo uterino e o da vagina se tornam espessados e cobertos por uma secreção branca cremosa e grumosa (Figura 12.5). Esta condição deve ser diferenciada das alterações que ocorrem na leucoplasia ou em casos iniciais de malignidade do colo uterino e da vagina, sendo mais bem visualizadas após limpar a secreção com *swab* de algodão. Na dúvida, uma solução salina deve ser utilizada para lavar a superfície, e o exame colposcópico mostrará uma superfície epitelial normal.

O tratamento da condição é realizado com agentes locais, como nistatina, clotrimazol, terconazol e miconazol, na forma de óvulos vaginais ou creme, ou com um agente sistêmico, como o fluconazol ou o itraconazol. Os parceiros devem ser tratados nos casos de balanite sintomática.

> **Candidíase**
> - Causa uma secreção vaginal branca espessa.
> - Está associada a uma resposta inflamatória intensa do colo uterino/vagina.
> - Uma preparação da secreção vaginal em salina/hidróxido de potássio permite a visualização de filamentos/esporos.
> - O padrão ouro para o diagnóstico é a cultura.

12.5 Infecção por herpes genital

Apresentação clínica

O Herpes genital é causado pelo herpes-vírus simples tipo 2 (HSV2). A doença é caracterizada por úlceras dolorosas, localizadas na vulva e vagina inferior, porém pode afetar o colo do útero, onde, geralmente, é indolor e descoberta apenas durante o exame especular ou na colposcopia. Quando uma paciente apresenta herpes na vulva ou vagina inferior, é importante fazer uma avaliação simultânea e minuciosa do colo uterino e informar sobre o alto risco de transmissão do vírus para os parceiros sexuais. Na gestante, também há um risco significativo de transmissão do vírus para o feto durante o parto vaginal. O risco é acentuadamente elevado na primoinfecção da paciente com o vírus, porém há uma redução significativa do risco nas infecções subsequentes. Em casos extremos de infecções grave e ativa do colo uterino e vagina superior, recomenda-se a realização de uma cesariana.

Citologia do herpes simples

O aspecto citológico da infecção pelo HSV é facilmente reconhecido. A Figura 12.6a mostra as alterações citológicas, onde as células são caracterizadas por núcleos grandes e múltiplos, com marginação da cromatina (setas) e vazios. Inclusões intranucleares grandes também são comumente observadas. É importante diferenciar estas células das células binucleadas comumente encontradas em associação à infecção pelo HPV, bem como dos aspectos bizarros que podem estar associados a um carcinoma invasivo e que podem ser vistos após tratamento radioterápico do colo do útero.

As alterações citológicas da infecção precoce são caracterizadas por inclusões intranucleares grandes e, à medida que a infecção progride, há o desenvolvimento de uma cervicite necrosante aguda inespecífica, que citologicamente se apresenta com células degeneradas e necróticas, onde uma imagem fantasma dos núcleos pode ser reconhecida. Os aspectos celulares necróticos devem ser diferenciados daqueles ocasionalmente associados ao carcinoma invasivo de células escamosas ou aos estágios intraepiteliais da doença.

Aspectos colposcópico e histológico da infecção

Todas as alterações epiteliais que ocorrem na infecção herpética podem ser reconhecidas colposcopicamente. Os estágios iniciais são mais bem visualizados com a iluminação magnificada do colposcópio. A infecção inicia-se nas células parabasais do epitélio escamoso, há aumento nuclear e o desenvolvimento de células multinucleadas, como descrito anteriormente. A formação de vesículas e ulceração ocorre em, aproximadamente, 36 horas, e um exame histológico nesta fase (Figura 12.6b) mostra células gigantes na borda e na base das vesículas (1). Leucócitos polimorfonucleares (2) estão presentes no epitélio contíguo, e também pode haver hiperplasia de células basais. A Figura 12.6c, d mostra as alterações colposcópicas desta fase precoce da infecção com vesículas (setas) e "congestão" epitelial (1) causada por infiltração celular, que ocorre antes da ulceração. A ulceração (Figura 12.6e) está geralmente associada à infecção secundária, resultando em cervicite necrosante aguda inespecífica, como demonstrado na Figura 12.7. O estroma pode estar infiltrado com uma coleção densa de células inflamatórias agudas e crônicas, que impregnam o tecido de granulação na base da úlcera. As alterações inflamatórias agudas circundam a úlcera, provocam um aumento acentuado do suprimento sanguíneo, tornando estas úlceras friáveis e facilmente sangrantes. As vesículas minúsculas observadas na infecção inicial não persistem por tanto tempo no colo uterino, como na vulva (1)

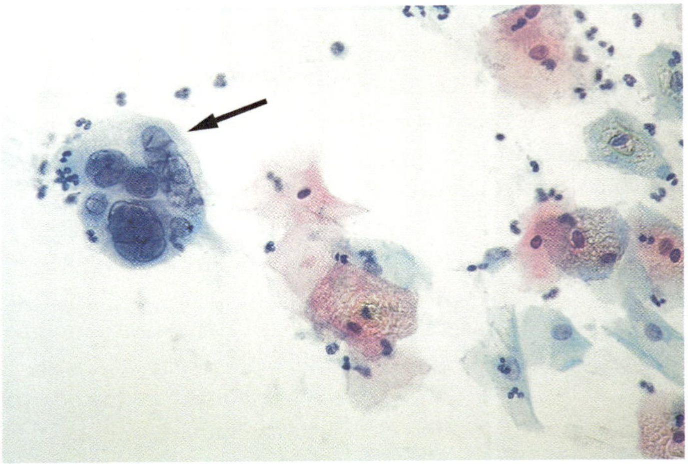

Figura 12.6(a-e)

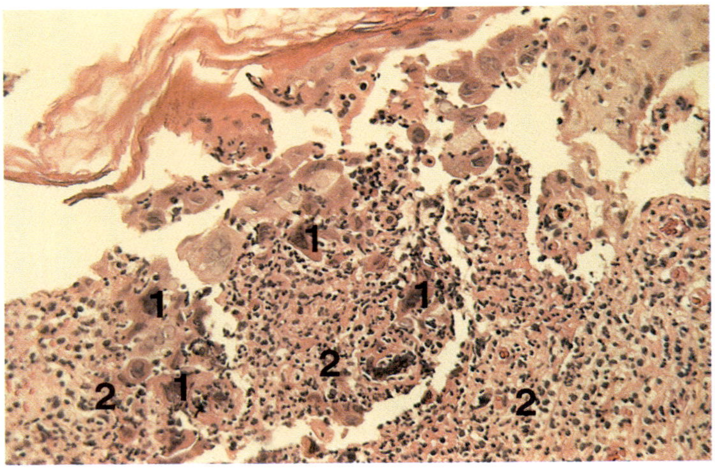

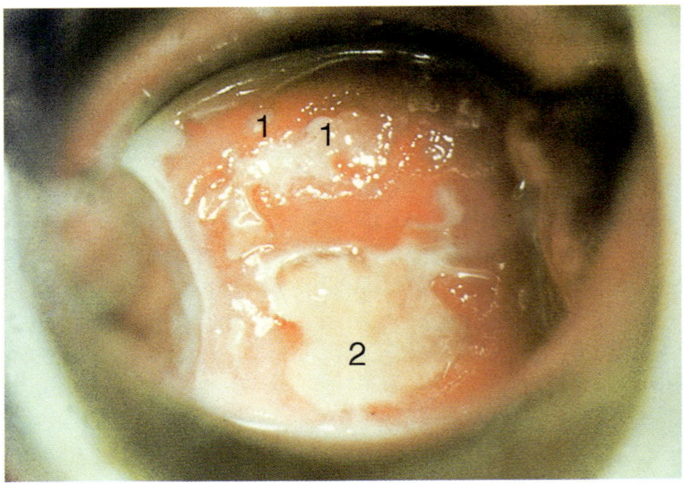

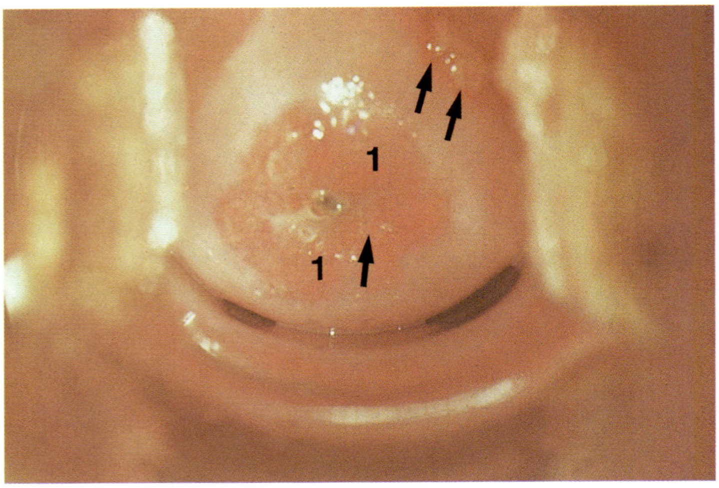

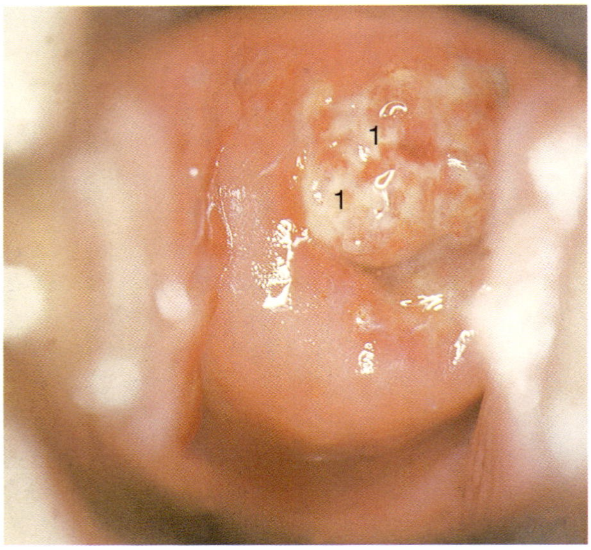

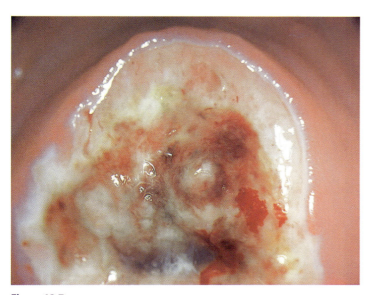

Figura 12.7

(Figura 12.8), e coalescem rapidamente, produzindo a aparência de uma única úlcera herpética.

Novamente, é importante diferenciar esta imagem daquela de um carcinoma invasivo, e uma biópsia pode ser necessária, porém deve ser evitada. Normalmente, o manejo conservador com observação da lesão, por um período de 10-14 dias, mostra as alterações cicatriciais que ocorrem durante este período. O tratamento ativo das lesões não é aconselhável e, embora o Zovirax (aciclovir) tenha sido utilizado, a sua aplicação nas lesões vulvares ou em outras lesões não apresenta resultados consistentes. A úlcera se resolve espontaneamente e com mínimo dano residual ao colo do útero, como demonstrado na Figura 12.8, onde a úlcera cicatrizada é exibida em (1).

Outra causa de formação de úlceras é a retenção de material estranho, como absorventes internos e outros corpos estranhos.

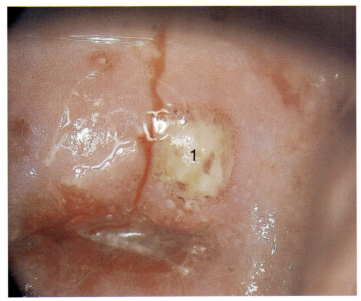

Figura 12.8

Geralmente, a limpeza do local leva à rápida cicatrização destas lesões, e o diagnóstico diferencial entre estas lesões e o carcinoma ulcerativo invasivo deve ser realizado. A úlcera traumática e a cicatrização que ocorrem após uma biópsia ou tratamento cervical apresentam uma imagem similar, porém, a história pode excluir o diagnóstico de invasão.

Lesões vulvares

As lesões vulvares causadas pelo herpes são muito dolorosas e sensíveis (Figura 12.9a, b). As lesões se caracterizam pelo aparecimento de múltiplas úlceras superficiais que coalescem (Figura 12.9b) e desenvolvem bordas serpiginosas avermelhadas, a região central apresenta uma cor amarelo-pálida. Esta apresentação é uma indicação clássica de herpes vulvar. O envolvimento extenso, com edema labial secundário e gânglios linfáticos inguinais sensíveis, está associado a esta lesão primária. O aparecimento de lesões localizadas e com sintomas discretos pode estar associado aos episódios recorrentes (Figura 12.10).

Os estágios iniciais são caracterizados por pródromos que incluem mal-estar, febre e aumento dos linfonodos inguinais. As lesões vulvares são caracterizadas por vesículas pequenas (1), como pode ser observado na Figura 12.9a. Estas vesículas aumentam rapidamente e apresentam uma reação cutânea eritematosa (Figura 12.11). Elas subsequentemente se rompem, desenvolvendo lesões ulcerativas superficiais, múltiplas, dolorosas e típicas do próximo estágio. As úlceras, que se localizam na uretra ou no vestíbulo, podem causar muito sofrimento, resultando até mesmo em retenção urinária. Pode ser necessária a sondagem com cateter suprapúbico nestes casos. Em mais de 50% dos casos em que as úlceras vulvares são observadas, pode haver o envolvimento do colo uterino e da vagina, mas, em geral, estas lesões são assintomáticas, em razão da ausência de terminações nervosas nessa área.

O diagnóstico diferencial com uma doença maligna da vulva pode ser difícil. Uma lesão atípica única, grande, pode ter uma imagem semelhante a de um carcinoma de células escamosas inicial. Outras condições, como sífilis secundária e doença de Behçet, também devem ser consideradas (ver Figuras 9.49, 9.50a).

O exame de esfregaços das úlceras pode auxiliar no diagnóstico, a coloração de Papanicolaou mostra células grandes e multinucleadas características. Algumas vezes, a cromatina fica deslocada para a margem, e os núcleos aparecem vazios. Cultura viral de fibroblastos é o teste diagnóstico mais importante. O exame da secreção da vesícula ou de raspagens de uma erosão ou de uma úlcera na fase aguda são métodos adequados para identificar o material viral. O vírus não pode ser cultivado após a resolução da lesão primária, que ocorre em um período de duas semanas. Testes sorológicos também podem ser úteis. Estes testes dependem do desenvolvimento de anticorpos do tipo (Ig) M contra o vírus HSV2, e isto acontece no paciente infectado em até 21 dias após a exposição. Aproximadamente 85% das pessoas infectadas desenvolverão este anticorpo durante este período. A diferenciação entre os tipos 1 e 2 do HSV, que compartilham 80% de seus antígenos, depende da detecção de anticorpos IgG e IgM tipo-específicos dirigidos contra a glicoproteína G. Aproximadamente 60% das infecções genitais

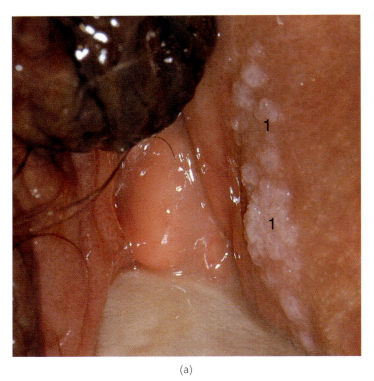
(a)

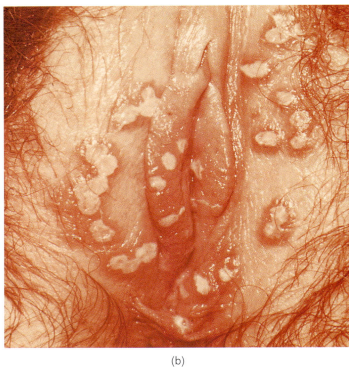
(b)

Figura 12.9(a e b)

primárias são causadas pelo HSV1, e o restante, pelo HSV2. Na verdade, o isolamento do vírus por cultura e esfregaços é mais preciso durante os primeiros três dias de infecção. Quando a condição é observada posteriormente, com a úlcera já estabelecida, resultados negativos não excluem a presença do vírus do herpes, podendo ser necessário esperar por outro episódio antes que uma confirmação final seja obtida. Neste estágio, testes sorológicos serão úteis. Visto que o herpes é uma infecção sexualmente transmissível muito comum, outras infecções associadas, como a sífilis e a gonorreia, devem ser excluídas.

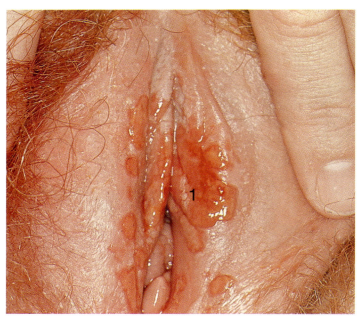

Figura 12.10

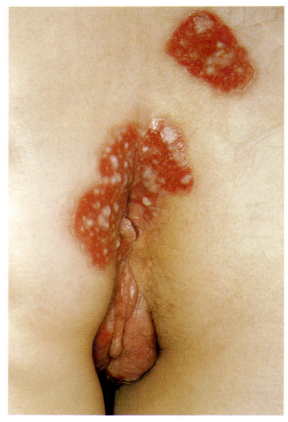

Figura 12.11

> **Herpes-vírus simples**
> - O aspecto citológico é facilmente reconhecido.
> - Lesões cervicais podem ser confundidas com malignidade.
> - Ulceração cervical ocorre após a formação de vesículas.
> - Lesões persistem por 2-6 semanas, com mínima lesão residual.
> - Cultura viral é o padrão ouro do diagnóstico.
> - Outros testes diagnósticos incluem: sorologia específica com base na glicoproteína G e reação em cadeia da polimerase.

12.6 Infecção pelo papilomavírus humano

Infecção do colo uterino pelo HPV foi discutida em detalhes nos capítulos anteriores. O vírus produz dois tipos de lesão no colo do útero. Uma é o condiloma acuminado, uma lesão achatada descrita como uma verruga plana, e a outra é a infecção não condilomatosa ou infecção subclínica pelo HPV, que pode ser reconhecida somente com a colposcopia após a aplicação de ácido acético.

Os condilomas exofíticos podem ser vistos a olho nu e são geralmente de coloração rosa-clara ou branca, extremamente vascularizados com várias projeções digitiformes na superfície. Estes condilomas podem ocorrer em uma área ampla do trato genital e, quando observados na vulva, estão associados em, aproximadamente, 10% dos casos a um condiloma cervical. O aspecto dos condilomas é bastante clássico, e na Figura 12.12 podemos ver as alterações prolíficas em forma de coral e múltiplos condilomas acuminados pequenos no colo do útero. Cada protuberância é um condiloma pequeno com um capilar central. As alterações citológicas, que podem ser vistas com a coloração de Papanicolaou, exibem um coilócito característico ([1] na Figura 12.13a). Os núcleos estão aumentados, apresentam hipercromasia discreta, binucleação e um halo claro ou "cavitação" no centro da célula. Estas alterações são características da coilocitose. As alterações nucleares são indistinguíveis da discariose leve.

A Figura 12.13b exibe um campo do esfregaço com paraqueratose (1). Essas células queratinizadas apresentam-se de formas

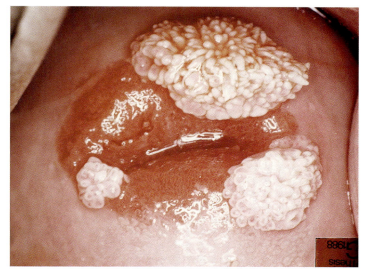

Figura 12.12

variadas e, frequentemente, estão associadas a alterações virais verrucosas e lesões de baixo grau. Outros aspectos da infecção por HPV incluem a multinucleação, disqueratose, que é a queratinização de uma única célula ou de um grupo de células ou ortoqueratose, que se apresenta em faixas anucleadas de epitélio escamoso.

A Figura 12.14 mostra uma lesão com hiperqueratose acentuada que pode ser confundida com uma doença maligna precoce. Embora não houvesse vasos anormais ou inflamação associada, o diagnóstico foi confirmado somente após a realização de múltiplas biópsias. Esta lesão também deve ser diferenciada do carcinoma condilomatoso, que é raro e é um carcinoma invasivo de células escamosas, associado a um condiloma acuminado. Lesões similares podem ser encontradas na vulva, onde são frequentemente multifocais. Este tipo de lesão tende a ocorrer em pacientes imunocomprometidas.

Lesões condilomatosas subclínicas da vagina podem, algumas vezes, ser confundidas com doença intraepitelial naquela região.

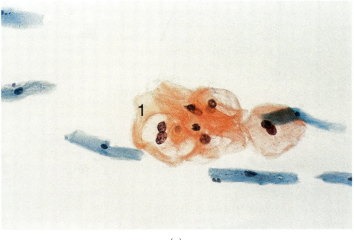
(a)

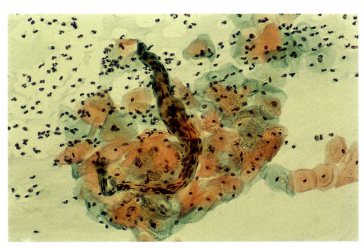
(b)

Figura 12.13(a e b)

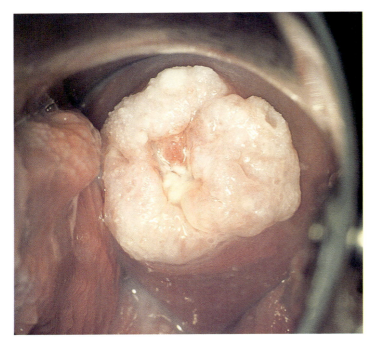

Figura 12.14

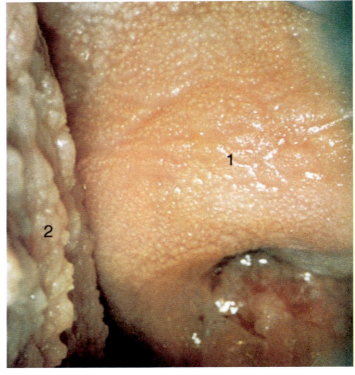

Figura 12.16

Lesões condilomatosas (Figura 12.15) podem estar presentes não apenas no colo uterino, mas também na região superior da vagina. Nessas pacientes, uma colposcopia deve ser realizada para excluir a doença intraepitelial do colo uterino ou vagina. Na Figura 12.16, podem ser vistas lesões subclínicas em um estágio mais precoce. As lesões subclínicas podem ser claramente visualizadas na ectocérvice (1) e existem lesões de condiloma clínico e subclínico na parede vaginal (2) (ver também Figura 2.10).

Nas Figuras 12.17 e 12.18a, podemos ver dois tipos de lesões condilomatosas. Nestes casos, de doença extensa, é importante inspecionar não apenas o canal anal, mas também a vagina e, particularmente, o colo do útero. A Figura 12.18b mostra o padrão histológico característico do condiloma. O epitélio contém múltiplos coilócitos, com núcleos ligeiramente aumentados e irregulares, alguns exibindo mitose ativa e outros demonstrando hiperqueratose ou queratinização de células individuais. É importante diferenciar esta lesão histológica da CIN, que pode apresentar um aspecto similar.

12.7 Deciduose cervical na gravidez

Algumas vezes, o exame colposcópico de uma paciente durante a gravidez pode apresentar alterações cervicais grosseiras, que

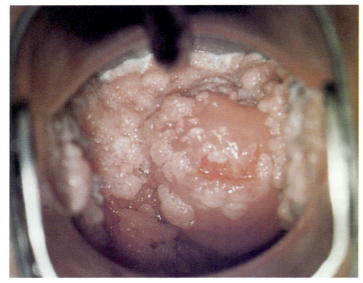

Figura 12.15

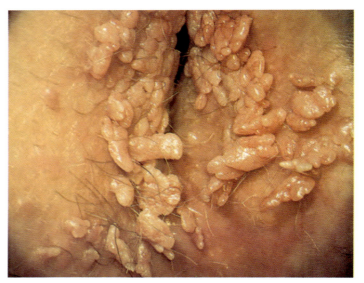

Figura 12.17

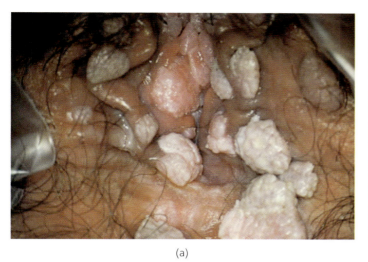
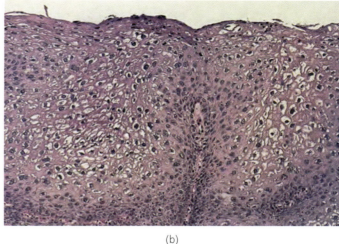

(a) (b)

Figura 12.18(a e b)

podem ser erroneamente interpretadas como carcinoma invasivo precoce. Estas lesões são causadas por hipertrofia e hiperplasia do tecido glandular cervical.

A deciduose cervical apresenta aspectos que podem ser muito suspeitos de malignidade, como os que são mostrados nas Figuras 12.19-12.21, em que alterações epiteliais edematosas são visíveis na ectocérvice. A visualização destas lesões com grande aumento mostra alterações bizarras. Estas lesões são similares às lesões em estágio precoce do adenocarcinoma descrito no Capítulo 6. Se houver dúvidas sobre o diagnóstico, uma biópsia deve ser indicada. Os cuidados habituais devem ser tomados para evitar sangramento aumentado no colo uterino gravídico.

A Figura 12.22 mostra as alterações citológicas características da deciduose cervical na gravidez, há células escamosas superficiais edemaciadas, que são essencialmente normais, porém com grande quantidade de fluido. As alterações histológicas características podem ser observadas na Figura 12.23 com baixa magnificação e na Figura 2.24 com alta magnificação. As células distendidas situam-se abaixo da camada única de células cuboides que estão presentes na superfície. A lesão é completamente benigna, e nenhuma terapia é necessária.

> **Deciduose cervical**
> - Há hipertrofia e hiperplasia do tecido glandular cervical.
> - Pode ser erroneamente interpretada como carcinoma invasivo precoce.
> - Biópsia pode ser necessária para diferenciação do câncer.
> - Há alterações citológicas das células escamosas superficiais edematosas.
> - Alterações histológicas de células amplamente expandidas situam-se abaixo de uma camada superficial única de células cuboides.
> - A lesão é completamente benigna, e nenhuma ação é necessária.

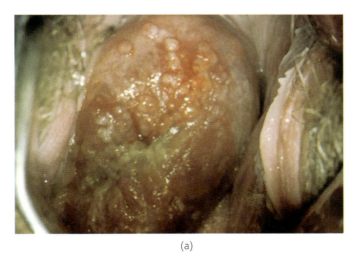
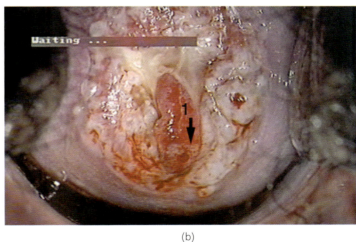

(a) (b)

Figura 12.19 (a) Deciduose na 20ª semana de gestação. Grandes áreas de epitélio colunar edematoso estão misturadas com áreas de metaplasia escamosa. (b) Esta figura mostra as alterações notavelmente elevadas e frequentemente bizarras, associadas à decidualização causada pela gravidez. Um achado incidental de um pólipo endocervical é observado em (1), com metaplasia em sua extremidade (seta). Este achado é consistente com a exposição do pólipo ao pH vaginal antes da gravidez, porém, com a eversão do canal cervical que ocorre na gravidez, o restante do pólipo sofreu a mesma exposição. O tecido colunar em sua superfície poderá sofrer um processo de metaplasia.

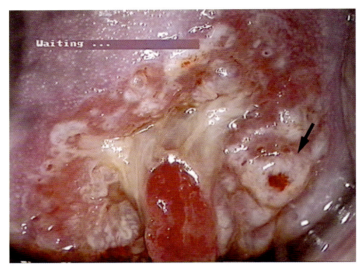

Figura 12.20 Esta é uma foto com grande magnificação da Figura 12.19b. Os orifícios glandulares se tornam grandes e proeminentes, dando uma imagem de uma lesão elevada com uma fossa ou depressão central (seta) característica da deciduose.

12.8 Lesões polipoides do colo uterino

A endocérvice, como todo epitélio glandular, pode formar lesões polipoides. Estas lesões são proliferações focais das glândulas cervicais, com aumento da secreção glandular e crescimento excessivo do tecido epitelial para cobrir esta expansão o que causa um

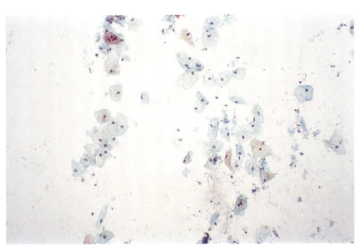

Figura 12.22

acúmulo de fluido na superfície e acúmulo. Pode-se apresentar na forma de pequenos focos no colo uterino, como os folículos de Naboth. Em algumas circunstâncias, particularmente na endocérvice, estes pequenos cistos de muco tornam-se polipoides, alongados e formam os pólipos do colo uterino. Como pode ser observado nas Figuras 12.25-12.27, alguns pólipos são longos e pediculados, como o pólipo exibido na Figura 12.26. Os pólipos também podem ser sésseis (Figura 12.27) e estão, claramente, associados à expansão de glândulas mucosas abaixo da superfície. Eventual-

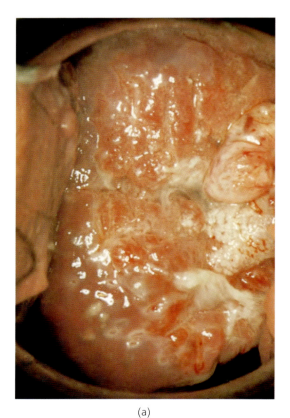
(a)

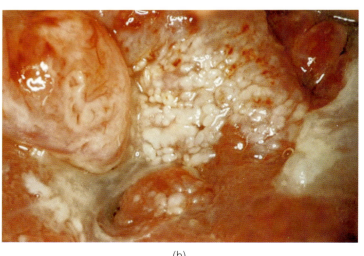
(b)

Figura 12.21 (a e b) (Grande aumento) Deciduose típica na 14ª semana de gestação. Epitélios edematosos, escamoso e colunar, são observados.

Doenças infecciosas e não infecciosas que podem causar confusão no diagnóstico das lesões pré-malignas do câncer do trato genital inferior   283

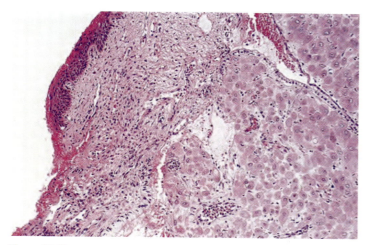
Figura 12.23

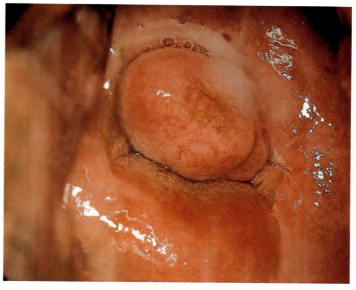
Figura 12.26

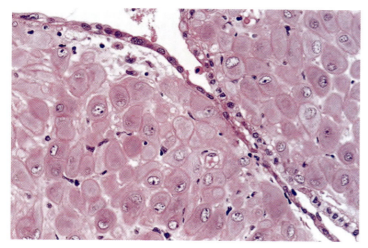
Figura 12.24

mente, pode haver proliferação do estroma com redução do elemento mucoso.

Apresentação e manejo clínico

A maioria dos pólipos é encontrada incidentalmente durante o esfregaço cervical. Se o pólipo for pequeno e assintomático, nenhuma ação adicional é necessária, porém muitas pacientes se sentem desconfortáveis sabendo que possuem uma alteração no colo do útero. A simples remoção e um exame histopatológico do pólipo geralmente resolve o problema. Todas as outras lesões polipoides devem ser removidas e analisadas histologicamente. Alguns pólipos apresentam um aspecto similar à doença maligna, e, nesta situação, ela deve ser excluída.

Pólipos são frequentemente observados após o tratamento do colo do útero com *laser* ou alça diatérmica. Na base da área tratada pode-se formar um botão de epitélio colunar, que pode-se tornar polipoide. Nas Figuras 12.28 e 12.29, podem ser vistos dois

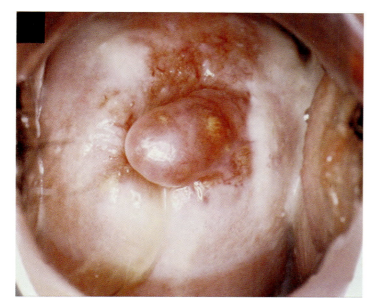
Figura 12.25

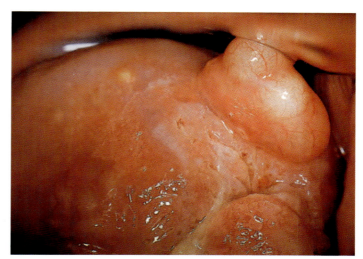
Figura 12.27

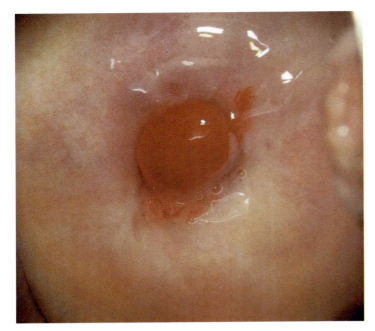

Figura 12.28

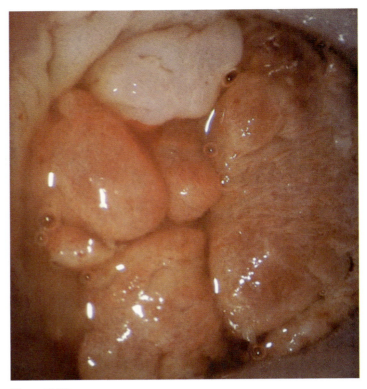

Figura 12.30

casos de lesão polipoide em que o tratamento com *laser* (Figura 12.28) e com alça diatérmica (Figura 12.29) foi realizado nos dois anos anteriores.

Algumas vezes, os pólipos podem ser múltiplos e podem-se tornar grandes, como os exibidos nas Figuras 12.30 e 12.31. Nestes exemplos, o adenocarcinoma endocervical deve ser excluído por biópsia excisional, geralmente com a paciente sob anestesia geral. Um exame histeroscópico da cavidade uterina deve ser realizado. Na Figura 12.30, podem-se observar grandes pólipos endocervicais e endometriais. Na Figura 12.31, um grande pólipo fibroide endometrial estava presente no colo uterino e foi removido por via vaginal.

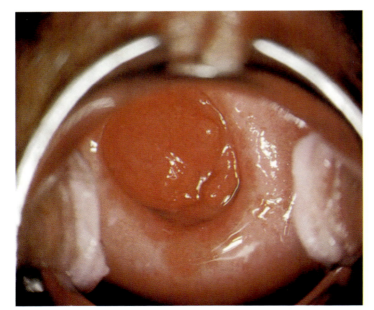

Figura 12.29

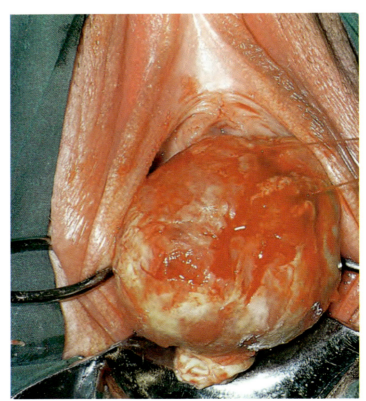

Figura 12.31

Resumo

- Muitas lesões infecciosas podem mimetizar uma doença maligna.
- Para fazer o diagnóstico diferencial, é essencial a realização de biópsia e/ou cultura/reação em cadeia da polimerase.
- *Trichomonas* e candidíase produzem uma intensa reação inflamatória cervicovaginal com aspecto similar a uma neoplasia cervical.
- A presença de secreção vaginal associada à infecção pode dificultar a visualização e o diagnóstico.
- Alterações causadas pelo herpes simples, especialmente a ulceração, podem simular uma lesão maligna.
- Deciduose cervical é benigna, porém pode ser confundida com o adenocarcinoma em estágio precoce.

12.9 Leitura complementar

Ahmed AM, Madkan V, Tyring SK. Human papillomaviruses and genital disease. *Dermatol Clin* 2006;24:157-65.

Geva A, Bornstein J, Dan M, *et al.* The VI-Sense vaginal discharge self-test to facilitate management of vaginal symptoms. *Am J Obstet Gynecol* 2006;195:1351-6.

Greer L, Wendel GD. Rapid diagnostic methods in sexually transmitted infections. *Infect Dis Clin North Am* 2008;22:601-17.

Nyirjesy P. Vulvovaginal candidiasis and bacterial vaginosis. *Infect Dis Clin North Am* 2008;22:637-52.

Índice remissivo

Entradas acompanhadas pelas letras *f* em itálico e **q** em negrito indicam figuras e quadros respectivamente.

A

Ácido acético
  aplicação de, 28
    no colo do útero, *134f*
Adenocarcinoma
  inicial do colo do útero, 128
    diagnóstico colposcópico do, 128
  in situ, 66, 144, 182
    características citológicas do, 68
  invasivo inicial, *10f,* 11
  invasivo precoce, 182
  microinvasivo da endocérvice, *10f*
  papilar, *130f*
Adenose do trato genital, 268
  anomalias do desenvolvimento
    causadas por dietilestilbestrol, 269
  desenvolvimento dos genitais femininos, 268
  histologia, 271
  introdução, 268
  situação atual, 272
  tratamento, 271
Adenose vaginal
  lesão da, *199f*
Adolescência
  aspectos colposcópicos na, 44
Apêndices cutâneos, 237
Arbor vitae, 36

B

Behçet
  doença de, 233
Bethesda
  sistema, 59
Biópsia
  cervical
    indicações para, **140t**
  da vagina, *18f*
  da vulva, 214
  de lesão da neoplasia intraepitelial
    vaginal, 191
  dirigida pela colposcopia, 139, 176
Bowenoid
  lesão papulosa de, *17f*
Braquiterapia, 203

C

Câncer
  cervical
    lesões pré-malignas do, 136
      manejo das, 136
        acompanhamento após o
          tratamento, 171
        base racional, 136
        biópsia dirigida, 139
        características colposcópicas, 136
        citologia anormal, 140
        complicações, 166
          a longo prazo, 168
          da extensão da zona de
            transformação anormal, 163
          do carcinoma escamoso invasivo, 180
        histerectomia, 166
        introdução, 136
        lesões de CIN, 143
        métodos de tratamento, 145
        pré-câncer na gravidez, 174
        pré-requisitos para tratamento, 144
        rastreamento de lesões, 178
        técnicas excisionais, 153
        tratamento de recorrência, 174
    microinvasivo
      tratamento do, 182
    de colo de útero, 1, 183
      cirurgia conservadora, 183
      citologia e rastreamento de lesões
        pré-malignas de, 59
        características citológicas, 68
        citodiagnóstico, 66
        classificações, 59
        encaminhamento clínico, 63
        exames específicos, 75
        interpretação citológica, 72
        introdução, 59
        laudo, 60
        rastreamento, 68
          implementar o, 70
          primário, 74
        teste para papilomavírus humano, 73
      diagnóstico das lesões pré-malignas de, 76
      doença intraepitelial do, *2f*
      exame preventivo do, 24
        uso da colposcopia, 24
          base tecidual, 24
          exame colposcópico, 25
          gestão de dados eletrônicos, 31
          introdução, 24
          videocolposcopia, 31
      lesões precursoras do, 1
        conceito de, *2f*
    de vulva
      prevenção do, 11
Candidíase, 274
  desenvolvimento, 274
  secreções, 274
  tratamento, 274
Carcinoma
  adenoescamoso, *10f*
    hematoxilina e eosina em, *67f*
  de células escamosas, 12
  escamoso invasivo
    manejo do, 180
      história, 180
  in situ, 1
  invasivo inicial, 7, *8f*
  superficialmente invasivo da vulva, 223
    aspectos clínicos, 224
    avaliação histológica, 226
    diagnóstico, 226
    risco de disseminação, 224
Citologia
  anormal
    manejo para, 140
  com células glandulares atípicas, 143
  normal, 60
Coagulação a frio, 148
  acompanhamento, 149
  gravidez pós-tratamento, 149
  técnica, 148
Colo do útero
  colpofotografia do, *53f*
  efeito dos contraceptivos dobre o, 52
  lábio anterior do, *50f*
  lesões polipoides do, 282
    apresentação e manejo, *283f*
Colpectomia, 203
  parcial, 202

Colpofotografia, *36f*, 39, *45f, 46f*
  do colo do útero de uma menina de 14 anos, *55f*
Colposcopia, 22, 76
  do colo do útero normal, 33
    método diagnóstico de lesões pré-malignas
      do câncer, 33
        aspectos colposcópicos na adolescência, 44
        durante a gravidez e o puerpério, 46
        durante a menopausa, 50
        efeito do parto vaginal, 48
        efeitos dos contraceptivos orais, 52
        epitélio escamoso metaplásico, 38
        história natural, 33
        imagens colposcópicas, 35
        introdução, 33
        topografia, 34
        zona de transformação congênita, 53
  uso da, 24
    base, 24
    características da superfície, 25
    características do epitélio, 24
    características do estroma, 25
    exame, 25, 26
      aplicação de ácido acético, 28
      aplicação de iodo lugol, 29
      aplicação de solução salina, 30
      colposcópio, 25
        definição de, 26
        lente do, 25
      realização do, 30
Condiloma
  acuminado, 234
    aspectos clínicos, 234
  benigno, 15
  endofítico, *16f*
Conização
  a *laser*, 158
    equipamento, 158
    técnica, 158
  com bisturi a frio, 161
Crioterapia, 145
  cicatrização, 147
  complicações, 147
  equipamento, 146
  informações e orientação após, 147
  princípio, 145
  técnica, 146

D

Deciduose cervical, 281
  n dice remissiv
Dietilestilbestrol, 268
  anomalias do desenvolvimento causadas pelo, 269
    achados clínicos, 269
    epidemiologia, 269
  ingestão materna de
    tratamento dos efeitos da, 272
Discariose
  leve, 141
  moderada a grave, 142
Doença(s)
  de Behçet, 233
  de Paget, 12, 230
    apresentação da, 12, 231
    características clínicas, 12
    histopatologia, 231
    manejo, 231
  infecciosas
    e não infecciosas, 273

E

Eletrocoagulação, 149
  evolução pós-operatória, 150
  técnica, 149
Endocérvice
  lesão na, 138
Envolvimento glandular, 137
Epitélio
  anormal
    limites e natureza do, 137
  colunar
    original, 36
  do colo do útero, 33
    durante a gravidez e puerpério, 46
    durante a menopausa, 50
    efeito do parto vaginal sobre o, 48
    tipo de lesão, 48
  escamoso, *16f*
    metaplásico, 38
      imagens colposcópicas do, 41
    original, 37
  papilar acetobranco, *126f*
Esfregaço
  adequação do, 60, 61
  atrófico, 61
  invasivo, *65f*
Estenose e contrição, 168
Estroma
  invasões do, *9f*
Exame
  preventivo de câncer de colo de útero, 24
    uso da colposcopia, 24
Excisão
  com alça diatérmica
    e conização, 154
      equipamento, 154
      técnica, 155
  da zona de transformação
    com agulha, 160
    técnica, 160
  local, 201

F

Federation of Ginecology and Obstetrics (FIGO), 118

G

Genoma
  do HPV, 15
Genótipos
  do papilomavírus humano, 15
Granuloma inguinal, 236
Gravidez
  biópsia durante a
    interpretação, 178

H

Herpes genital
  infecção por, 275
    apresentação clínica, 275
    aspectos colposcópico e histológico da, 275
    citologia, 275
    lesões vulvares, 277
Histerectomia, 181
  no tratamento de neoplasia intraepitelial cervical, 166

I

Imagens
  colposcópicas, 35
    do epitélio metaplásico escamoso, 41
Iodo lugol
  aplicação de, 29, 186

J

Junção
  escamocolunar
    colo do útero mostrando, *35f*

L

Laser
  de dióxido de carbono, 200
Lesão(ões)
  brancas
    na vulva, 216
  citológicas menores
    triagem de, 74
  cervical glandular, 144
  escuras
    na vulva, 219
  intraepitelial escamosa, 3
    características histopatológicas da, 3
    doença de baixo grau, 3
    de alto grau, 63, *64f*
    de baixo grau, 63
    manejo, 141

papulosa de Bowenoid, 17
pré-malignas de câncer de colo de útero
    diagnóstico das, 76
vermelhas
    na vulva, 218
Linfadenectomia, 254
Líquen escleroso, 228
    apresentação clínica, 228
    histopatologia, 228
    manejo, 228
Líquen plano, 236
Lugol
    solução iodada de, 186

M

Metaplasia escamosa
    desenvolvimento da, 41
Microcondiloma acetobranco, 237
Monsel
    solução de
        aplicação da, *157f*

N

Neoplasia(s)
    do trato genital inferior
        do colo do útero, *5f*
        histopatologia das, 1
            biologia e história natural, 3
            características histopatológicas, 3
            carcinoma invasivo inicial, 7
            introdução, 1
            prevenção do câncer de vulva, 11
            nomenclatura atual, 3
            terminologia, 1
            tópicos relacionados, 12
        intraepitelial cervical
            características da, 4
                doença de alto grau, 4
                complicações a longo prazo, 168
                relacionadas com a gravidez, 168
            complicações imediatas, 166
            escamosa de baixo grau, 5
            lesões de baixo grau, 144
            técnicas excisionais, 153
            tratamento, 136
        intraepitelial glandular
            do colo do útero, 6
                citodiagnóstico de, 66
                critérios histológicos, 6
                principais características, 7
            perianal e anal, 256
                associação com outras neoplasias, 257
                avaliação, 257
                classificação, 256
                envolvimento do canal anal, 261
                epidemiologia, 256

etiologia, 256
lesões, 260
manejo e tratamento, 262
    algoritmo, 262
    diagnóstico, 262
    opções, 263
quadro clínico, 258
intraepitelial vaginal, 11, 185
    apresentação clínica, 186
    biópsia da lesão, 191
    etiologia, 186
    história natural, 185
    histopatologia da, 11
    introdução, 185
    patologia, 193
    pós-histerectomia, 189
    síndrome neoplásica, 194
    terminologia clínica, **186t**
    tratamento, 199
intraepitelial vulvar, 11, 205
    afetando a unidade pilossebácea, 222
    apêndices cutâneos, 237
    biópsia, 214
    carcinoma invasivo, 223
    diferenciada, 212
    doença de Paget, 230
    epidemiologia e patogênese, 205
        associação, 205
        etiologia viral, 206
        prevalência e incidência, 205
        terminologia, 207
    exame clínico em geral, 211
        diagnóstico precoce, 211
        sinais e avaliação, 211
    exame clínico específico, 215
    histologia, 209
        diagnóstico diferencial, 209
    história, 207
    introdução, 205
    lesões vulvares, 231
    líquen escleroso, 228
    vulvoscopia, 213
    tratamento, 239, 254
    usual, 212
patogênse da
    papilomavírus humano na, 14

O

Oncoproteína
    HPV 16 E7, 22

P

Paget
    doença de, 12, 230
Papanicolaou
    classificação de, 59

Papilomavírus humano
    coinfecção entre HIV e, 179
    e câncer do colo do útero, 3
    exames específicos para, 75
    função do, 3
    infecção pelo, 279
    lesões causadas por, 187
    na patogênese da neoplasia do trato genital
        inferior, 14
            características do, 14
            efeito da interação, 21
            fatores de risco, 19
            genoma do, 15
            histórico natural, 19
            introdução, 14
            manifestações das infecções causadas
                pelo, 15
                    infecções, 15, 16
                        prevalência de, 18
                    papel da detecção, 22
                    transmissão, 19
                        sexual, 19
                    vias moleculares, 19
    nomenclatura das lesões por, 3
    teste para o, 73, 74
    vacinas profiláticas contra, 253
Plicae palmatae, 36

R

Reação em cadeia de polimerase, 73
Recorrência suspeita
    tratamento da, 174

S

Sífilis, 231
Síndrome neoplásica
    do trato genital inferior, 194
    patologia, 194
Sociedade Britânica de Citologia Clínica
    classificação da, 59
Solução salina
    aplicação de, 30

T

Terapia fotodinâmica tópica, 253
Trato genital
    inferior
        neoplasias do
            histopatologia das, 1
        papilomavírus humano na
            patogênese do, 14
Trichomonas vaginalis, 273
    aspectos clínicos e colposcópicos, 273

U

Unidade polissebácea
  neoplasia intraepitelial vulvar afetando a, 222
Útero
  câncer do colo do, 1
    exame preventivo de, 24
    lesões precursoras do, 1
      conceito de, 1, *2f*
      terminologia e tratamento, 1
    lesões pré-malignas do, 59
      diagnóstico das, 76
        colposcopia, 76
          anormalidades, 76
          aparência colposcópica, 82
          aspectos colposcópicos, 78
            morfologia, 78
          ausência de correlação, 116
          base para uso de, 77
          carcinoma pré-clínico, 122
          classificação do epitélio
            anormal, 87
          condiloma benigno, 104
          correlação entre os métodos
            diagnósticos, 111
          diagnóstico colposcópico, 128
          diagnóstico de invasão inicial, 117
          exame das lesões, 88
          introdução, 76
          lesões glandulares, 125
      neoplasia intraepitelial do, *5f*
        glandular, 6
          características, 7
          critérios histológicos, 6
  colo do
    colposcopia do, 33
    diagnóstico colposcópico de
      adenocarcinoma, 128
    lesões glandulares pré-cancerosas do, 125
  epitélio do, 33
    imagens colposcópicas, 35
    topografia, 34

V

Vagina
  biópsia da, *18f*
Vaginectomia
  parcial, 200
Vaginoscopia, 186
Vaginose bacteriana, 273
  aspecto, 274
  microscopia, 274
Vaporização
  a *laser*, 250
    de dióxido de carbono, 150
      equipamento, 150
      procedimento, 151
Videocolposcopia, 31
Vulva
  câncer de
    prevenção do, 11
  carcinoma superficialmente invasivo da, 223
Vulvectomia simples, 245
Vulvectomia superficial
  com enxerto cutâneo, 243

Z

Zona de transformação, 38, *43f*
  aparência geral da, 42
  colpofotografia da, *51f*
  congênita, 53, *56f*
  excisão da, 160
  mecanismos envolvidos na, 38